배워서 바로 쓸 수 있는 MTM

정출, 경사 이동부터 임플란트의 활용까지

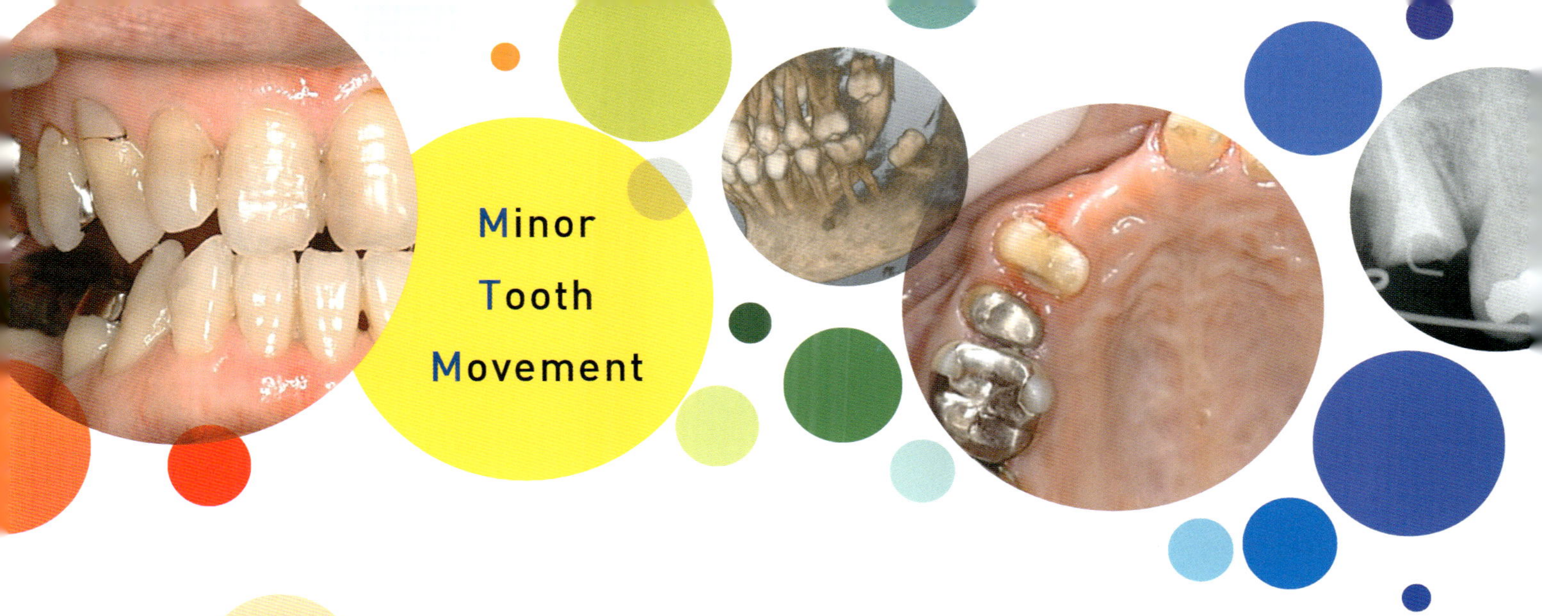

배워서 바로 쓸 수 있는

MTM

정출, 경사 이동부터 임플란트의 활용까지

Haruyuki Hayashi (林 治幸) · Takashi Muramatsu (村松 敬) 편저

한금동 · 최 진 · 최진휴 역

dh 대한나래출판사

DaehanNarae Publishing, Inc.

SK V1 Tower 1507
Younmujang 5 gagil 25, Sungdong-gu
Seoul 04782, Korea
TEL: +82-2-922-7080
FAX: +82-2-922-0841
E-mail: nrpub@naver.com
Website: www.nrbooks.kr

月刊「歯界展望」別冊
明日から使えるMTM
林治幸・村松敬 編
医歯薬出版株式会社(東京), 2020

This book was originally published in Japanese under the title of:
Dental Outlook Extra Issue: Asu Kara Tsukaeru MTM (Start tomorrow-MTM)
Editors: Haruyuki Hayashi and Takashi Muramatsu
ⓒ 2020 1st ed.
ISHIYAKU PUBLISHERS, INC.
7-10, Honkomagome 1 chome, Bunkyo-ku,
Tokyo 113-8612, Japan

배워서 바로 쓸 수 있는 MTM-정출, 경사 이동부터 임플란트의 활용까지

Minor Tooth Movement

발행일 2022년 6월 5일
편저 Haruyuki Hayashi, Takashi Muramatsu
역자 한금동 · 최진 · 최진휴
발행인 최용원
편집디자인 장순임
표지디자인 장순임
교정 · 교열 윤수현
발행처 **대한나래출판사** (등록 제2012-000051호/1994.6.10)
주소 서울시 성동구 연무장 5가길 25, 성수역 SK V1 Tower 1507호
전화 (02) 922-7080
팩스 (02) 922-0841
이메일 nrpub@naver.com
홈페이지 www.nrbooks.kr

ISBN 978-89-5741-863-5

정가 70,000원

Printed in Korea

저자 약력

편저자

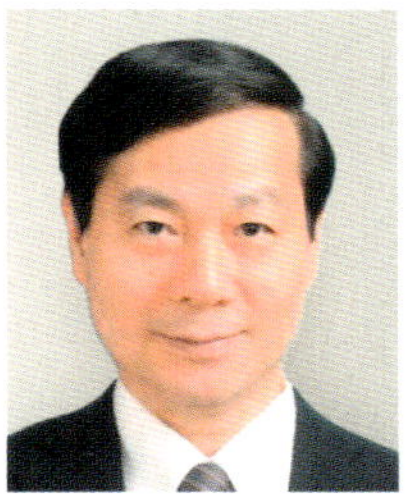

Haruyuki Hayashi
(林 治幸)
요코하마시 나카구/
하야시치과의원

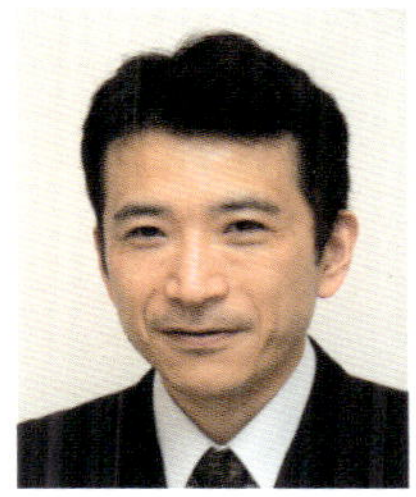

Takashi Muramatsu
(村松 敬)
도쿄치과대학 보존수복학강좌

저 자

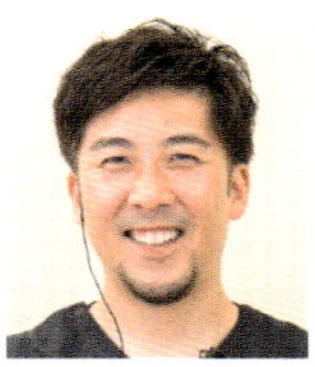

Daizo Ikeda
(池田大造)
이바라키현 고가시/애플치과 클리닉

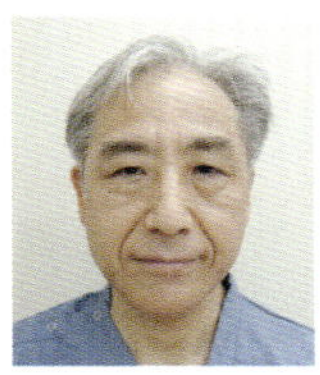

Atsumi Ishibashi
(石橋敦己)
도쿄도 분쿄구/이시바시치과의원

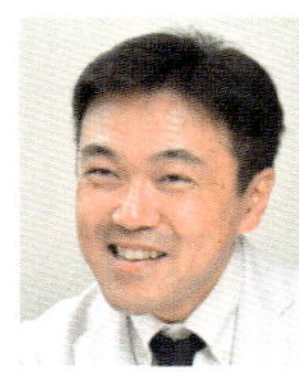

Ryuji Orita
(折田隆二)
야마구치현 우베시/
치과·교정치과 R 클리닉

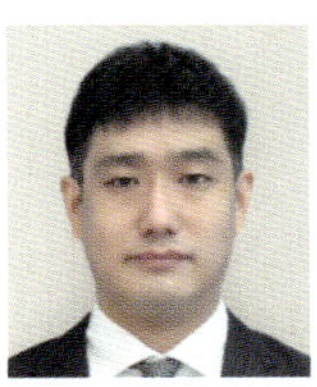

Ryuichi Kageyama
(影山龍市)
지바현 아비코시/나카무라치과

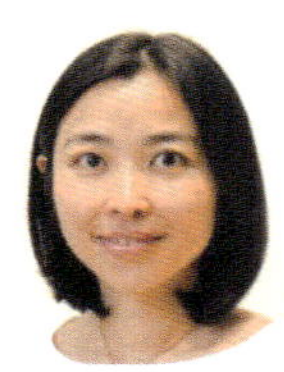

Miho Kamiyama
(神山美穂)
지바현 아비코시/나카무라치과

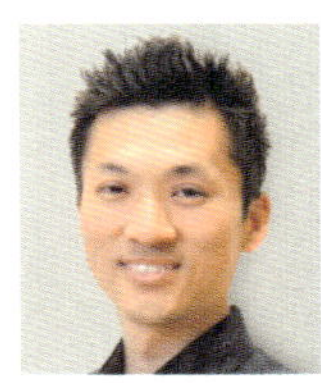

Yosuke Kamiyama
(神山洋介)
지바현 아비코시/나카무라치과

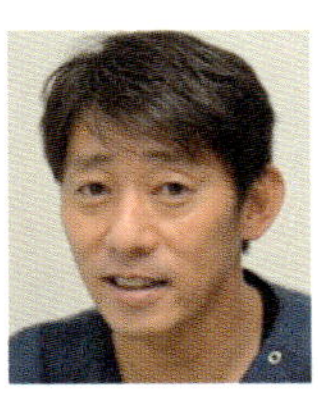

Kiyotaka Takeuchi
(武内清隆)
요코하마시 이소고구/
다케우치치과의원

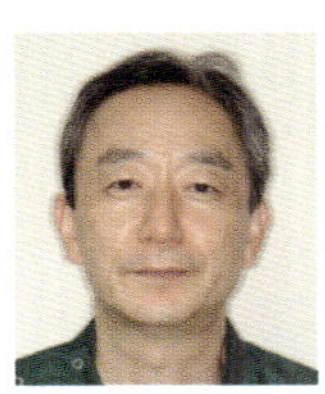

Junji Nakajima
(中嶋淳二)
요코하마시 나카구/
나카지마치과의원

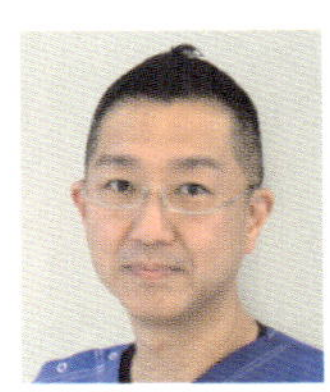

Masahiko Waku
(和久雅彦)
효고현 단바이치/와쿠치과의원

서 문

보철 처치나 치주치료를 계획하다 보면 치아의 위치나 경사를 바꾸고 싶다는 생각이 드는 경우가 있다. 필자는 그러한 문제를 해결하려고 1988년에 스터디그룹 '교정을 임상에 활용하는 모임'을 시작했다. 올해로 32년, 정기 모임 개최도 300회를 넘었다. 처음에는 간단하면서 소규모인 치아 이동을 다루었지만, 점차 광범위한 치료에도 대처하게 되었다.

스터디그룹에는 다양한 세대의 치과의사가 모이므로 수준이나 흥미 또는 관심의 방향이 가지가지이다. 그렇지만 이 모든 것의 기본은 이 책에서 다루는 MTM(minor tooth movement) 술식이며, 높은 수준의 전악 교정치료도 MTM 실천의 연장선에 있다고 생각한다.

이 책에서 다루는 주제는 아래의 다섯 가지 술식이다.

① 정출(Extrusion)

정출은 일반 임상의가 진료에 도입하기 가장 쉬운 교정치료술식이다. 이동이 간단하고, 치은연하 우식의 처치부터 치주낭 깊이의 감소, 치조골·치은의 증대, 임플란트 식립에 필요한 치조골의 획득에 이르기까지 응용 범위가 넓어 MTM을 시작하는 데 있어서 가장 적합한 처치이다. 부디 여기서부터 시작하기 바란다.

② 경사 이동(Upright)

일상의 치과치료에서 근심으로 경사된 치아를 직립시켜 바로잡고 싶을 때가 많다. 이동은 비교적 간단한 경우가 많으므로 숙달하기 바란다.

③ 치체 이동(Bodily movement)

치아 이동 중에서 가장 어려운 술식 중 하나이다. 소구치 원심 이동 등의 정형적인 패턴 이외에는 아무래도 경사 이동이 일어나기 쉽다. 그러나 임플란트 식립을 위해 필요한 흡수되지 않는 치조골을 획득할 수 있는 등 이 처치는 다른 어떤 GBR보다 뛰어나다.

④ 전치부 치아의 근원심 폭경이 원인인 총생에 대한 대응

전치부의 보철치료가 필요할 때 치아의 근원심 폭경이 원인으로 총생이 생겨 있는 경우가 많다. 교정과 전문의는 한정된 치아 폭경 안에서 교정치료를 한다는 암묵적인 제한이 있지만, 일반 임상의에게 disking은 큰 장점이라 할 수 있고 총생을 쉽게 해결할 수 있을 때가 있다.

⑤ 보철용 임플란트를 이용한 교정치료

잔존치의 교정적 이동을 통해 임플란트를 쉽게 식립한 처치를 자주 본다. 여기서 다루는 것은 보철용 임플란트 식립을 선행하고, 이것을 앵커로 교정적 치아 이동 후 최종 보철로 마무리하는 처치이다. 이 개념은 이제까지 어려워했던 임플란트 보철을 쉽게 할 수 있도록 만들어 준다.

이상과 같은 술식에 대한 임상 증례의 설명과 함께, 이 책에서는 치아 이동이나 치아 이식에 대한 기초 실험의 고찰도 추가하였다. 일반 임상의는 경험적으로 치아 이동이나 치아 이식을 하고 있는데, 조직학적으로 어떤 변화가 일어나고 있는지는 그다지 알려지지 않았다. 기초 실험을 통해 치아 이동과 치아 이식의 본질을 병리 조직학적 견지에서 검증하였다.

임상과 기초, 각각의 관점에서 이 책이 임상에 도움이 되기 바란다.

2020년 10월 집필자를 대표해서
Haruyuki Hayashi (林 治幸)

역자 약력

한 금 동

- 전남대학교 치과대학 졸업
- 전남대학교 치의학대학원 치의학박사
- 대한턱관절교합학회 회원
- 한국치과교정연구회 정회원
- (현) 첨단미르치과병원 원장(광주광역시)

최 진

- 전남대학교 치과대학 졸업
- 니혼대학 치주과 치의학박사
- 일본 심미치과협회 회원
- Basic Dental Practice Group(BDPG) 정회원
- (현) 서울미르치과 원장(서울 강남구)

최 진 휴

- 전남대학교 치과대학 졸업
- 전남대학교 대학원 치의학석사 및 박사
- 전남대학교병원 인턴 및 레지던트(치과교정과)
- 중앙대학교 의료원 임상과장 및 의과대학 교수
- (현) 스마일라인치과의원 원장(서울 강남구)

역자 서문

치과계에서 디지털을 비롯한 최신의 진단-수술-수복 기술은 가히 눈부시다고 할 만큼 변화 발전하고 있다. 관련 증례와 서적들이 넘치고, 최신의 트렌드에 민감한 치과의사들은 치아 보존보다는 빠르고 효율적인 치료를 더 선호하는 경향도 있다. 치아를 있는 그대로 보존하고 건강한 삶을 지키는 것이 치과 임상의 본질적인 목표라고 할 수 있지만, 불안정하다고 판단되는 치아는 조기에 발치하고 임플란트와 같은 인공물로 대체하는 것이 적절한 선택일 수도 있다.

선생님들이 첨단의 임상 술식이나 최신 지견을 얻기 위해 이 책을 선택한다면, 어쩌면 답답함을 느끼게 될지도 모른다. '배워서 바로 쓸 수 있는' 점에서 매우 실용적인 내용이지만, 이 책에서 설명하는 임상 증례들은 대부분 상대적으로 시간이 걸려 경제성을 고려하지 않는 것으로 해석될 수도 있기 때문이다. 하지만 어떻게든 가능성이 있다면 치아를 보존하고 치근 하나까지도 이용하여 수복에 이용하려 노력하는 저자들의 시도는 존경스럽기까지 하다. 또한 의료는 종종 이런 비효율로 인해 새로운 가능성이 열릴 수 있고 더 효과적인 방향을 찾기도 한다.

임상 현장에서는 치아의 정출이나 경사 이동 혹은 교정이 필요한 경우를 종종 만나게 된다. 전문적인 교정치료로 해결해야 할 때도 있겠지만, 부분적인 치아 이동만으로 큰 효과를 보는 증례도 상당히 많다. 이 책에서 제시하는 다양한 증례들은 이런 치료를 어떻게 접근해야 할지 어려움을 겪는 분들과 부분 교정에 입문하려는 임상가들에게 큰 도움이 되리라 생각한다. 치아 보존을 위한 유리한 환경을 만들고, 최선을 다해 자연치를 보존하며, 수복에 적합한 환경을 만들어 내는 술자들의 노력을 다양한 증례들을 통해 경험할 수 있다. 쉽게 따라 할 수 있도록 사진과 기구들도 제시되어 있어 초심자라 하더라도 쉽게 접근할 수 있을 듯하다.

그리고 교정을 통해 의도적으로 형성된 치조골은 잘 흡수되지 않아, 임플란트 치료에도 큰 도움이 된다는 증례는 매우 흥미롭게 생각되는 부분이기도 하다. 지지가 취약한 자연치를 임플란트와 연결하여 활용하는 방법도 참고할 만한 사례들이라 여겨진다. 남길 수 있는 치아를 끝까지 임상에 활용하여 수년에서 수십 년 이상까지 경과를 관찰한 다양한 증례들을 보는 것만으로도 공부가 되고, 충분히 흥미가 느껴지는 부분이다.

신속하고 빠른 결과를 내는 임상의 흐름에서 벗어나 잠시 여유를 갖고 저자들의 증례와 함께 시간을 보낸다면, 새로운 시각에서 보다 다양하고 풍부한 치과 임상의 세계를 경험하게 될 것이다. 이 책이 많은 분들에게 도움이 되길 기대하며, 좋은 도서를 소개하기 위해 노력하시는 대한나래출판사 최용원 사장님과 편집에 힘쓰신 모든 분들에게도 감사의 말씀을 드린다.

2022년이 코로나를 떨쳐 내는 원년이기를 소망하며

역자 일동

CONTENTS

CONTENTS

CONTENTS

CONTENTS

Part 1

정출(Extrusive Movement)

정출이라는 말을 듣고 처음으로 드는 생각은 아마도 치은연하 우식에 대한 대응이 아닐까? 치조골 안에 아직 충분한 길이의 치근이 있는데 발치해 버리기에는 아깝다. 이러한 경우에 치근을 정출하면 된다고 머리로는 알고 있어도 시행한 적이 없거나, 학회지나 책에서 여러 가지 증례를 보기는 했으나 실제로 어떻게 하면 되는지 기회를 잡을 수 없었던 선생님이 많을 것이다.

그러므로 Part 1에서는 실제로 정출을 시행하기 위해 어떤 기자재를 사용하고 어떻게 시행하는지를 모형 실습을 포함하여 자세히 설명한다(→모형 실습 ①, ②). 정출은 치아의 이동도 간단해 처음으로 습득하기에 가장 적절한 MTM이다. 부디 여기서부터 시작하기 바란다(→Case 01~05).

정출은 응용 범위가 넓다. 이식이나 재식의 전처치로 이용하면 확실한 성공으로 이끌 수 있다(→Case 11~17). 또한 치근막이 치조골을 만든다는 성질을 이용하면 임플란트 식립을 위한 골 조성이 가능해진다(→Case 09, 10). 치주치료 입장에서는 치주낭을 얕게 할 뿐만 아니라 흡수된 치조골의 재생도 가능하게 해 준다. 이 치료는 획기적이어서 술후에는 과거에 치주질환이 있었다고 생각되지 않을 정도로 재생되는 것을 볼 수 있다(→Case 06~08, 18~24).

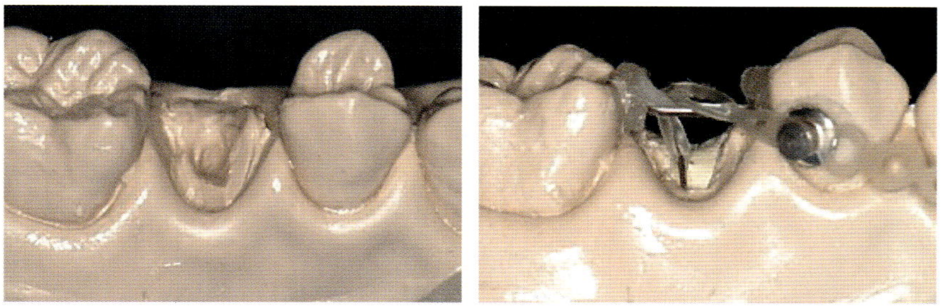

'모형 실습 ①, ②'에서

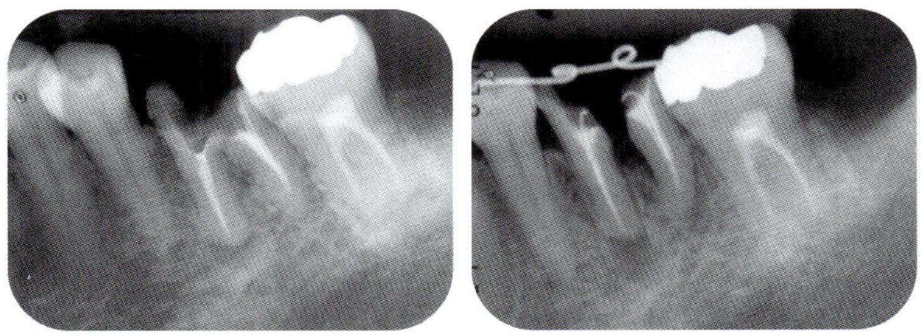

'Case 08'에서

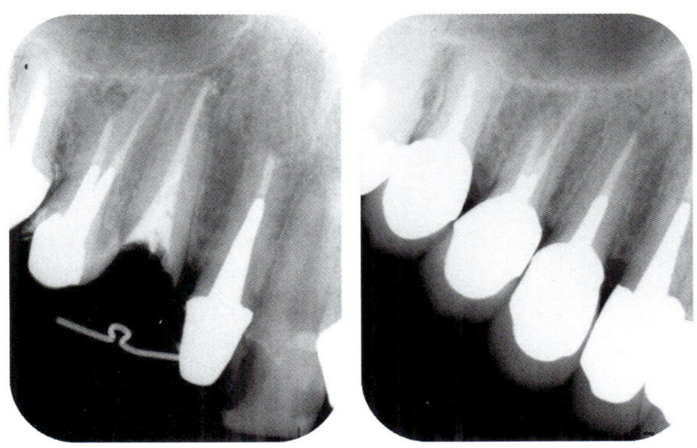

'Case 03'에서

모형 실습

모형 실습 ①	정출의 기본 테크닉
모형 실습 ②	파워체인을 거는 방법과 정출의 방향 조정

브라켓을 사용하지 않는 정출

Case 01~05	치은연하 우식, 치근 파절에 대한 응용
Case 06~08	치주낭을 얕게 한다
Case 09~10	임플란트에 필요한 치조골을 만든다
Case 11~17	이식·재식 전처치로서의 정출(교정 이식)

브라켓을 사용한 정출

Case 18	치주낭과 치조골 개선
Case 19~21	하악 제1대구치의 치주낭을 얕게 개선한다
Case 22	정출을 이용해 임플란트를 위한 골을 증대시킨다
Case 23~24	정출의 응용 증례

모형 실습 ①

정출의 기본 테크닉

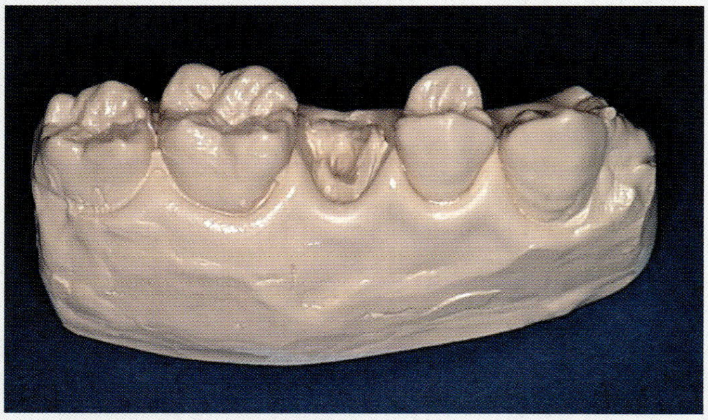

①-1. 치은연하 우식이 상정된 모형.

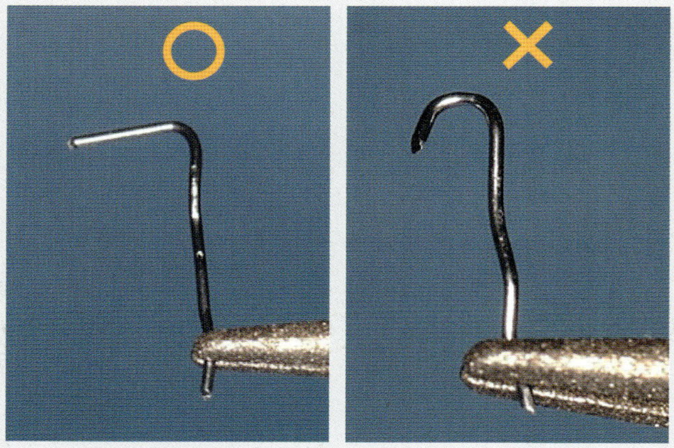

①-2, 3. 치근 안에 합착되는 훅(hook)은 L자 모양인 것이 파워체인을 걸기 쉽다. 훅은 스테인리스스틸의 .016 또는 .014 라운드 와이어가 조작하기 쉽다. 시멘트에 묻히는 부분은 유지력을 증가시키기 위해 굴곡을 추가한다.

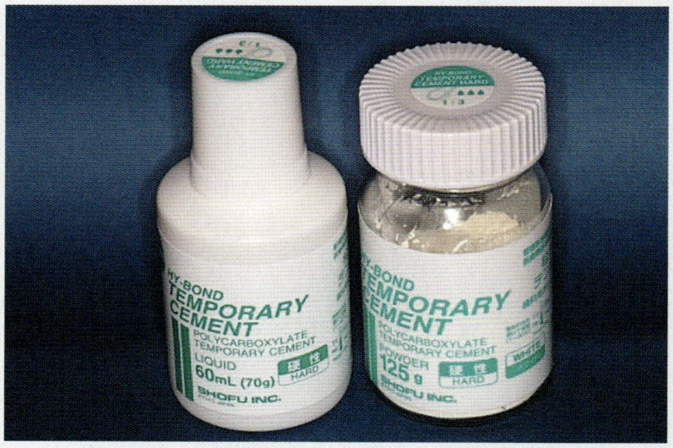

①-4. 가봉 시멘트(경성)로 훅을 합착한다(Shofu Temporary cement/Hard).

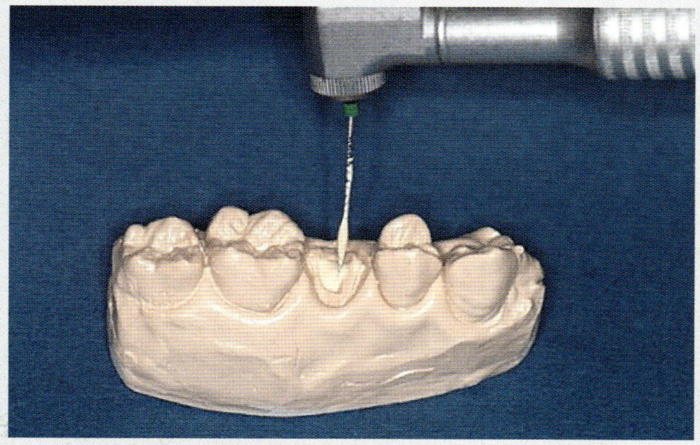

①-5. 내부를 솜 등으로 건조시키고 lentulo spiral로 시멘트를 흘려 넣는다.

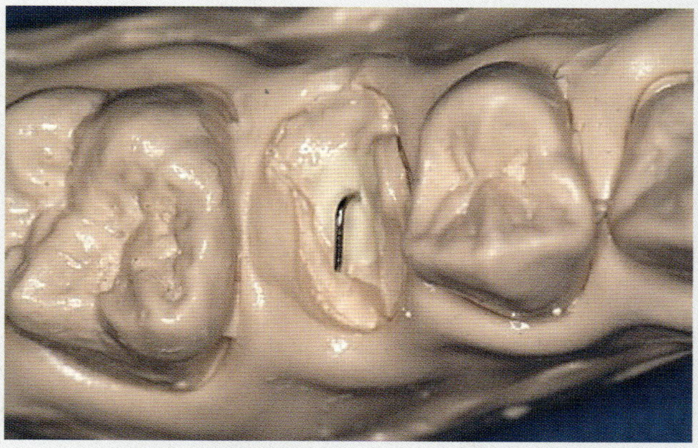

①-6. 훅의 합착이 끝난 상태.

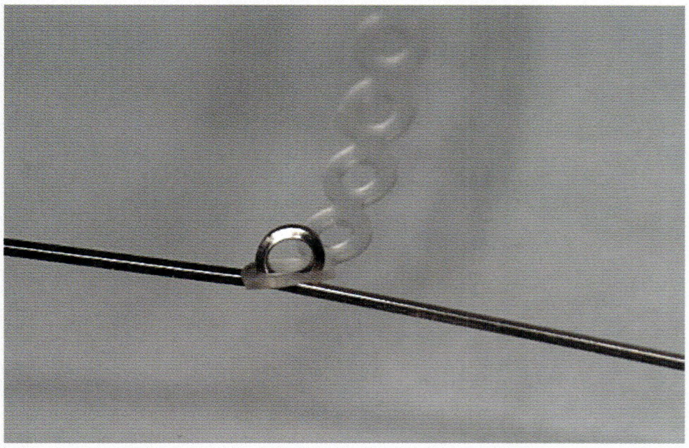

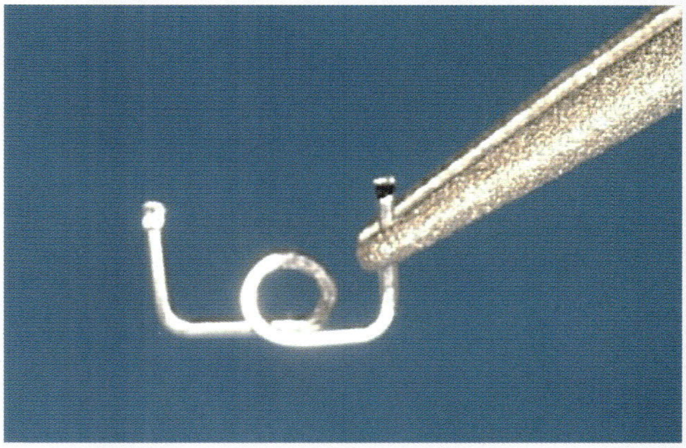

①-7. 파워체인을 거는 고리를 만든다. .016×.016의 rect 와이어가 돌지 않아 부착하기 쉽다.

①-8. 기저부를 만든다.

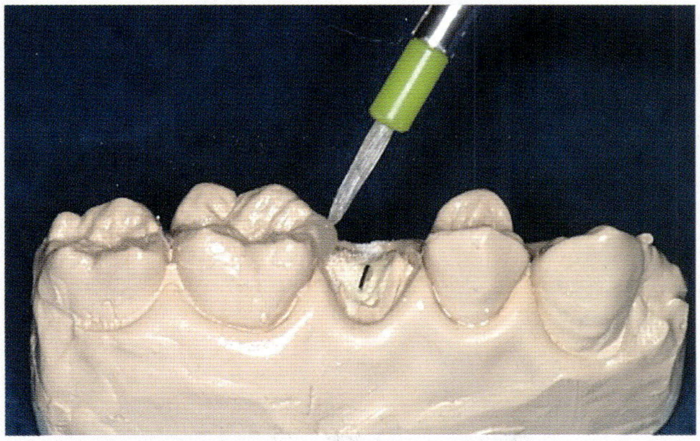

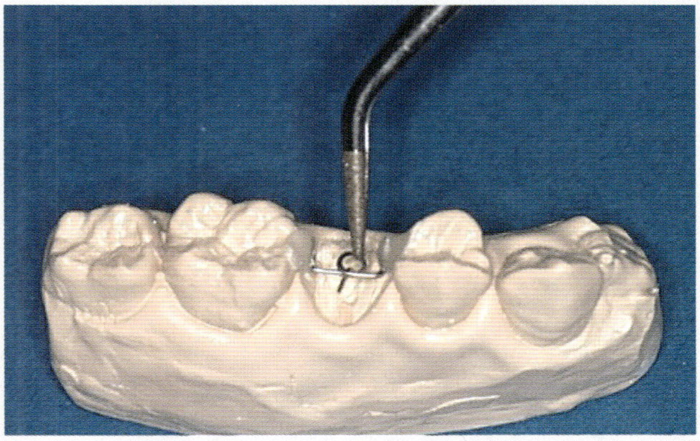

①-9, 10. 접착성 레진을 이용해 기저부를 접착한다.

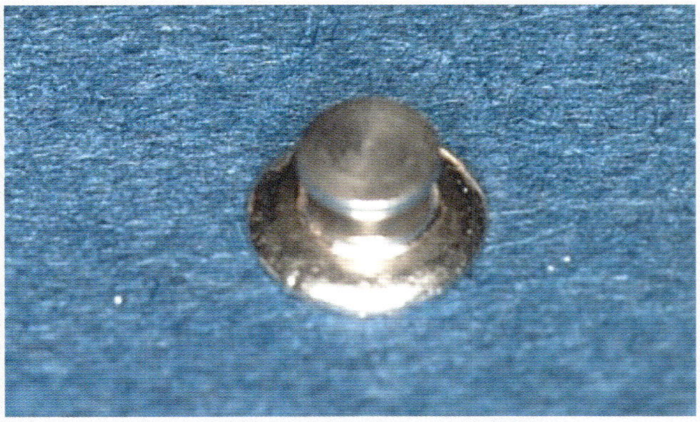

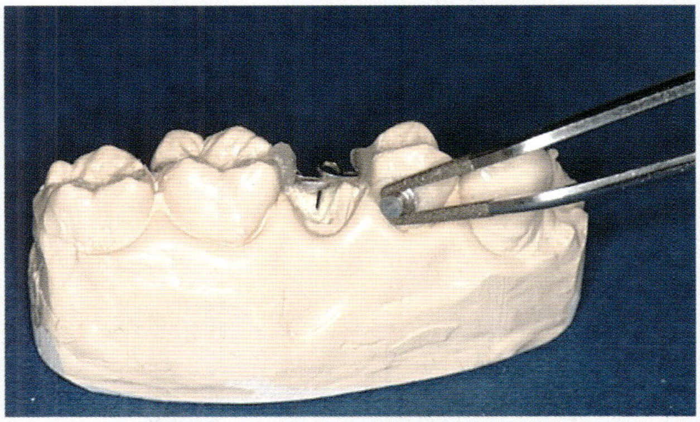

①-11, 12. Metal button을 접착성 레진으로 부착한다.

모형 실습 ②

파워체인을 거는 방법과 정출의 방향 조정

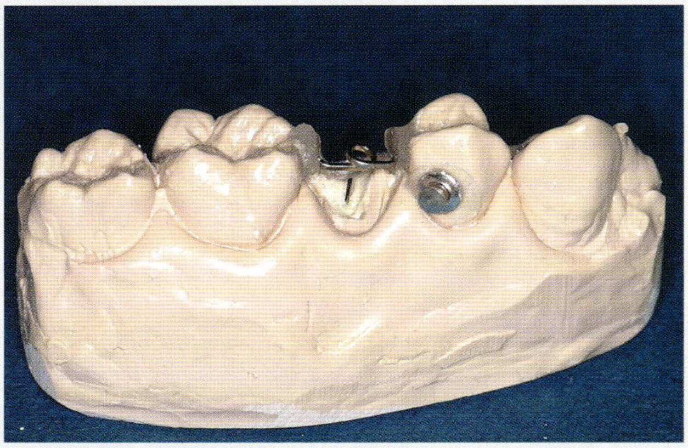

②-1. 모형 실습 ①에서 제작한 장치가 부착된 상태.

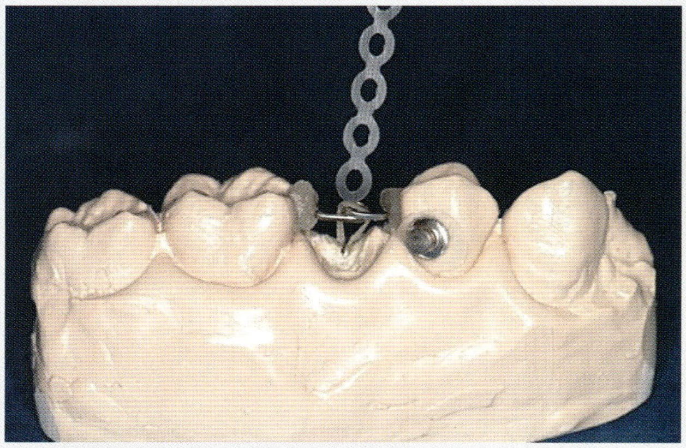

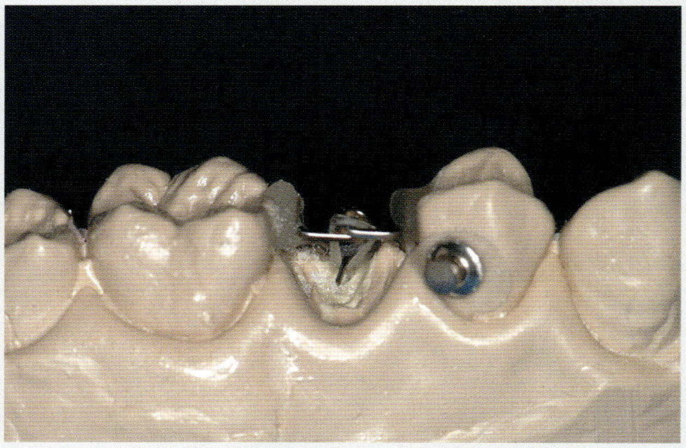

②-2, 3. 제작된 고리 중앙에 파워체인을 건다.

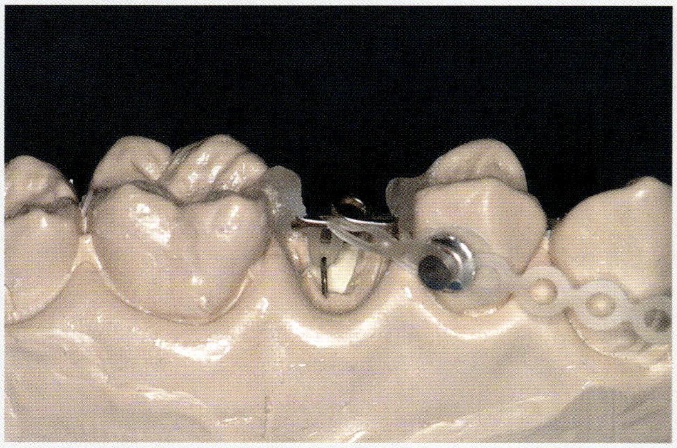

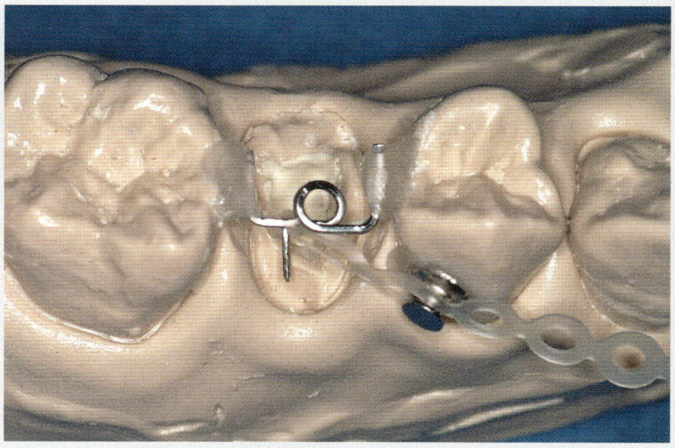

②-4, 5. 고리의 원심을 통과해 metal button에 건다(약간 원심 방향으로 이동하면서 정출됨).

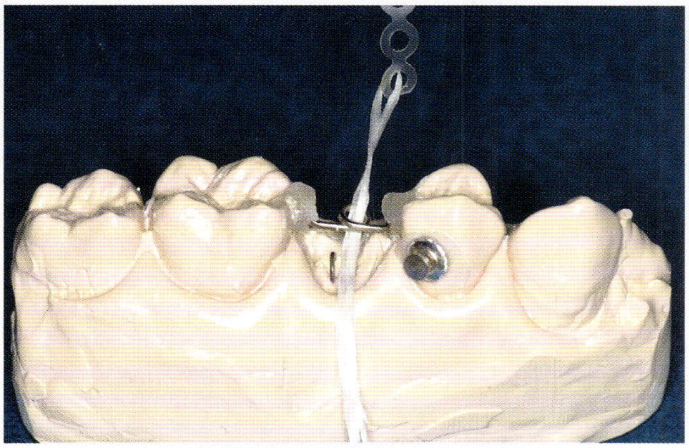

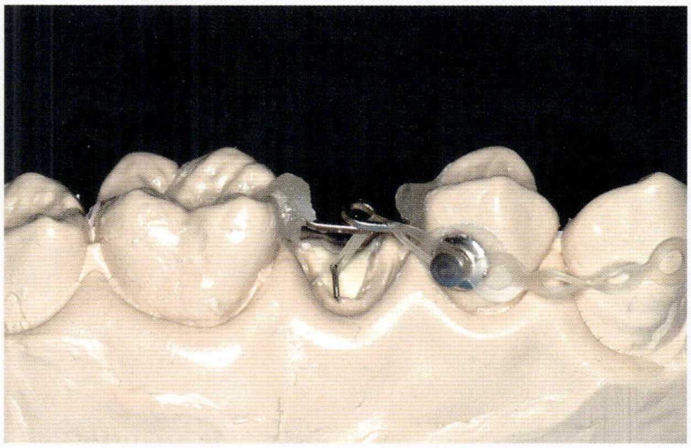

②-6, 7. 치실을 이용해 고리 중앙에 파워체인을 통과시켜 metal button에 건다(약간 근심으로 이동되면서 정출됨).

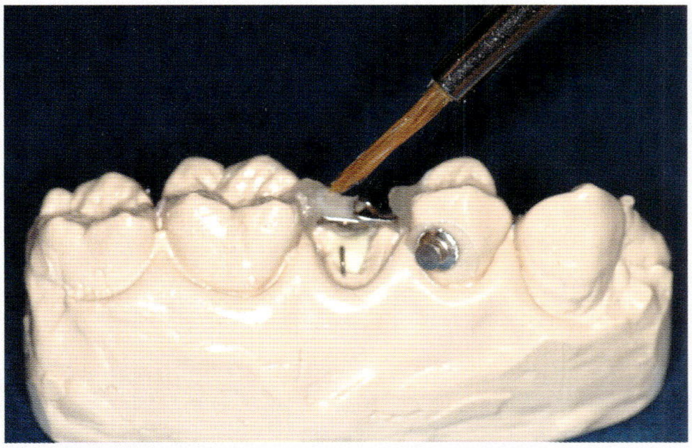

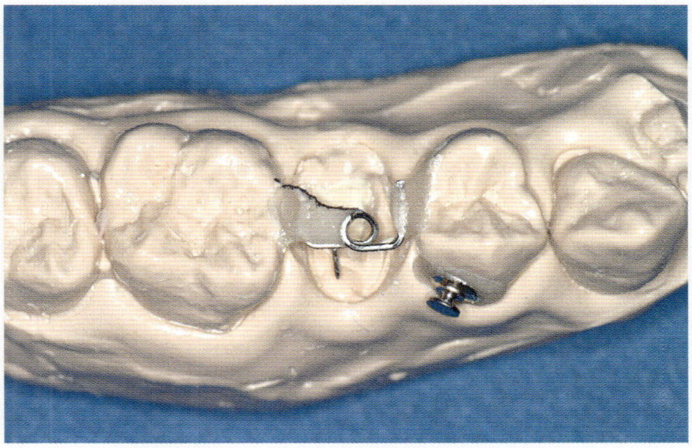

②-8, 9. 고리의 원심에 brush-dip 법으로 레진을 쌓는다.

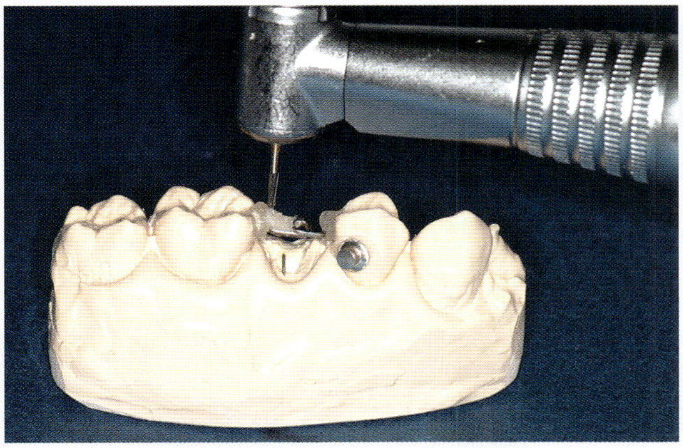

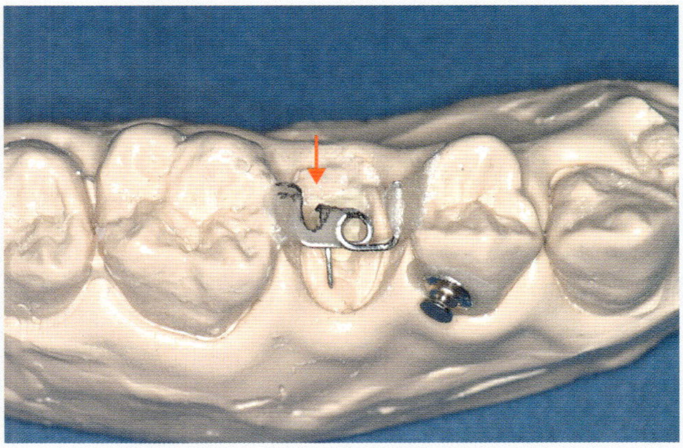

②-10, 11. 버로 파워체인이 통과하는 그루브를 형성한다.

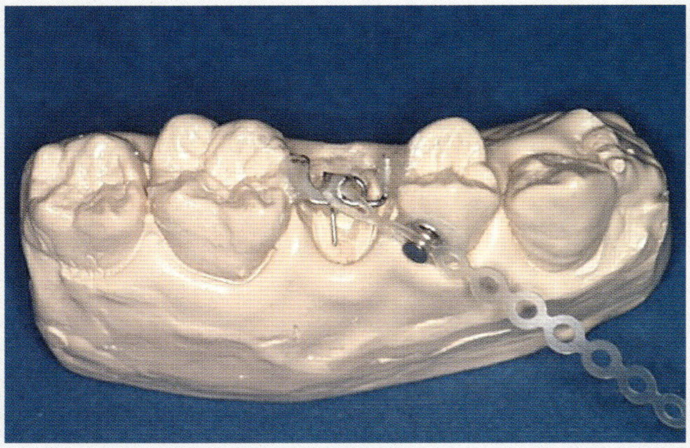

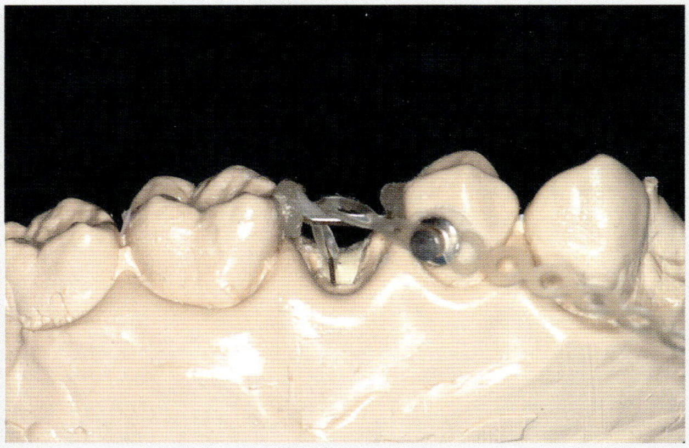

②-12, 13. 그루브에 파워체인을 통과시켜 걸면 더 원심 방향으로 이동시키면서 정출시킬 수 있다.

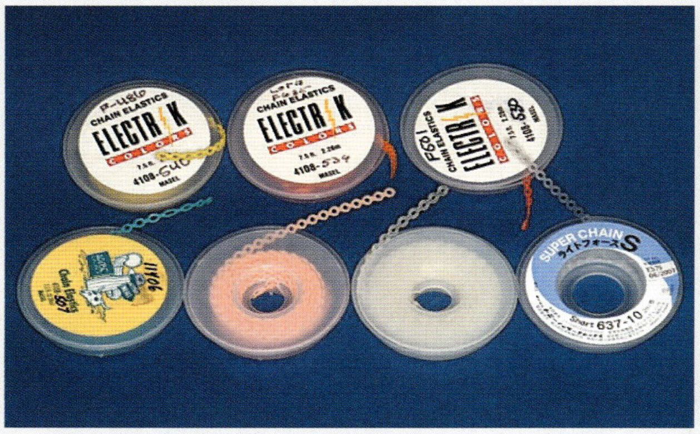

②-14. 파워체인은 얇은 편이 걸기 쉽다.

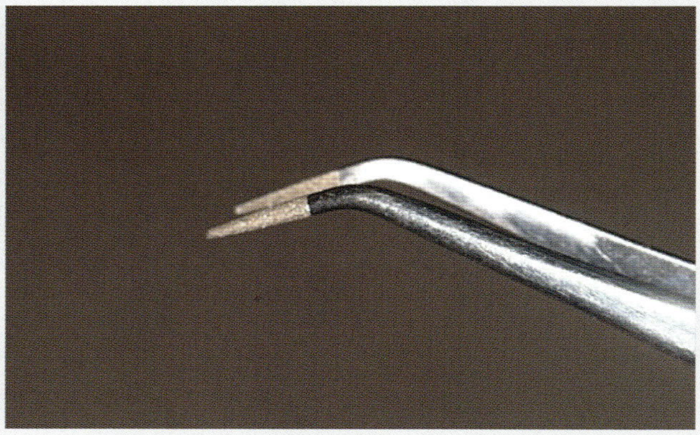

②-15. 다이아몬드가 코팅된 핀셋은 미끄러지지 않아 좋다.

치은연하 우식, 치근 파절에 대한 응용

Case 01

치은연하 우식의 처치

증례 개요 54세 남성. #23이 치은연하 우식이어서 정출하기로 했다.

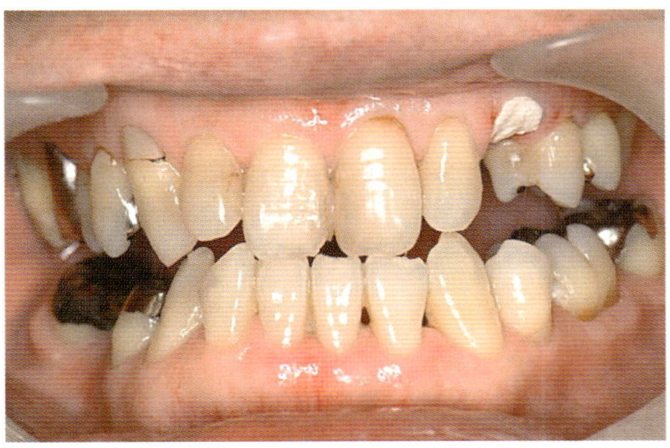

1-1. #23은 치은연하까지 미치는 우식이었다.

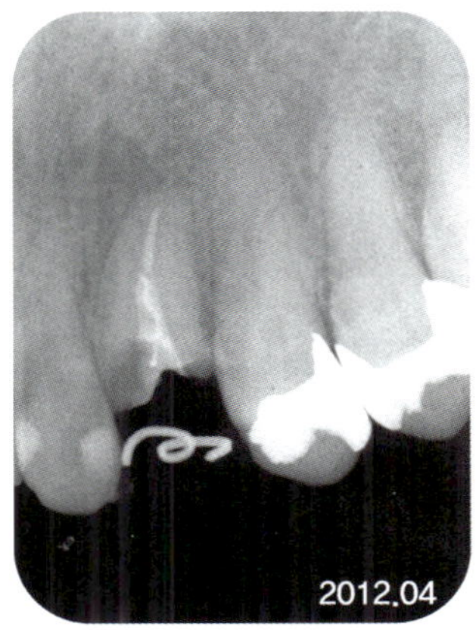

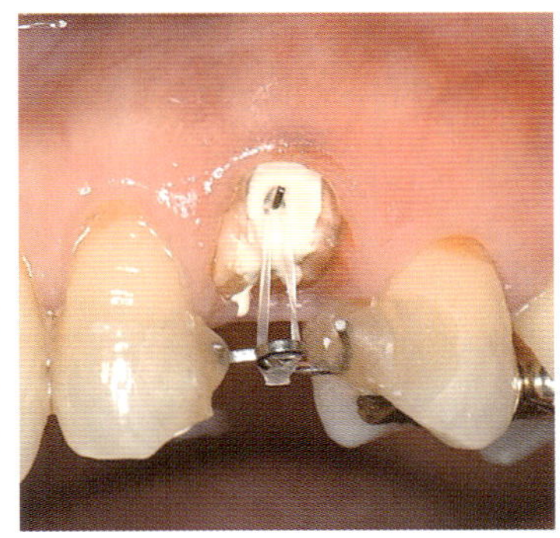

1-2, 3. 정출 시작.

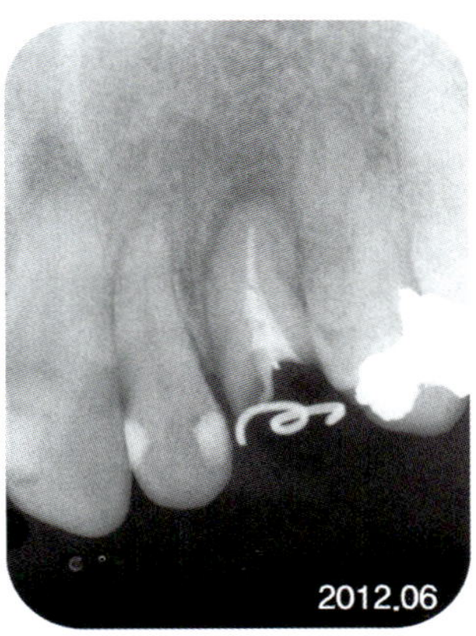

1-4. 약 1개월 후. 정출이 끝났을 때 훅을 레진으로 고정해 보정한다. 동시에 증식된 치은을 전기소작기로 제거한다.

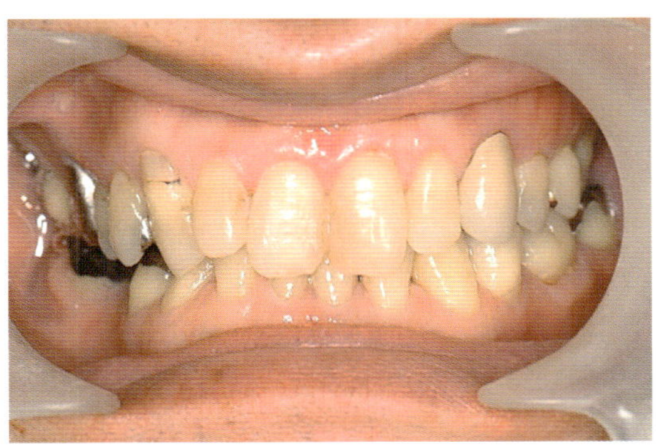

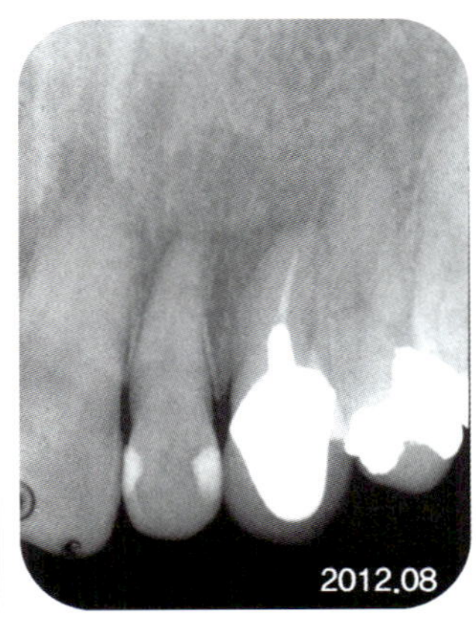

1-5, 6. 정출 종료 2개월 후. 보철치료를 마쳤다.

치은연하 우식, 치근 파절에 대한 응용

Case 02

수평 치근 파절에 대한 대응

증례 개요

54세 남성. 부딪혀 전치가 부러졌다.

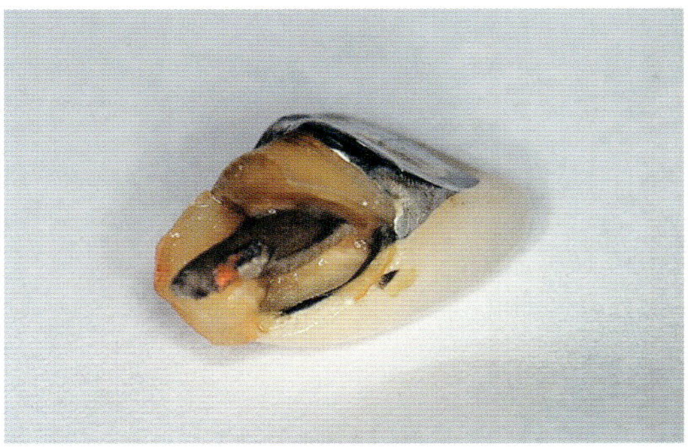

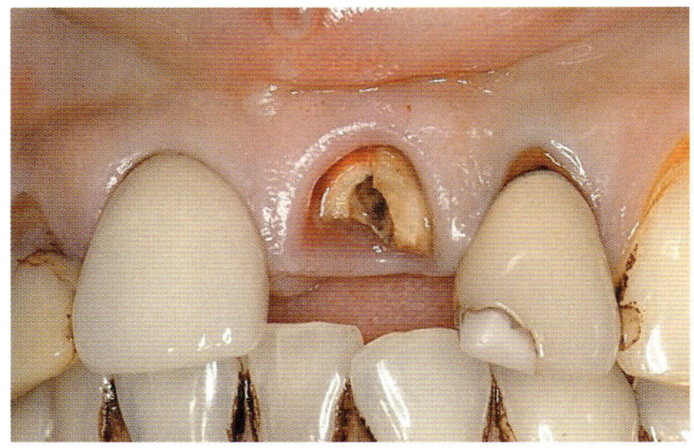

2-1, 2. 치은연하에서 부러졌으므로 #21을 정출한다.

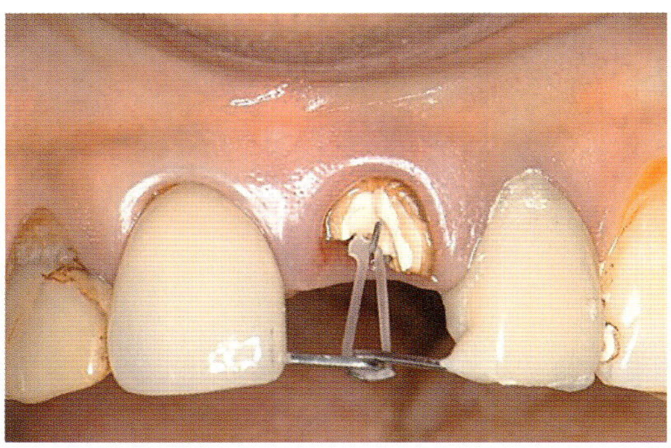

2-3. 정출 시작.

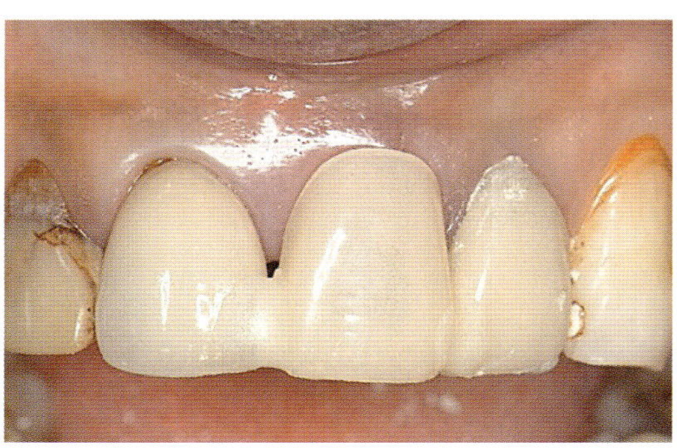

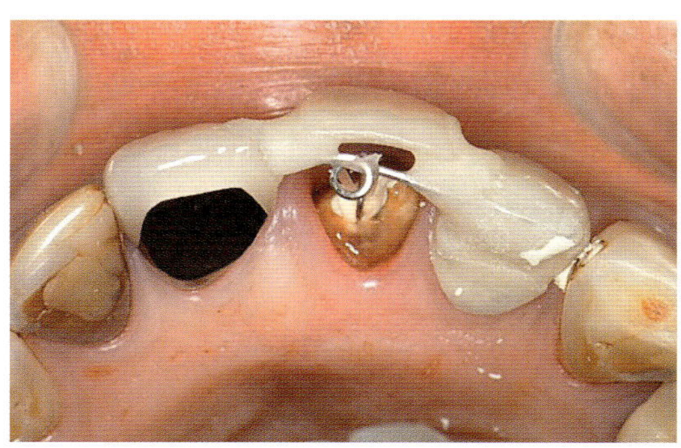

2-4, 5. 전치이므로 레진 쉘로 커버해 일상생활에 지장을 주지 않도록 한다.

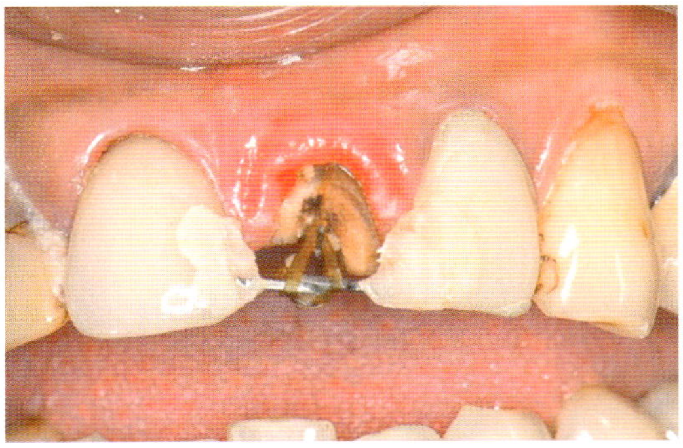

2-6. 약 2개월 후, 치근이 정출되었다.

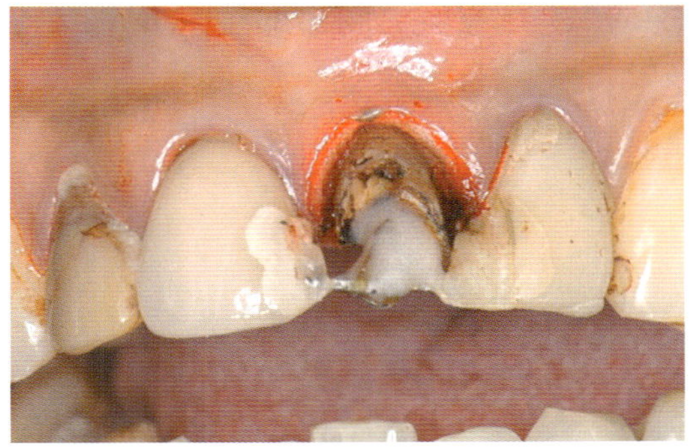

2-7. 즉시 중합 레진으로 보정. 정출에 동반해 증식된 치은을 전기소작기로 제거했다(→ **Case 03** 참조).

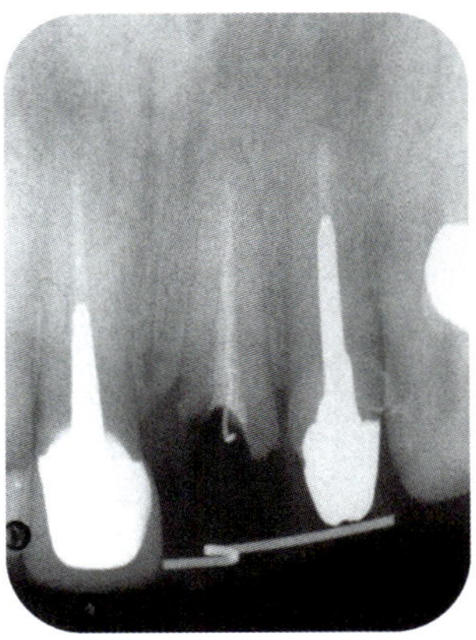

2-8. 정출 시작.

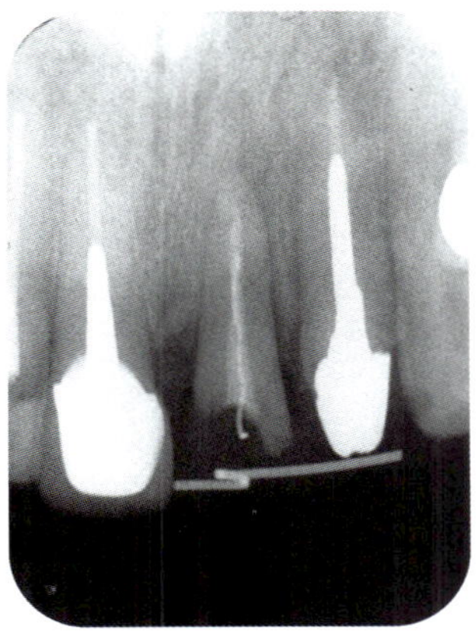

2-9. 2개월 후. 정출이 끝났을 때.

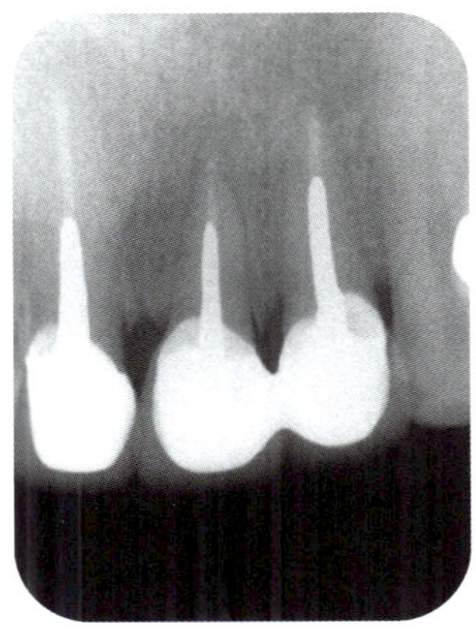

2-10. 보정 2개월 후. #21, 22의 연결 크라운 합착.

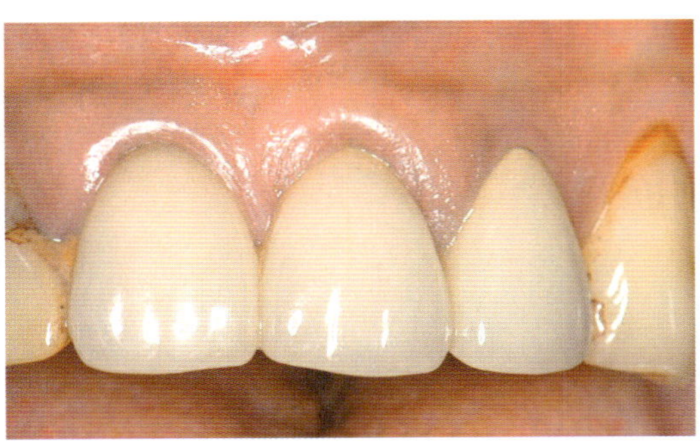

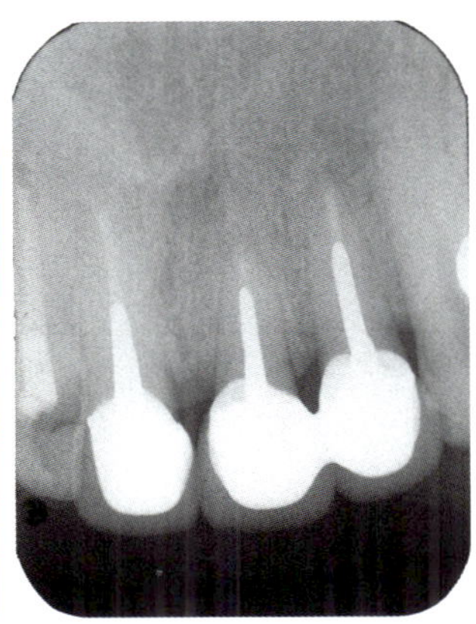

2-11, 12. 보철 종료 1년 후. 양호하게 경과하고 있다.

치은연하 우식, 치근 파절에 대한 응용

Case 03

정출에 동반해 증식된 치은의 처치

증례 개요 29세 남성. 치은연하 우식을 치료하기 위해 정출한다.
이 증례는 29년 전의 처치이다. 당시는 정출에 동반해 치은이 증식된 상태에서 보정하고, 그 후 골절제를 했었다. 현재는 증식된 치은을 아직 골화가 일어나기 전에 전기소작기 등으로 절제하므로 골절제를 하는 일이 없어졌다.

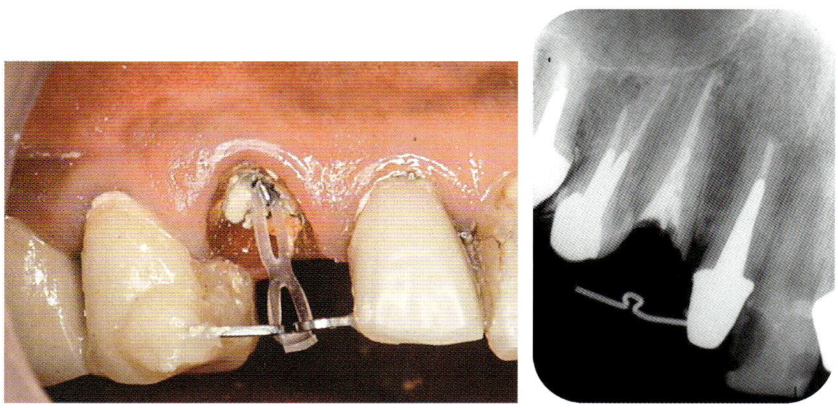

3-1, 2. 정출 시작.

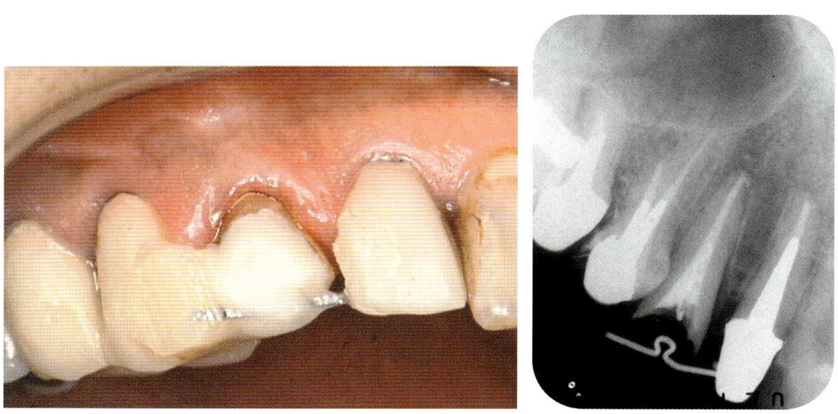

3-3, 4. 정출 약 1개월 후, 보정에 들어간다.

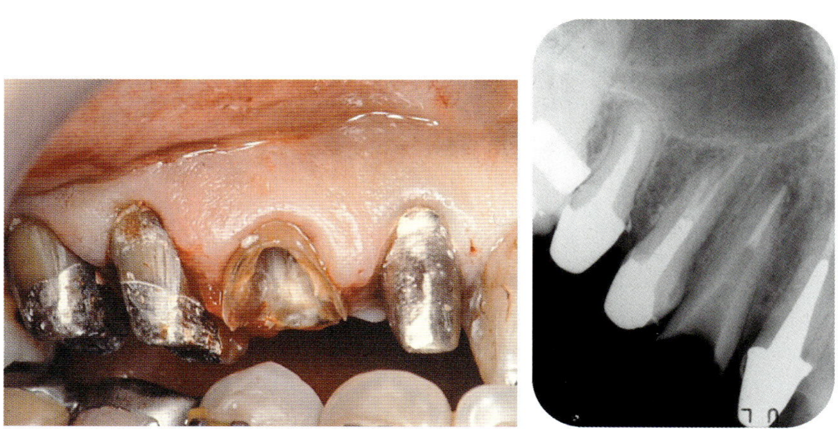

3-5, 6. 보정 1개월 후, 치은이 증식되어 있다. 방사선사진상 정출에 동반해 치조골이 증식된 것을 확인할 수 있다.

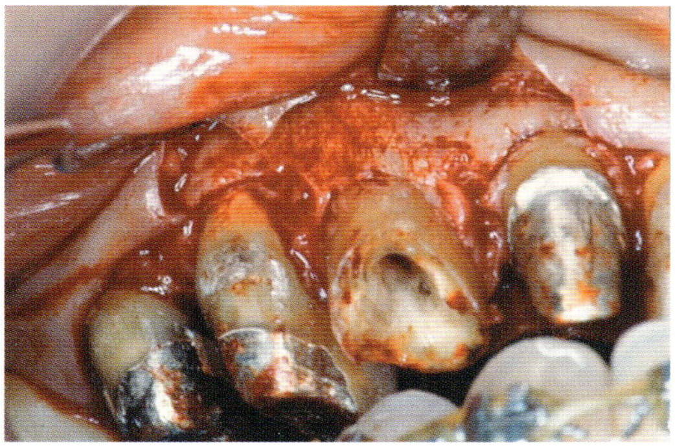

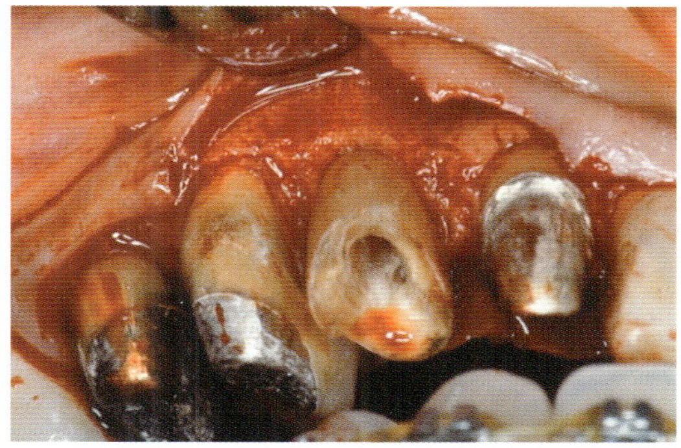

3-7. 치은피판을 열면 치조골이 증식해 있는 것을 알 수 있다.

3-8. 따라서 골절제를 했다.

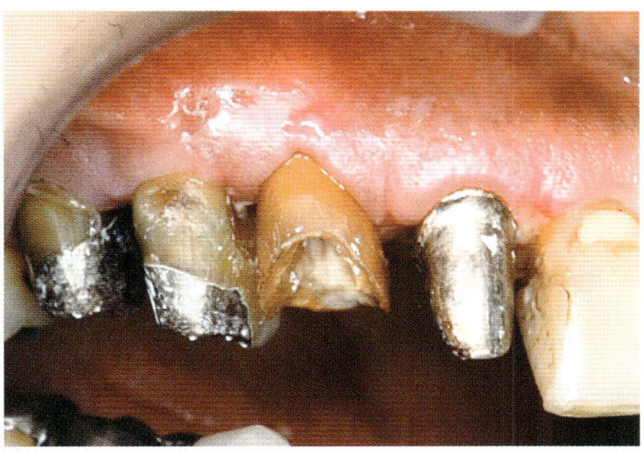

3-9. 골절제 1주 후.

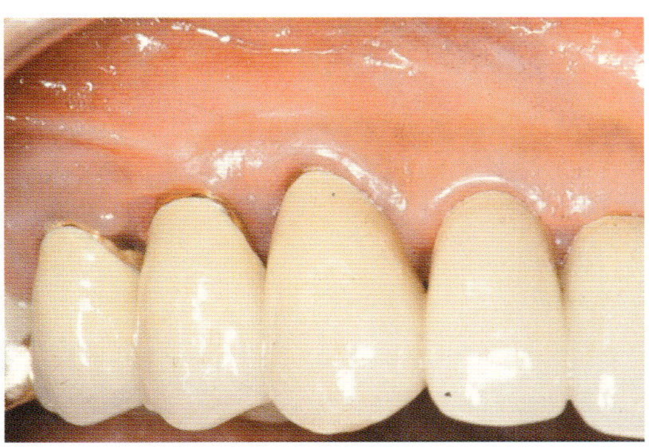

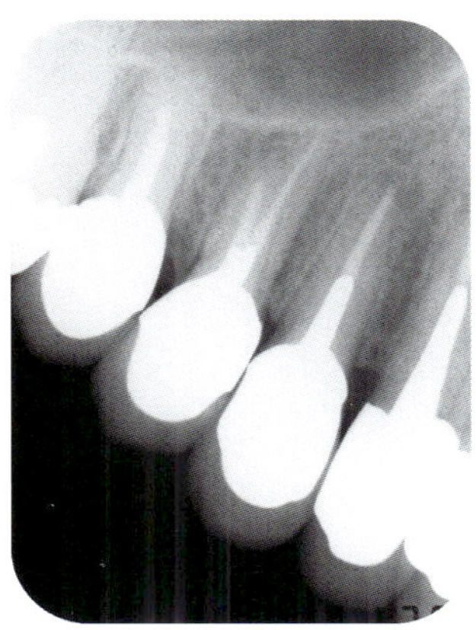

3-10, 11. 골절제 10개월 후. 보철치료가 끝났을 때.
정출한 단계에서 치은만 절제하면 정출에 따른 골절제는 필요 없게 된다.

치은연하 우식, 치근 파절에 대한 응용

Case 04

임플란트 주위골 유지를 위한 수평 파절 치근의 보존

증례 개요 24세 남성. 자전거를 타다 넘어져 #11, 12의 치근이 파절되어 버렸다.

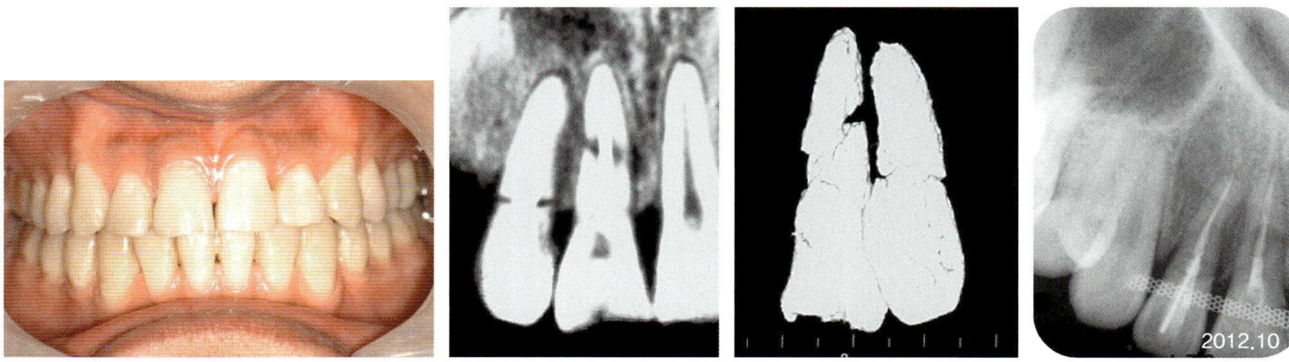

4-1~4. 근관치료 후에 CT를 촬영해 보니 #12은 치조골정에서 수평으로 파절되었고, #11은 치근 중앙에서 비스듬히 파절되었다.

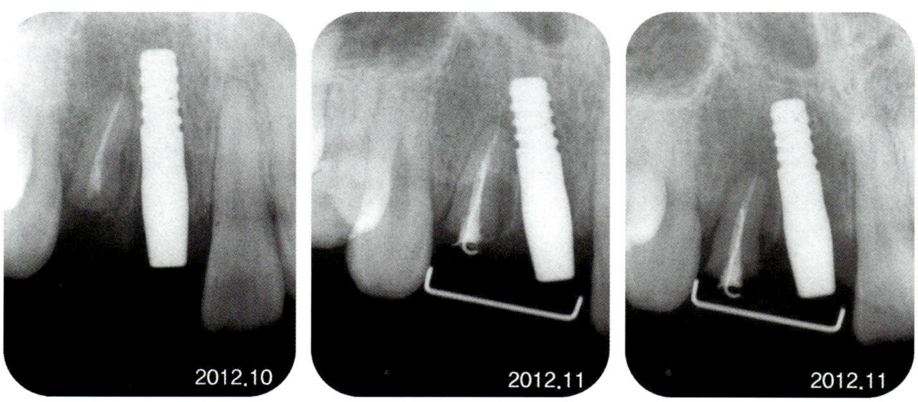

4-5. #11을 발치하고 즉시 임플란트를 식립했다.
4-6. #12의 정출 시작.
4-7. 약 1개월 후. 정출이 끝났을 때.

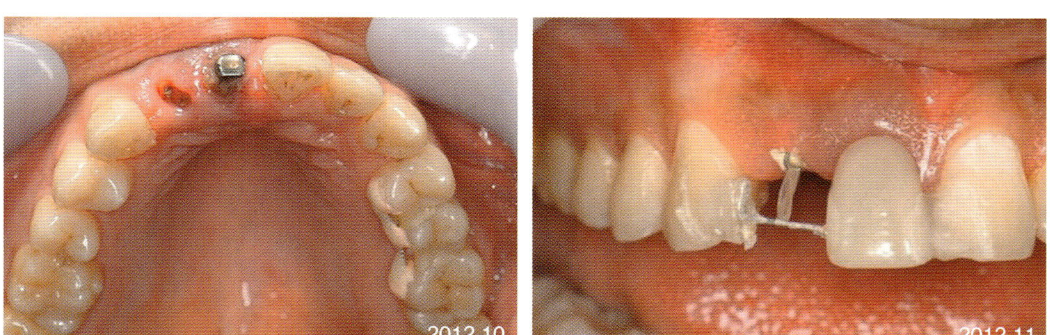

4-8. #11 부위의 임플란트는 앞으로 협측의 치조골이 흡수될 것을 예측해 설측 가까이에 식립했다.
4-9. #12의 정출 시작.

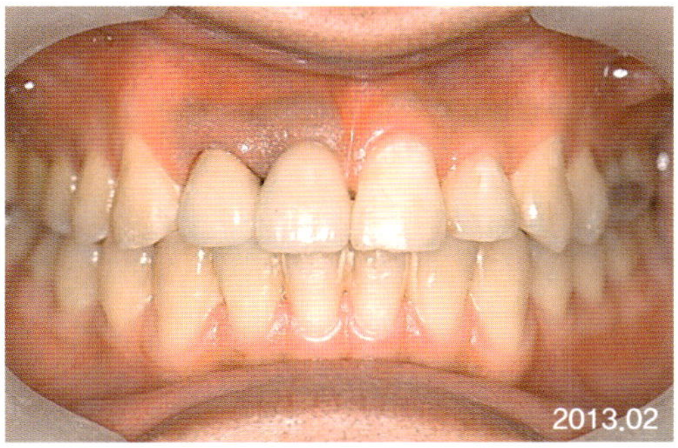

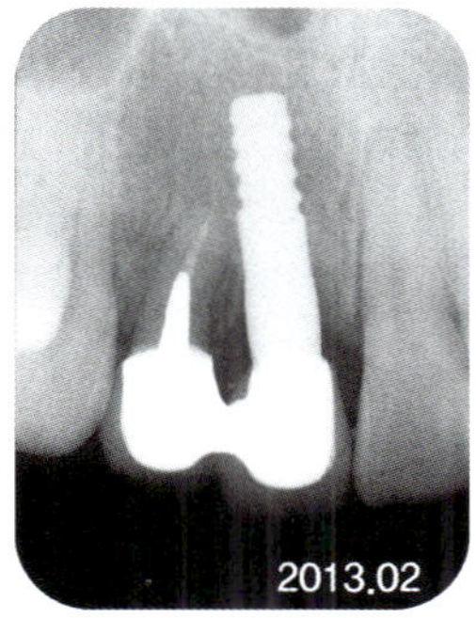

4-10, 11. 임플란트 식립 4개월 후. 정출 종료 3개월 후. #11, 12의 연결 크라운 합착.

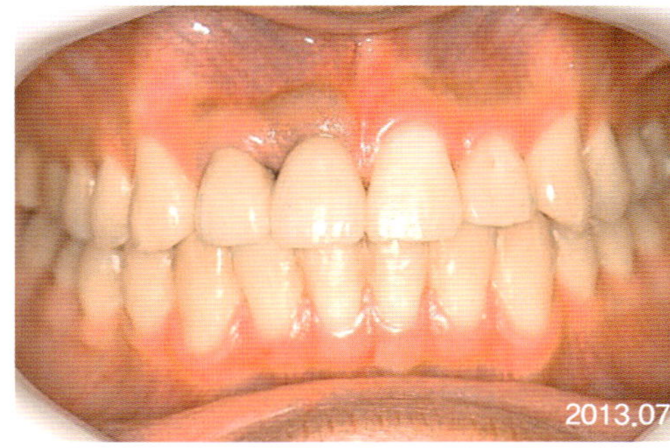

4-12. 보철 종료 5개월 후. 임플란트 식립 9개월 후. #11 근첨측의 치조골은 흡수되었지만, #12, 21의 치근막에 의해 치은퇴축과 치조골 흡수는 어느 정도 방지되었다.

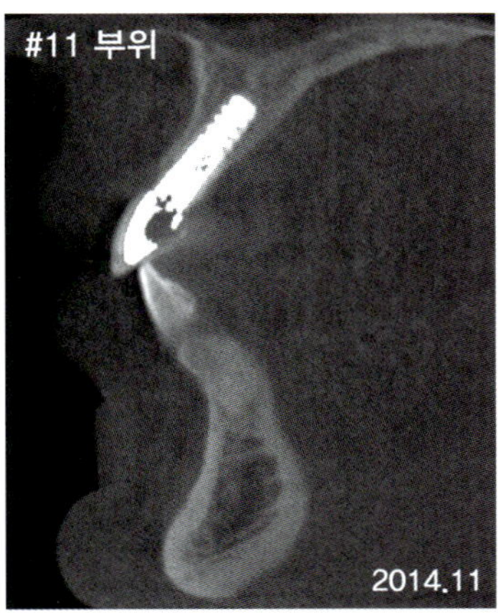

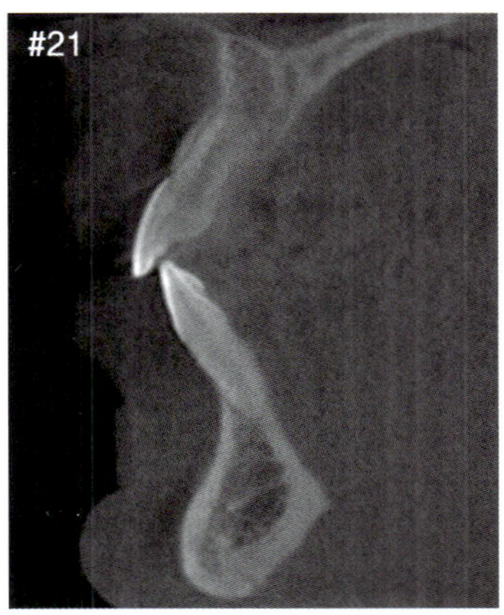

4-13, 14. 임플란트 식립 2년 1개월 후. #11 부위 임플란트의 순측은 평탄하게 골흡수가 있는 것에 비해 #21은 치근을 따라 치조골이 존재한다.

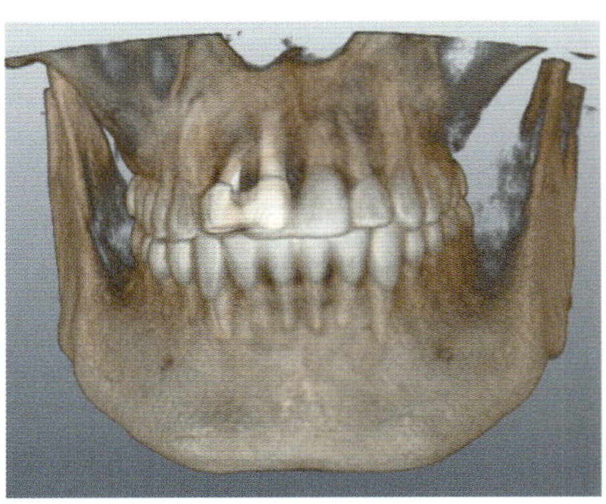

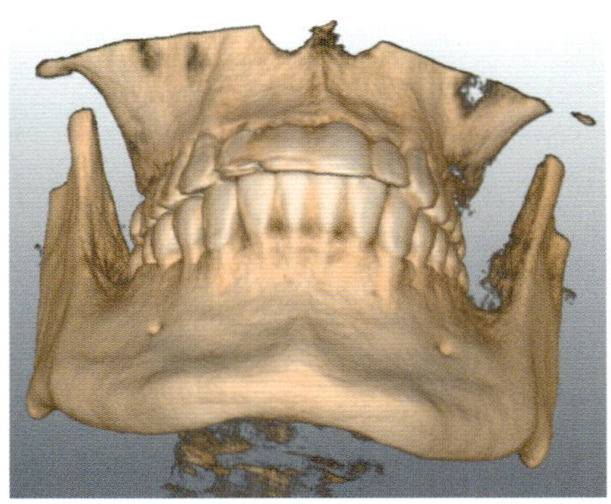

4-15, 16. 3D 화상에서도 #11 부위 임플란트 순측 근첨부의 골흡수를 확인할 수 있다.

이 증례의 경과를 바탕으로 생각하면, 이른바 '잔존 치근'은 '치조골 유지장치'라고 불러도 좋을 것 같다. 치근 표면의 치근막은 치조골이나 치은을 만들어 유지되도록 해 준다. '잔존 치근'이라고 하면 곧바로 발치라고 생각되기 쉽지만, 잔존 치근이라도 보존하면 주위의 치조골은 흡수되지 않는다. 임플란트에게 #12은 '치조골 유지장치'인 것이다. 또한 #12은 임플란트가 있어서 남겨질 수 있다.

그럼 측방으로 치근을 이동시키면 어떻게 될까(→Part 3 참조)?

치은연하 우식, 치근 파절에 대한 응용

Case 05

편측에만 인접치가 있는 경우

증례 개요 57세 남성. "의치를 사용하지 않고 씹을 수 있도록 치료하고 싶다"라는 주소로 내원했다. 타 치과에서 의치를 만들려고 했지만, 구토 반사가 있어 인상을 채득할 수도 없었다고 한다. 이비인후과에서 우측에 상악동염이 있어 발치하는 것이 좋다는 이야기를 들었다. 다수의 결손이 있어서, 임플란트와 치주 보철을 조합한 처치를 시행했다.

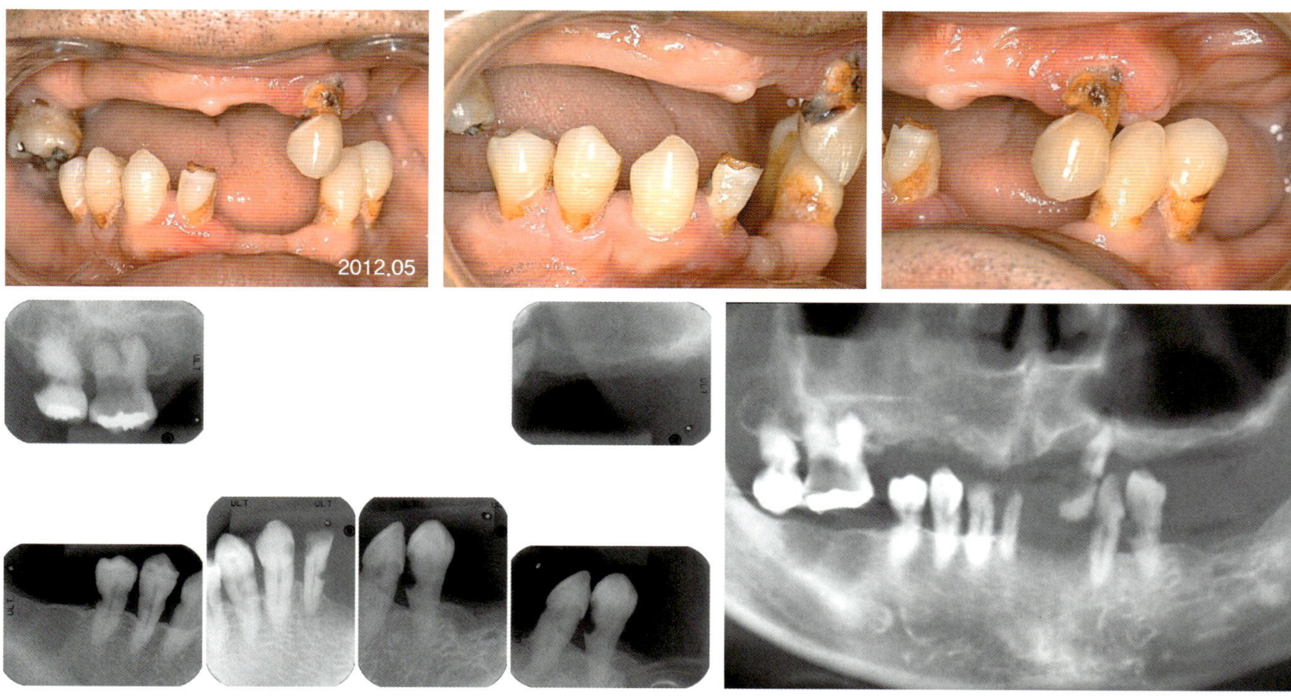

5-1~5. 2012년 5월. 초진 시의 방사선사진에서 치근면 우식이 많이 발생되어 있는 것을 알 수 있다. 탄산음료, 캔 커피, 조청 등 액체 상태의 설탕 섭취를 금지하도록 했다. #16, 17은 상악동염 때문에 발치했다.

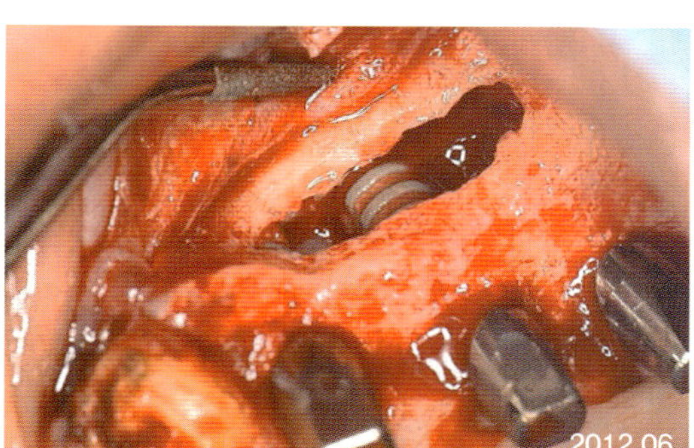

5-6. 2012년 6월. #24~26 부위에 측방 접근으로 상악동저거상술을 시행했다. 내부에 인공뼈 등은 사용하지 않고 혈병으로 채웠다.

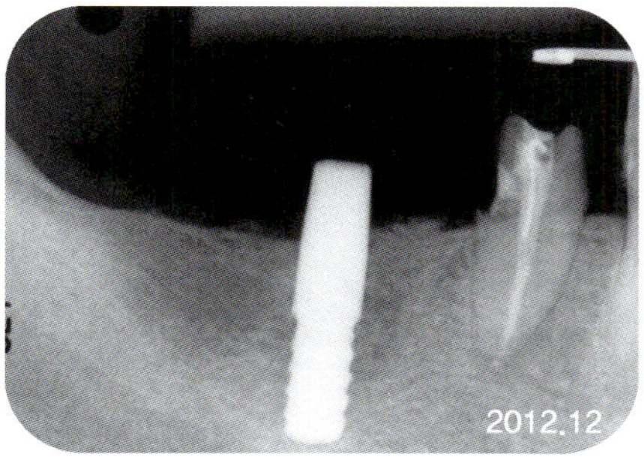

5-7. 2012년 12월. #45의 치은연하 우식 때문에 정출한다. 임시 브리지에서 와이어를 연장해 정출.

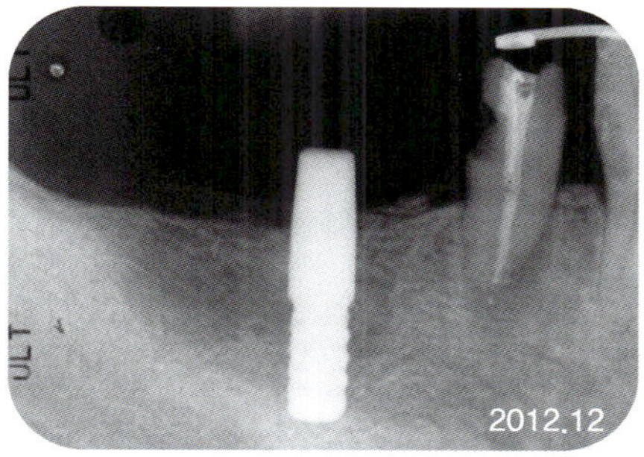

5-8. 21일 후. 정출이 끝났을 때.

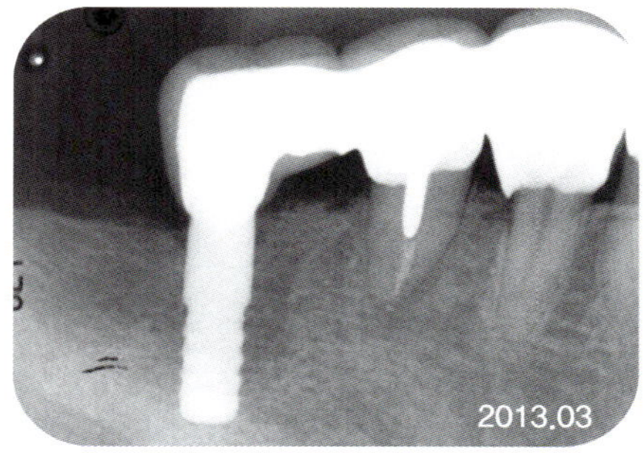

5-9. 2013년 3월. 정출 4개월 후. 치주 보철을 합착했을 때. 치주 보철의 연장 가공치 부위는 임플란트 위에 얹혀 있을 뿐, 합착하지 않는다.

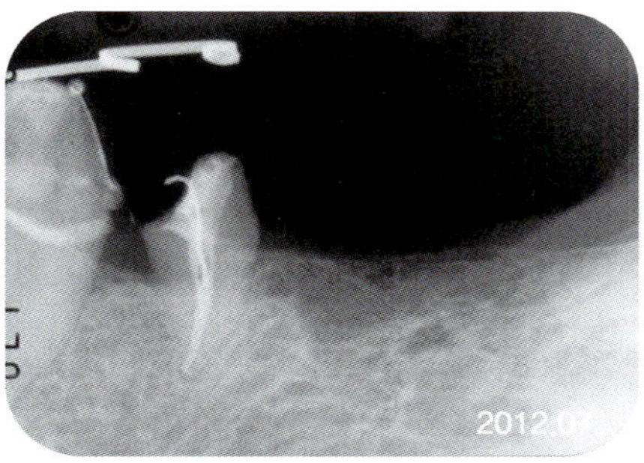

5-10. 2012년 7월. #35의 치은연하 우식 때문에 정출 시작.

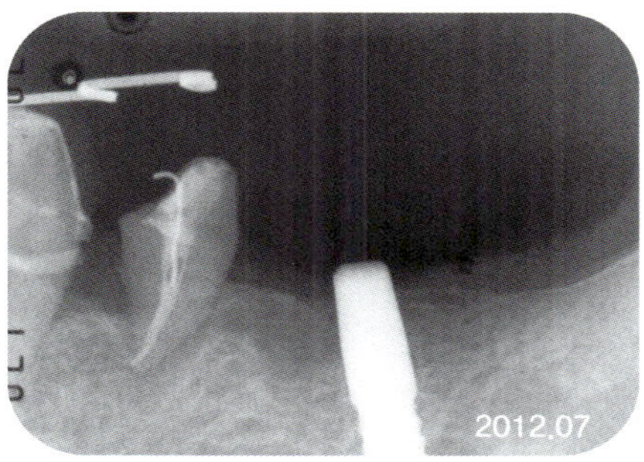

5-11. 15일 후. 정출이 끝났을 때.

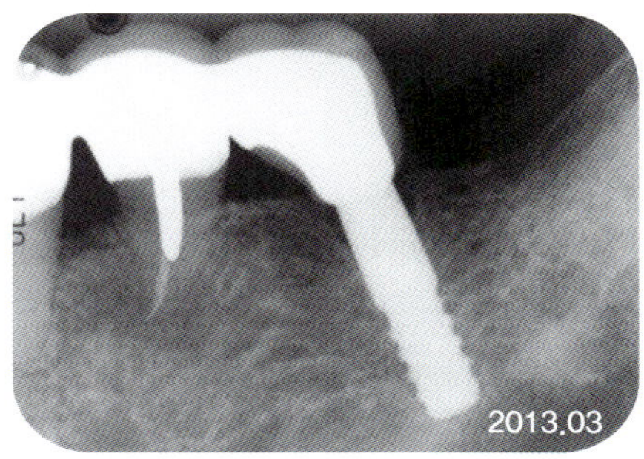

5-12. 2013년 3월. 치주 보철의 연장 가공치 부위는 우측 #46에서와 같이 위에 얹혀만 있을 뿐이다.

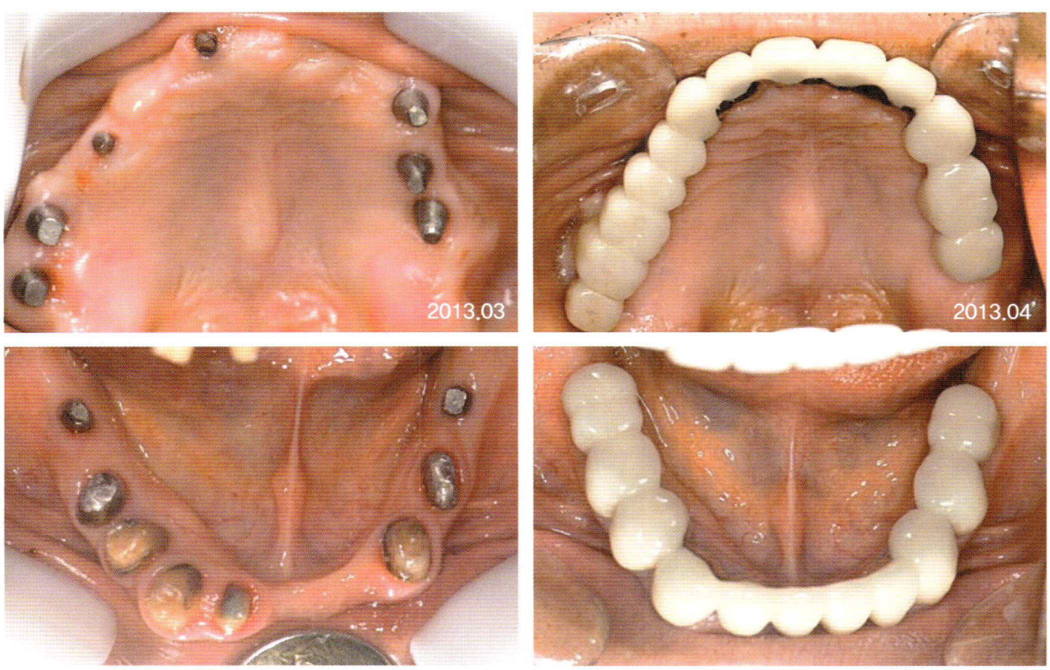

5-13~16. 2013년 3월. 치료가 끝났을 때.
움직임이 있는 치주 보철과 움직이지 않는 임플란트 보철물은 연결할 수 없으므로, 하악 브리지의 연장 가공치 부위(#36, 46)는 시멘트 합착 없이 임플란트 위에 얹혀만 있는 구조이다. 이렇게 하면 치주 보철 연장 부위의 강도를 보충할 수 있고, 또한 임플란트만으로 교합시켰을 때 식감이 없는 점을 치주 보철이 방지해 준다. 연장 가공치를 가지는 치주 보철의 약점과 임플란트의 약점이 서로 보완된다.

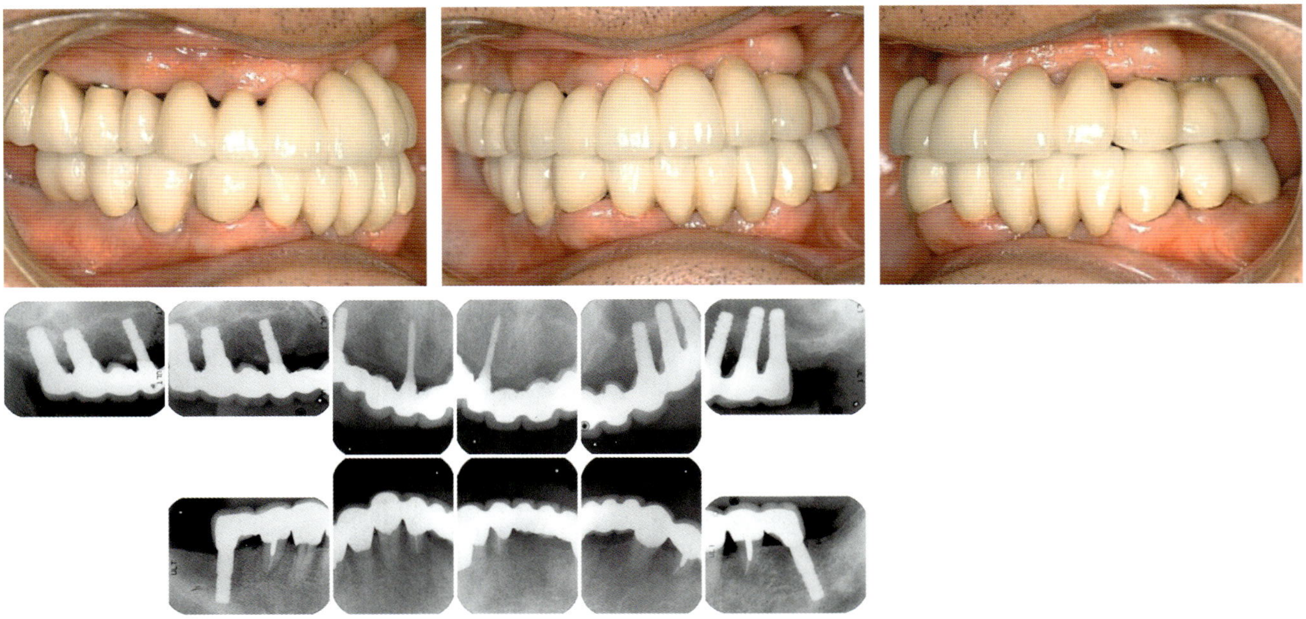

5-17~20. 씹을 수 있게 된 환자는 체형이 많이 바뀌었다. 105cm였던 허리둘레가 85cm까지 줄었다. 지금까지 삼켜 먹었던 것을 씹을 수 있게 되어 맛있고, 많이 먹지 않아도 포만감을 느낀다고 했다. 가장 변화한 것이 혈액검사의 결과이다. 대부분 기준치를 넘었던 것이 정상 범위가 되었고, 특히 콜레스테롤 수치는 450에서 150으로 줄었다. 내과의사가 왜 좋아졌는지 묻자, "씹을 수 있게 되어서…"라고 대답했다고 한다.

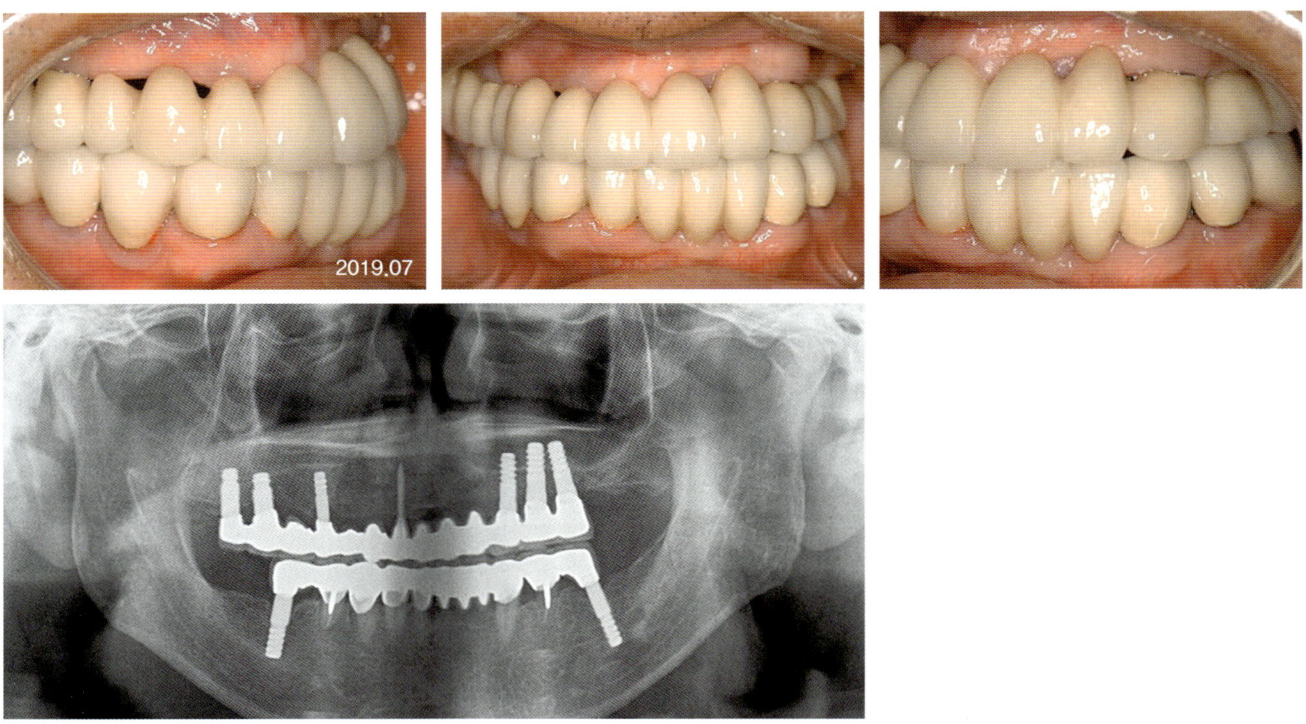

5-21~24. 2019년 7월. 초진 7년 2개월 후. 양호한 경과를 보여주고 있다. 브리지의 도재 치핑(chipping)도 없다. 임플란트는 잘 씹을 수 있지만, 강한 힘에 대해 센서 역할을 하는 receptor가 없다. 이 증례에서는 하악에 치근막이라는 센서를 가진 자연치를 남겼기 때문에 치핑을 방지할 수 있었던 것은 아닐까?

치주낭을 얕게 한다

Case 06

치주낭과 골흡수의 개선(치은선을 가지런히 함)

증례 개요

33세 여성. #25~27의 골흡수를 개선하기 위해 정출한다.
#25과 #26 구개측 치근은 모두 발치해도 이상하지 않은 증례이다. 만일 발치하면 어떻게 될까? 치주질환 때문에 치조골의 흡수는 피할 수 없다. 정출하면, (1) 치은과 치조골을 재생할 수 있고, (2) 그 때문에 치은선이 가지런해져 심미성을 얻을 수 있으며, (3) 칫솔질하기 쉽다는 장점이 있다. 또한 치조골의 재생은 임플란트에 필요한 뼈의 확보에도 효과적으로 응용할 수 있다(→Case 09, 10 참조).

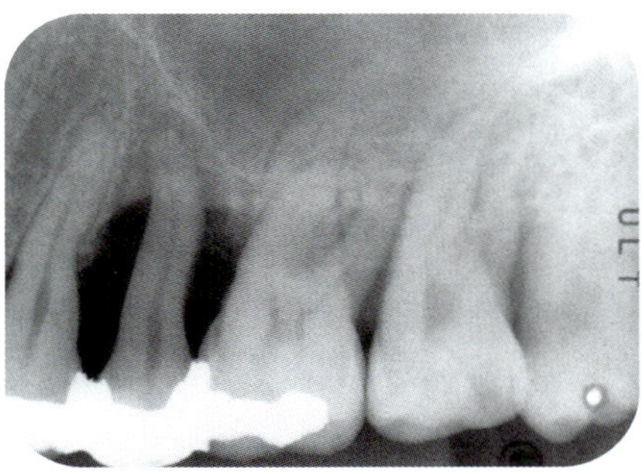

6-1. #26, 27은 치근분지부 병변. #25은 동요는 있지만 치주낭은 근심·원심 모두 7mm 정도이다.

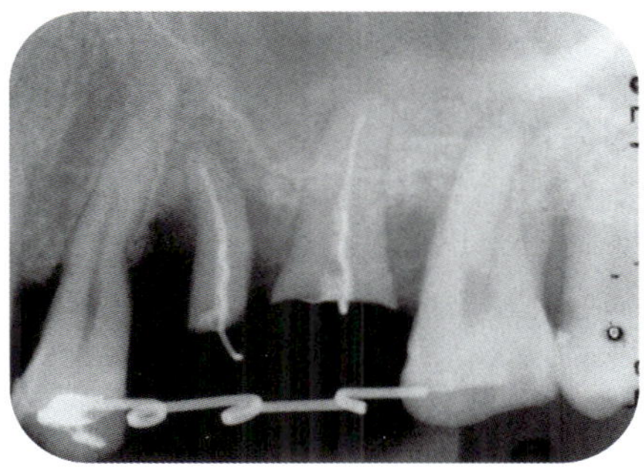

6-2. #25과 #26의 구개측 치근은 근관치료 후 정출을 시작했다.

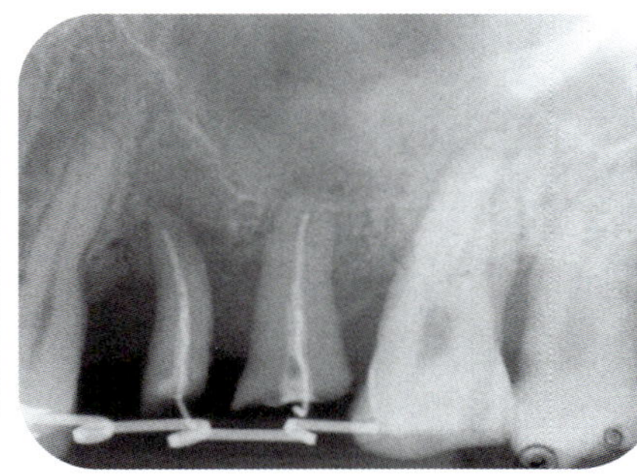

6-3. 2개월 후, 보정에 들어갔다.

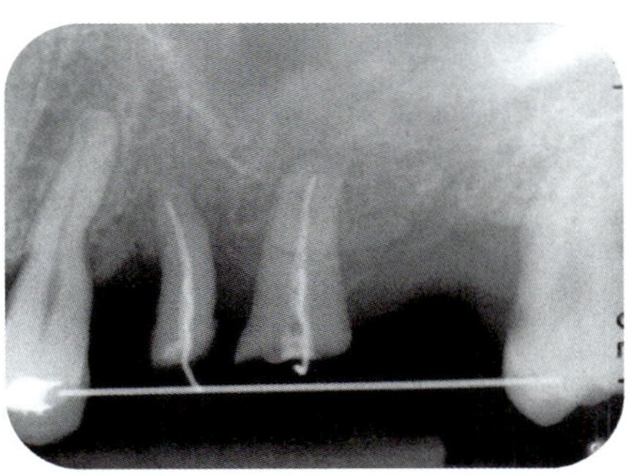

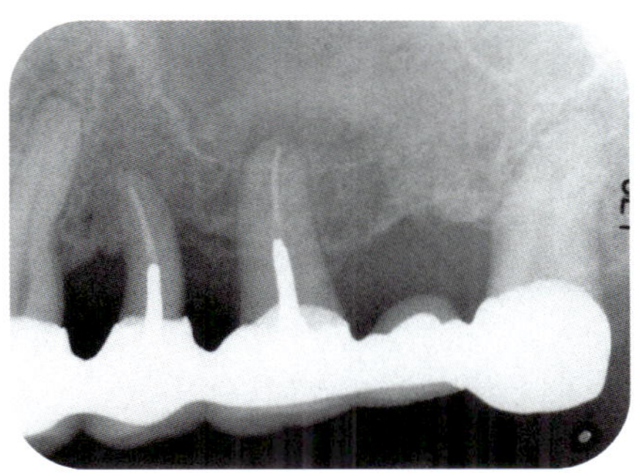

6-4. #27은 치근이개부 병변의 치료가 불가능하다고 판단하여 발치했다.
6-5. 정출 종료 4개월 후. #㉔·㉕·㉖P·27·㉘ 브리지 합착.

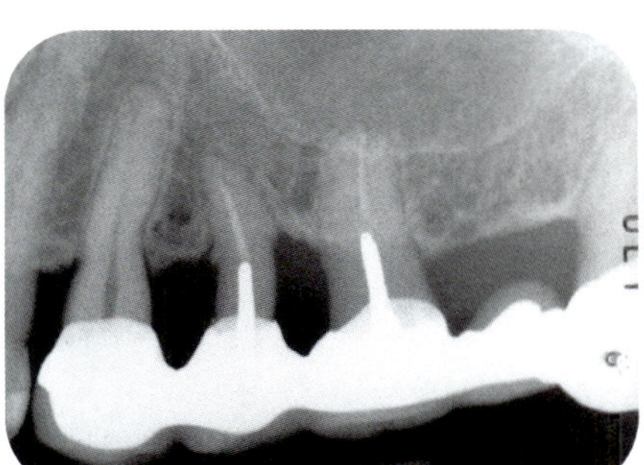

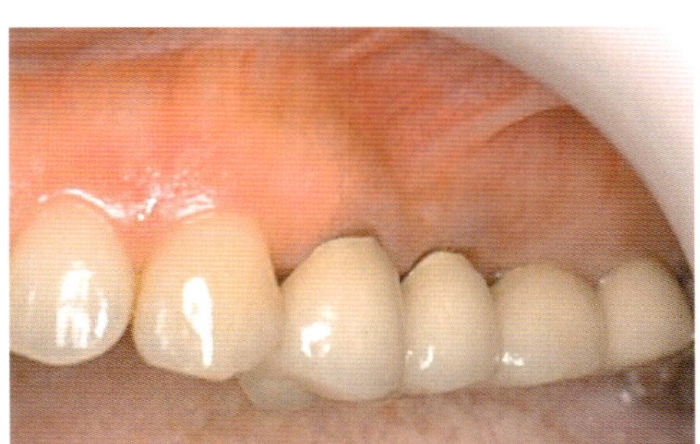

6-6, 7. 브리지 합착 2년 1개월 후. 치조골은 평탄화되고 치밀해졌다. 발치한 #27의 치조골이 재생되었다. #25, 26P를 정출해 남겼으므로 치은선이 가지런해졌다.

치주낭을 얕게 한다

Case 07

분할 치근에 대한 대응 ①

증례 개요 50세 여성. #35, 36은 치은연하 우식이다. 연화 상아질을 제거해 보니 #36은 우식이 치수강저(pulpal floor)까지 미치고 있었으므로 치근 분할이 필요했다.

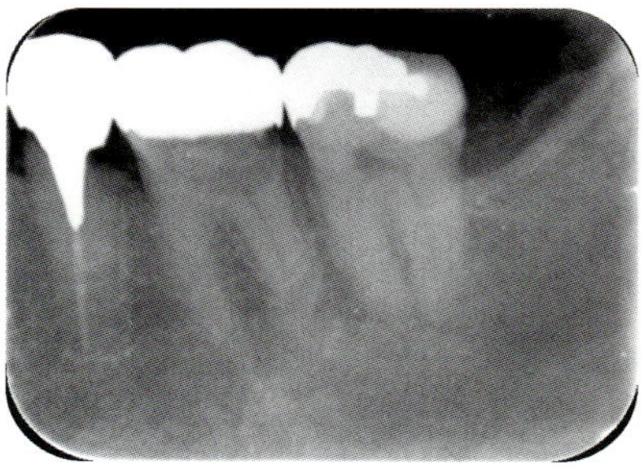

7-1. #35, 36의 치은연하 우식.

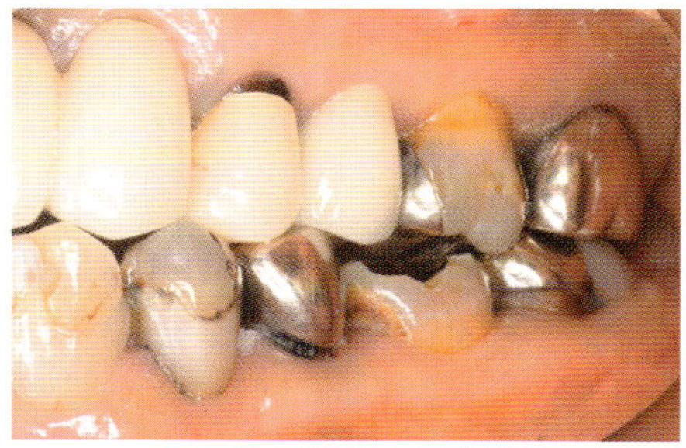

7-2. #35은 예전에 설측 경사를 무리해서 보철 치료를 했다.

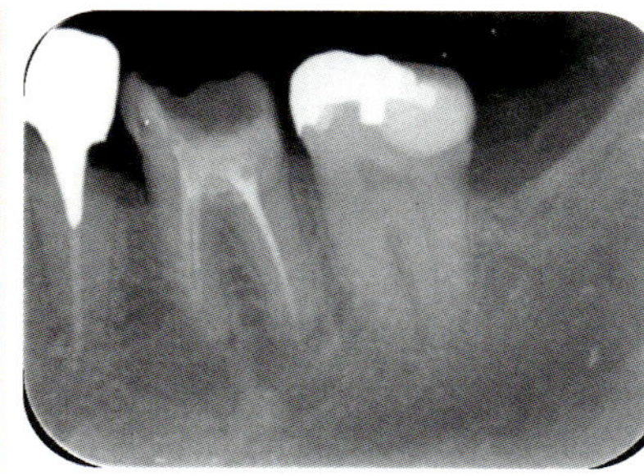

7-3. 발수, 근관 충전 후.

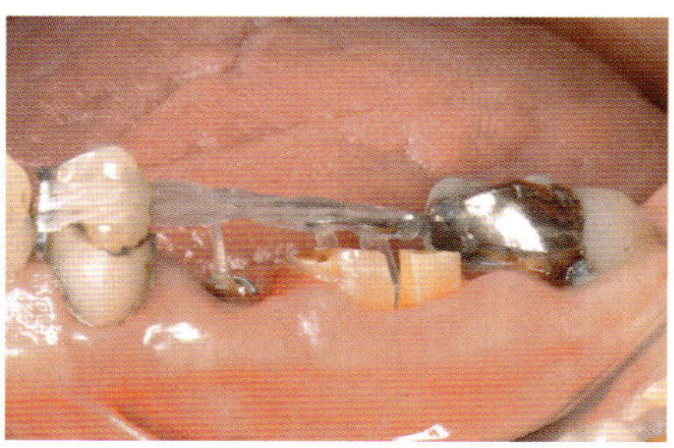

7-4. #35을 협측 방향으로 정출 시작.

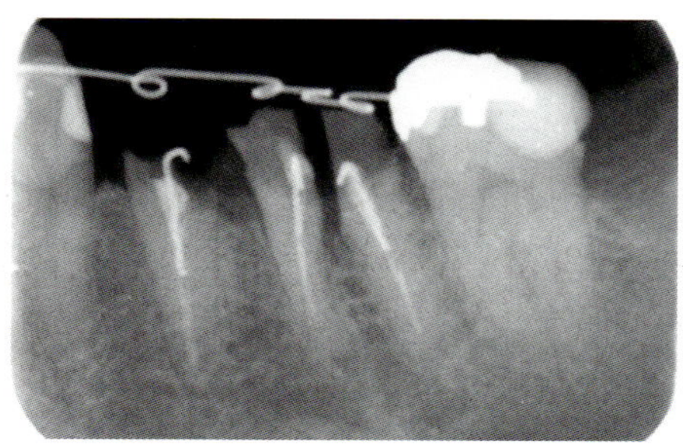

7-5. #36의 치근 분할 후. #35 및 #36의 근심치근과 원심치근의 정출 시작.

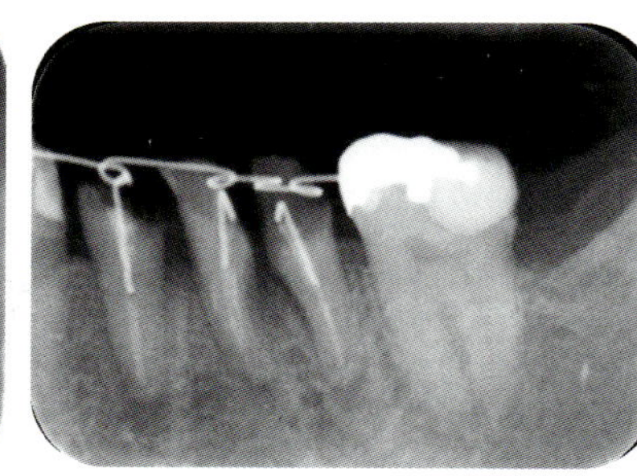

7-6. 정출 시작 1개월 후. 이동이 끝났을 때.

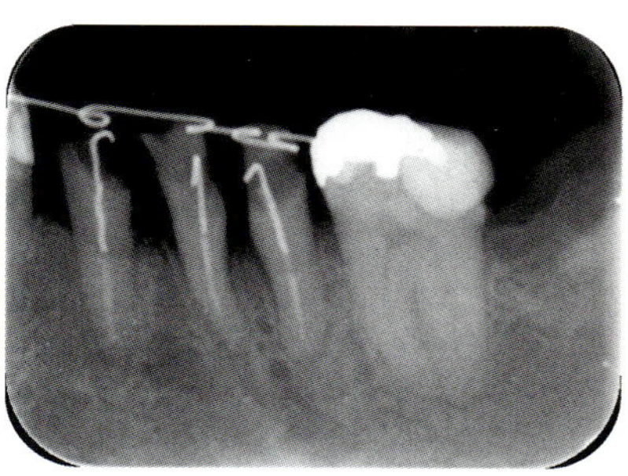

7-7. 보정 2개월 후.

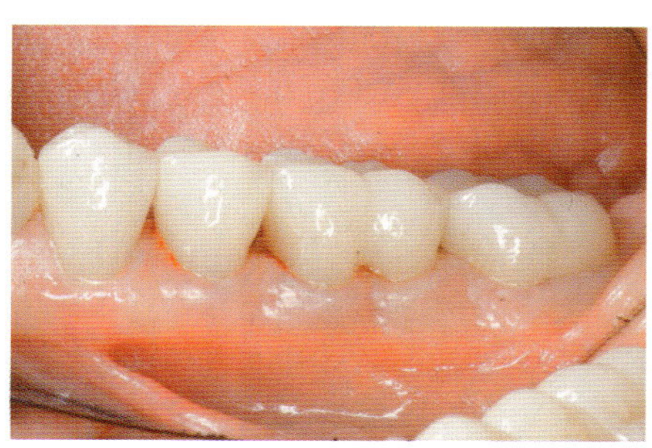

7-8. 보철물을 장착했을 때.

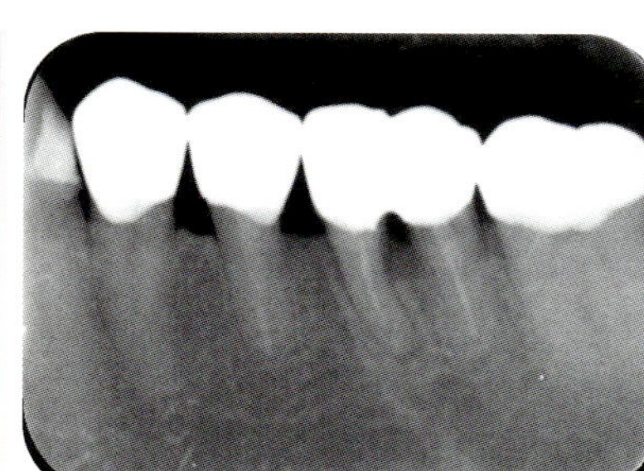

7-9. 보철 종료 1년 후.

치주낭을 얕게 한다

Case 08

분할 치근에 대한 대응 ②

증례 개요 50세 여성. #36의 우식이 치수강저까지 미치고 있다.

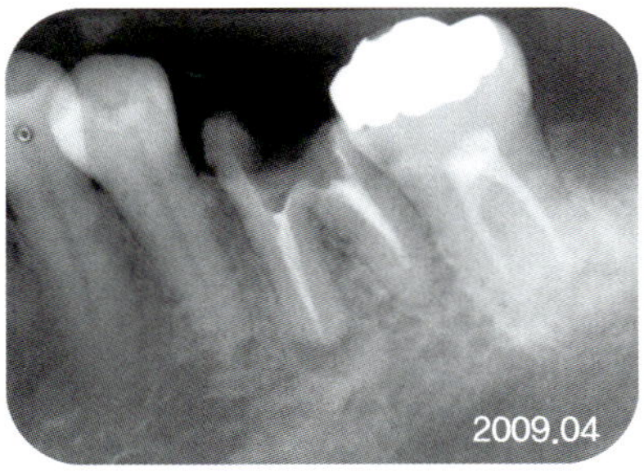

8-1. #36의 우식이 치수강저까지 미치고 있다.

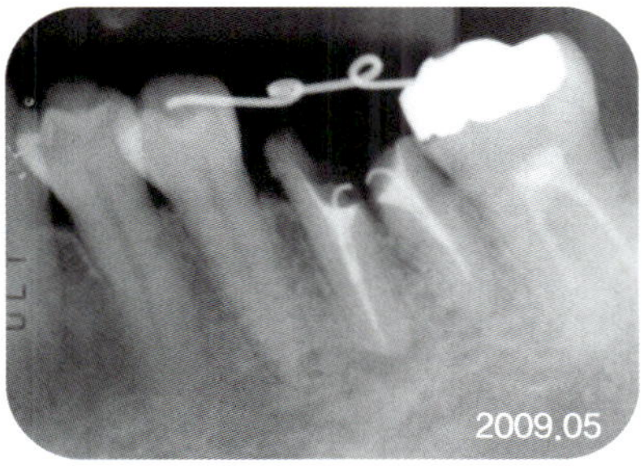

8-2. 치근 분할을 하고 정출 시작.

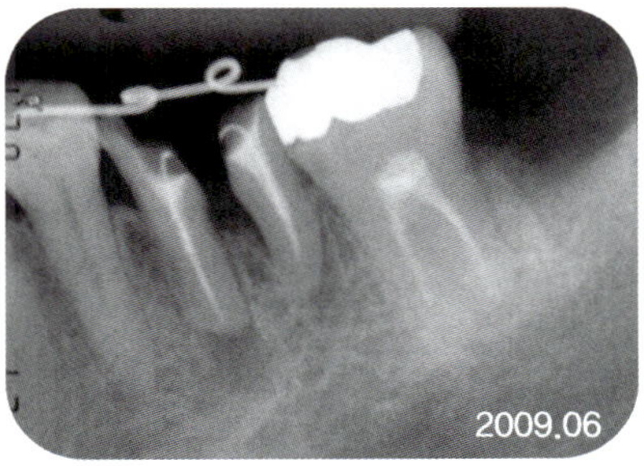

8-3. 약 1개월 후. 정출이 끝났을 때.

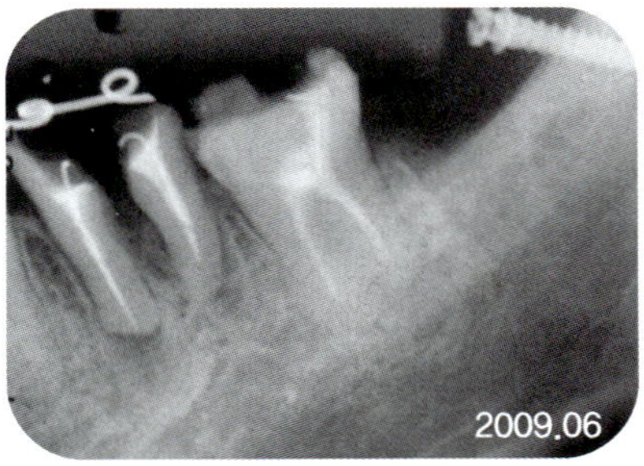

8-4. #36의 원심치근과 #37 사이에 치간 칫솔이 통과하도록, #37을 upright 한다. Upright를 위한 앵커 스크루(TAD)를 식립 (TAD에 대해서는 Part 2 참조).

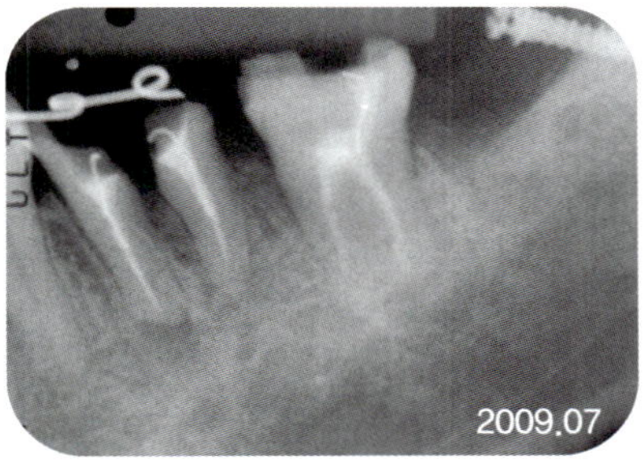

8-5. 약 1개월 후. #37이 upright 되었다.

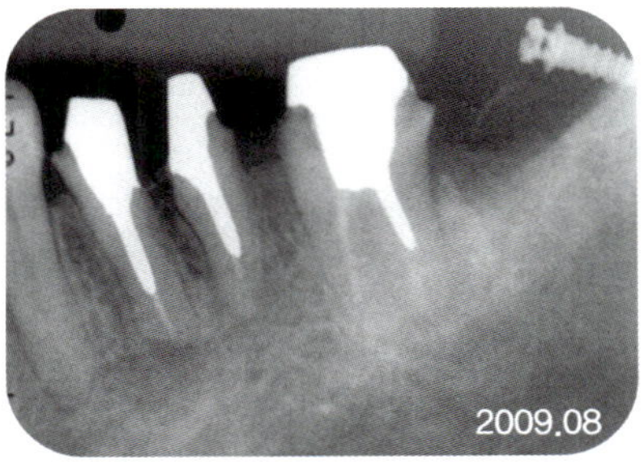

8-6. 약 1개월의 보정 후.

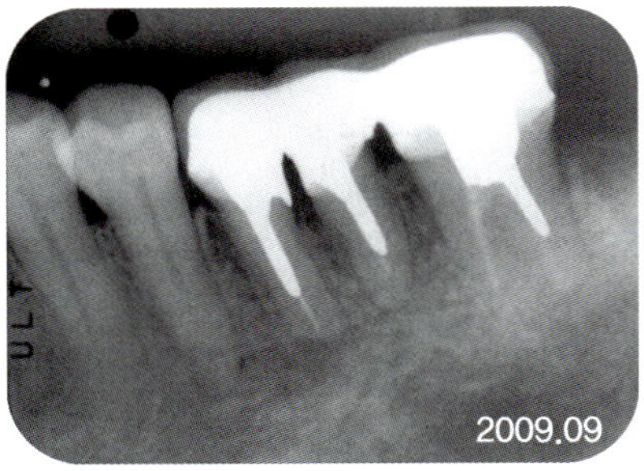

8-7. 보철치료가 끝났을 때.

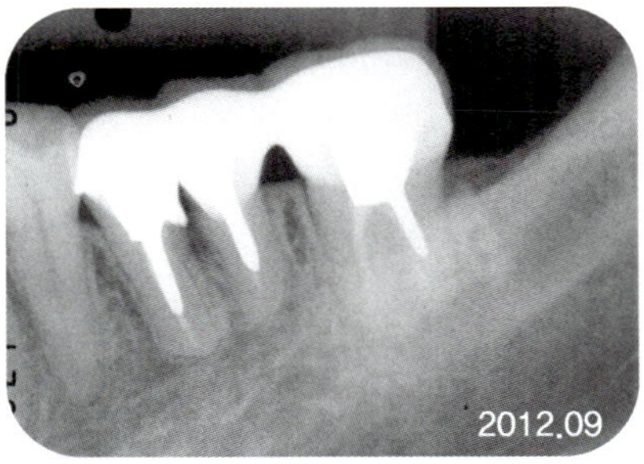

8-8. 보철 종료 3년 후. 양호한 경과를 보이고 있다.

임플란트에 필요한 치조골을 만든다

Case 09

정출을 통해 GBR을 유리하게 한다

증례 개요

62세 여성. #46의 치근분지부 병변 때문에, 발치 후에 임플란트를 계획했다. 대폭적인 골흡수를 피할 수 없으므로 정출을 시행했다.

임상에서 임플란트 치료에 뼈가 부족한 증례를 자주 만난다. 그러나 치근이 남아 있는 증례에서는, 정출을 응용하면 간단하고 더 확실히 뼈를 증대시킬 수 있다.

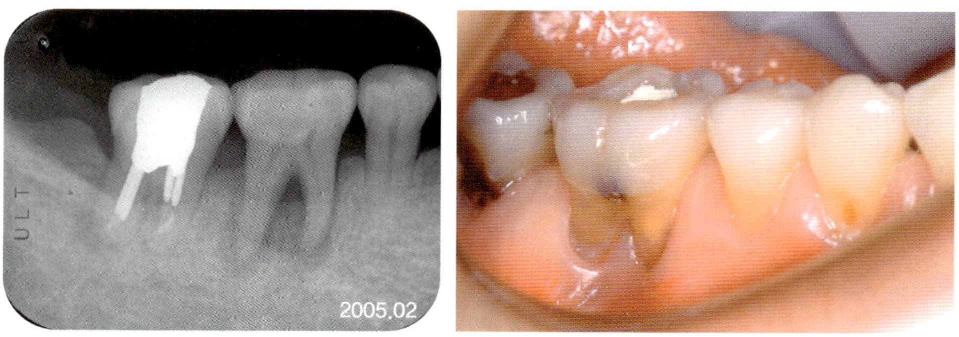

9-1, 2. #46은 치근분지부 병변 때문에 발치 후에 임플란트를 계획. 하지만 발치하면 대폭적인 골흡수는 피할 수 없다.

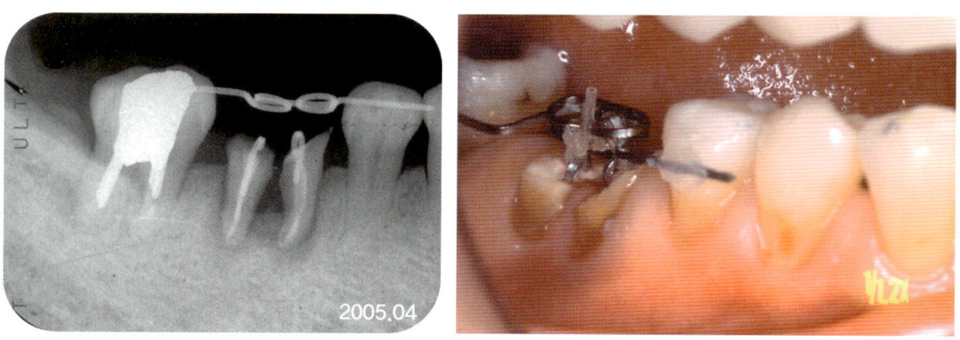

9-3, 4. 따라서 발치하기 전에 정출시켜, 조금이라도 뼈의 증대를 도모하기로 했다. 치근 분할 후에 정출 시작.

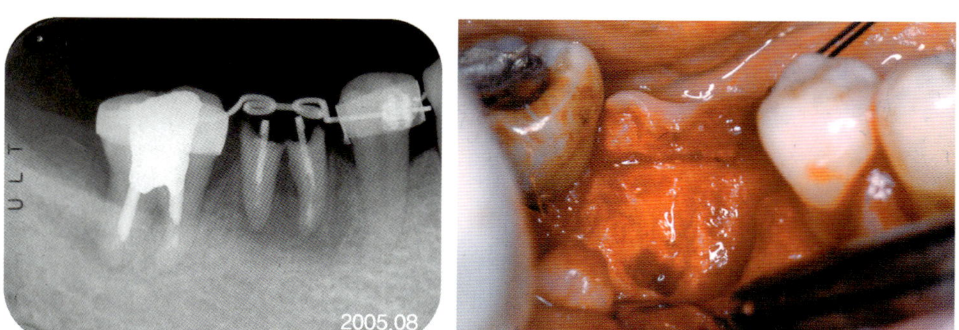

9-5, 6. 3개월 후. #46의 근·원심 및 치근 사이에서도 뼈의 증대를 볼 수 있다. 뼈가 증대되었으므로, 임플란트를 식립할 때는 협측에만 자가골을 이용해 GBR을 했다.

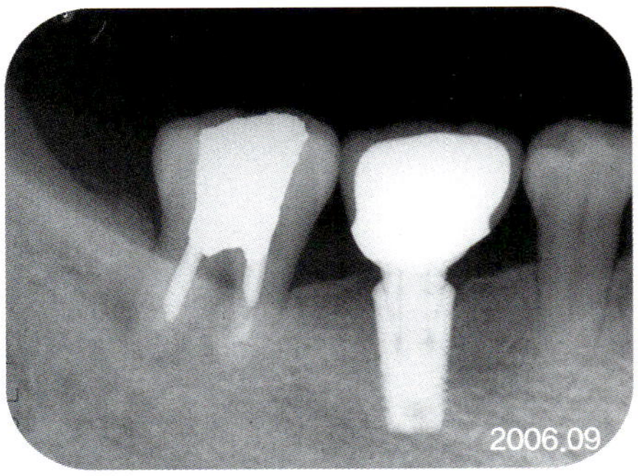

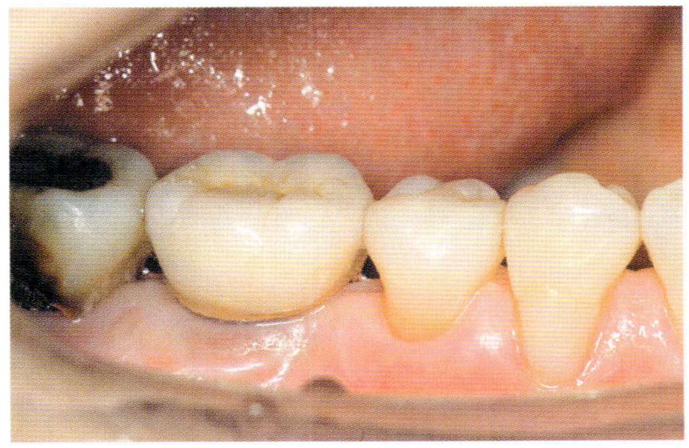

9-7, 8. 약 1년 후. 임플란트 보철이 끝났을 때.

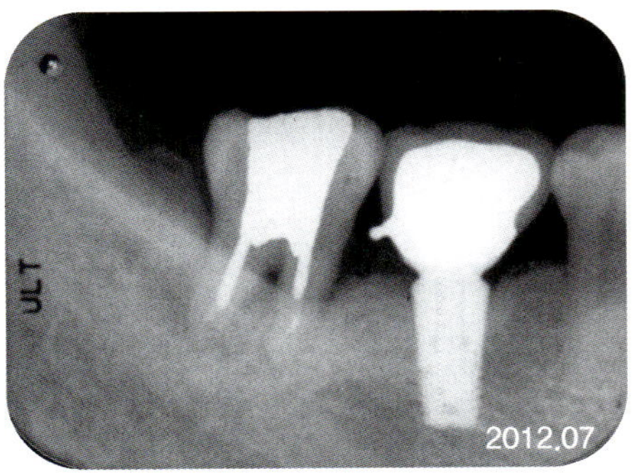

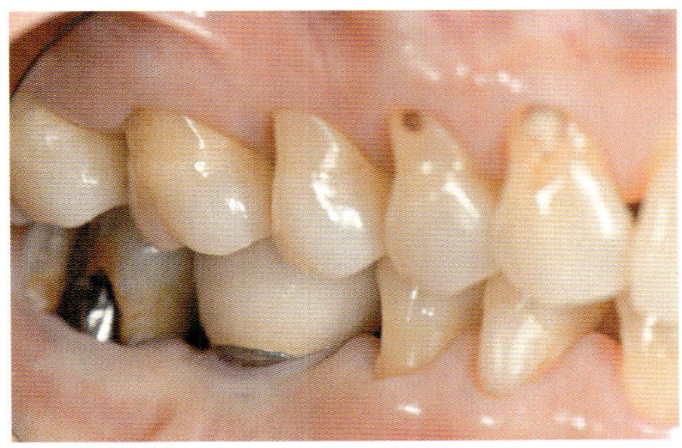

9-9, 10. 보철 종료 6년 후.

임플란트에 필요한 치조골을 만든다

Case 10

정출을 이용해 임플란트를 위한 골을 증대시킨다

증례 개요 56세 여성. #36의 근심치근에 치근분지부 병변이 보이고, 깔때기 모양의 골결손이 있다. 임플란트 식립을 위해 발치 전에 정출해, 치조골의 증대를 도모했다.

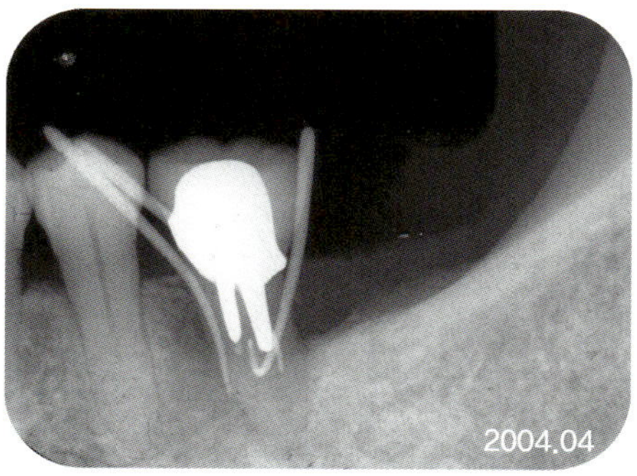

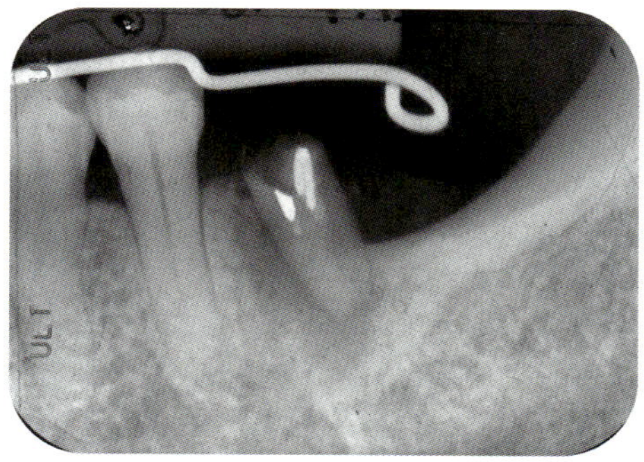

10-1, 2. #36의 근심치근에 치근분지부 병변이 보이고 깔때기 모양의 골결손이 있다. 임플란트 식립을 위해 발치 전에 정출해, 치조골의 증대를 도모했다.

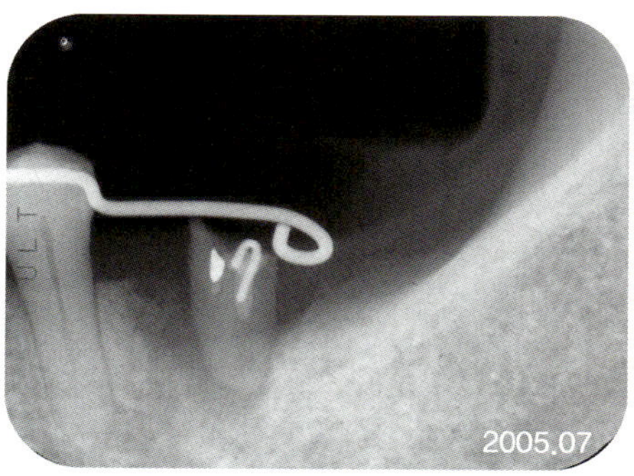

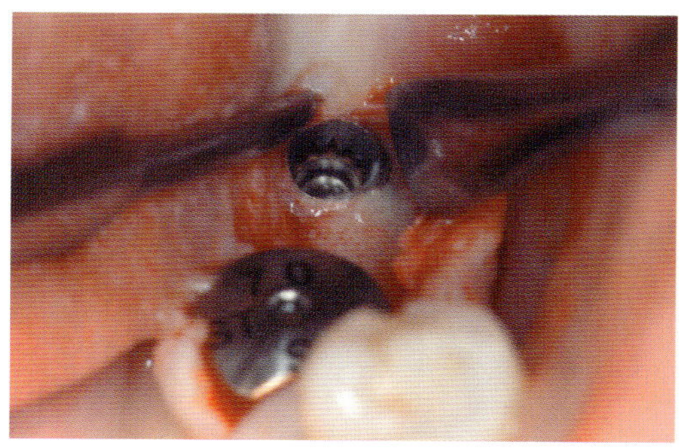

10-3. 3개월 후. #36의 근심치근을 원심 상방으로 정출.

10-4. 설측에는 골벽이 재생되었으므로, 협측만의 GBR로 마칠 수 있었다.

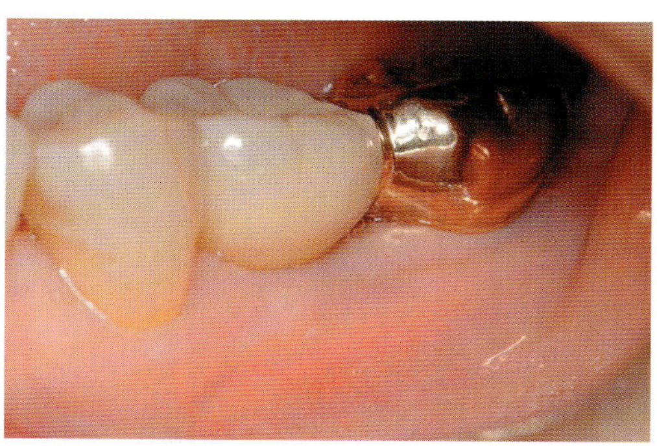

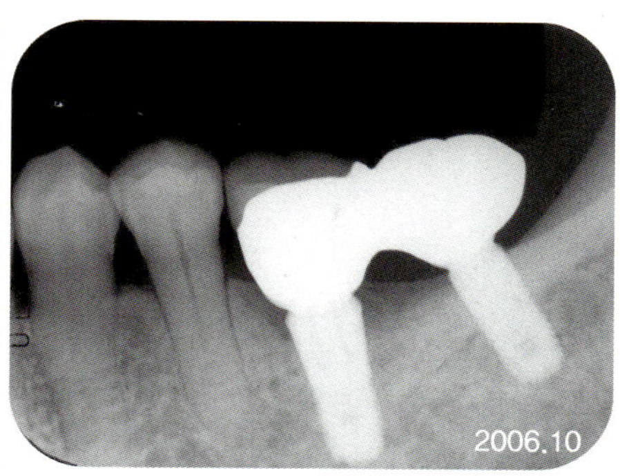

10-5, 6. 약 3개월 후. 임플란트 보철이 끝났을 때.

이식·재식 전처치로서의 정출(교정 이식)

Case 11

근관치료를 위한 재식

증례 개요

54세 여성. #15의 근관치료를 시행했지만, 근관이 막혀 근첨 병변은 낫지 않았다. 또한 원심에는 치은연하 우식이 관찰된다. 따라서 정출시키고, 치근단절제술 후 재식했다.

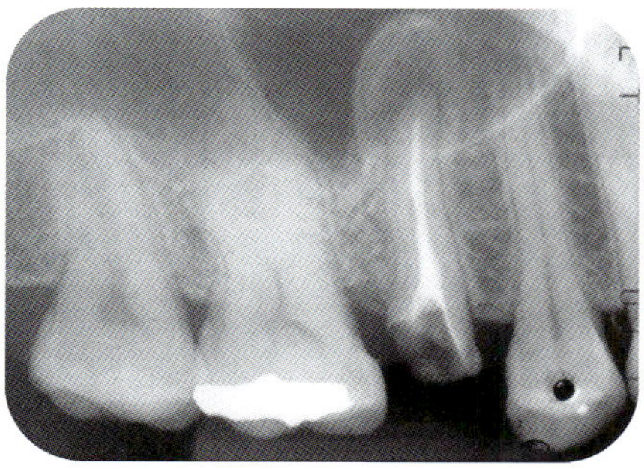

11-1. #15에는 근첨 병변과 원심의 치은연하 우식이 있다.

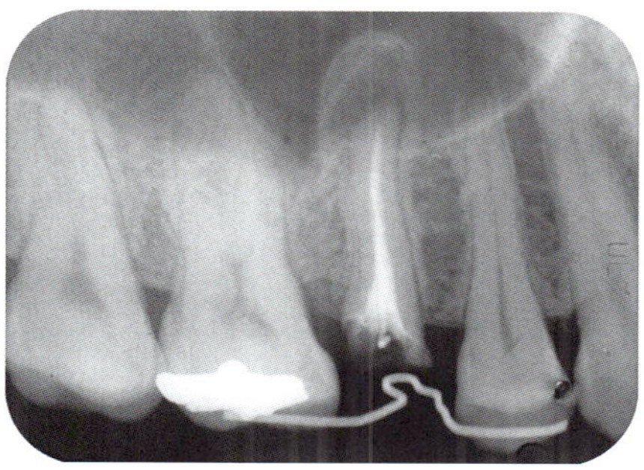

11-2. 정출 시작.

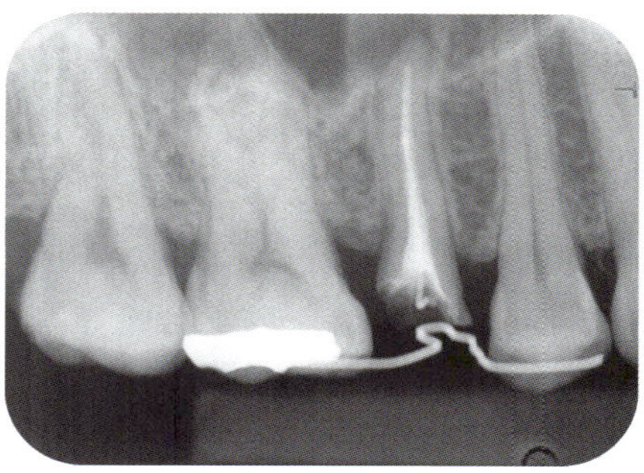

11-3. 약 2주 후. #15은 핀셋으로 만지면 상·하로 움직이는 상태.

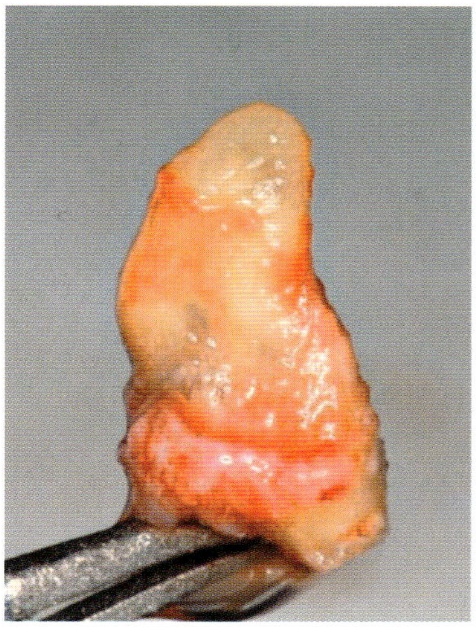

11-4. 재식을 위해 발치해 보니 근첨부에는 치근막이 없다.

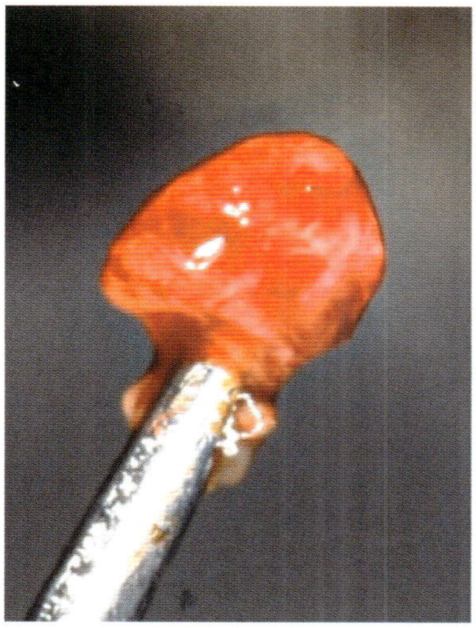

11-5. 발치와에서 적출한 근첨 낭포(apical cyst).

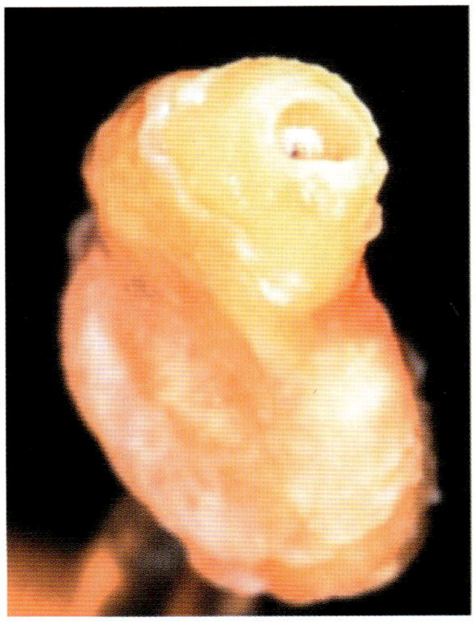

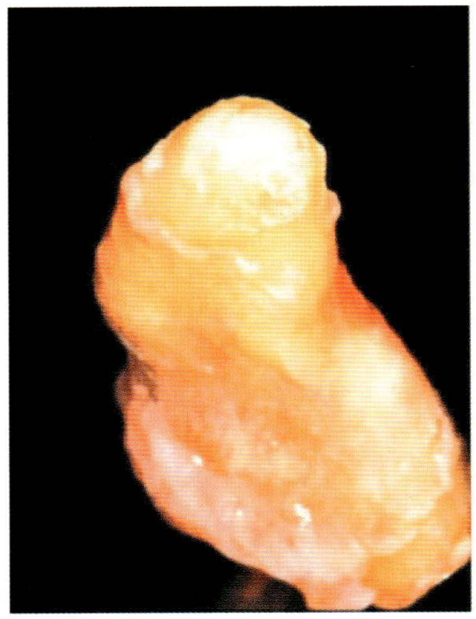

11-6, 7. 근첨부를 자르고 글라스 아이오노머 시멘트로 역근관 충전을 했다.

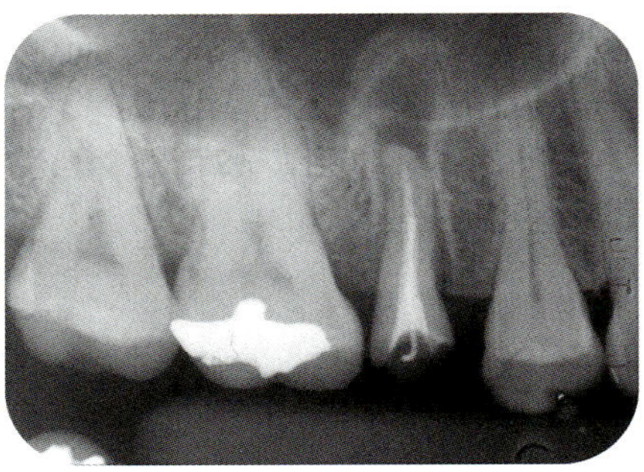

11-8. 치근이 안으로 밀려 들어가지 않도록 180° 회전해 재식했다.

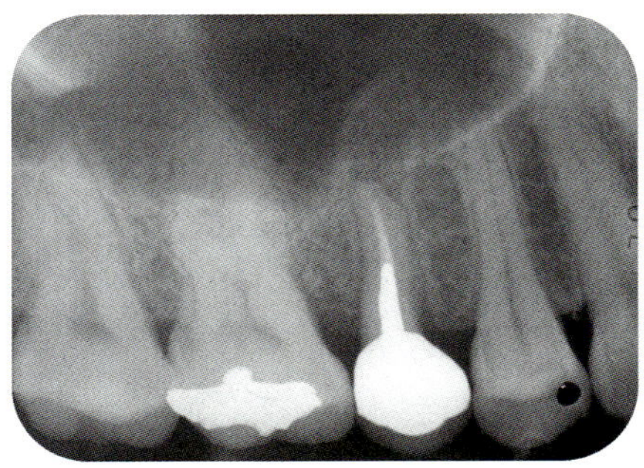

11-9. 재식 3개월 후. 보철치료가 끝났을 때.

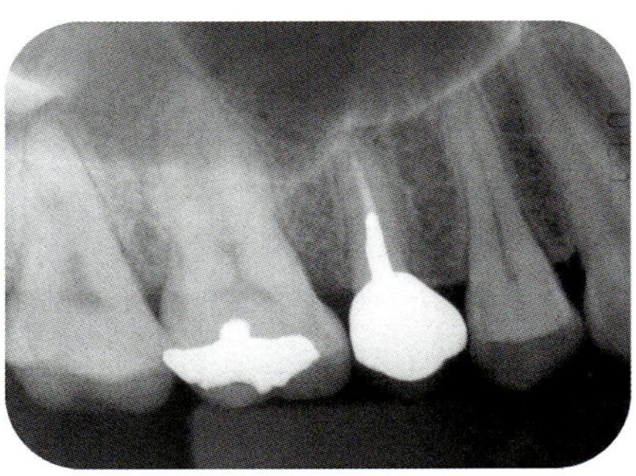

11-10. 재식 1년 10개월 후.

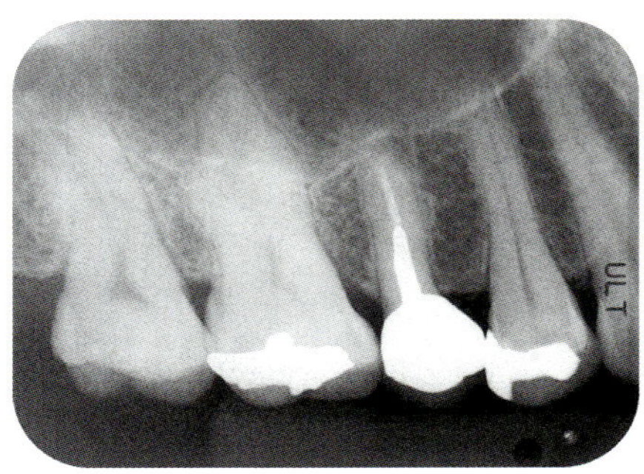

11-11. 재식 16년 반 후. 양호한 경과를 보이고 있다.

이식·재식 전처치로서의 정출(교정 이식)

Case 12

불필요한 견치의 교정 이식 ①

증례 개요 39세 여성. 타 치과의 의뢰로 #11 부위에 임플란트를 원해 내원. #11의 치근이 파절되어 순측에 누공이 있고, 골흡수가 일어나 있다.

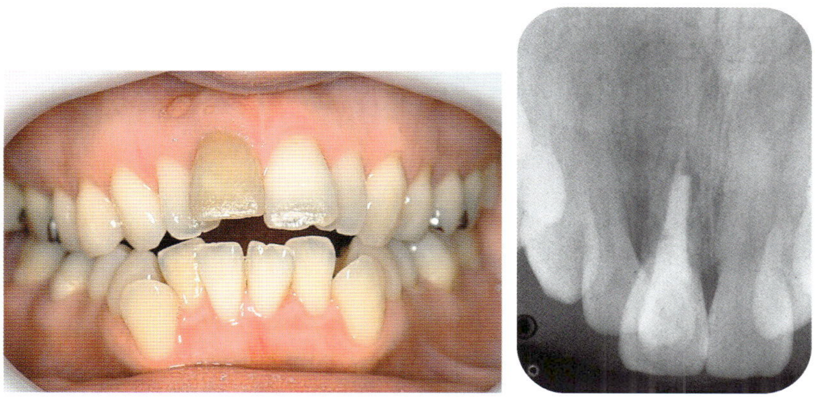

12-1, 2. #11의 근첨에서는 누공을 볼 수 있다. 방사선사진에서, #11의 치근 주위는 골흡수가 일어나 임플란트 식립에 필요한 뼈가 없는 것을 알 수 있다. #11을 발치하고 교정치료로 공간을 없애는 치료를 제안했지만, 교정치료는 받고 싶지 않다고 했다. 그래서 #43의 이식을 제안했는데 받아들였다.

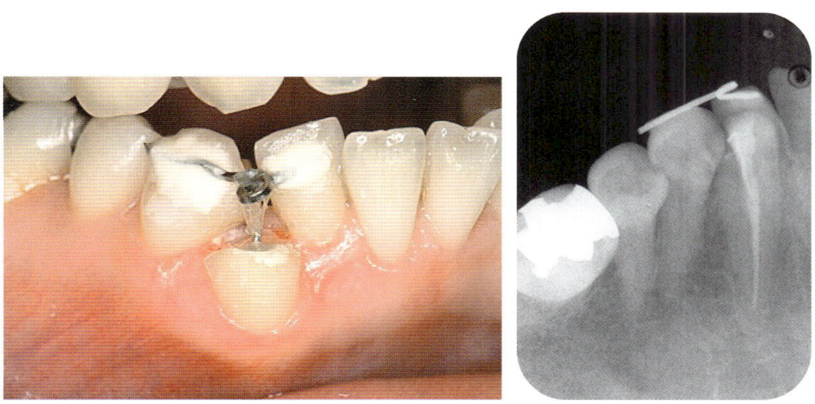

12-3, 4. #43의 근관치료 후, 정출 시작.

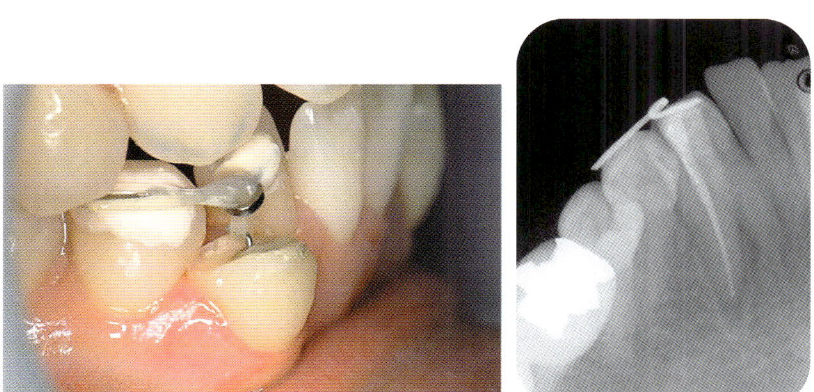

12-5, 6. 약 1개월 후, 정출되었다.

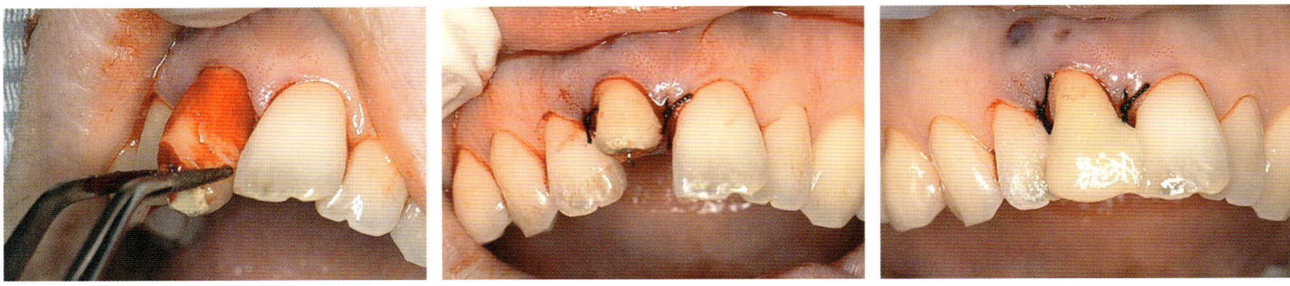

12-7~9. #11을 발치하고 소파 후 #43을 이식했다. #12, 21과 접착성 레진으로 연결 고정했다.

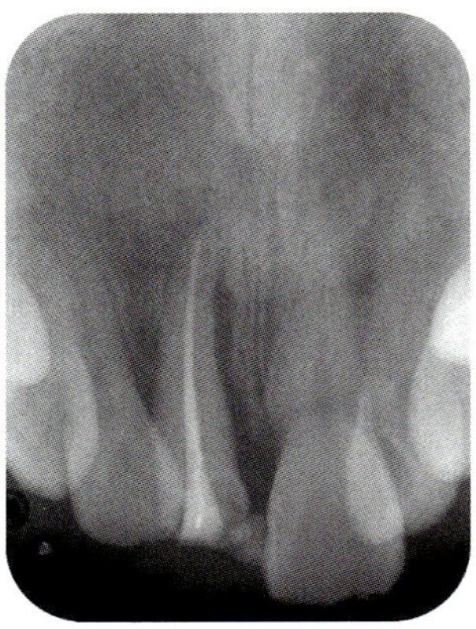
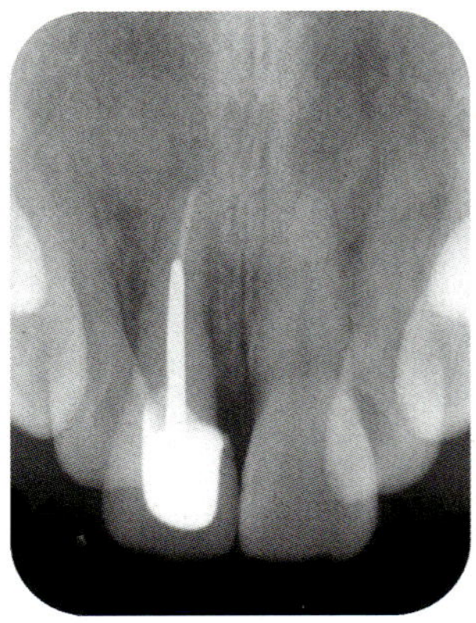
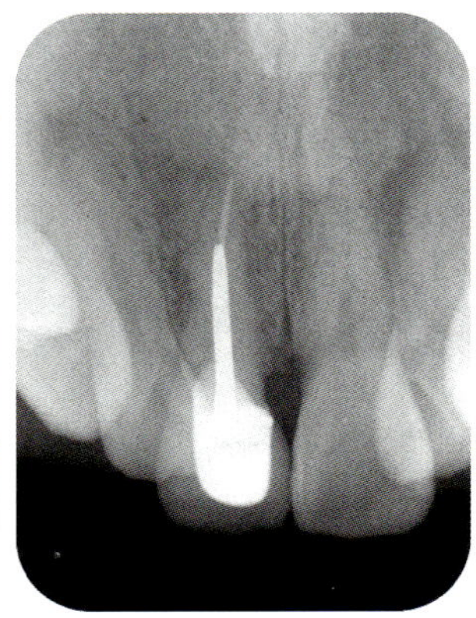

12-10. 이식 1주 후.
12-11. 이식 5개월 후. 보철치료를 했다.
12-12. 이식 3년 7개월 후. 치조골이 재생되었다.

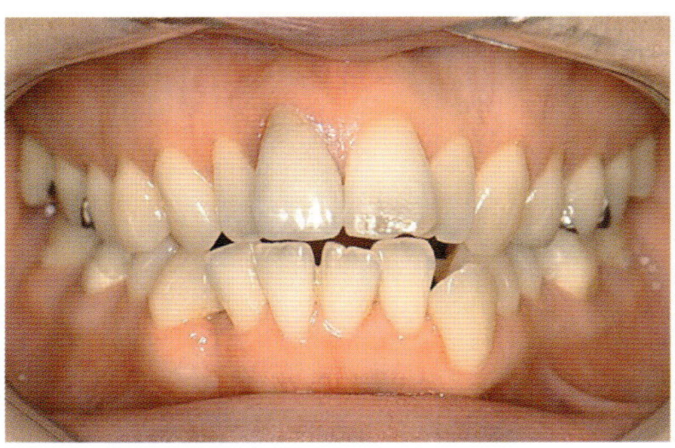
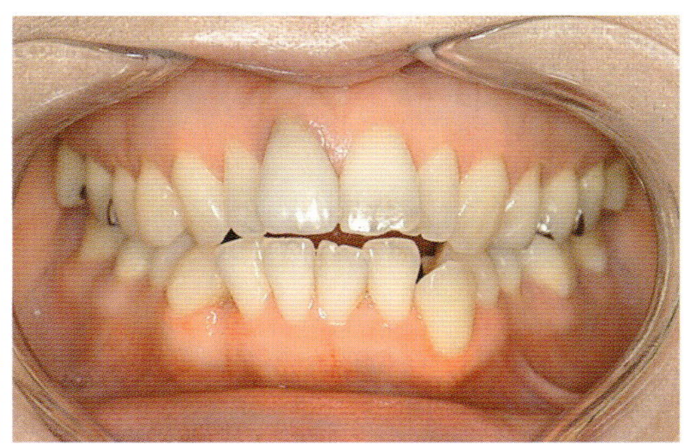

12-13. 2015년 2월. 보철이 끝났을 때.
12-14. 2017년 6월. 보철 종료 2년 4개월 후.

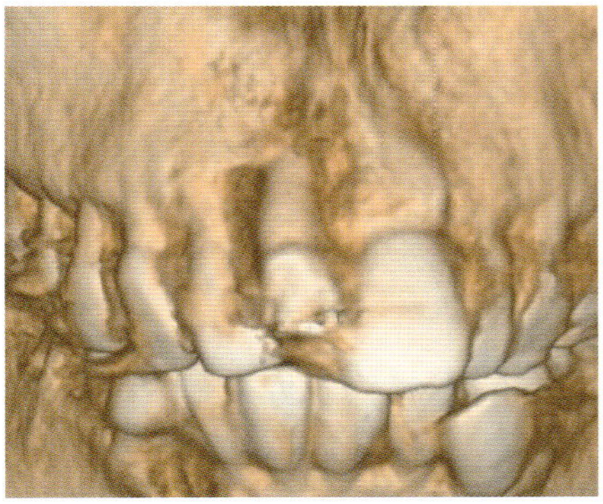
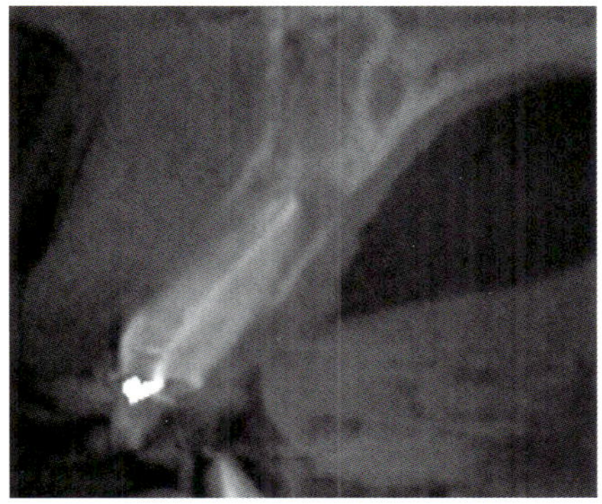

12-15, 16. 이식 1개월 후.

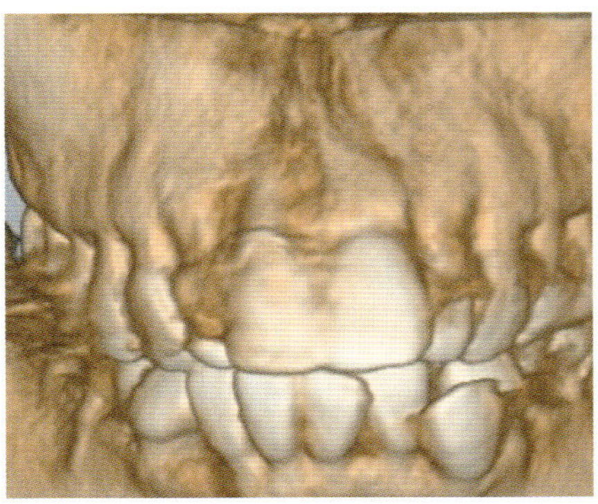
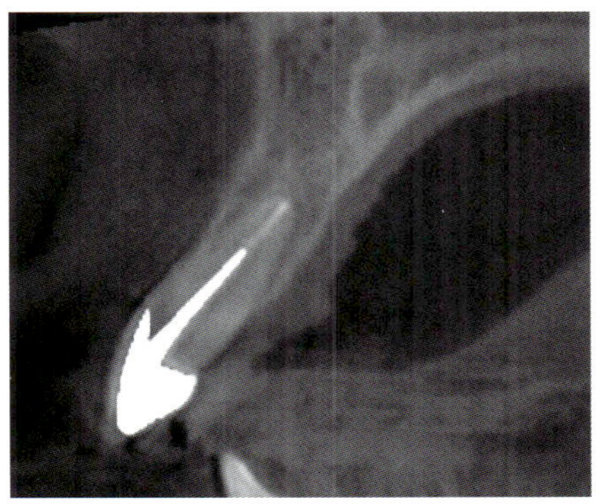

12-17, 18. 이식 11개월 후. 순측의 뼈가 재생되었다.

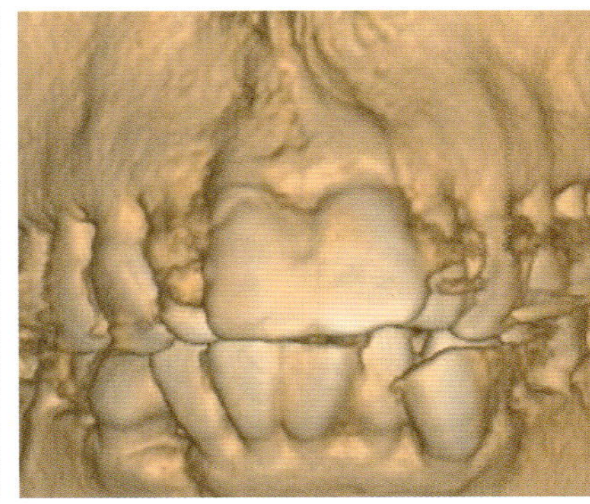

12-19. 2017년 6월. 이식 2년 9개월 후. 노출해 있었던 치근은 치조골로 덮여 있다. 이 뼈는 어디에서 왔을까?(→126쪽 참조)

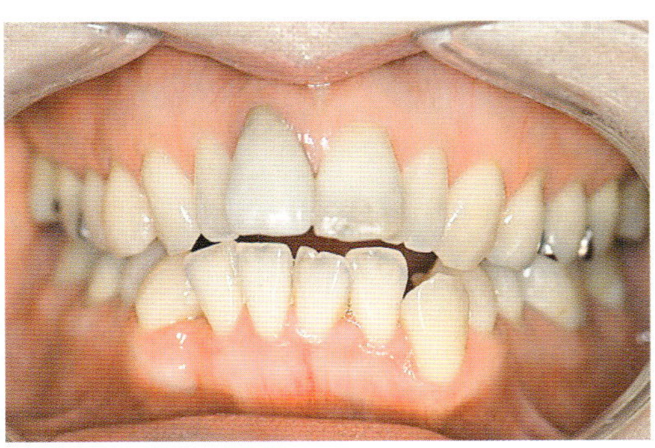
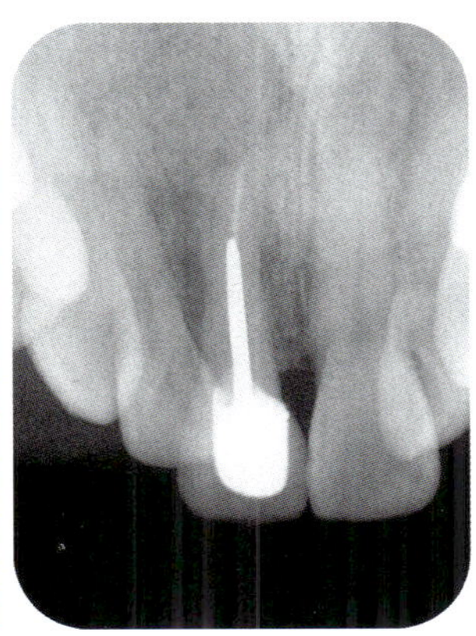

12-20, 21. 2019년 6월. 이식 후 4년 9개월. 양호한 경과를 보여주고 있다.

이식·재식 전처치로서의 정출(교정 이식)

Case 13

불필요한 견치의 교정 이식 ②

증례 개요 50세 여성. #23이 저위 상태로 순측 전위되어 있어, #22과 #23 사이에 우식이 생겼다. #23을 #17 부위에 이식하기로 했다.

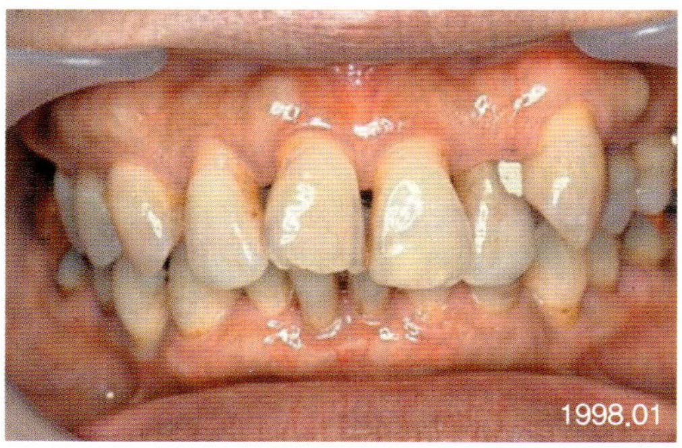

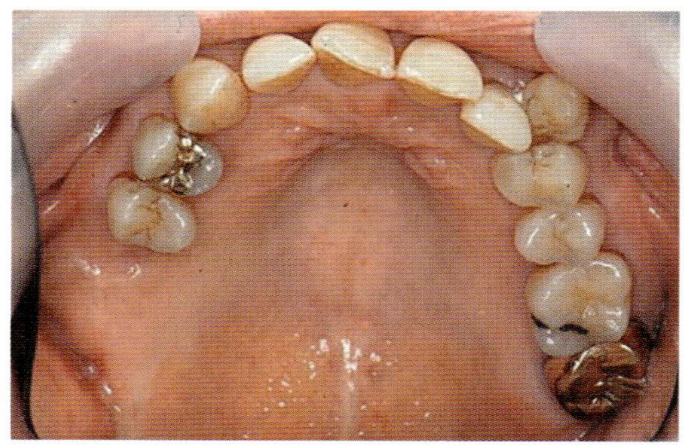

13-1, 2. #23이 저위 상태로 순측 전위되어 있어 #22과 #23 사이에 우식이 발생되어 있다. #16, 17 결손으로 #23을 #17 부위에 이식하기로 했다.

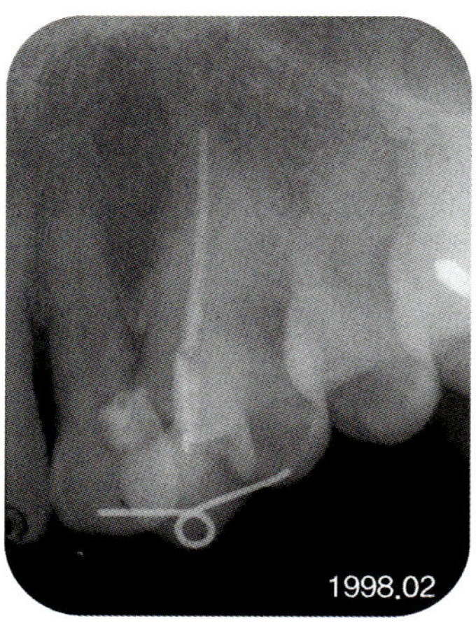

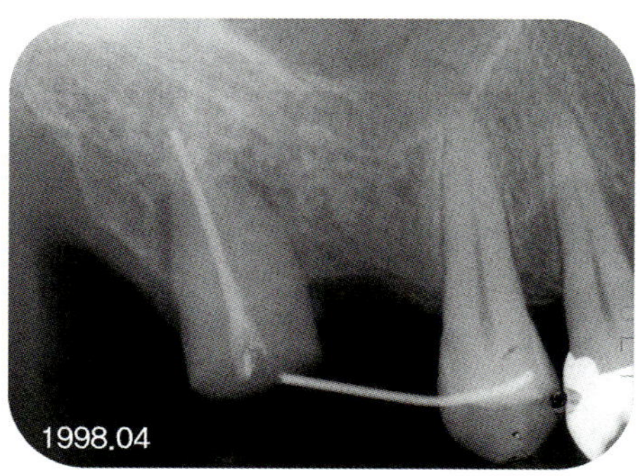

13-3. 1개월 동안 정출시킨 #23을 #17 부위에 이식.
13-4. 이식 2개월 후. #14에 골흡수가 있으므로, 개선을 위해 교합면을 반복해 삭제했다.

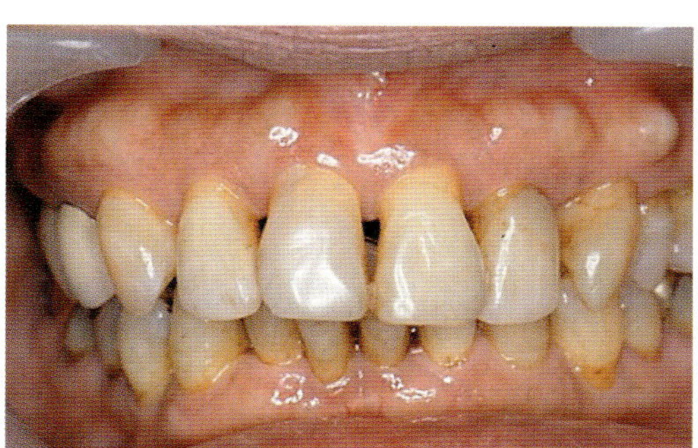

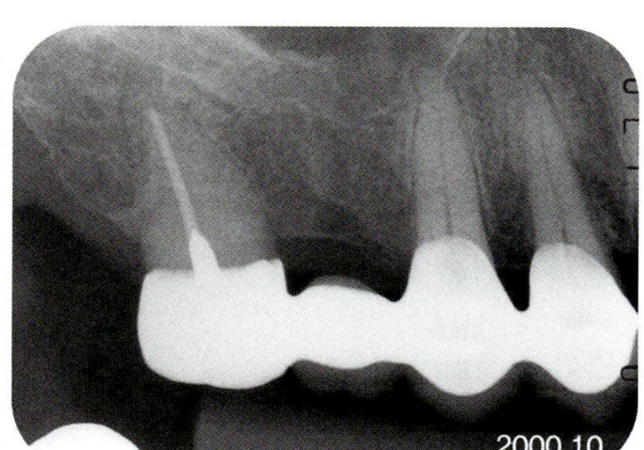

13-5, 6. 이식 2년 반 후. 브리지 합착.

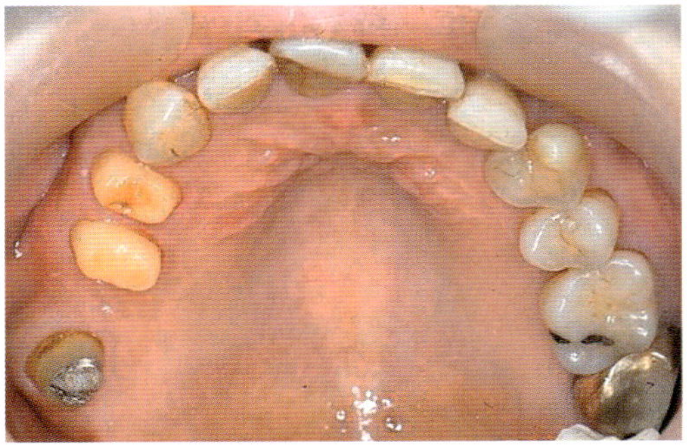

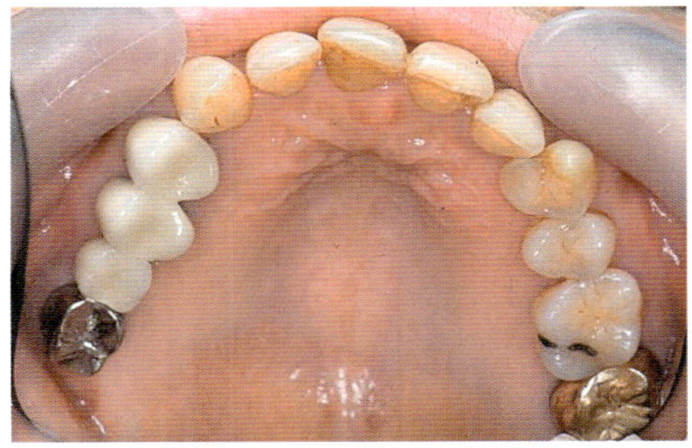

13-7, 8. 브리지를 합착했을 때.

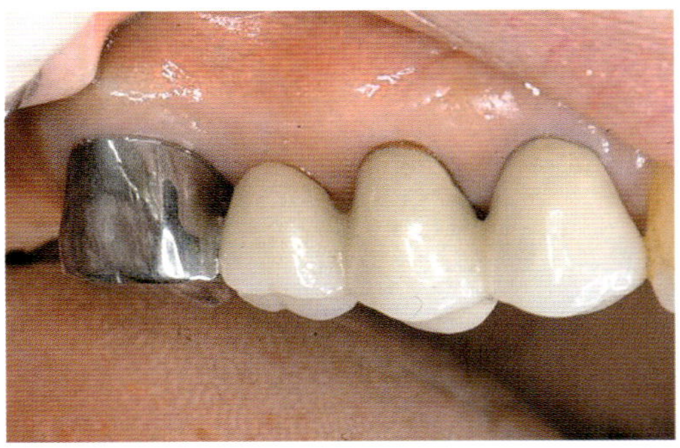

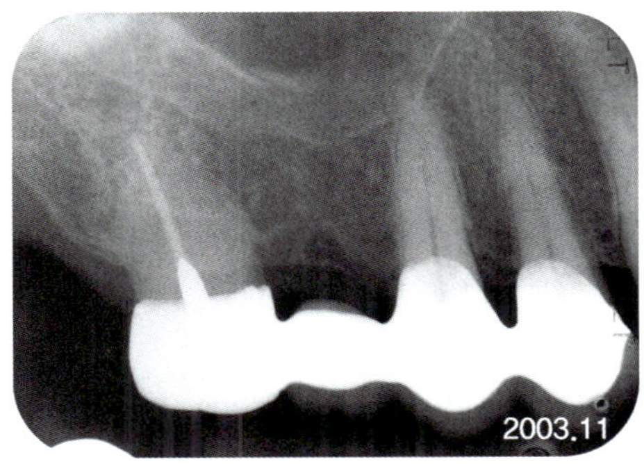

13-9, 10. 이식 5년 8개월 후. 양호한 경과를 보이고 있다.

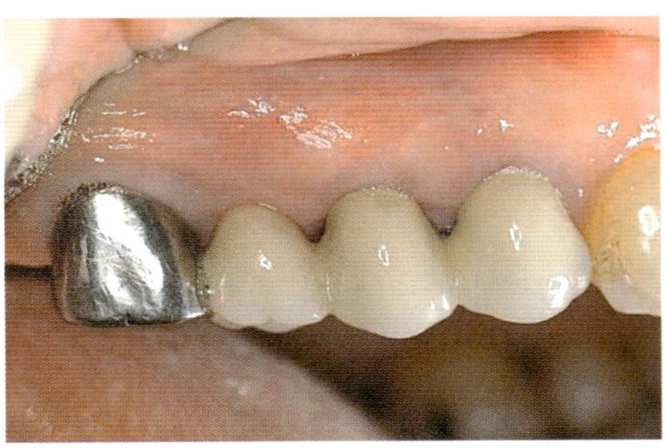

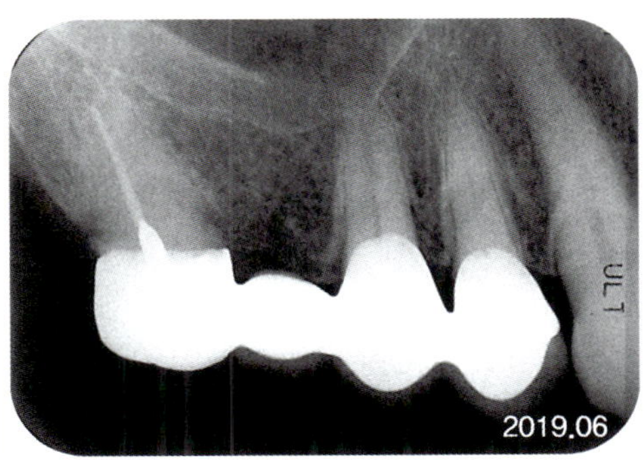

13-11, 12. 이식 21년 4개월 후. 양호한 경과를 보이고 있다.

이식·재식 전처치로서의 정출(교정 이식)

Case 14

사랑니의 교정 이식 ①

증례 개요

73세 여성. 하악 우측 브리지 지대치인 #48은, 우식이 치근분지부까지 진행되어 있었다. 정출시킨 후에 치근 분할을 하고 이식하기로 했다.

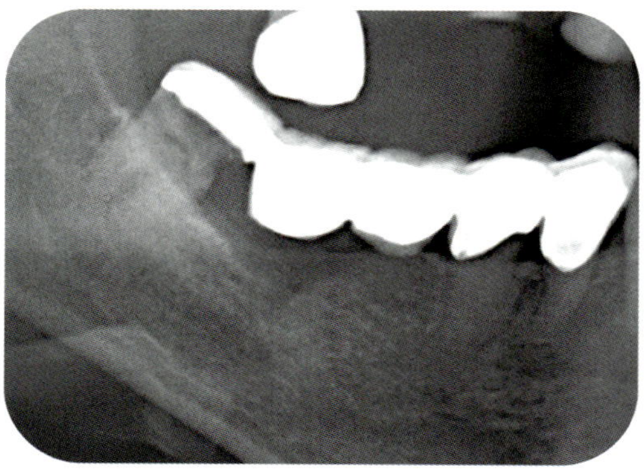

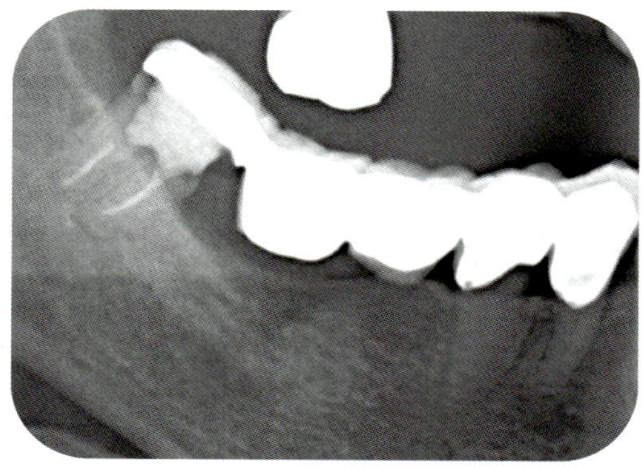

14-1. 브리지 지대치인 #48은 치은연하 우식 때문에 보존이 어려운 상태이다.
14-2. 근관치료 후, 치근분지부까지 우식이 진행되어 있었다.

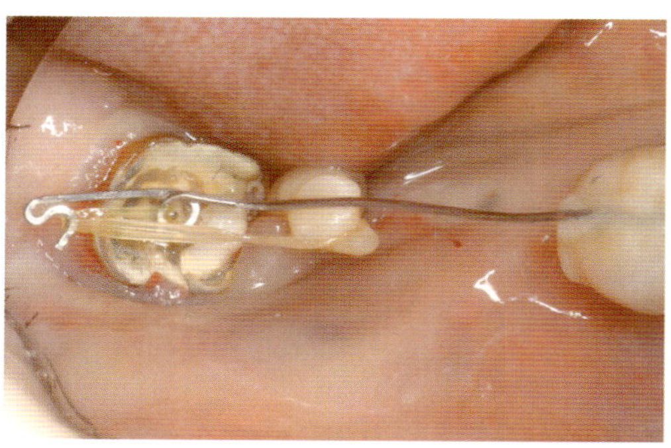

14-3. #48의 근심에 TAD를 식립해, 그것을 앵커로 #48을 정출시켰다. #46, 47 협측에 각화치은이 전혀 없다(→ Case 29 참조).

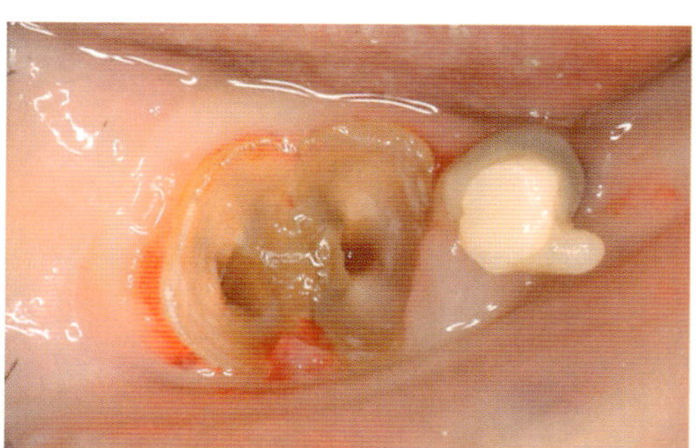

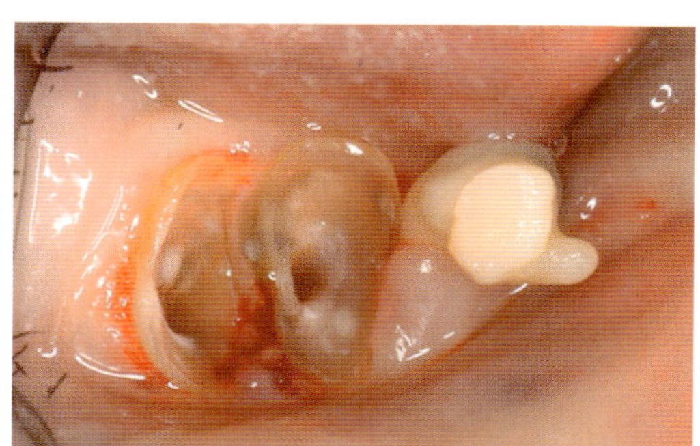

14-4. 정출 후, 발치 직전.
14-5. 치근을 분할해 발치.

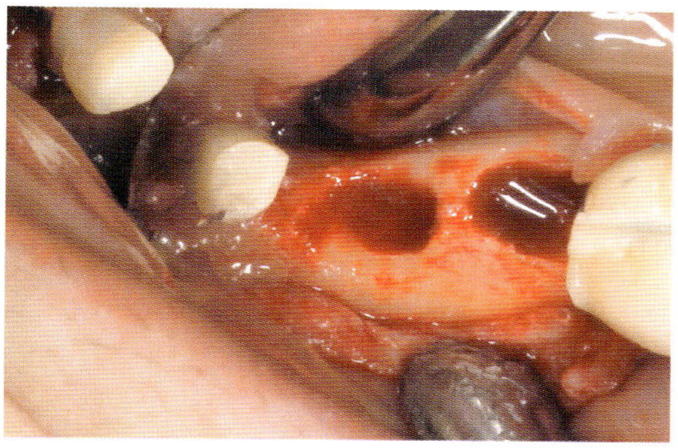

14-6. 협측이 흡수된 치조제에 90° 회전시켜 얕게 식립 예정.

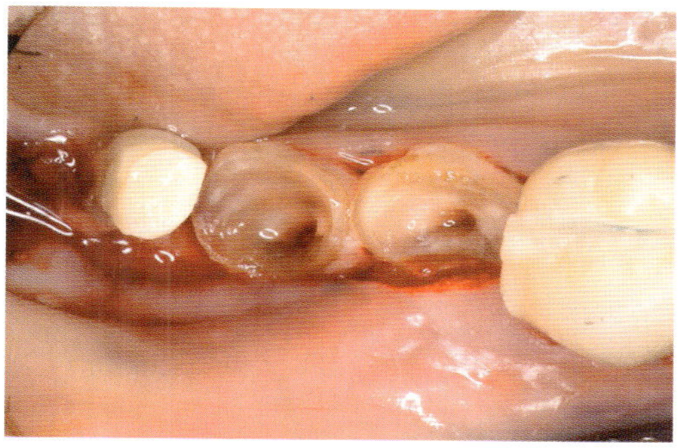

14-7. 치근분지부가 협측을 향하도록 해서 얕게 식립.

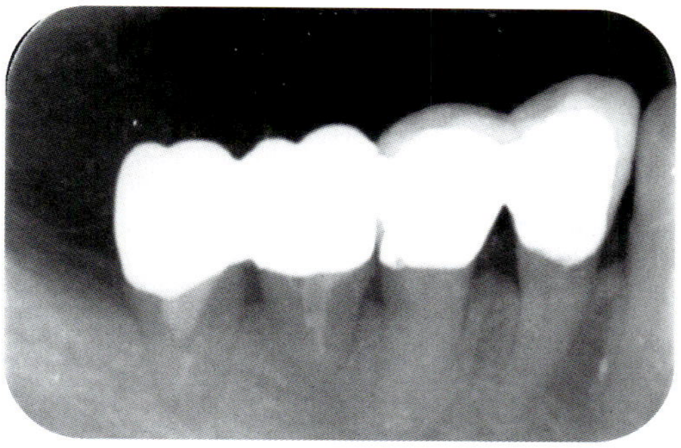

14-8. 임시 크라운으로 교합시켜 안정을 확인한 후, 4개월째 보철.

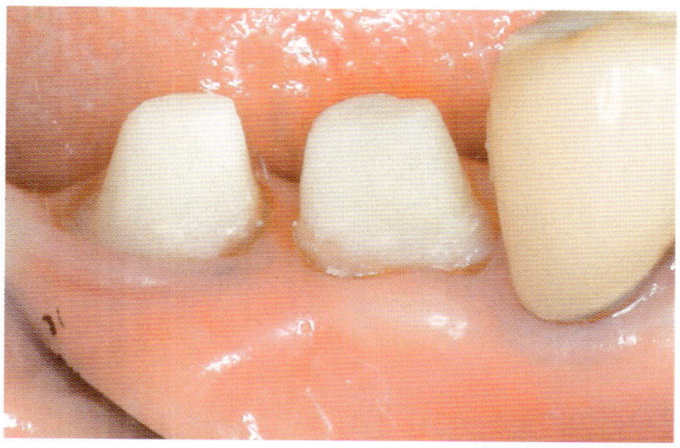

14-9. 이식 4개월 후, 보철물 합착 전의 상태. 이식 전에는 없었던 협측의 각화치은도 재생되었다.

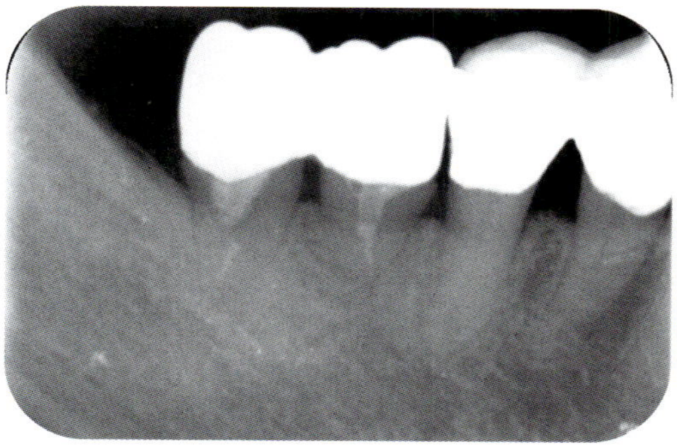

14-10. 이식 3년 후.

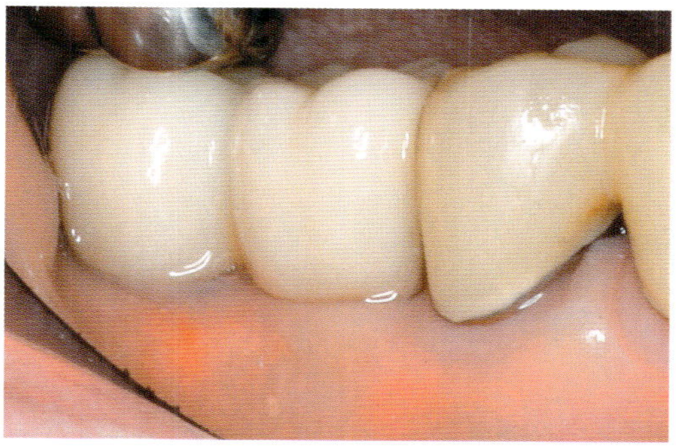

14-11. 이식 3년 후. 양호한 경과를 보이고 있다.

이식·재식 전처치로서의 정출(교정 이식)

Case 15

사랑니의 교정 이식 ②

증례 개요 60세 여성. 뼈가 흡수되어 임플란트 식립이 어려웠던 #36 부위에, #48을 교정 이식했다.

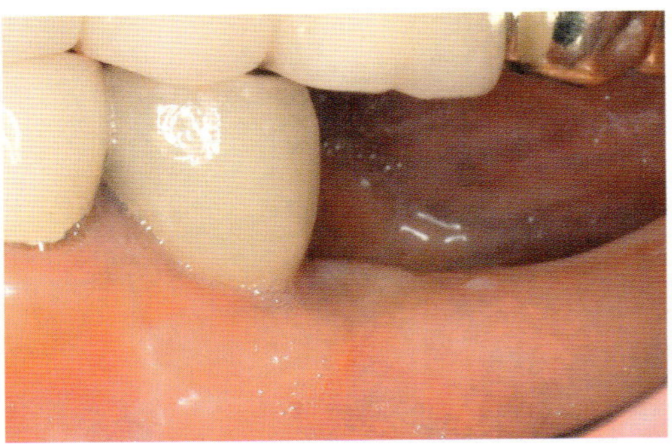

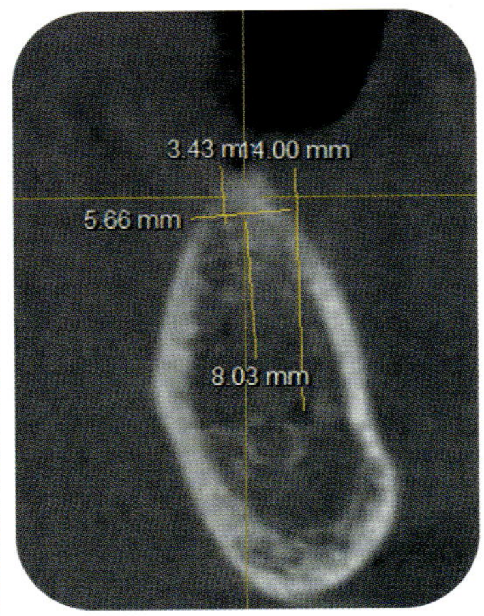

15-1, 2. #36 부위는 치조정의 골폭이 좁다.

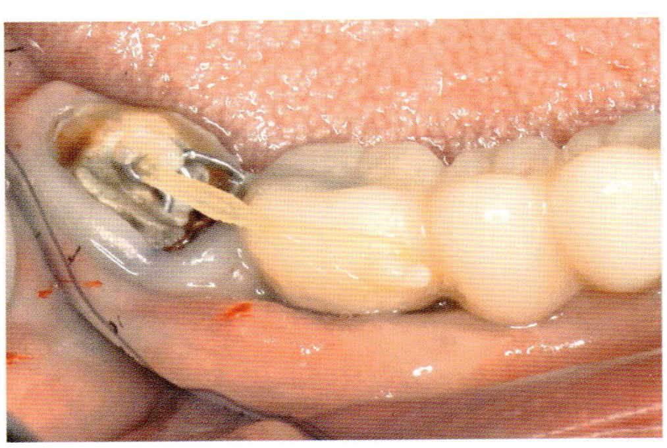

15-3. 치은연하 우식 때문에 보존이 어려워진 브리지의 지대치였던 #48을 정출시켰다.

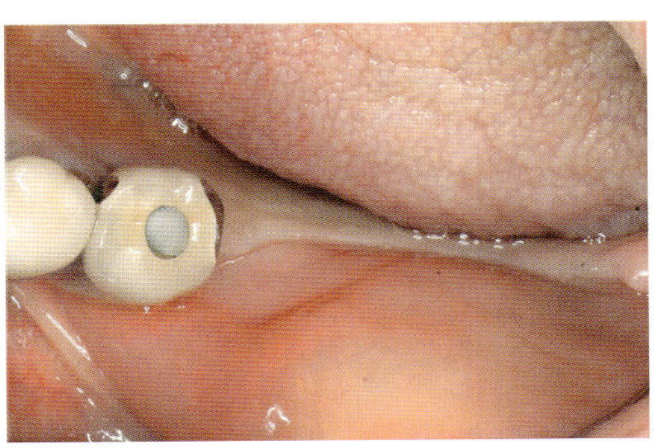

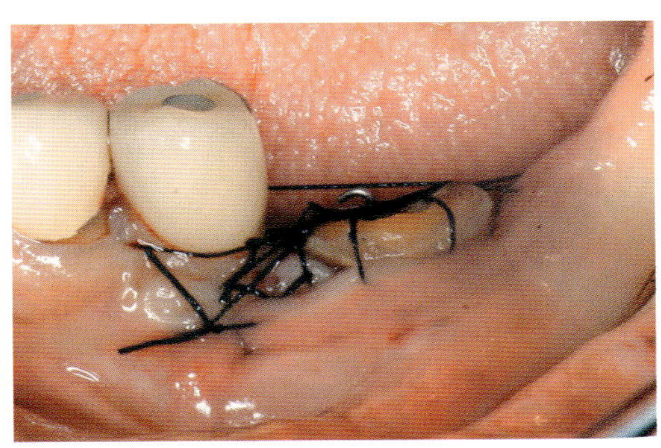

15-4. 이식 전의 상태로 위축되어 있는 치조제.
15-5. 이식 직후.

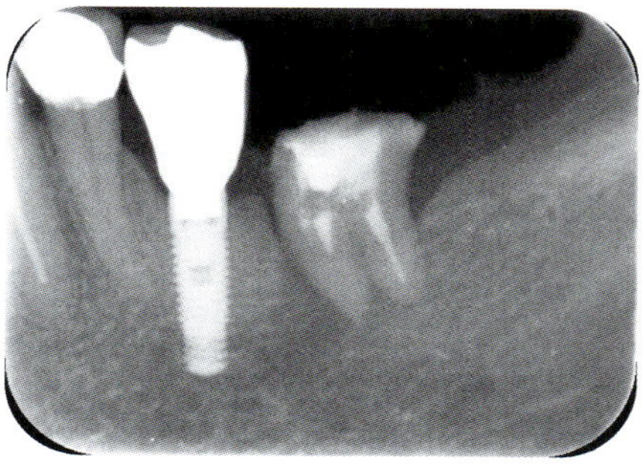

15-6. 이식 직후.

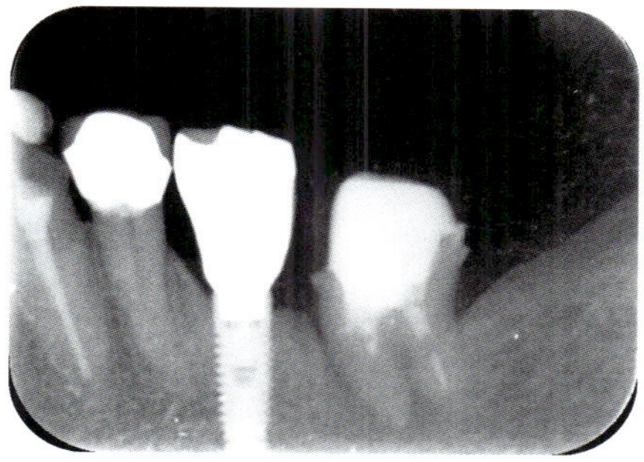

15-7. 이식 3개월 후. 임시 크라운 장착.

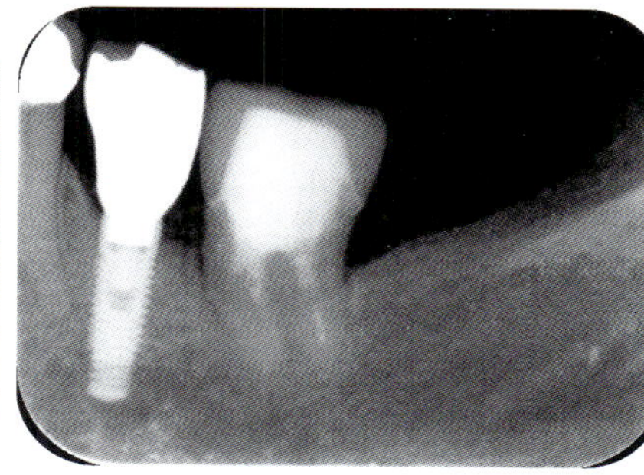

15-8. 이식 4개월 후. 최종 보철물 장착.

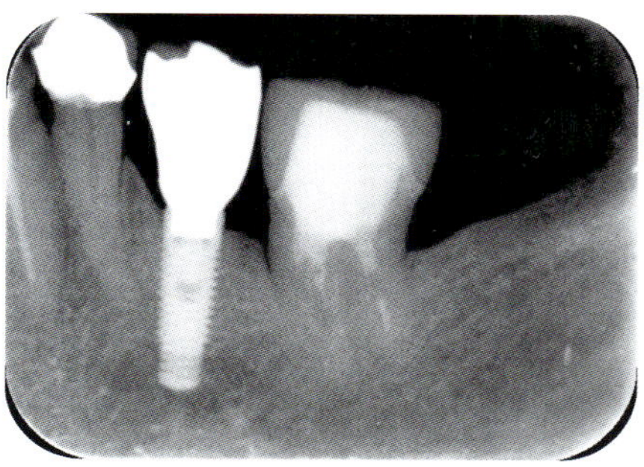

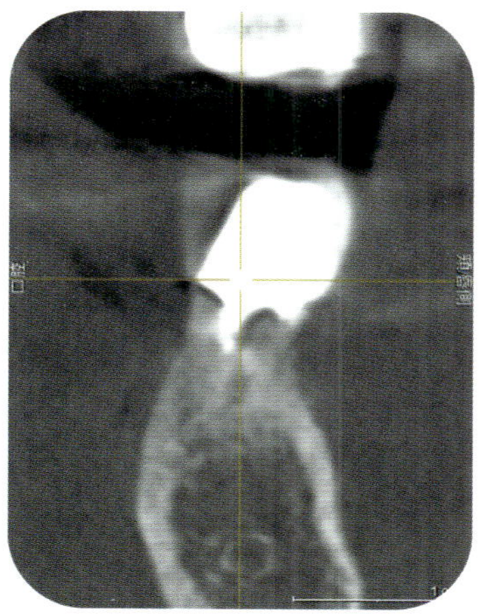

15-9, 10. 이식 2년 후. 골폭은 좁았지만, 치근 협측에 뼈가 재생하고 있는 것은 치근막의 힘 때문일 것이다.

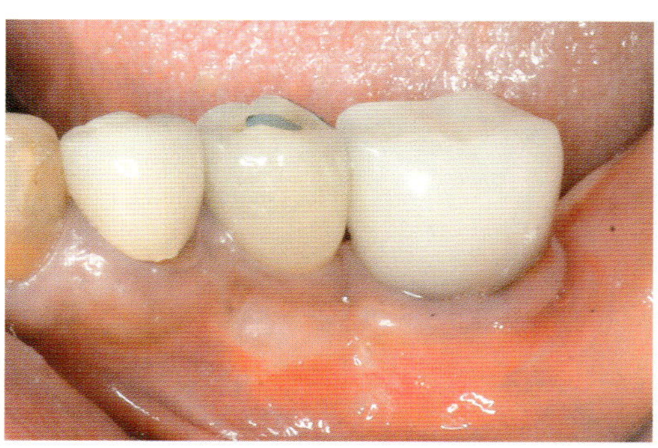

15-11. 교정 이식으로 각화치은까지 재생되었다. #35 부위 임플란트 협측 점막에는 이전에 각화치은을 이식했고, #36 부위는 아무것도 하지 않았다.

이식·재식 전처치로서의 정출(교정 이식)

Case 16

상악동저거상술을 시행한 교정 이식 ①

증례 개요 50세 남성. #26이 치근 파절이고, 설측으로 전위되어 있는 #15은 잔존 치근 상태. #15 정출 후 #26 부위에 교정 이식.

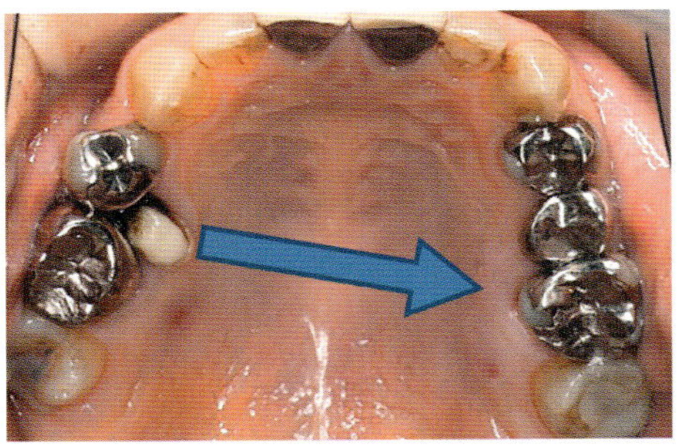

16-1. #26은 보존 불가능.

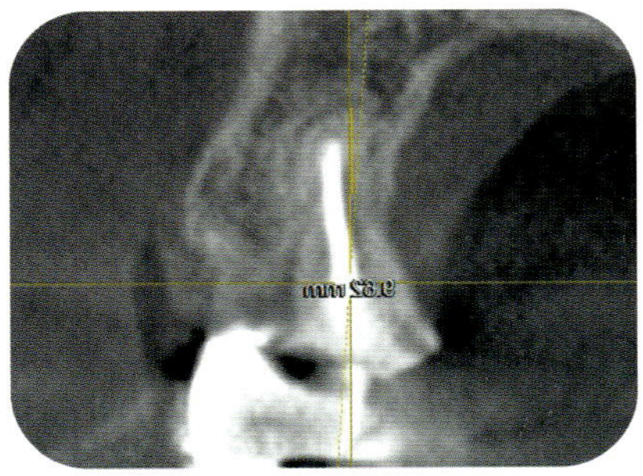

16-2. #15의 크기와 형태 확인.

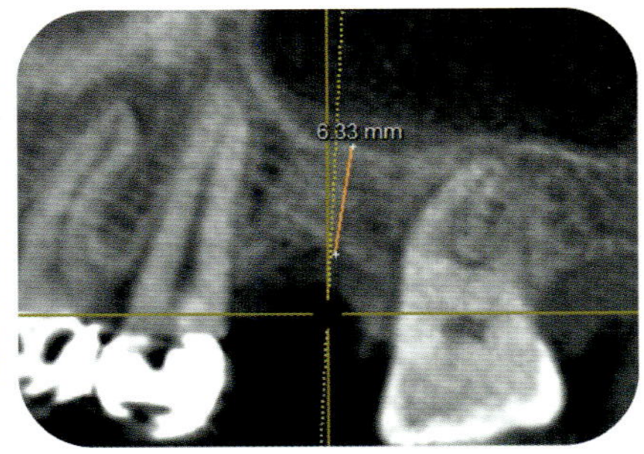

16-3. #26 결손부의 뼈 높이 확인.

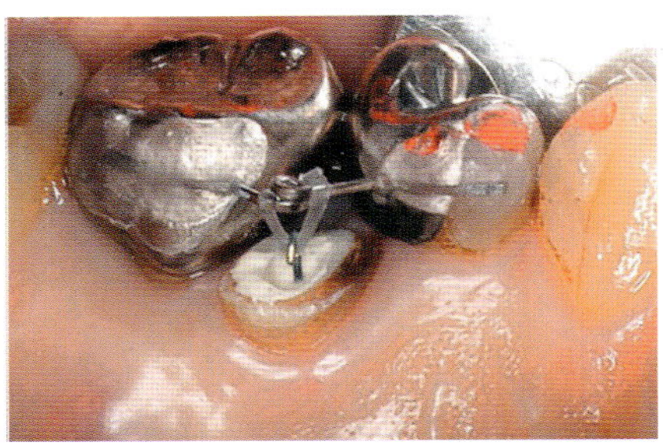

16-4. #15을 설측 방향으로 정출 시작.

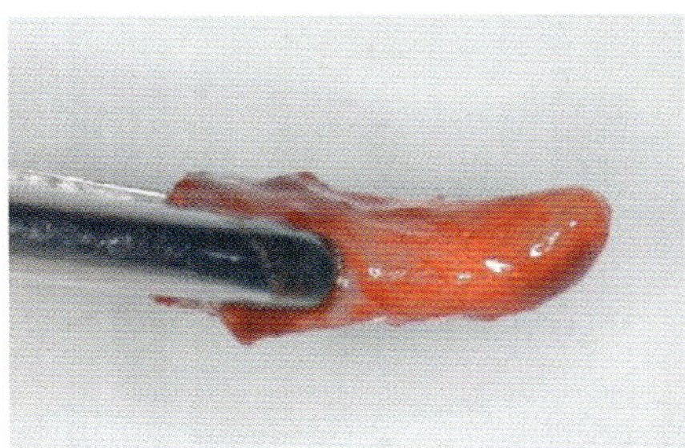

16-5. 발거된 치아로 치근막이 성장한 것을 알 수 있다.

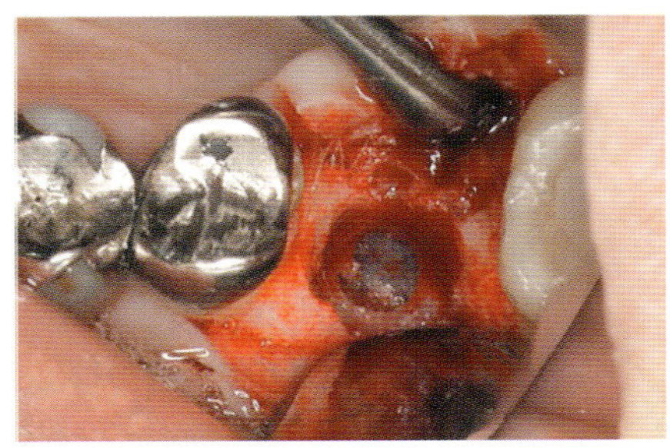

16-6. 상악동저거상술을 시행했다.

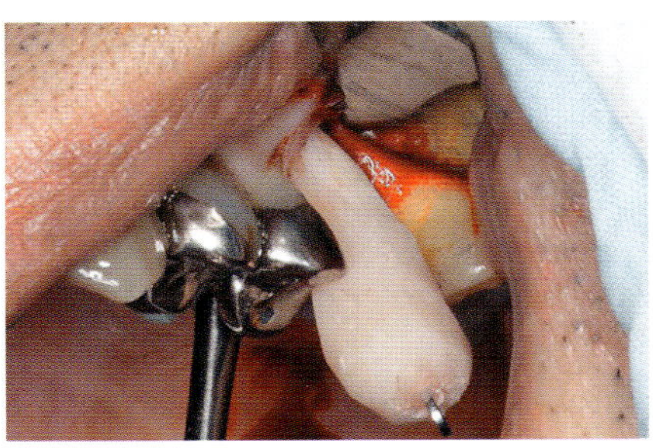

16-7. CT 데이터로 제작한 치아 모형을 이용해, 이식 와동의 크기를 맞추었다.

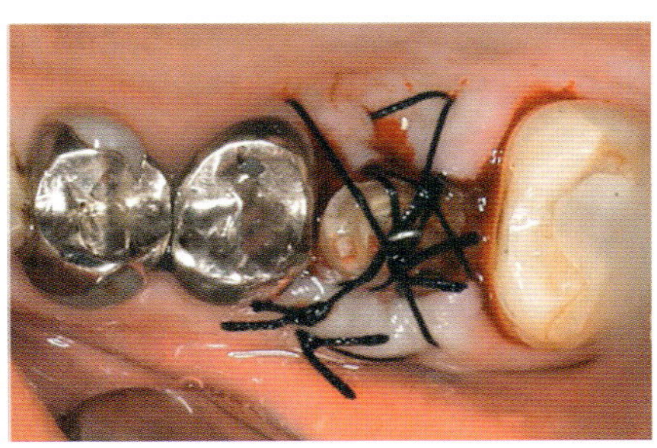

16-8. 상악동저거상술을 시행하고 이식했다.

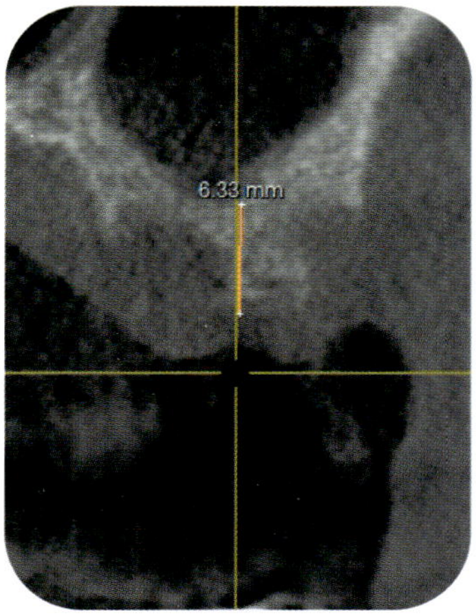

16-9. 이식 전.

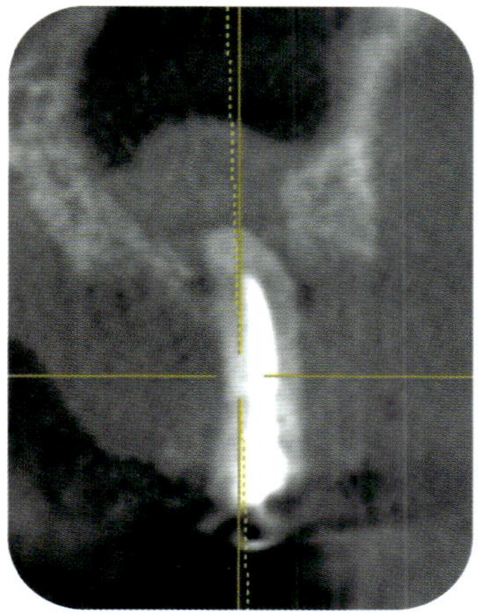

16-10. 치근이 안으로 밀려 들어가지 않도록 신중하게 이식.

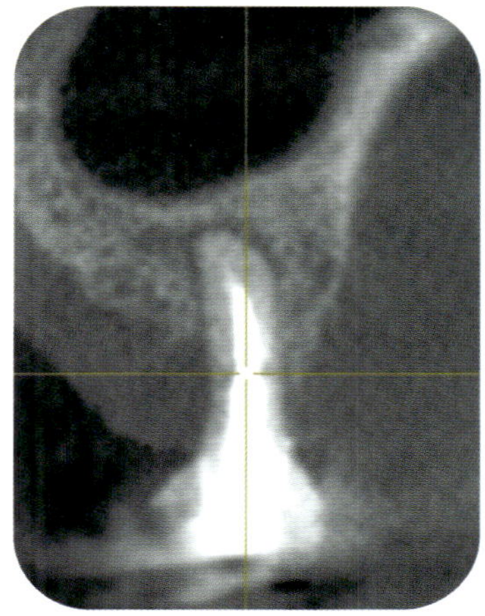

16-11. 5개월 후. 상악동저와 치근 협설측에 뼈가 유도되었다.

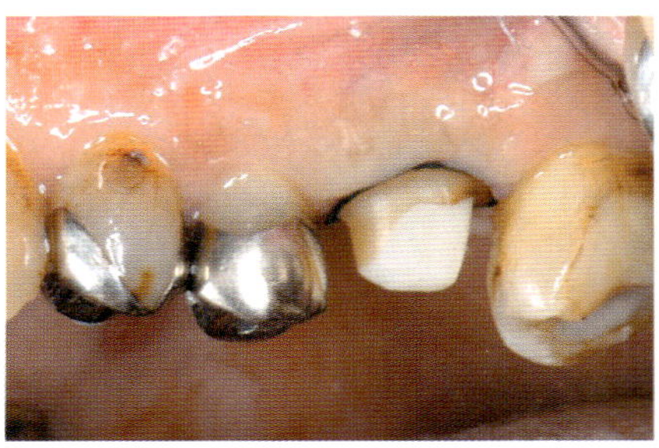

16-12. 이식 4개월 후. 지대치 형성과 인상 채득.

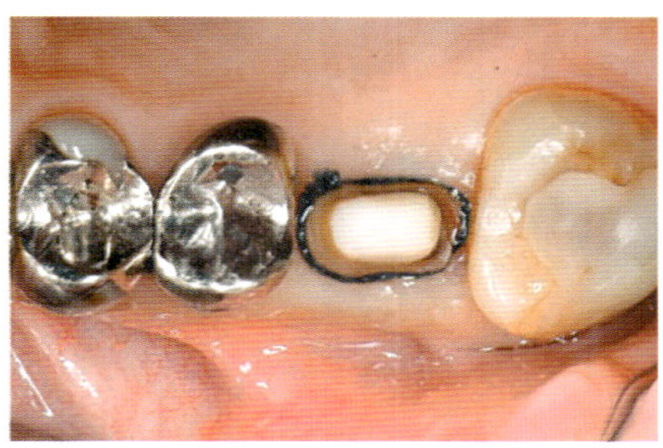

16-13. 이식 5개월 후. 최종 인상.

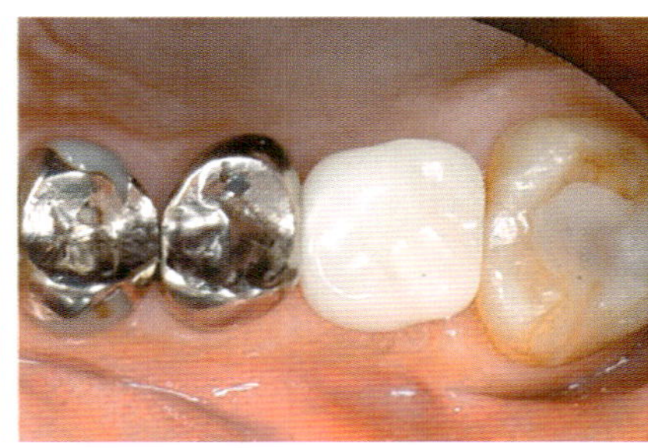

16-14. 보철 2년 후. 양호한 경과를 보이고 있다.

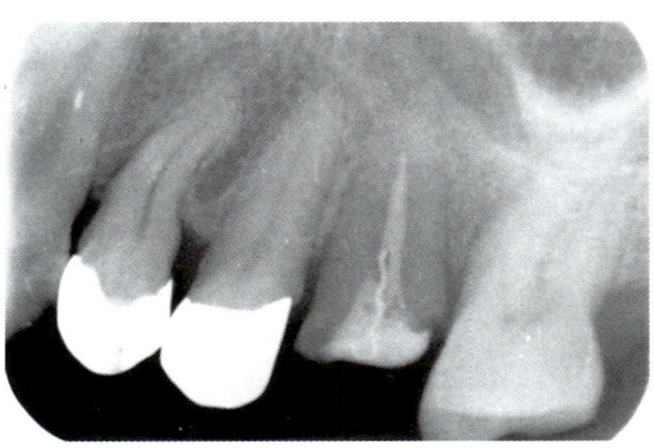

16-15. 이식 직후.

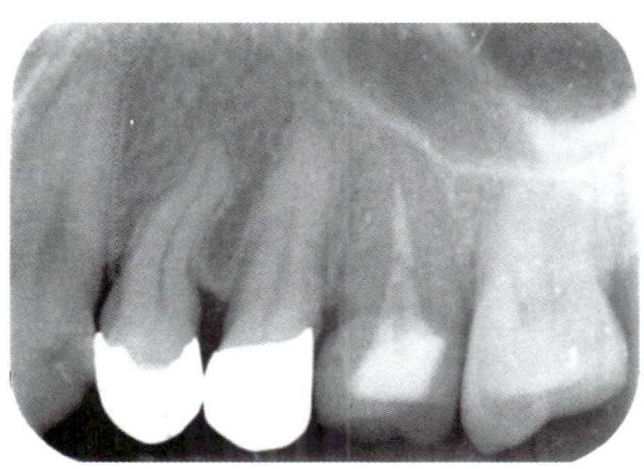

16-16. 이식 2년 후.

이식·재식 전처치로서의 정출(교정 이식)

Case 17

상악동저거상술을 시행한 교정 이식 ②

증례 개요 63세 여성. #26은 치근 파절 때문에 보존 불가능. #38을 #26 부위에 이식.

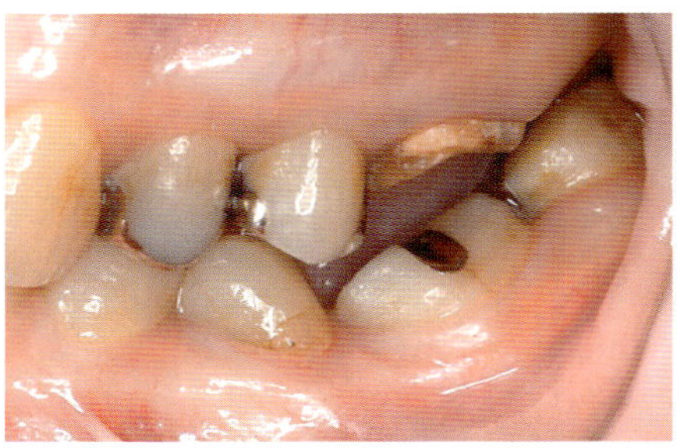

17-1. #26은 치근 파절. 근심 경사한 #37, 38은 정출된 상태.

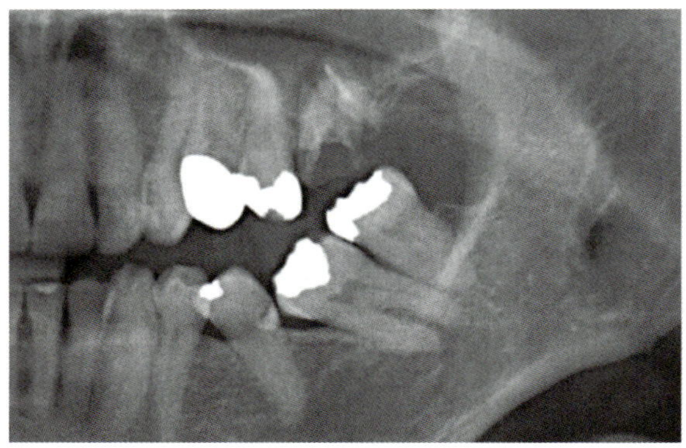

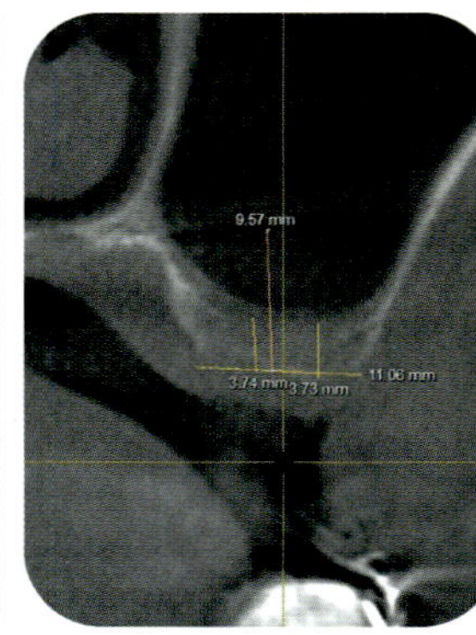

17-2, 3. #26은 보존 불가능. 발치와가 치유된 후 잔존골은 3mm 정도밖에 되지 않는다.

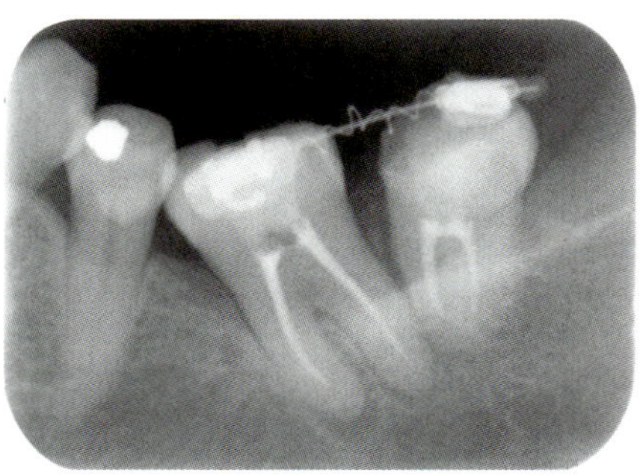

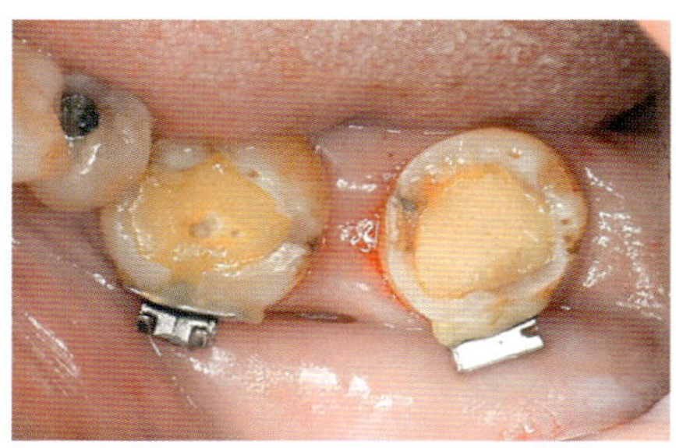

17-4, 5. #38을 근관치료 후, 후상방으로 upright.

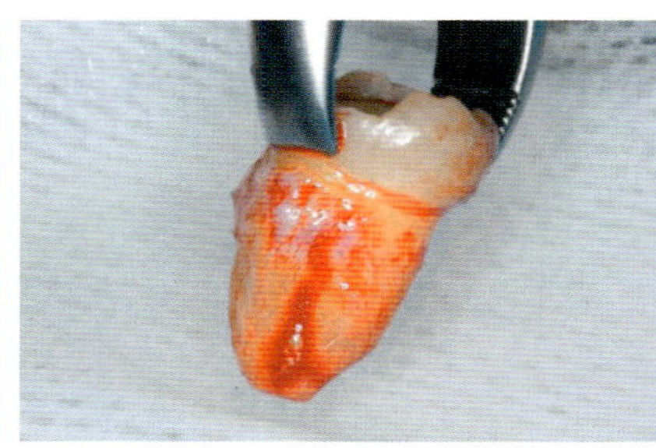

17-6. 교정력을 가한 후에 발치.

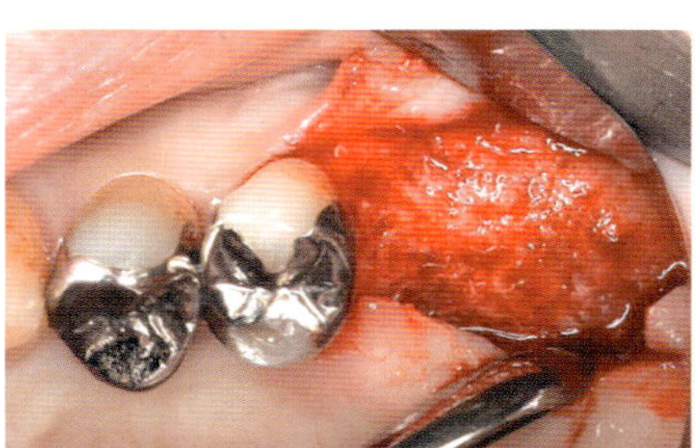

17-7. 이식 부위 박리.

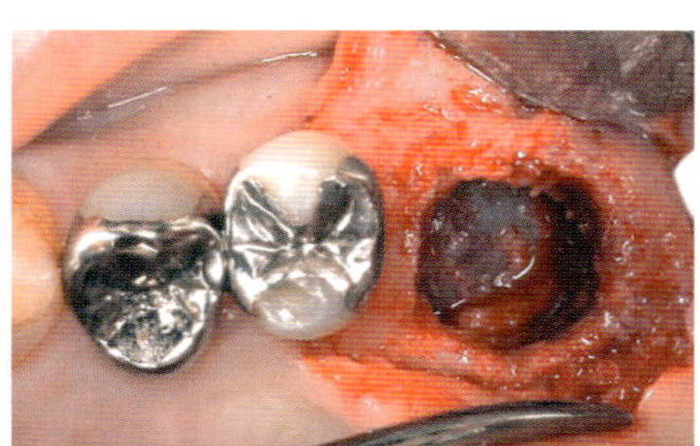

17-8. 치아 크기를 계측하고, 상악동저 점막 거상.

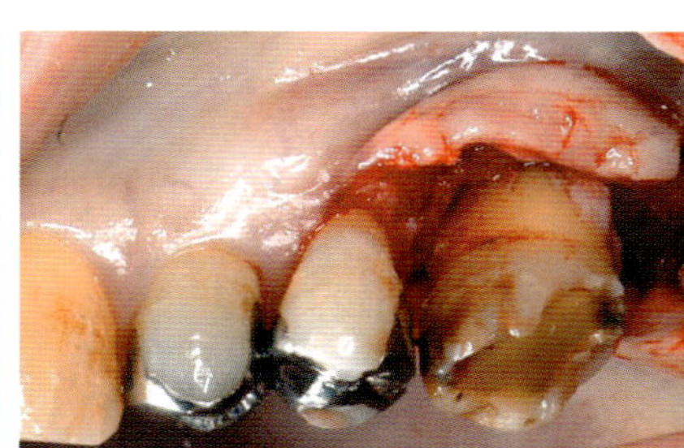

17-9. 이식 와동에 넣고, 봉합 후 와이어로 고정.

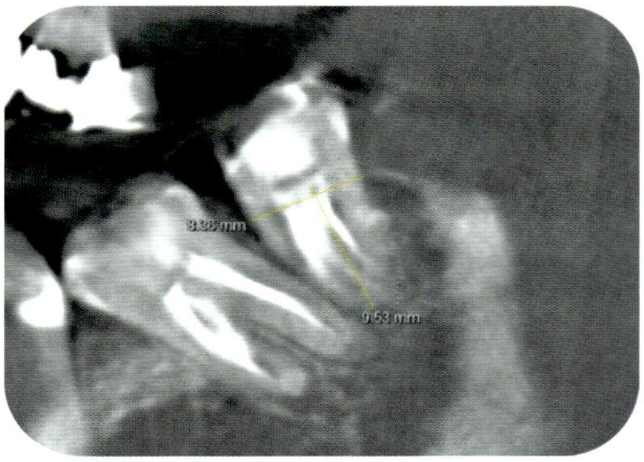

17-10. #38 이식 후에, #37도 upright 예정.

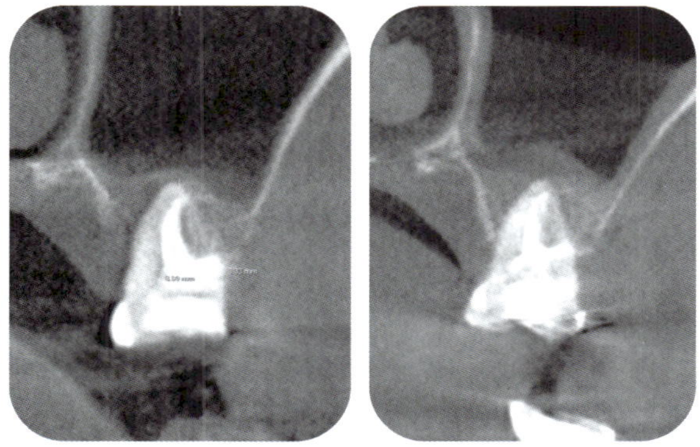

17-11, 12. 상악동저를 거상해, #38을 #26 부위에 이식. 4개월 후에 치근을 둘러싸듯이 치조골이 생겼다.

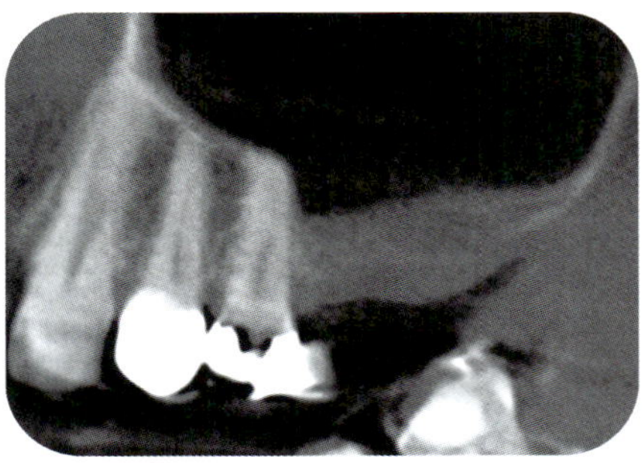

17-13. 이식 전.

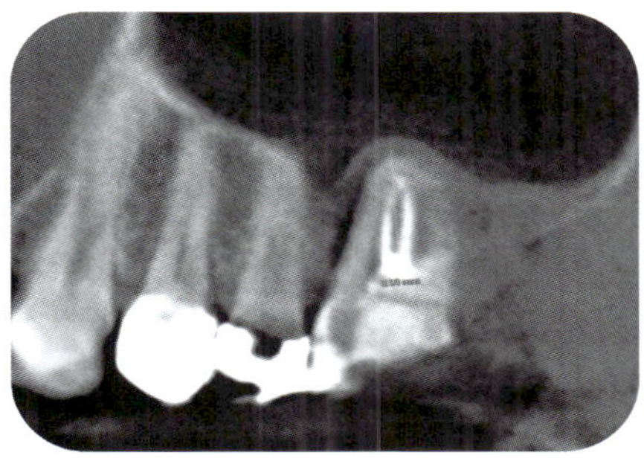

17-14. 이식 당시.

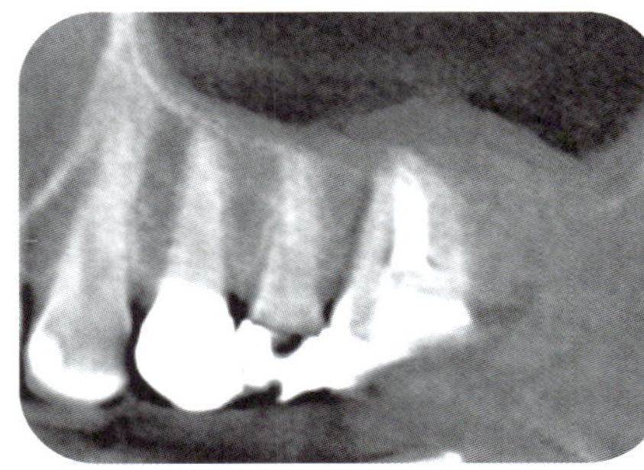

17-15. 이식 4개월 후.

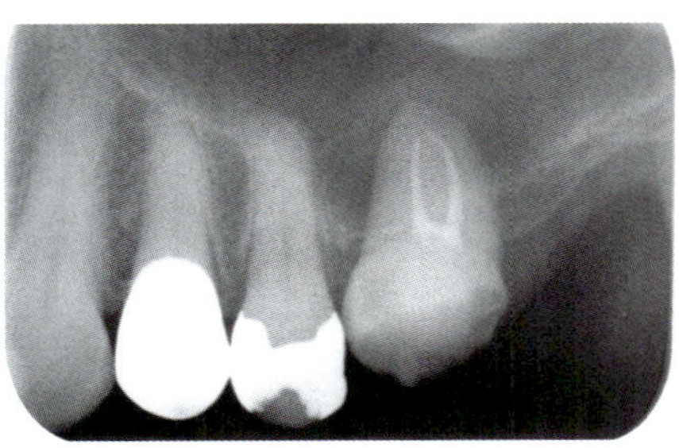

17-16. 이식 당시.

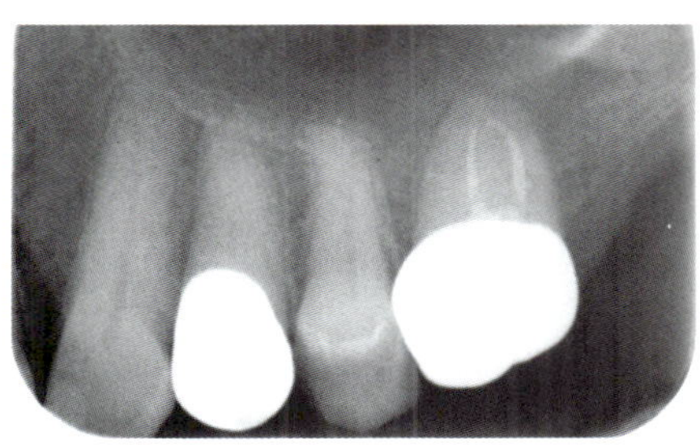

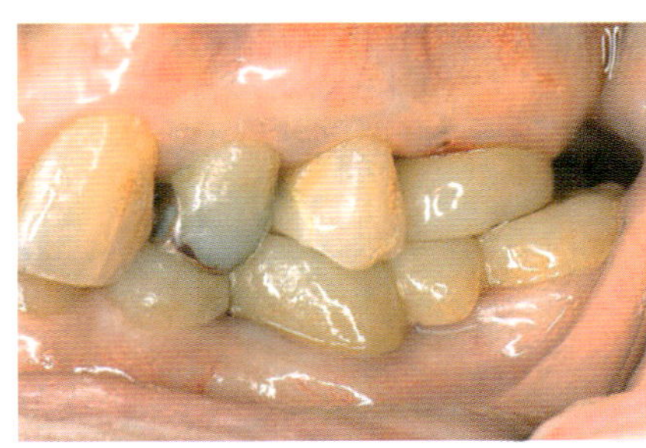

17-17, 18. 이식 1년 후.

치주낭과 치조골 개선

Case 18

브라켓을 사용해 치주낭과 치조골을 개선

증례 개요 57세 여성. 전치의 출혈을 주소로 내원. 언뜻 치은에는 문제가 없어 보이지만, 치주낭 깊이를 검사하면 출혈과 함께 농이 나온다.

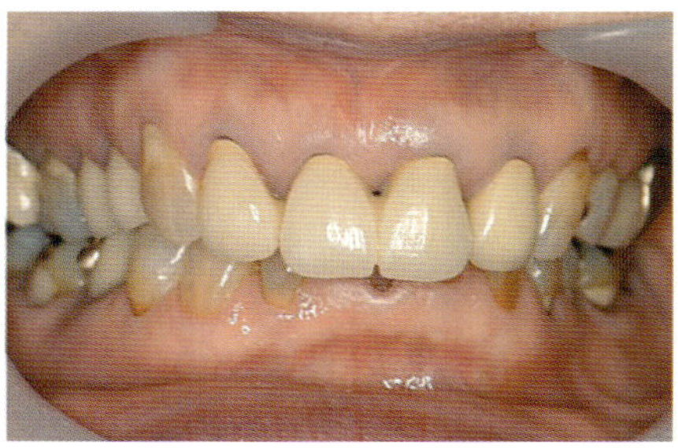

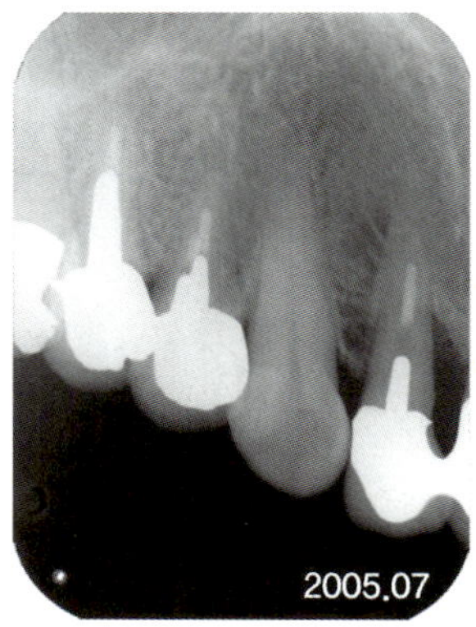

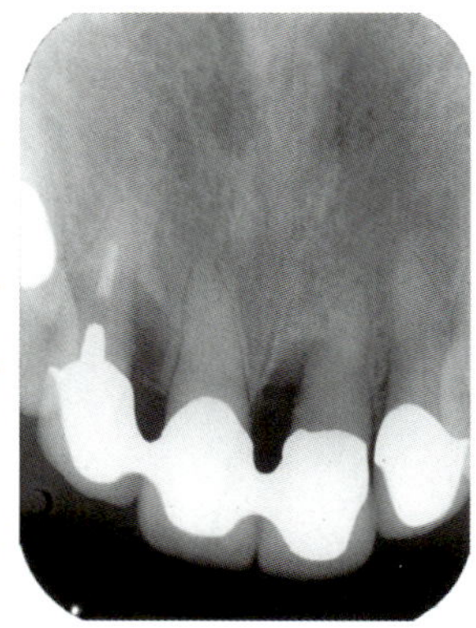

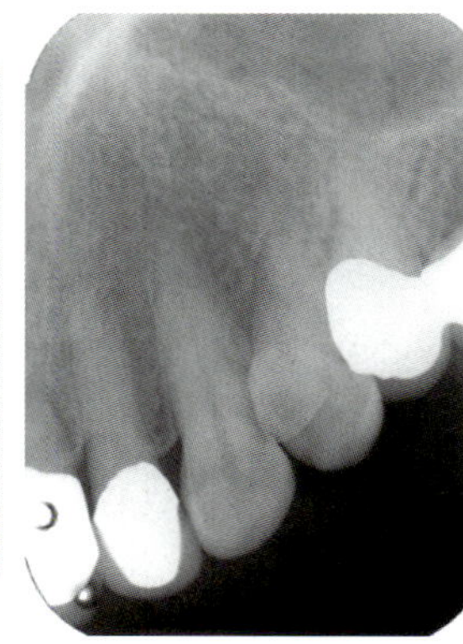

18-1~4. 방사선사진을 보면, #12 근심(7mm)과 #21 근심(7mm)에 골연하 치주낭이 존재한다.

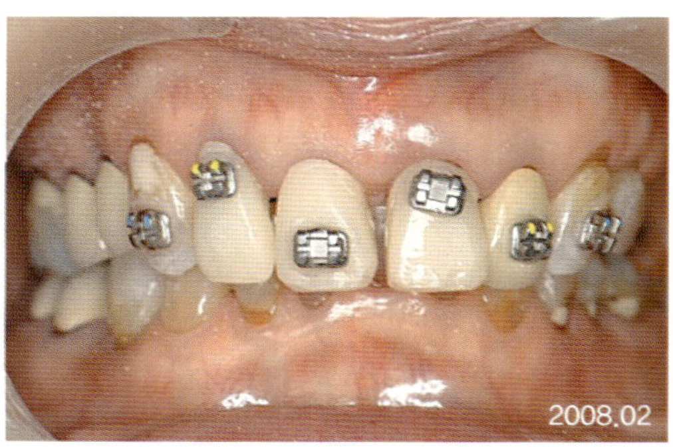

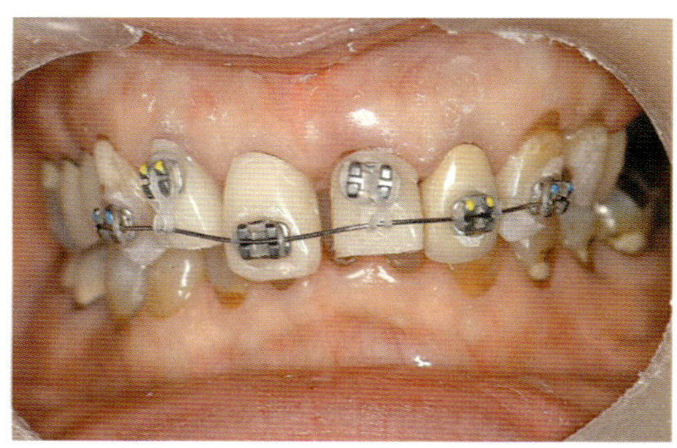

18-5. 치료 시작 시, 상악 4전치를 레진 크라운으로 바꾸고, 골연하 치주낭이 얕아지도록 브라켓을 치경부 쪽에 부착했다(#12, 21은 근심으로 기울여 브라켓을 부착함).

18-6. #12, 21을 정출할 때, 치주질환을 고려하여 처음에는 약한 교정력을 부여했다.

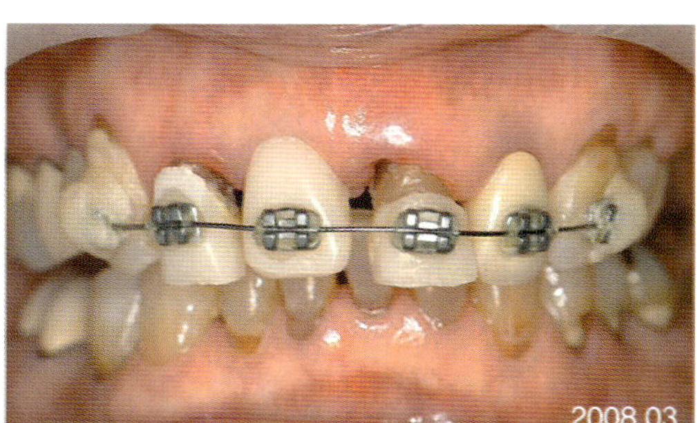

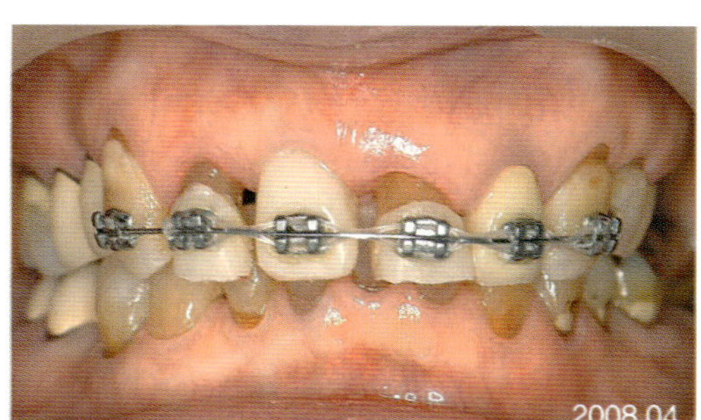

18-7. 교정치료 시작 1개월 후. 치주낭 깊은 곳의 치은연하 치석이 치은연상으로 노출되었다. 그래서 치석제거술을 시행했다.

18-8. 교정 시작 2개월 후. 치주낭이 3mm 이하로 되었으므로, 연결 임시 크라운으로 수정하고 보정에 들어갔다.

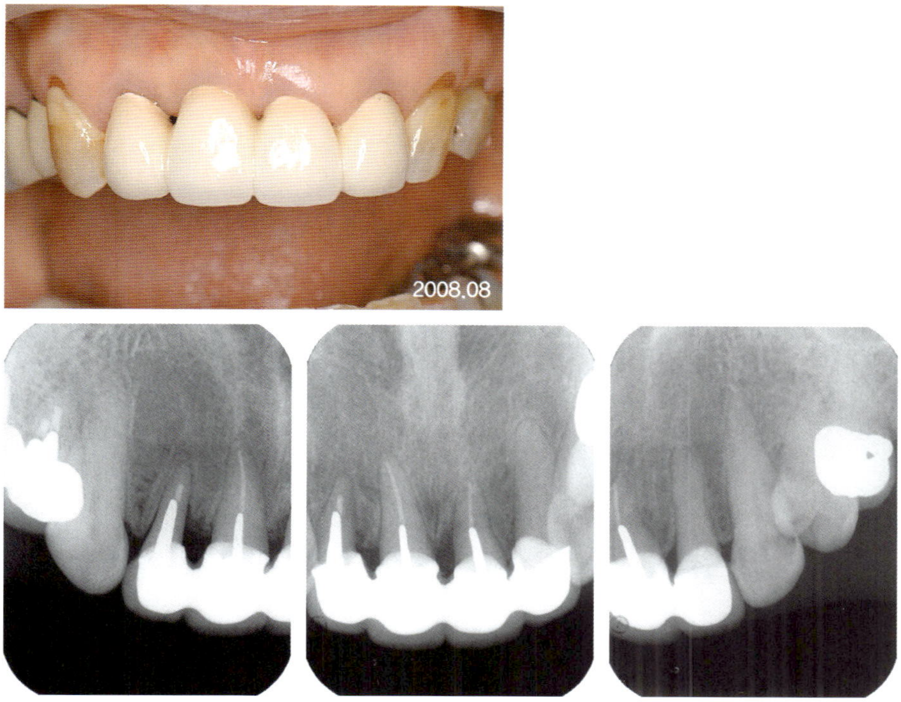

18-9~12. 보정 4개월 후. 상악 4전치를 연결된 크라운으로 합착했고 이 연결 크라운은 고정식 유지장치이기도 하다. 골연하 골흡수는 개선되어 뼈가 평탄화되었다.

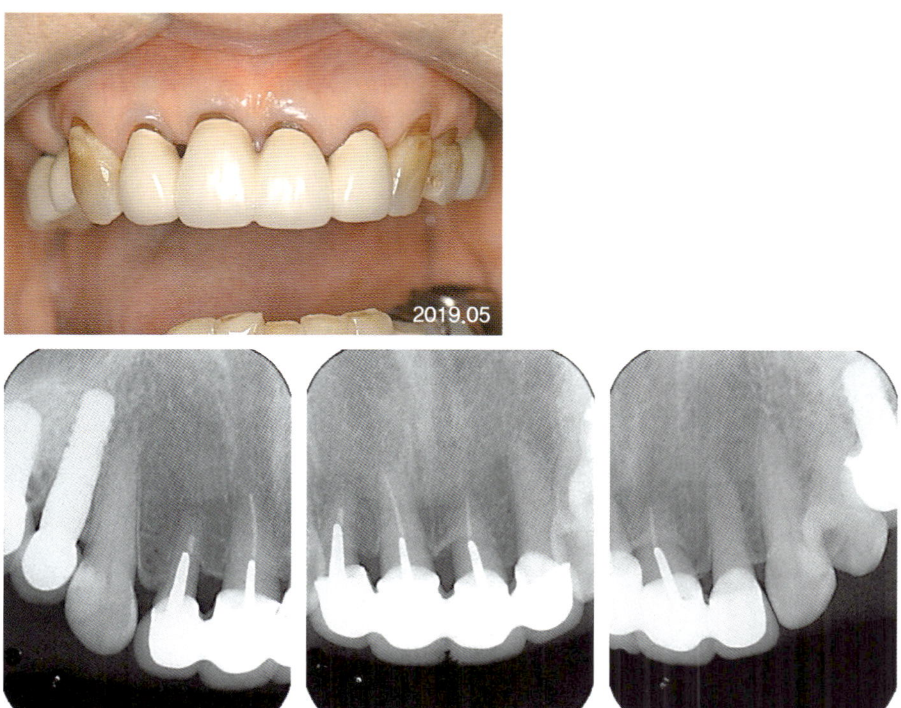

18-13~16. 보철 처치 약 11년 후. 치은은 약간 퇴축됐지만 초진 사진과 비교하면 평탄화되었다. 치조골은 잘 유지되고 있다. 골연하 치주낭이 정출로 개선되었고, #12 근심과 #21 근심의 치주낭이 더 얕아지도록 브라켓 각도를 조정했던 효과가 보인다. 이것이 브라켓을 사용하는 방법의 장점이다.

하악 제1대구치의 치주낭을 얕게 개선한다

Case 19

브라켓을 사용하지 않는 방법

증례 개요 38세 여성. #35, 36 근심에 수직성 골흡수 상이 보인다.

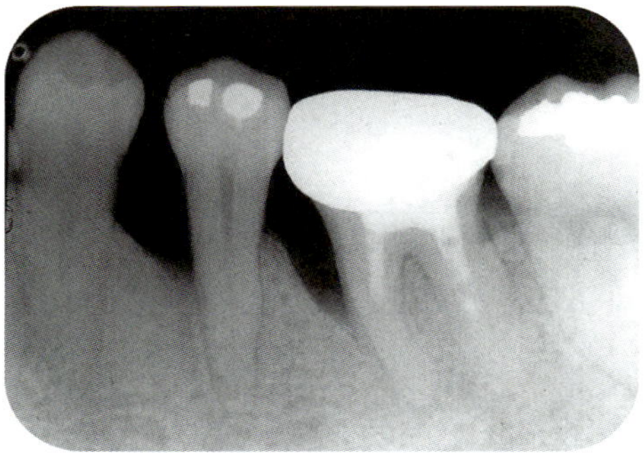

19-1. 1984년 11월. #35, 36 근심에 수직성 골흡수 상이 보인다.

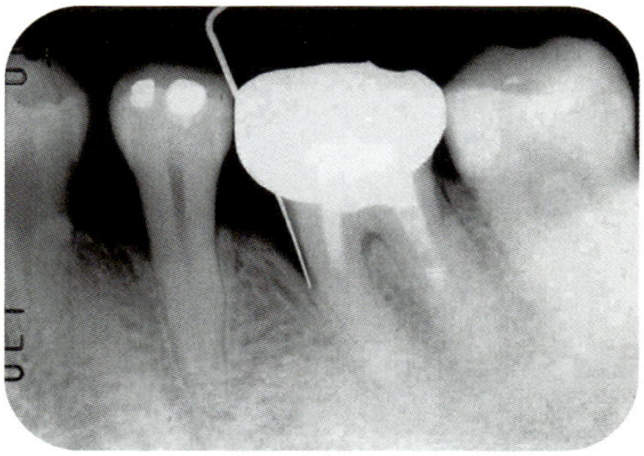

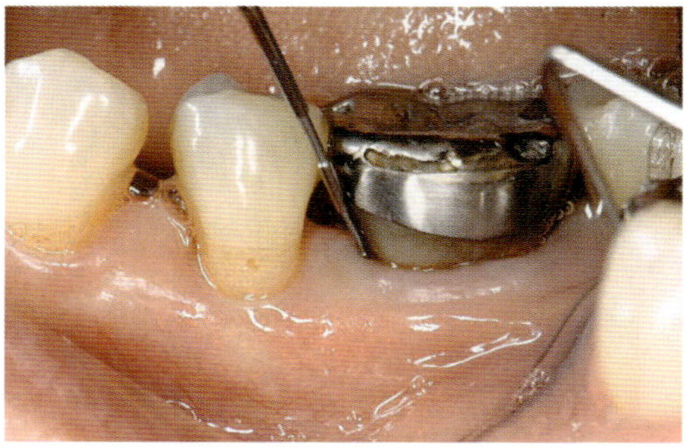

19-2, 3. 1990년 10월. #35 근심은 치석제거술·치근활택술로 개선되었지만, #36 근심에는 6mm의 치주낭이 남아 있다. #36의 크라운 처치를 할 때 치주낭을 개선하기로 했다.

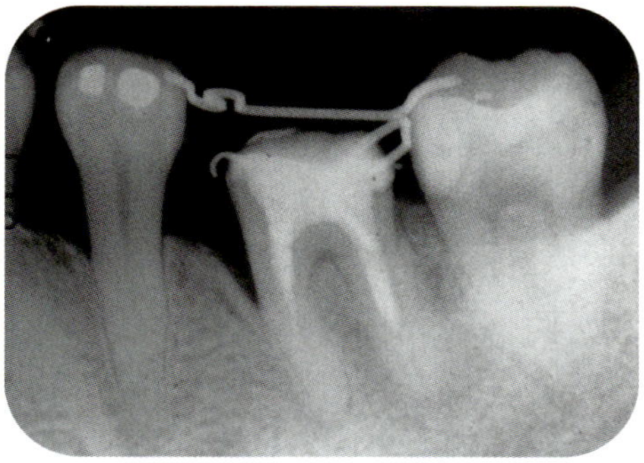

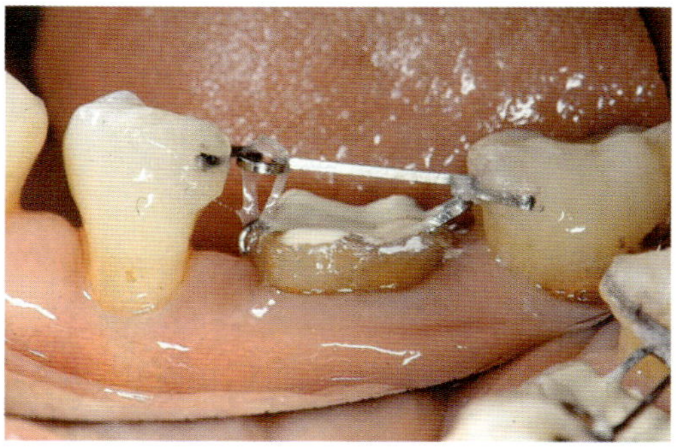

19-4, 5. 1991년 6월. #36 근심의 정출 시작. 원심은 올라오지 않도록 와이어로 조정했다.

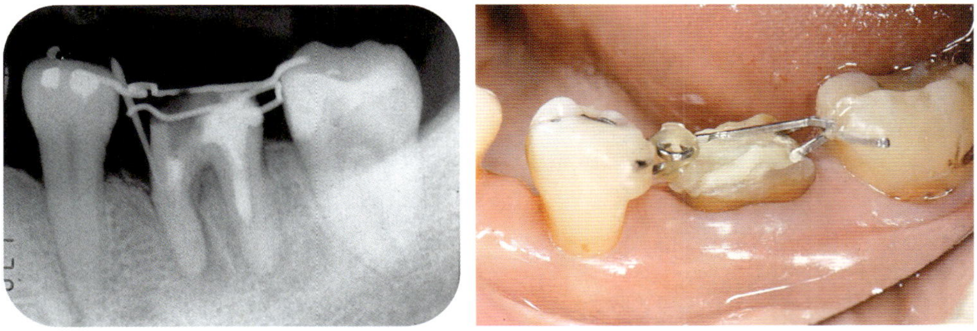

19-6, 7. 정출 시작 3개월 후. #36 근심의 치주낭은 3mm 이하가 되어, 거타퍼차를 넣어도 들어가지 않게 되었다. 치아 이동을 마치고 보정에 들어갔다.

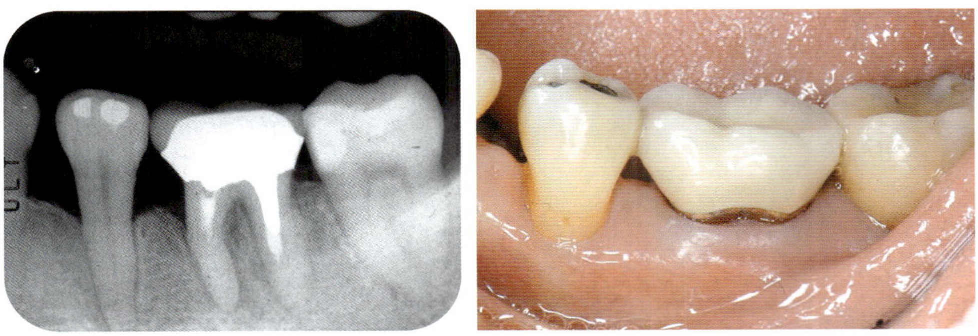

19-8, 9. 보정 2개월 후. 크라운 합착. #36 근심의 골결손은 개선되었다.

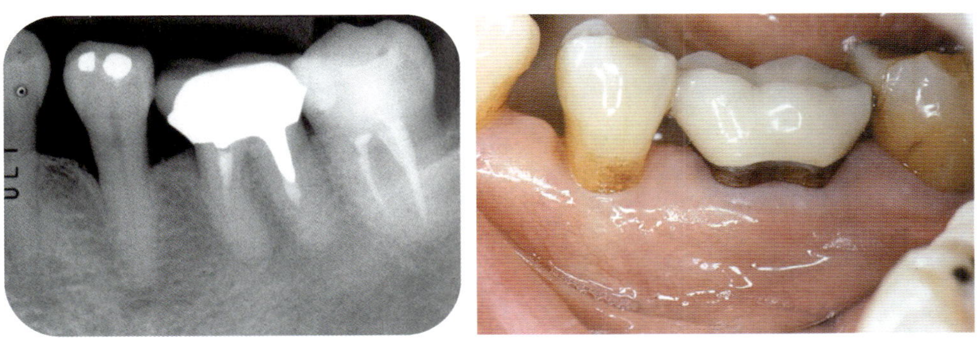

19-10, 11. 크라운 합착 약 10년 후. 양호한 경과를 보이고 있다.

하악 제1대구치의 치주낭을 얕게 개선한다

Case 20

브라켓의 위치 조정을 이용한 방법

증례 개요 45세 남성. 치태 조절은 양호하지만, #36 근심에 6mm의 치주낭이 있다.

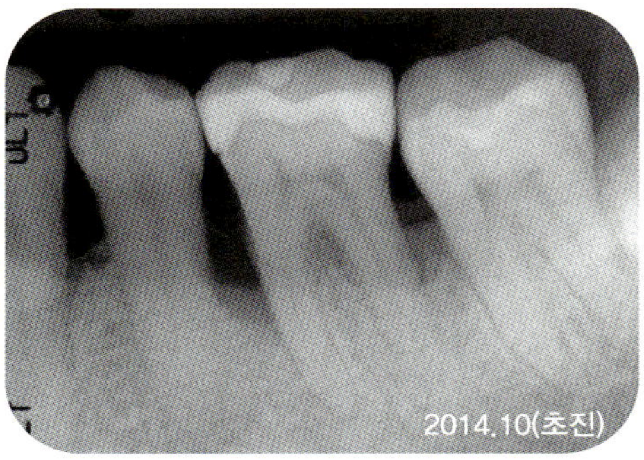

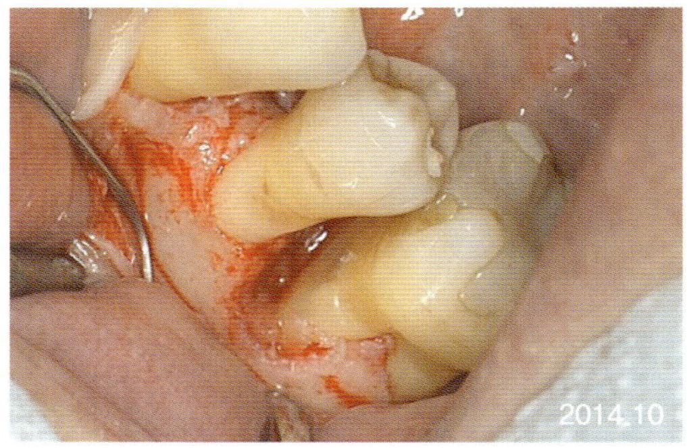

20-1. 치태는 아주 잘 조절되어 있지만, #36 근심에 6mm의 치주낭이 있다.
20-2. 치은피판을 열어 보면 골결손을 확인할 수 있다.

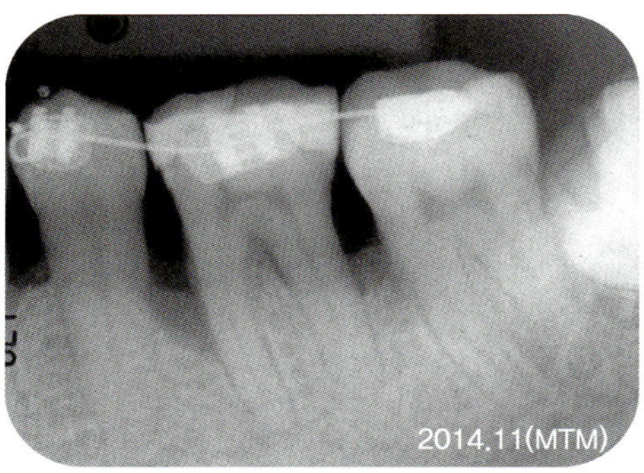

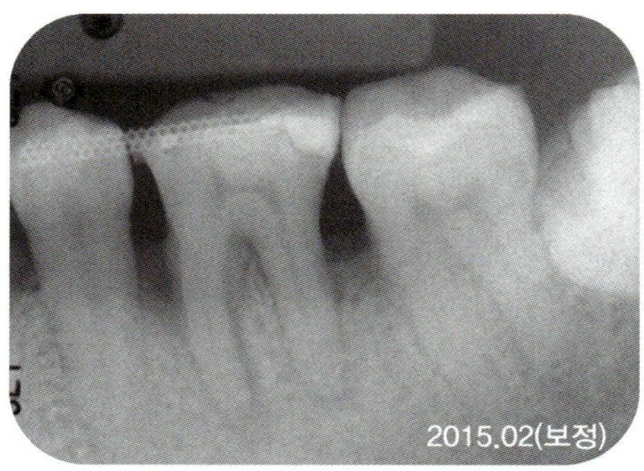

20-3. 초진 1개월 후. #36 근심의 치주낭을 얕게 하려고 교정을 시작했다. #36의 브라켓은 근심으로 기울여 부착했다.
20-4. 교정 4개월 후, 근심의 치주낭이 개선되었으므로 교정을 종료하고 보정에 들어갔다.

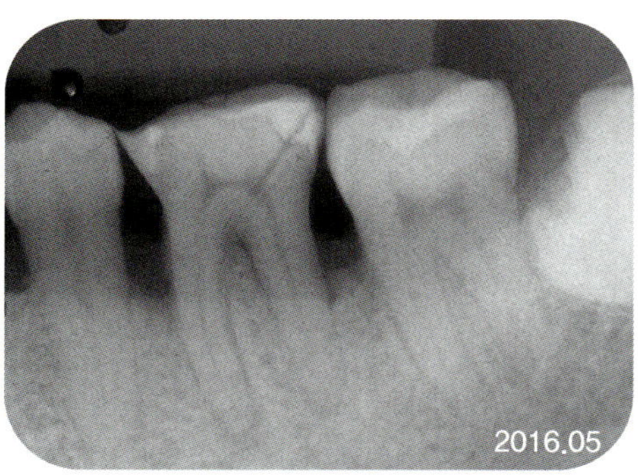

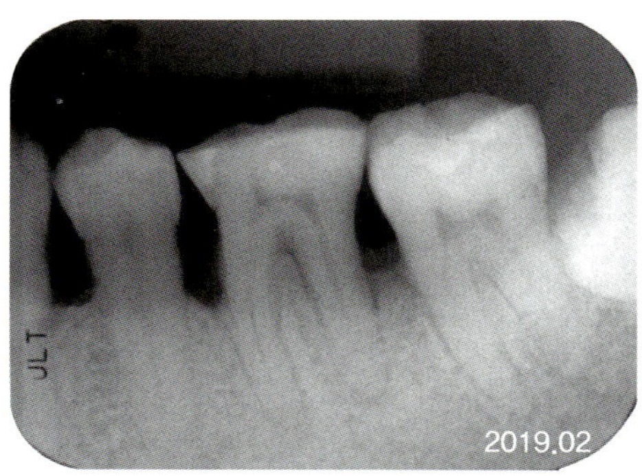

20-5. 보정 1년 3개월 후. 보정 종료. #36 근심에 생긴 공간은 레진으로 수복했다.
20-6. 교정 종료 4년 후. 근심의 골결손은 개선되어 잘 유지되고 있다.

하악 제1대구치의 치주낭을 얕게 개선한다

Case 21

브라켓과 wire bending을 이용한 방법

증례 개요 55세 여성. #36 근심의 7mm 치주낭을 개선하고, #36, 37의 보철 처치를 했다.

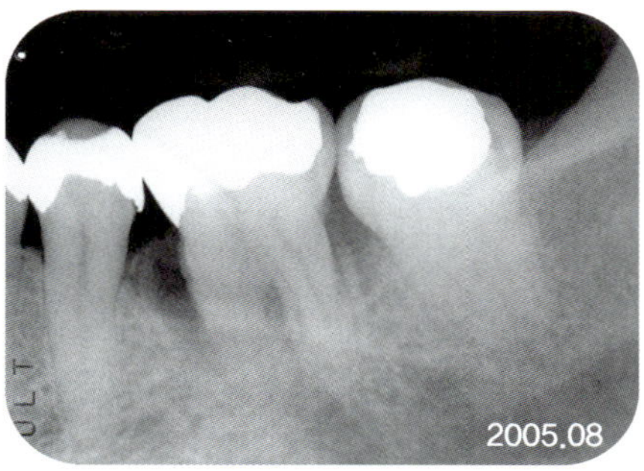

21-1. #36 근심에 7mm의 골연하 치주낭이 있다. 치근활택술을 시행했다.

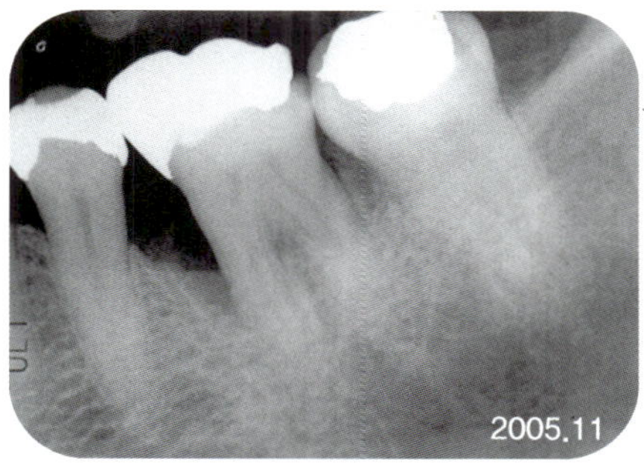

21-2. 3개월 후. #36 근심에 골연하 치주낭이 여전히 남아 있다.

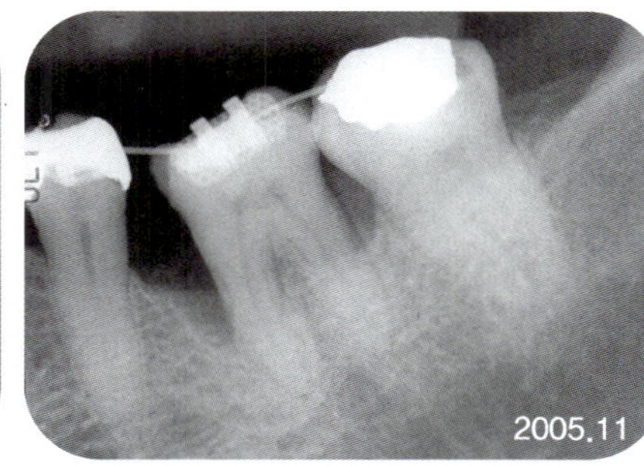

21-3. #36의 온레이를 제거하고 임시 크라운을 장착한 후 교정을 시작했다.

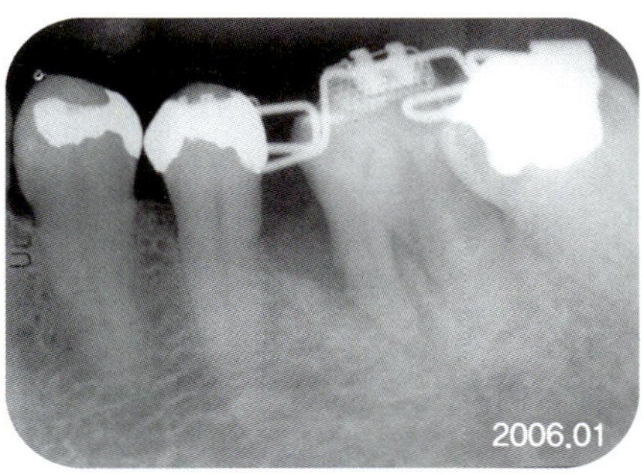

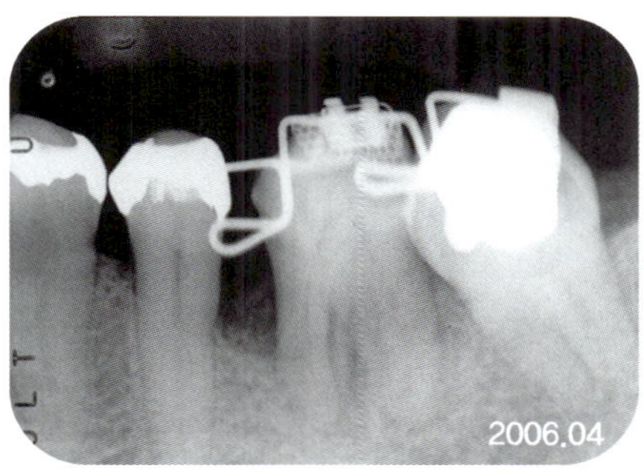

21-4. 교정 시작 2개월 후. L 루프를 삽입했다.
21-5. 교정 시작 5개월 후. 이동을 끝내고 보정에 들어갔다.

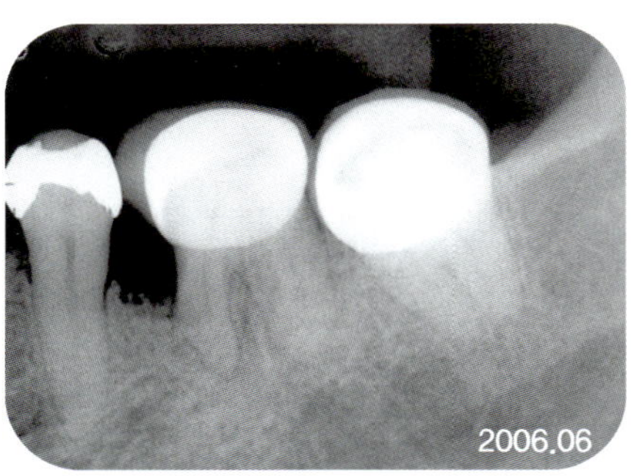

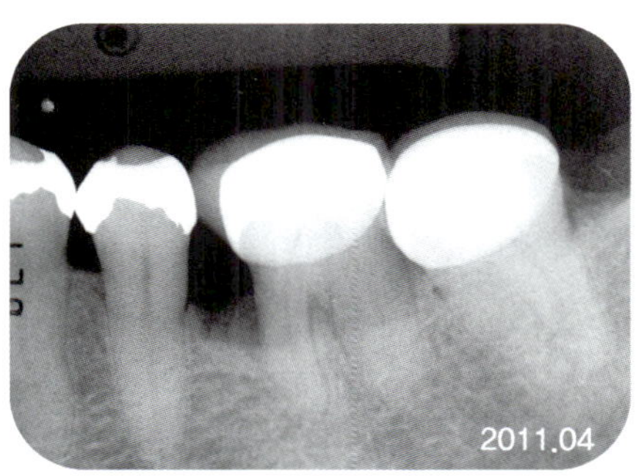

21-6. 보정 1개월 후, #36, 37의 크라운 합착.
21-7. 크라운 합착 약 5년 후. #36 근심의 골결손은 개선되어 평탄화되었다.

Case 19~21의 세 가지 방법(① 브라켓을 사용하지 않는 방법, ② 브라켓의 위치 조정을 이용한 방법, ③ 브라켓과 wire bending을 이용한 방법)으로 수직성 골흡수를 개선했다. 모두 좋은 방법이라고 생각하지만, ③은 브라켓 위치를 몇 번 정도 조정하면 wire bending 없이도 개선되었을 것이다.

어째서 세 가지 증례 모두 #36 근심에 골흡수를 동반하는 치주낭이 있었을까? 이전의 병태로서 유년성 치주염(juvenile periodontitis)을 고려해 볼 수 있다. 그 때문에 #36 부위에서 특이적으로 골흡수를 볼 수 있었던 것 같다(전악의 상태는 지면 관계로 생략함).

정출을 이용해 임플란트를 위한 골을 증대시킨다

Case 22

전치부의 브리지 탈락과 치근 파절

증례 개요 47세 여성. 전치부의 브리지가 탈락함. 치근 파절로 보존이 어렵다.

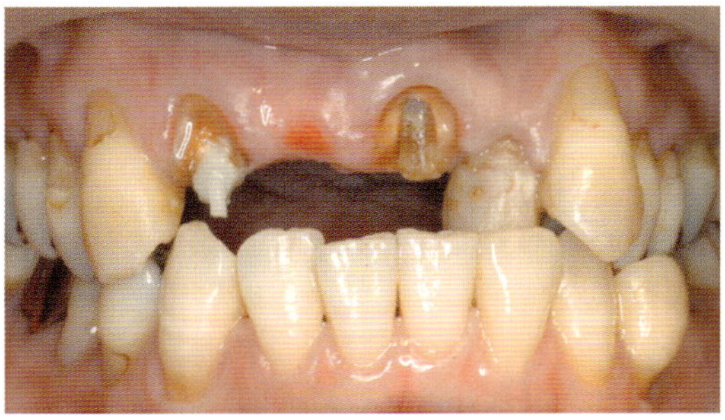

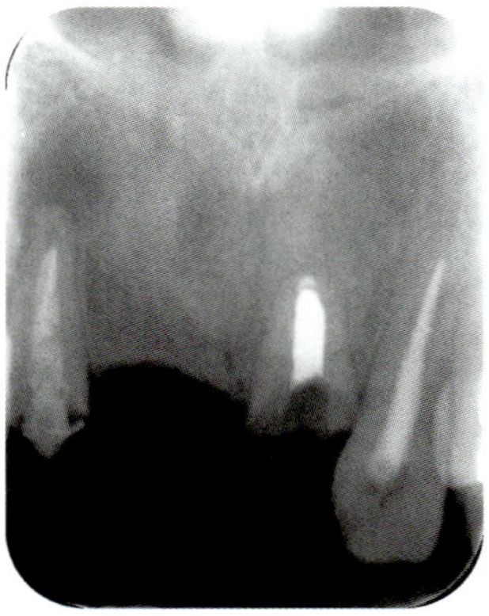

22-1, 2. #12, 21은 파절 때문에 치근이 짧아 발치를 결정했다. 발치하기 전에 정출시켜 임플란트에 필요한 골증대를 도모했다. 더 넓은 폭의 뼈를 얻기 위해서 치근 설측의 치근막이 순측에 오도록 90° 회전(labial root torque)시키면서 정출해 보았다.

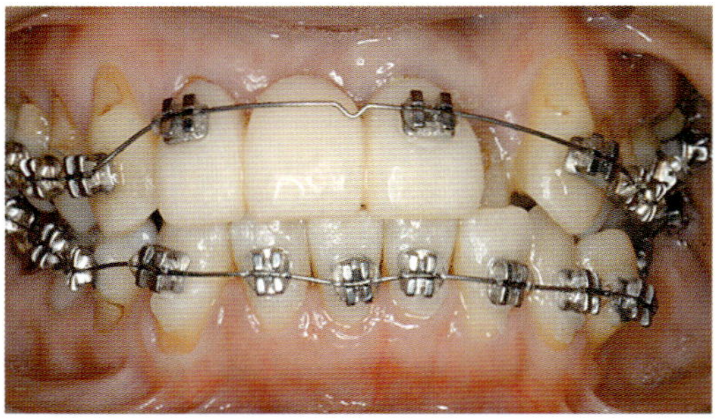

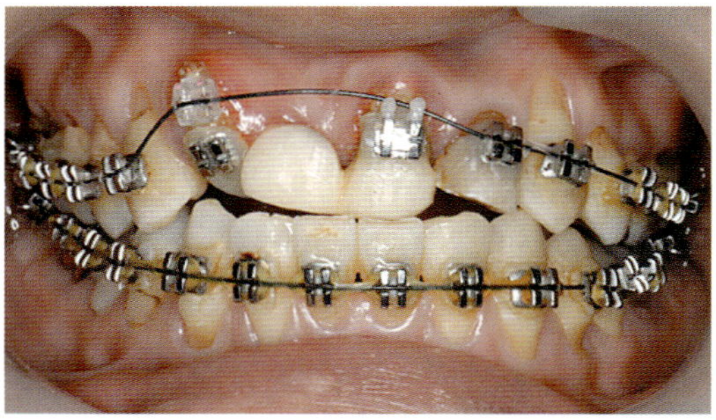

22-3. 브라켓은 가능한 한 최대한 치경부에 부착했다. 22-4. 정출이 되는 대로 노출된 치근의 치경부에 더 가깝게 브라켓 재부착을 반복했다.

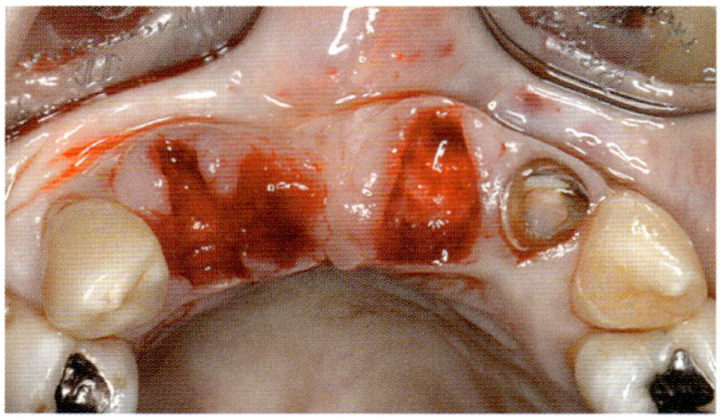

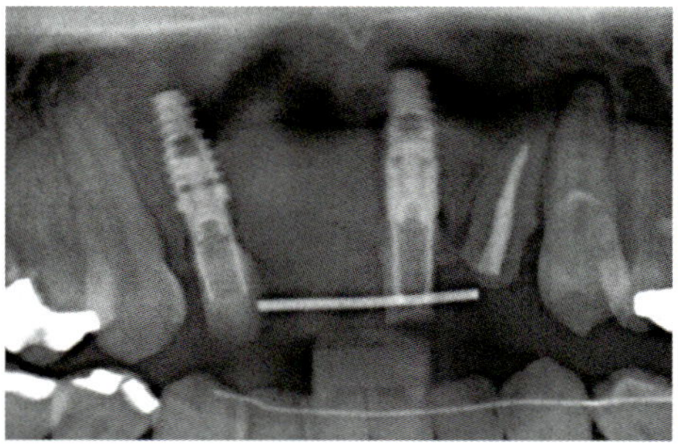

22-5, 6. 90° 회전시키면서 정출시킨 치아를 발치해 보니, 뼈의 증대를 확인할 수 있었다. 이곳에 임플란트를 식립했다.

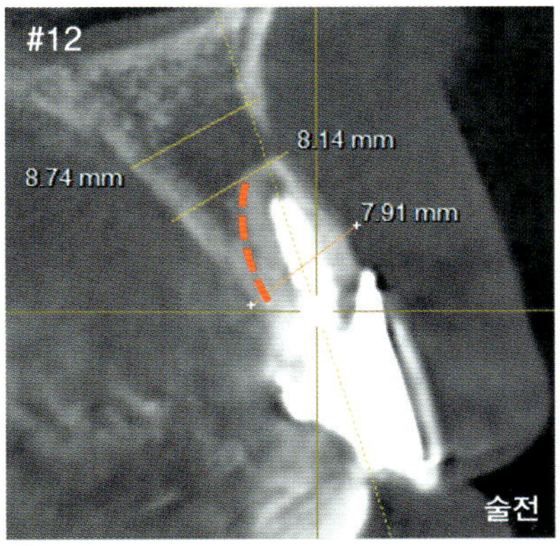

22-7. 근관치료 후, 교정치료 시작.

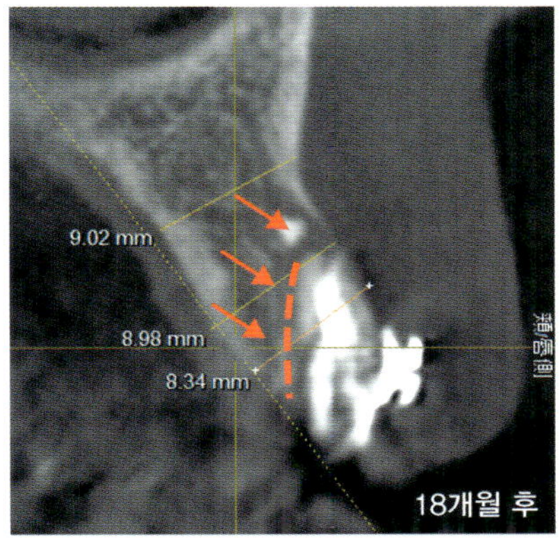

22-8. 정출이 됨에 따라 치조골이 메워지면서 이동.

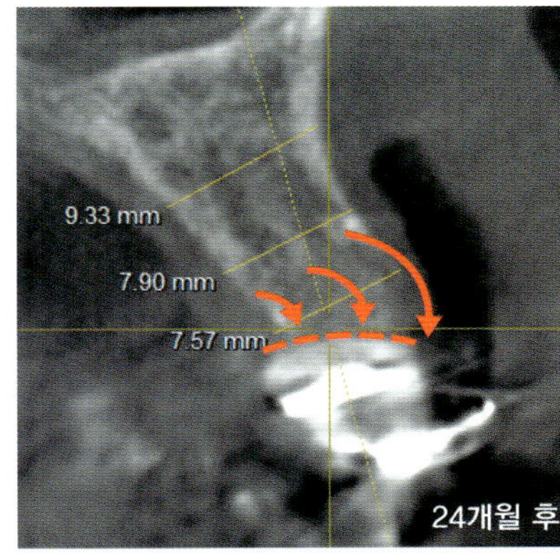

22-9. 치근의 정출과 함께 치조골이 증대되었다.

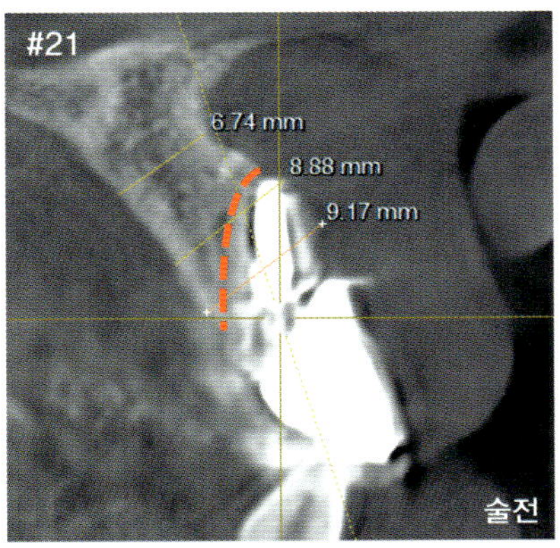

22-10. 빨간색 점선 부분은 건전 치근막.

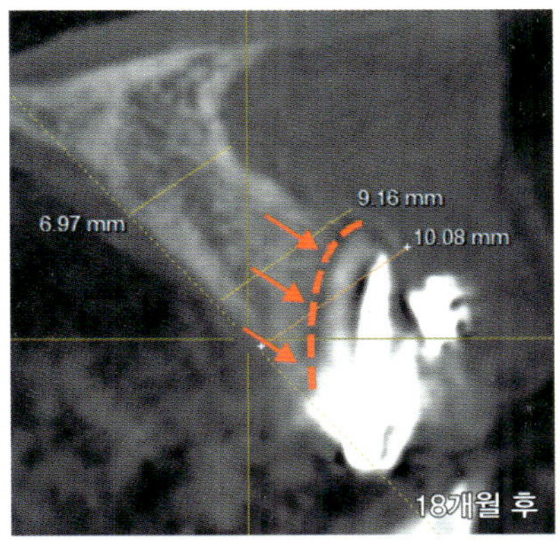

22-11. 치조골의 폭과 높이가 모두 증대되었다.

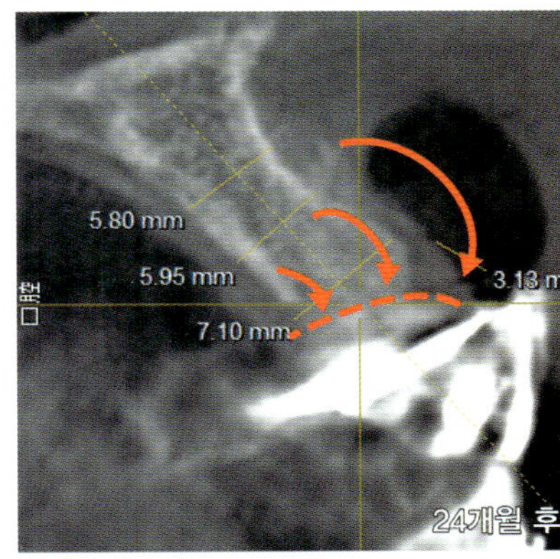

22-12. 연·경조직 모두 폭과 높이가 증대되었다.

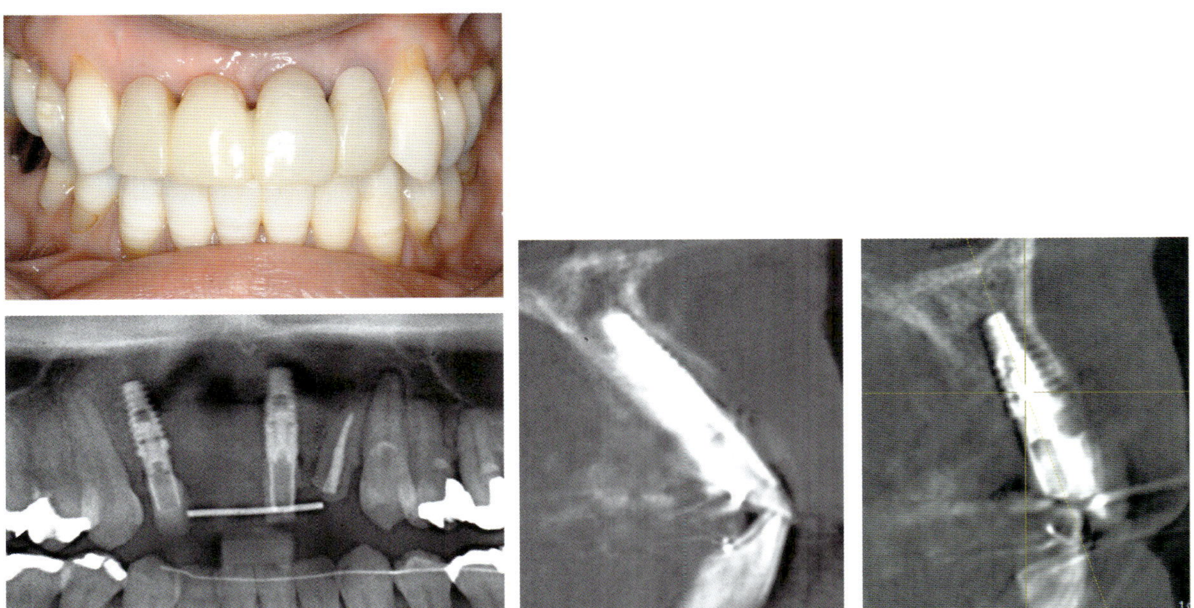

22-13~16. 교정 24개월 후, 임플란트 식립 시. 더욱이 이 뼈는 오랜 기간 흡수되지 않는다는 보고가 있어[Tanno Tsutomu(丹野努). 교정적 조직증대법. Quintessence Dental Implantology. 2020년 No. 5], 경과 관찰이 필요하다.

정출의 응용 증례

Case 23

치주치료 중 정출의 이용 ①

증례 개요

68세 여성. 4년 전부터 계속 남편의 병간호를 하고 있다. 지쳤을 때는 이를 닦지 않고 잠든 적이 있었다. 입속이 상당히 안 좋은 상태인 것은 알고 있다고 했다.

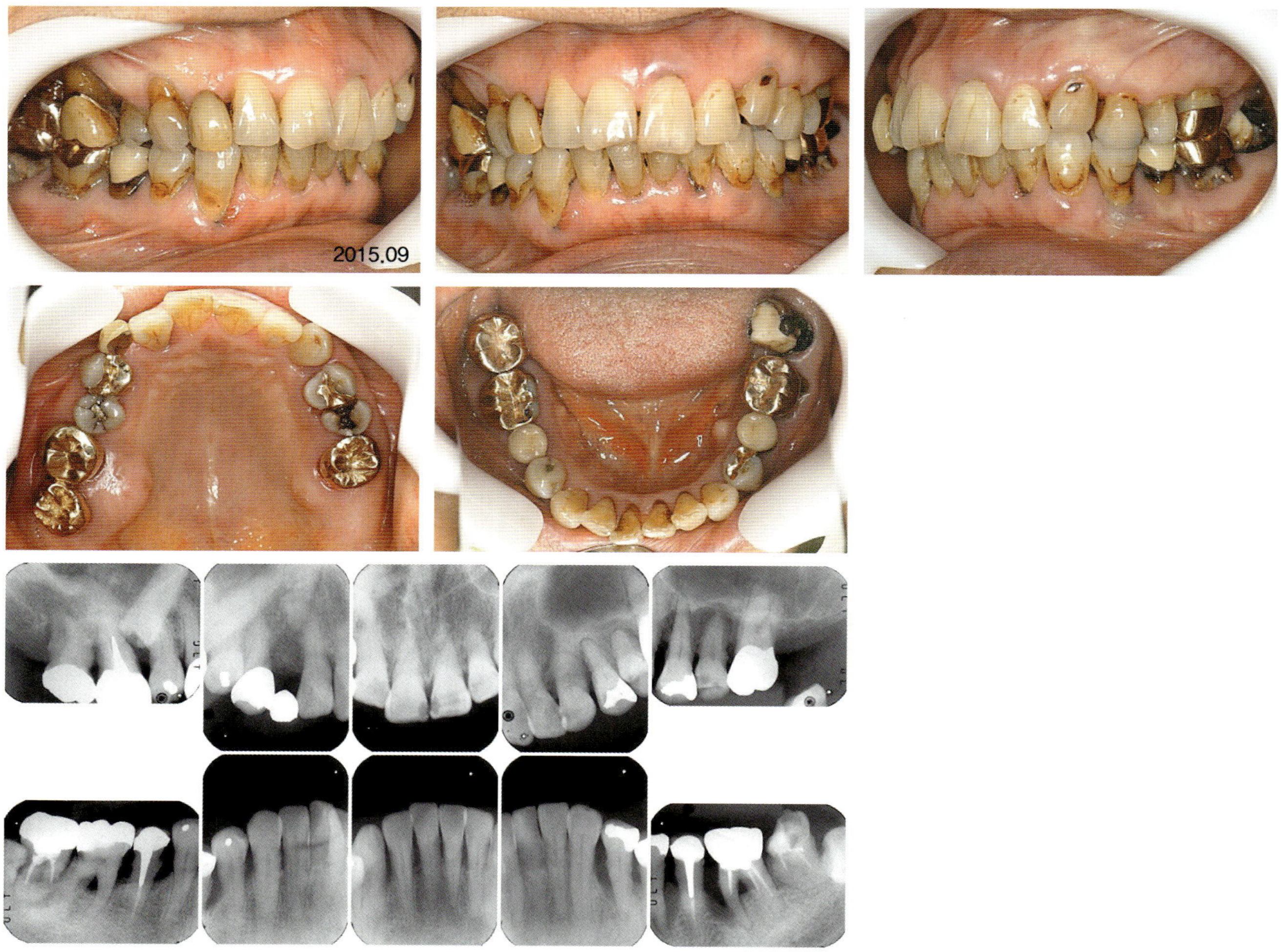

23-1~6. 치주질환이 진행되어 있고 우식도 다수 관찰된다. 치료 초기 단계에서 세균층을 바꿀 목적으로, 지스로맥스를 처방하고 클로르헥시딘 양치를 하도록 했다.

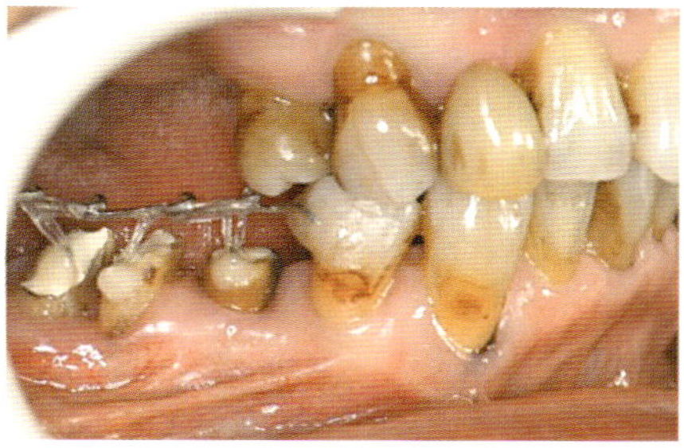

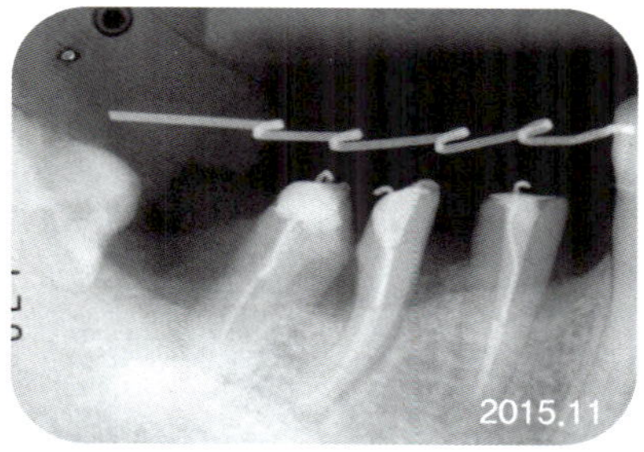

23-7, 8. #47 발치 후 #46을 치근 분할하고 정출을 시행했다(#48은 앵커로 사용하기 위해 남김).

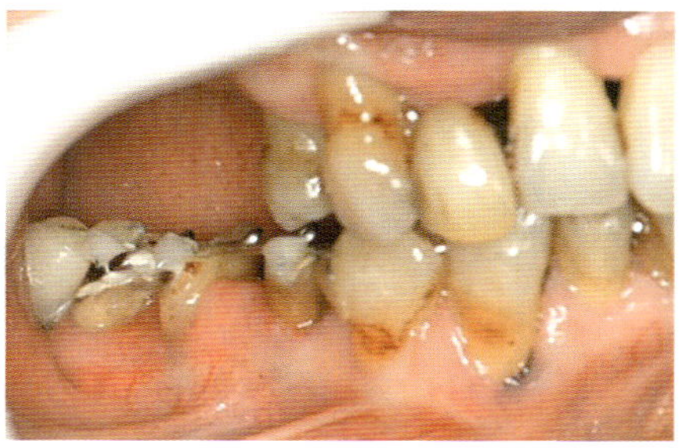

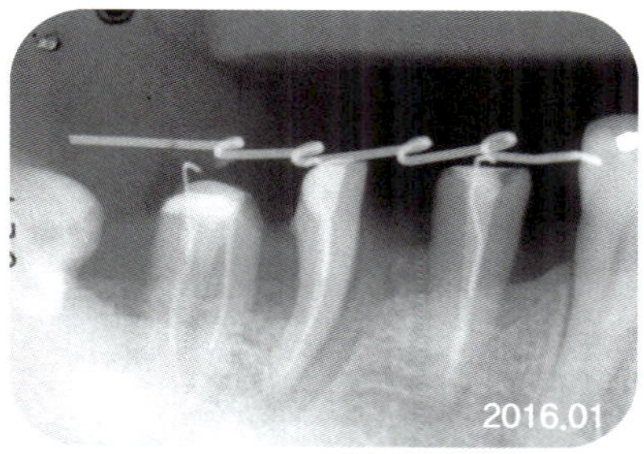

23-9, 10. 정출 시작 2개월 후. 정출과 함께 upright가 이루어졌다. 치은은 치아가 정출됨에 따라 증식했다.

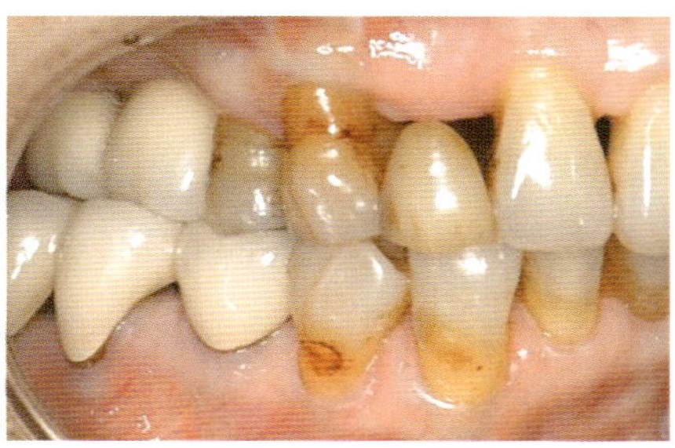

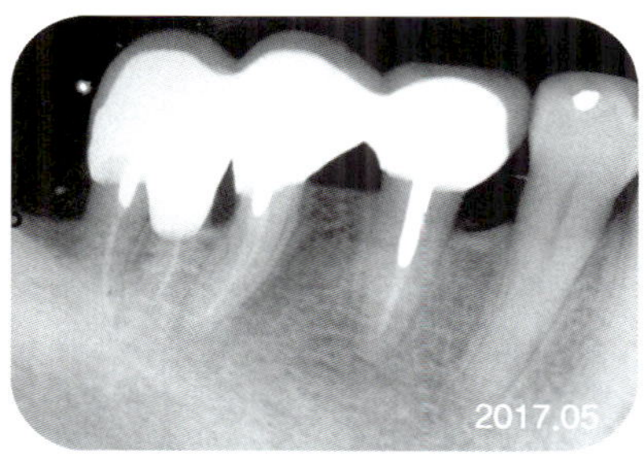

23-11, 12. 정출 종료 1년 4개월 후. 치은뿐만 아니라 뼈도 재생되어 #44 원심의 치조정 높이까지 회복되었다.

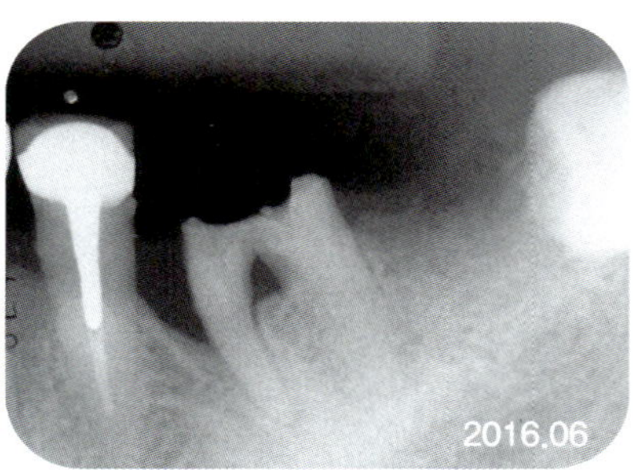

23-13. #36에도 치근분지부 병변이 있다.

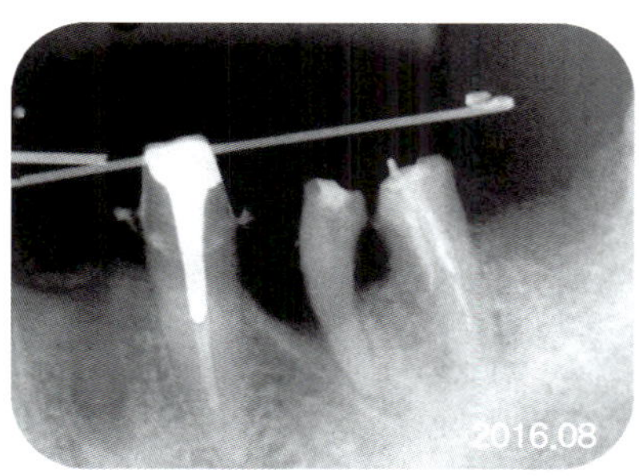

23-14. 치근 분할 후, 정출 시작 시.

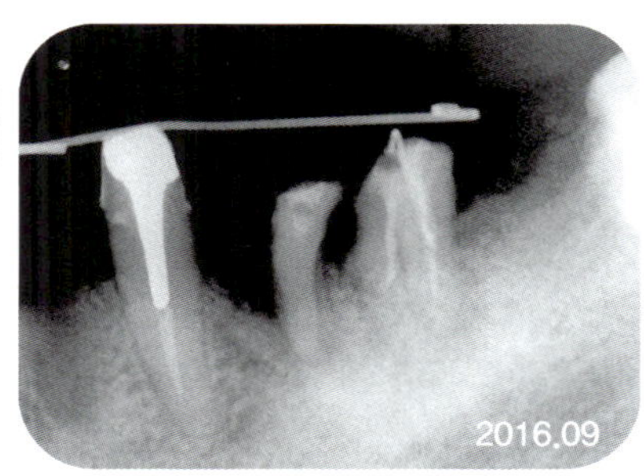

23-15. 약 1개월 반 후. 원심치근은 직립되었다. 근심치근은 근심의 치주낭이 너무 깊어 도중에 발치했다.

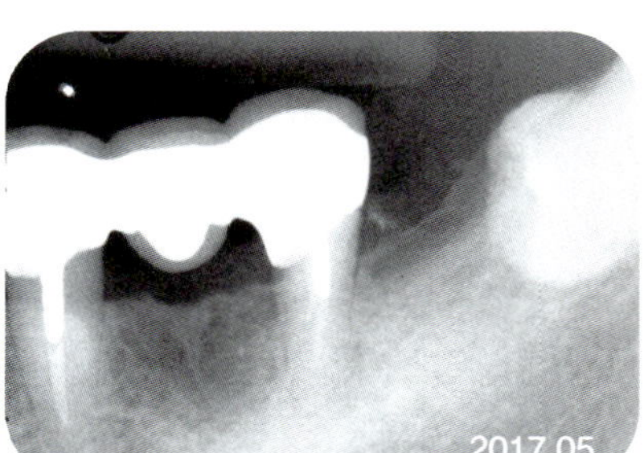

23-16. 원심치근 정출 8개월 후.

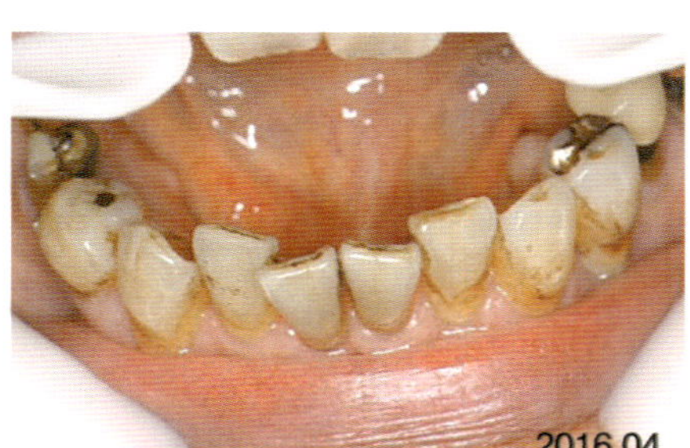

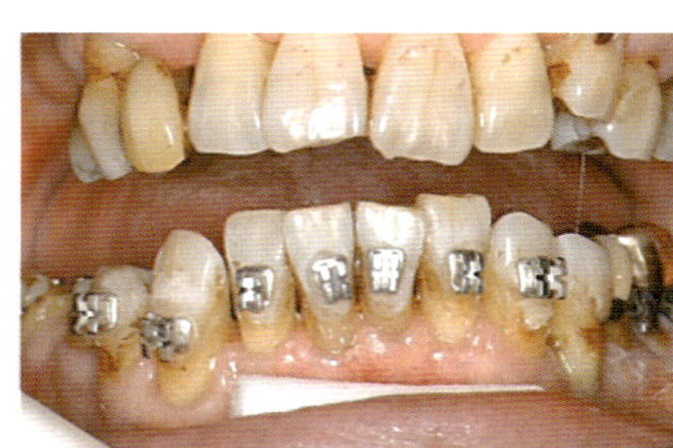

23-17, 18. 하악 전치는 총생, #43은 치은퇴축. 따라서 전치를 disking 하여 총생을 수정한다. #43은 치경부 가까이에 브라켓을 부착해 정출. 발수가 되지 않을 정도로 교합면을 삭제했다. 동시에 상악 전치도 disking 했다.

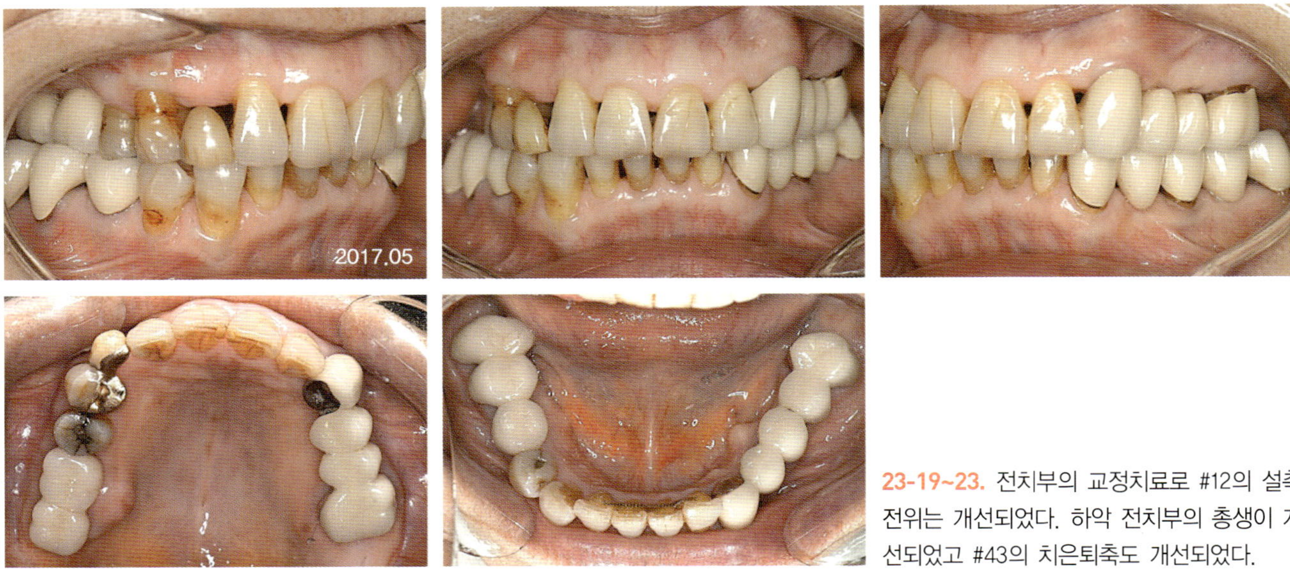

23-19~23. 전치부의 교정치료로 #12의 설측 전위는 개선되었다. 하악 전치부의 총생이 개선되었고 #43의 치은퇴축도 개선되었다.

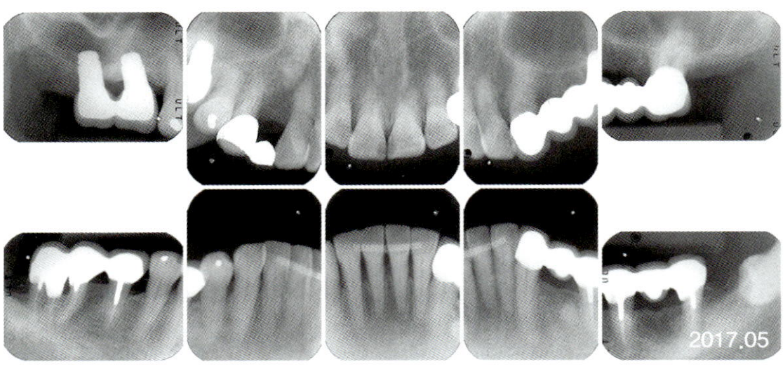

23-24. 하악 구치부는 직립을 동반한 정출로 치조골이 평탄화되었다.

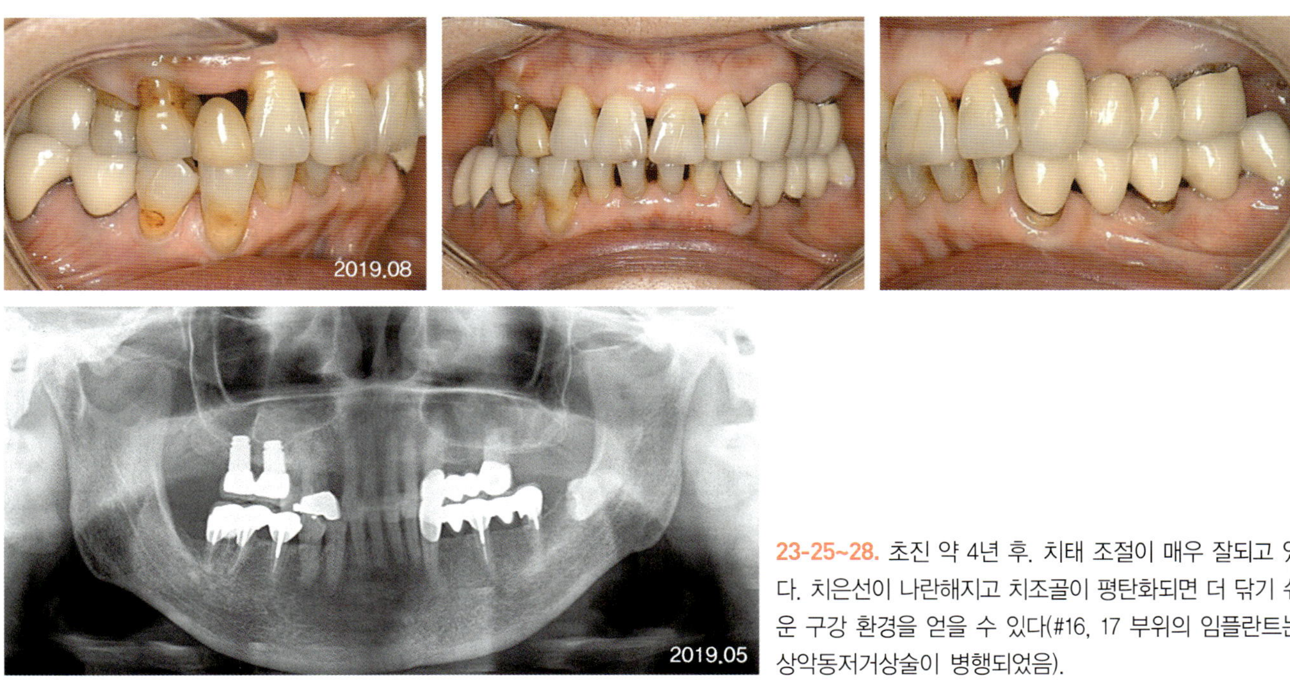

23-25~28. 초진 약 4년 후. 치태 조절이 매우 잘되고 있다. 치은선이 나란해지고 치조골이 평탄화되면 더 닦기 쉬운 구강 환경을 얻을 수 있다(#16, 17 부위의 임플란트는 상악동저거상술이 병행되었음).

정출의 응용 증례

Case 24

치주치료 중 정출의 이용 ②

증례 개요 45세 여성. 1983년 필자가 봉직의 시절 담당했던 환자로, 1987년에 상악 전치부 공간 폐쇄 후 치주 보철 처치가 이루어졌다. 22년 후인 2009년에 내원 시 #36과 #16의 가공치를 상실했고 전치부는 도재가 파손되어 있었으며 재치료를 희망했다.

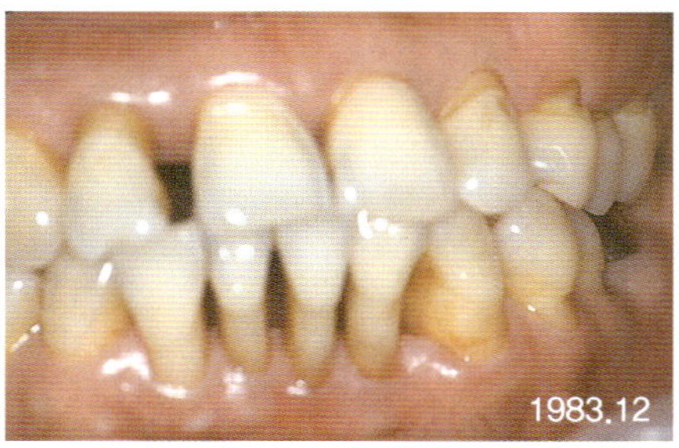

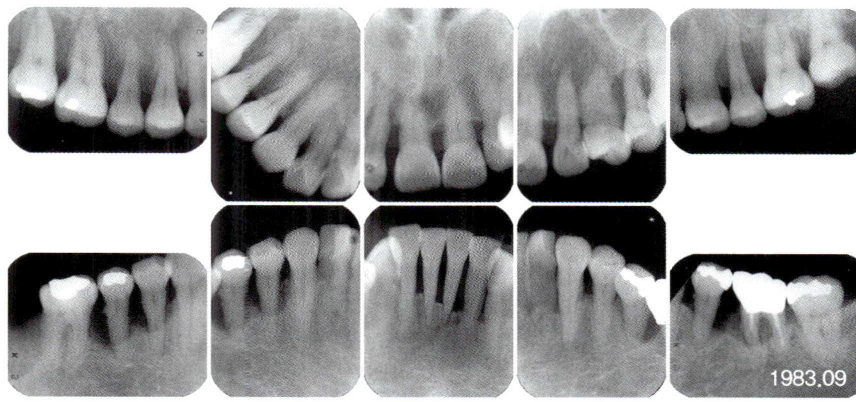

24-1, 2. 초진 시 방사선사진(우측), 초진 4개월 후의 구강사진(좌측).

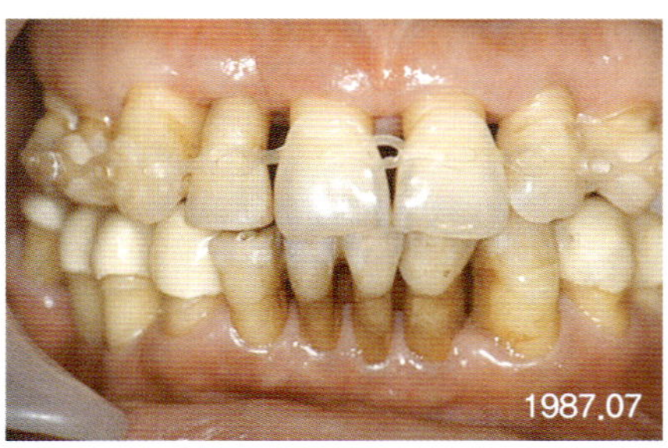

24-3. 전방으로 뻐드러지면서 발생된 전치부 공간을 power chain으로 폐쇄했다.

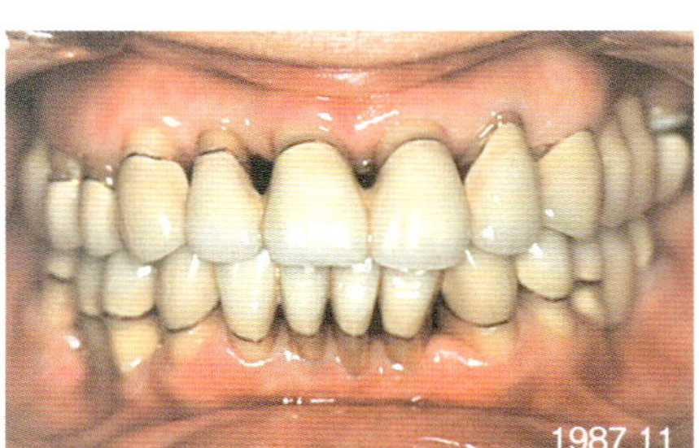

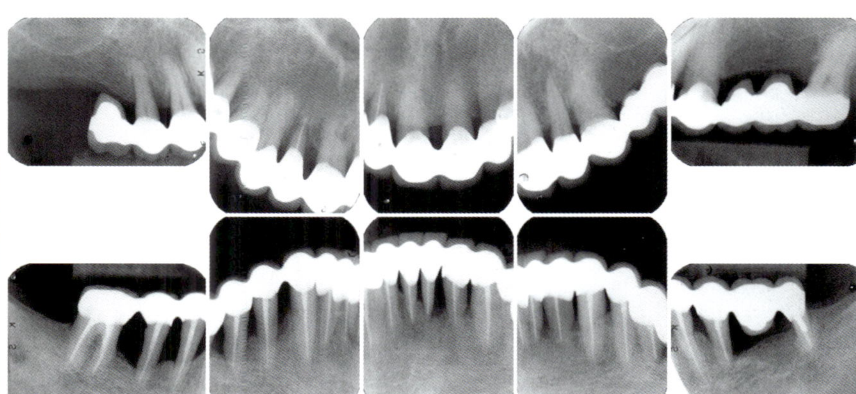

24-4, 5. 치주 보철 합착 당시. 환자 49세.

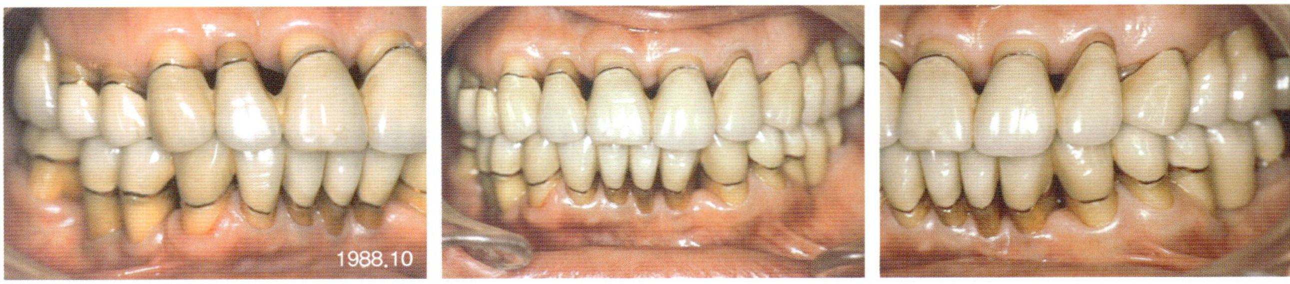

24-6~8. 치주 보철 합착 약 1년 후. 환자 50세.

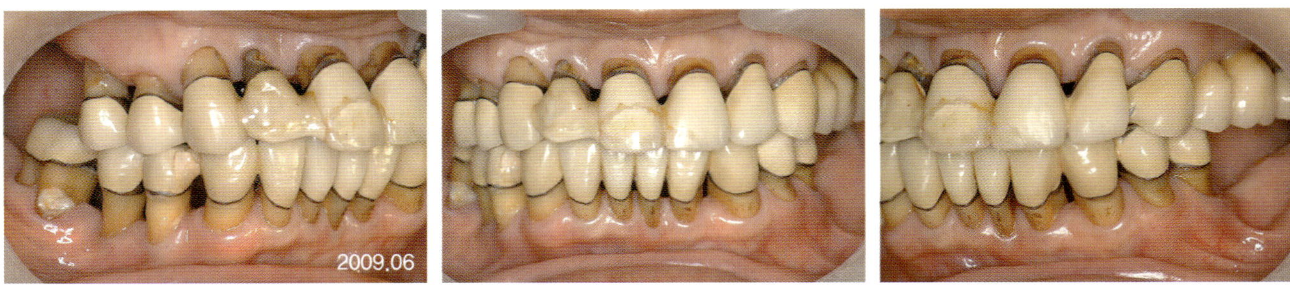

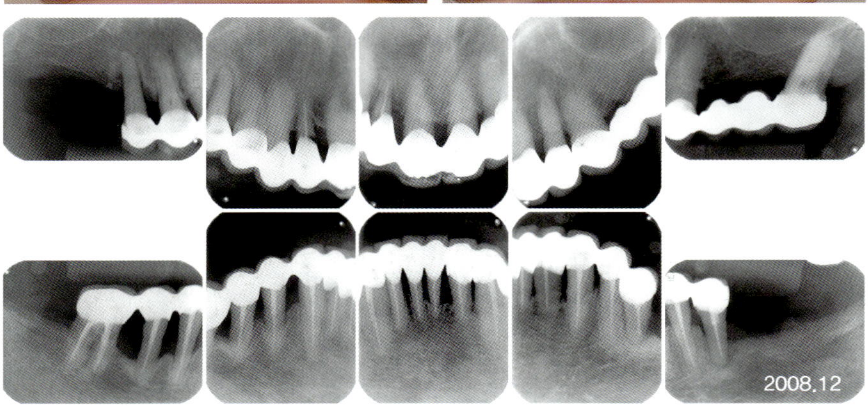

24-9~12. 치주 보철 22년 후. #16 pontic의 탈락과 #36 원심치근의 발거. 전치부의 도재 파절 등으로 재치료를 하게 되었다.

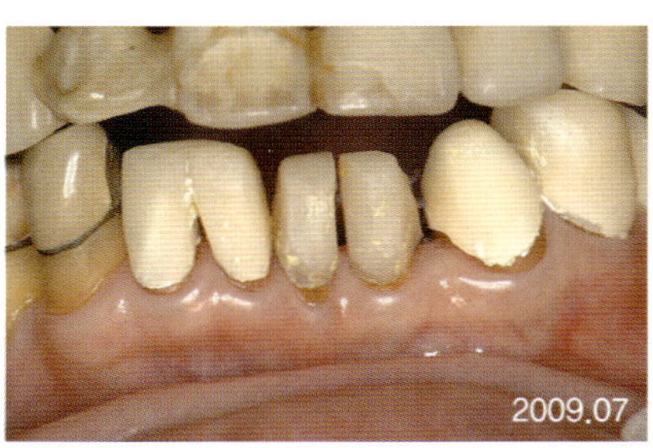

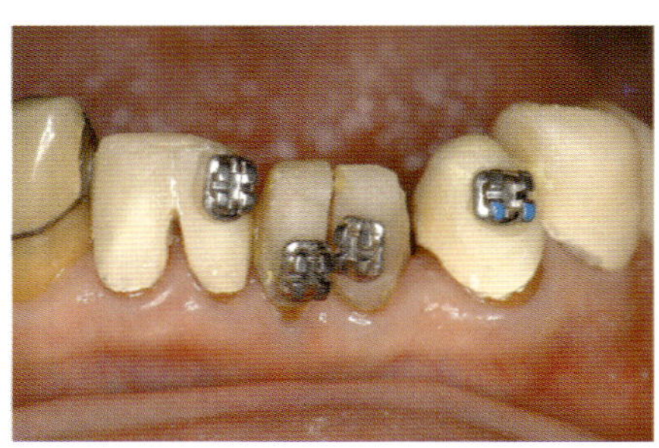

24-13. 하악 전치부를 임시 레진 크라운으로 교체했다.

24-14. 치주낭을 얕게 하기 위해 브라켓을 치경부에 부착했다.

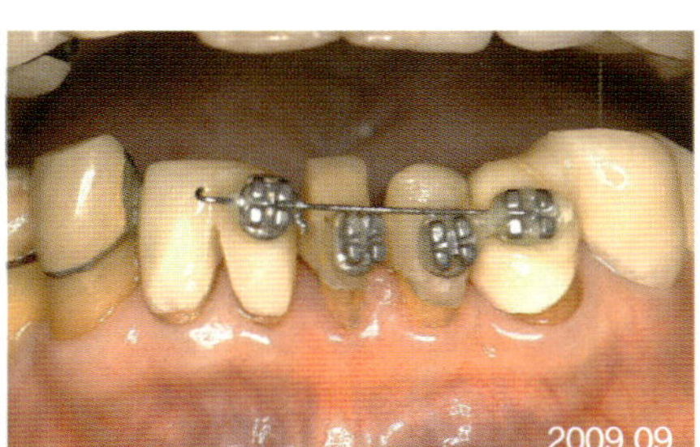

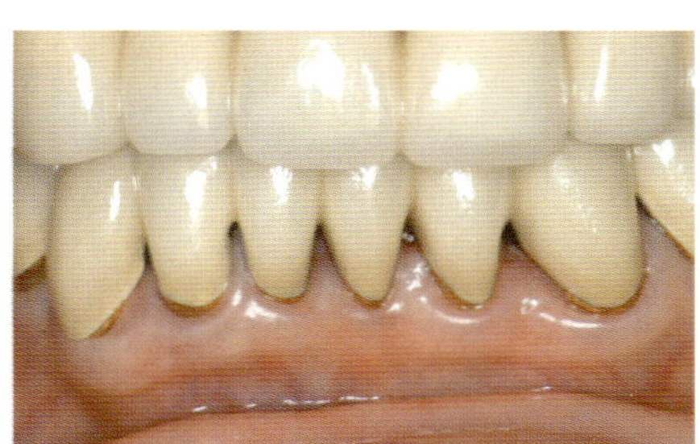

24-15. 치주낭이 얕아지고 치은선이 가지런해졌다.

24-16. 치은선이 가지런해진 후 치주 보철 처치를 시행했다.

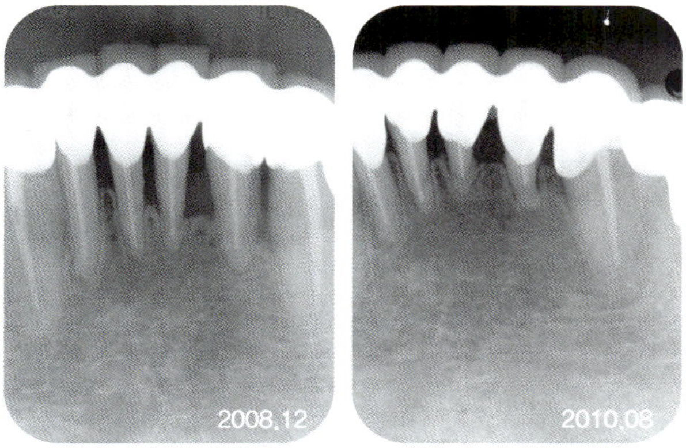

24-17, 18. 정출 전·후 방사선사진. 정출로 치은선이 가지런해지면서 내부의 치조골도 재생되어 가지런해졌다.

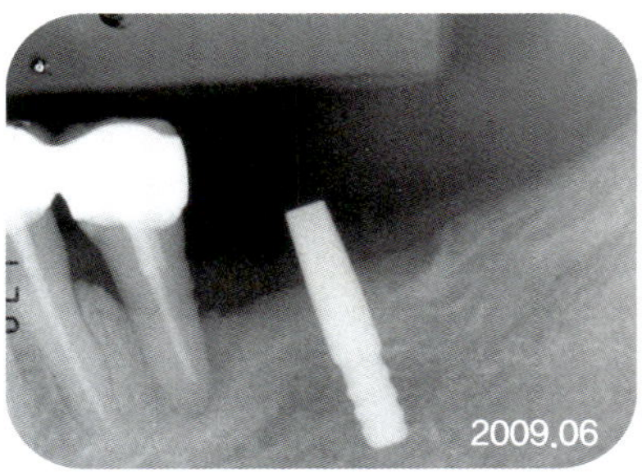

24-19. #35 근심에 수직성 골흡수.

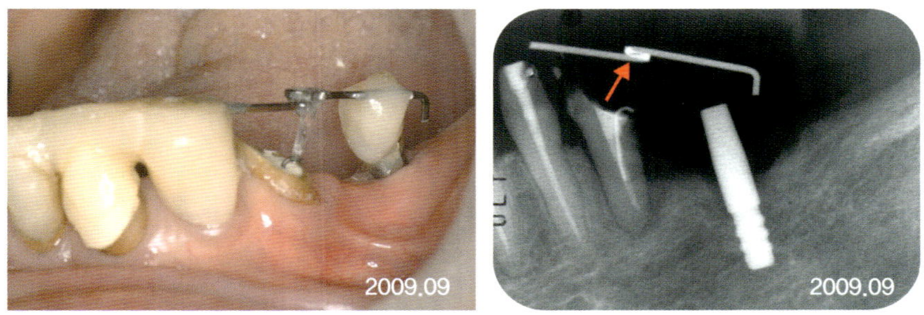

24-20, 21. 정출 시작.

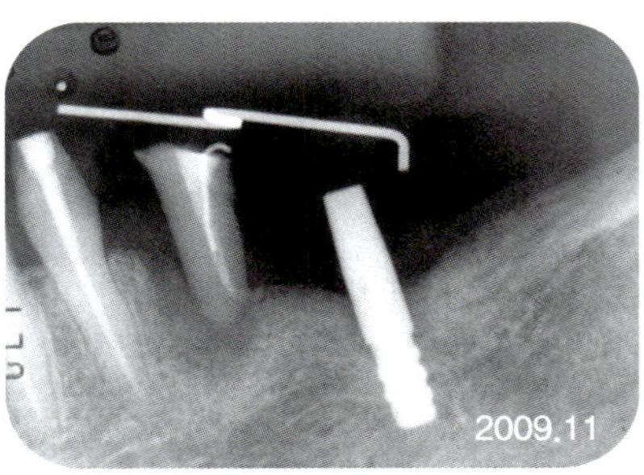

24-22. 정출 2개월 후.

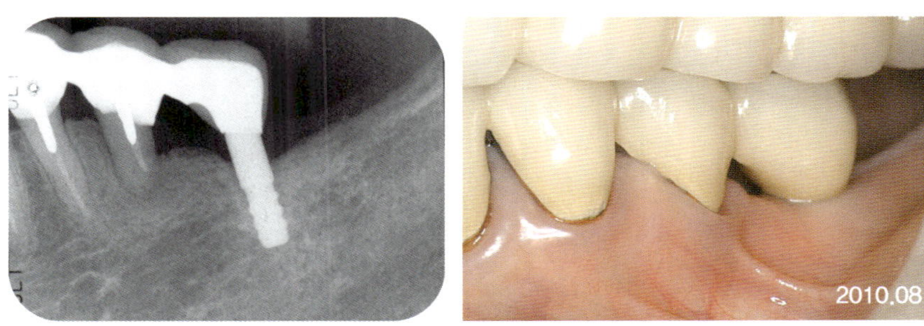

24-23, 24. #35 근심의 골흡수가 개선되었다.

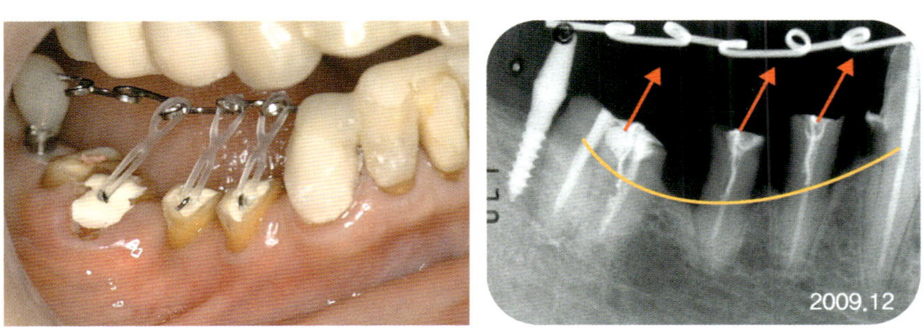

24-25. #47에 교정용 미니 스크루 임플란트를 식립하여 정출 시작.
24-26. #44~46의 정출 시작.

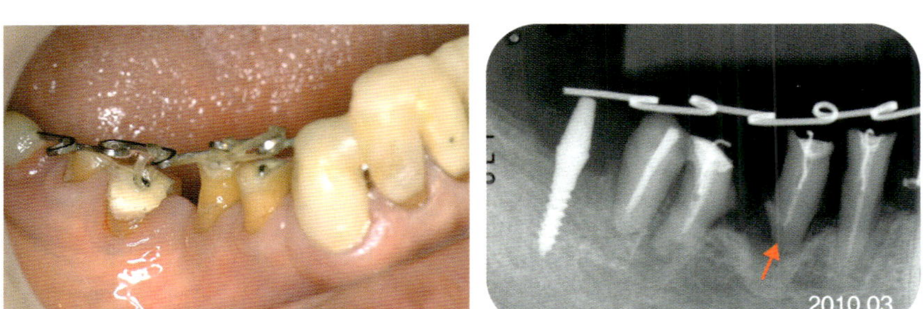

24-27. 엄청난 양의 정출이 일어났고 정출에 의해 치은·치조골이 따라 재생된다.
24-28. 정출 종료. 보정에 들어갔다.

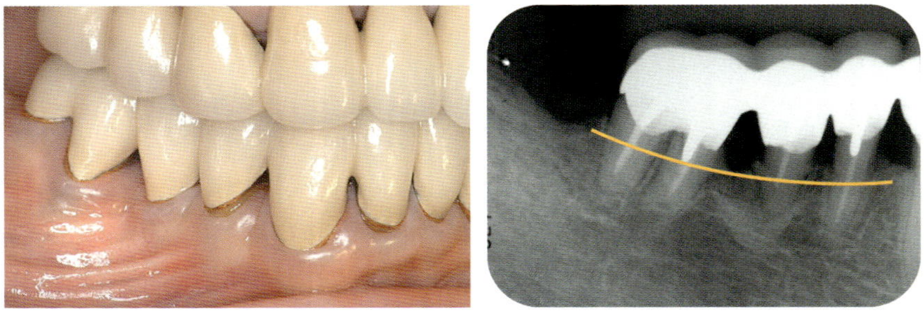

24-29, 30. 보정 후, 치주 보철 합착. 흡수되었던 치조골이 재생되어 뼈가 평탄화되었다.

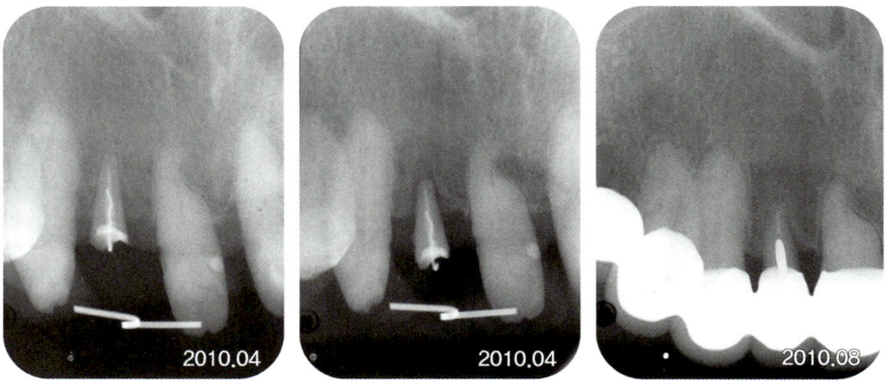

24-31~33. #12의 골결손도 정출로 개선되었다.

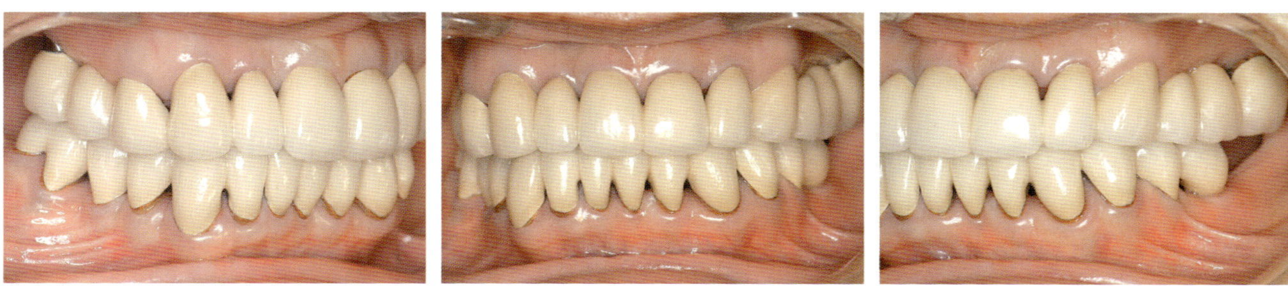

24-34~36. 2010년 8월. 치아 이동을 통해 치주 조직 재생 요법을 시행한 후 치주 보철을 합착했다. 심미성도 개선되었다.

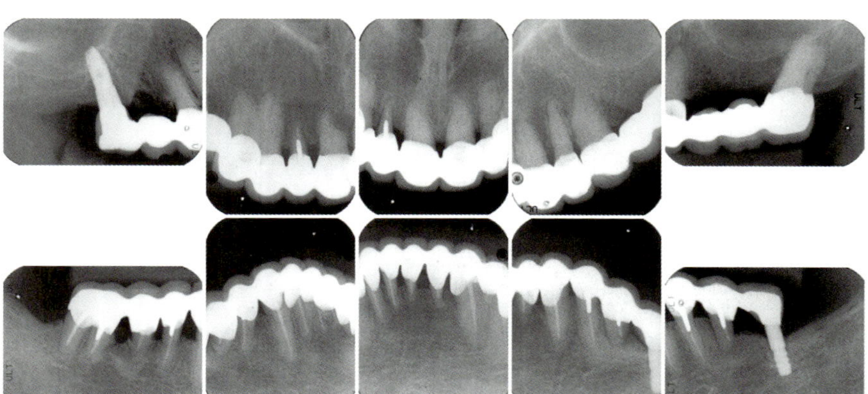

24-37. 치주 보철 후. #16, 36 부위는 연장 가공치를 임플란트 위에 얹혀 있을 뿐 합착은 하지 않았다.

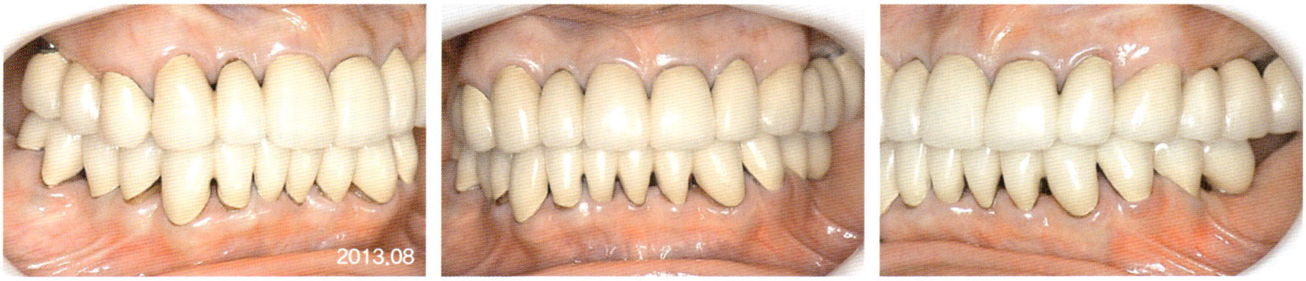

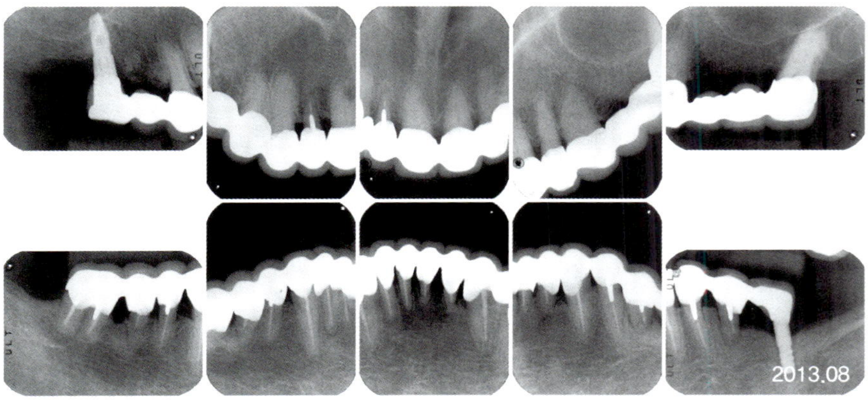

24-38~41. 초진 약 30년 후. 양호한 경과를 보이고 있다. 환자 75세.

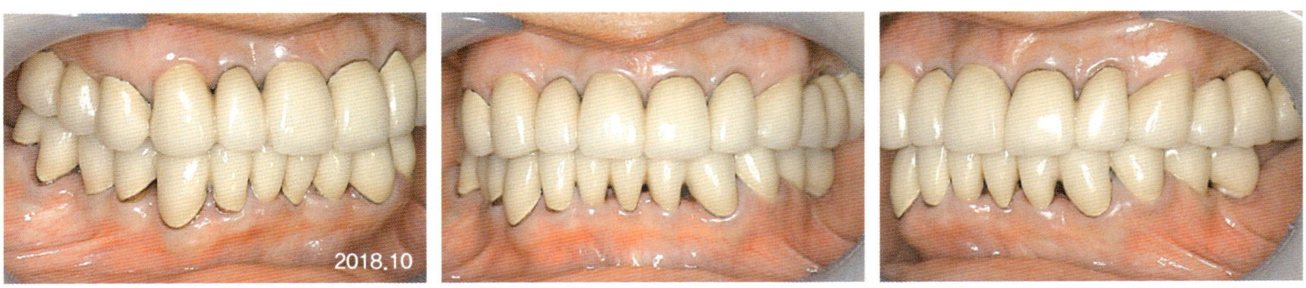

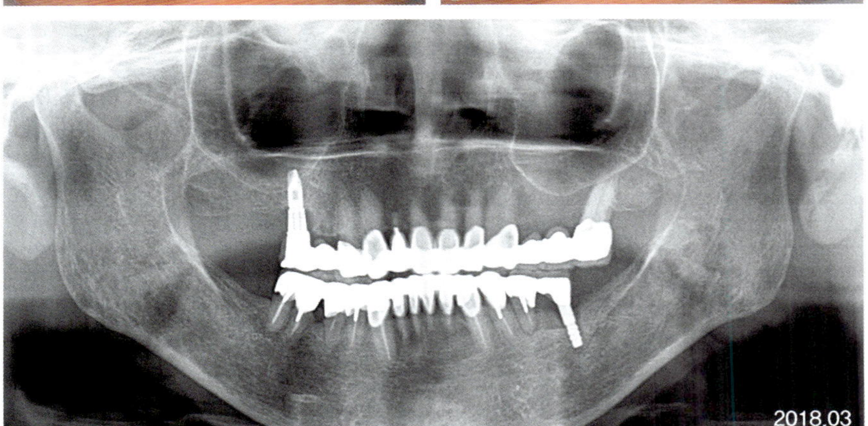

24-42~45. 초진 35년 후. 80세.

이 증례의 치료를 시작했던 35년 전과 비교해 현재 크게 바뀐 것은 치아 이동을 이용해 치주 조직을 재생시키는 치료법을 확립한 것이다. 치주치료와 함께 치아를 정출시키면 치주낭이 얕아지고 더불어 흡수된 치은·치조골이 재생되어 심미성도 회복할 수 있다. 치근-치관 비율을 바꾸므로 치주 보철의 안정성도 향상된다. 31년 전의 치주 보철은 동요한 치아를 연결하기 위한 것이 목적이었는데, 재생 요법으로 심미성은 물론 칫솔질이 쉬운 환경도 얻을 수 있었다.

Part 2

경사 이동(Tipping Movement)

경사 이동은 정출과 마찬가지로 치아 이동이 쉬운 MTM(minor tooth movement)이다. 기울어진 치아를 포함하는 보철 처치 시, 어떻게든 보철만으로 처치하려 할 때 잘 안 되는 경우가 많다. 기울어진 상태 그대로는 어찌할 수 없는 한계가 있다. 보철 전처치로서 upright를 시행하면, 보철치료가 간단해질 뿐만 아니라 보철 설계 자체에 무리가 없으므로 예후도 좋다. 보철 처치를 잘하고 싶다면, 손에 넣어도 손해가 없는 테크닉이다(→모형 실습 ③~⑥).

Upright 테크닉은 브라켓을 사용하지 않고 가이드 와이어나 TAD(temporary anchorage device)만을 이용하는 방법 혹은 그것들을 조합한 방법이면, 비교적 쉽게 대처할 수 있을 것이다(→Case 25~29). 하지만 더 복잡한 경사 이동을 하려면 브라켓이 필요하다(→Case 30~32). 브라켓의 사용법은 최종적인 보철치료의 이미지에 따라 다르다. 보철치료를 전제로 하지 않고 교정치료만 시행하는 경우와는 사용법이 다르다는 사실을 이해하기 바란다(→Case 33~36).

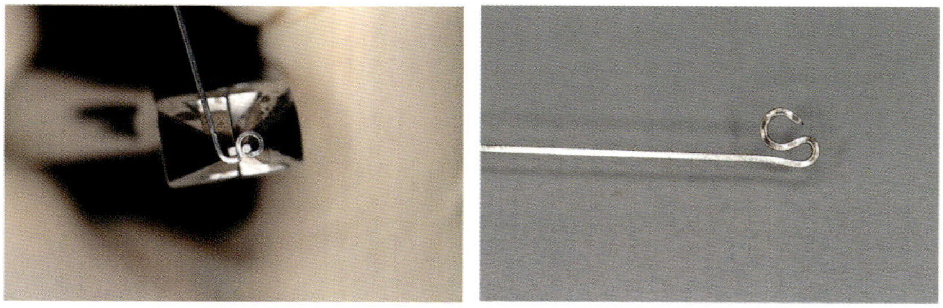

'모형 실습 ③'에서

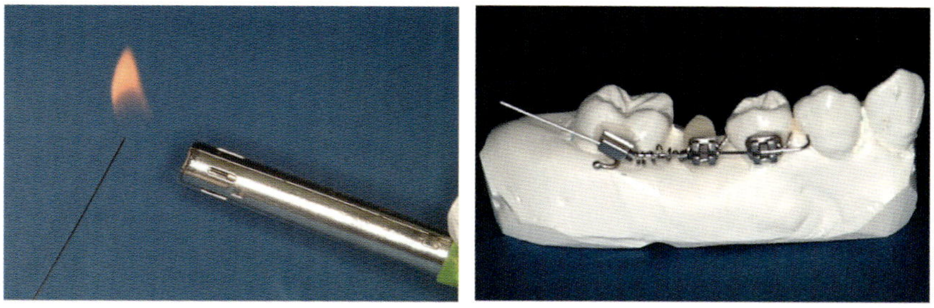

'모형 실습 ⑤'에서

'Case 27'에서

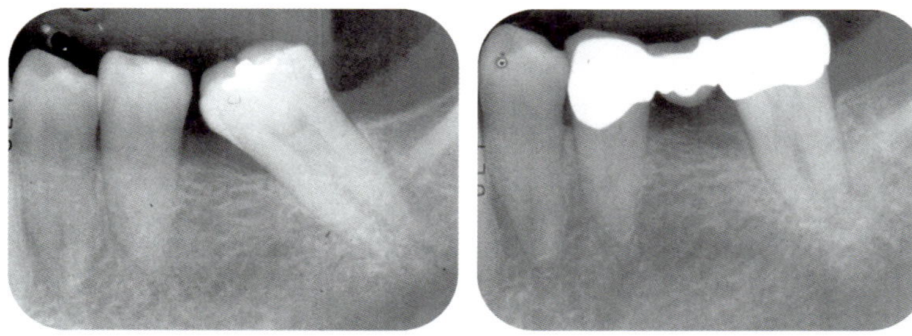

'Case 33'에서

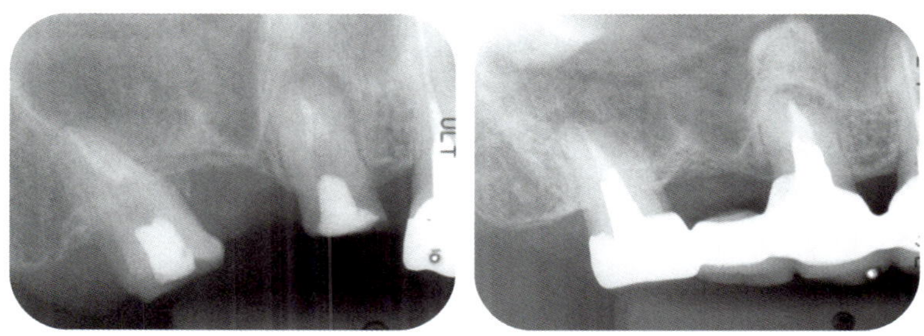

모형 실습

모형 실습 ③	가이드 와이어를 사용한 간단한 upright
모형 실습 ④	가이드 와이어의 조절
모형 실습 ⑤	오픈 코일 스프링을 사용한 upright
모형 실습 ⑥	Indirect bonding을 이용한 브라켓 부착

브라켓을 사용하지 않는 upright

Case 25~26	가이드 와이어를 사용한 upright
Case 27~28	교정용 앵커 스크루(TAD)를 사용한 upright
Case 29	앵커 스크루와 가이드 와이어를 사용한 upright

브라켓을 사용한 upright

Case 30~32	브라켓을 사용한 upright
Case 33~36	정출과 upright를 이용한 응용 증례

모형 실습 ③

가이드 와이어를 사용한 간단한 upright

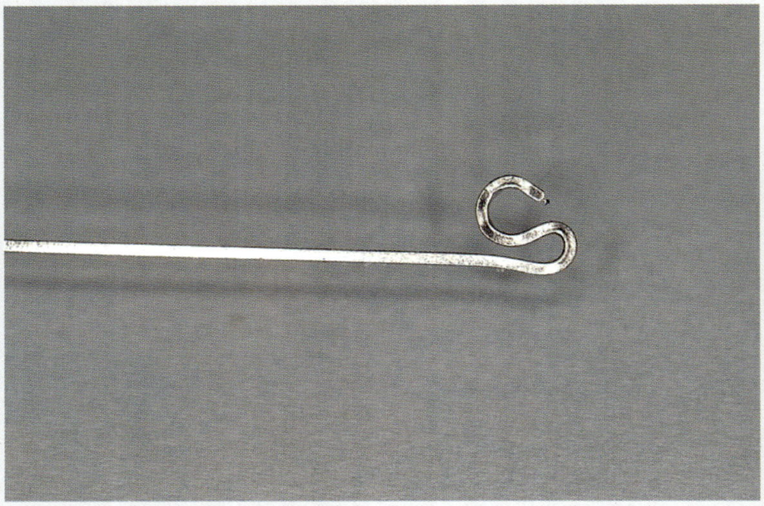
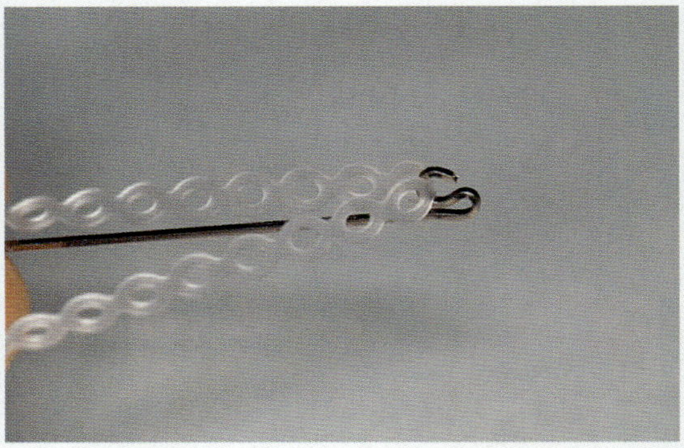

③-1, 2. 가이드 와이어의 완성 이미지. 파워체인을 건다.

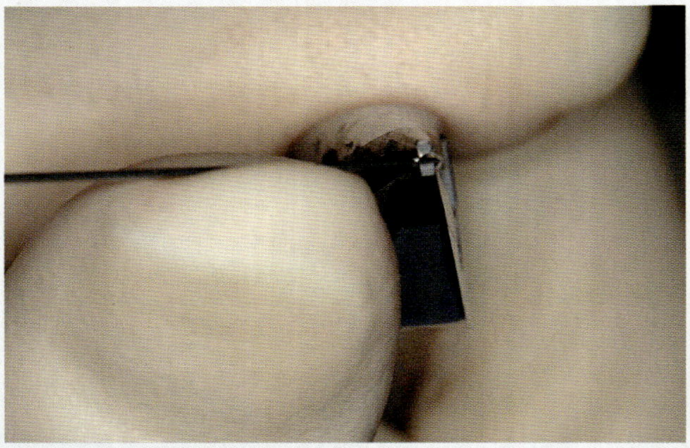
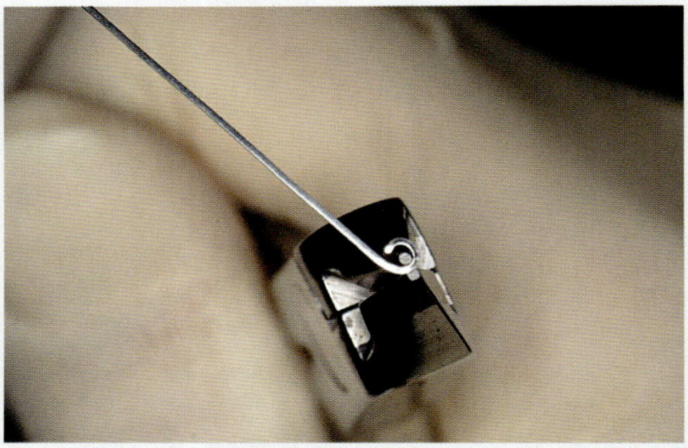

③-3, 4. 버드비크 플라이어 끝의 둥근 부분을 사용하여 둥근 고리를 만든다.

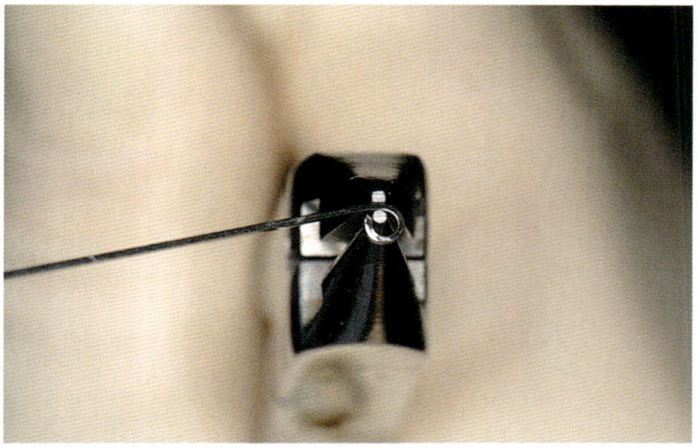

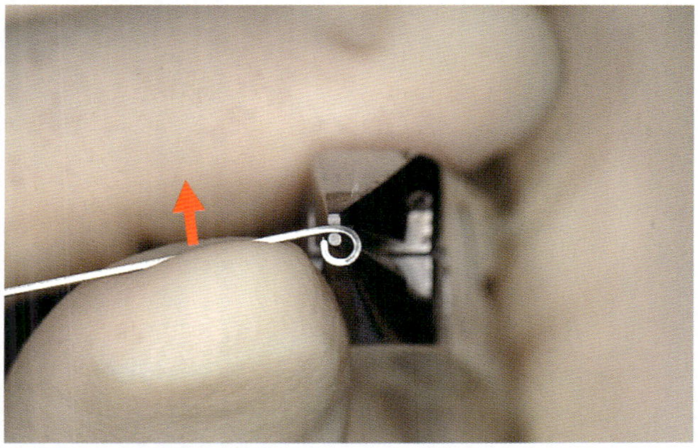

③-5, 6. 플라이어를 돌려 잡고, 고리 속에 버드비크 플라이어의 둥근 쪽을 넣는다.

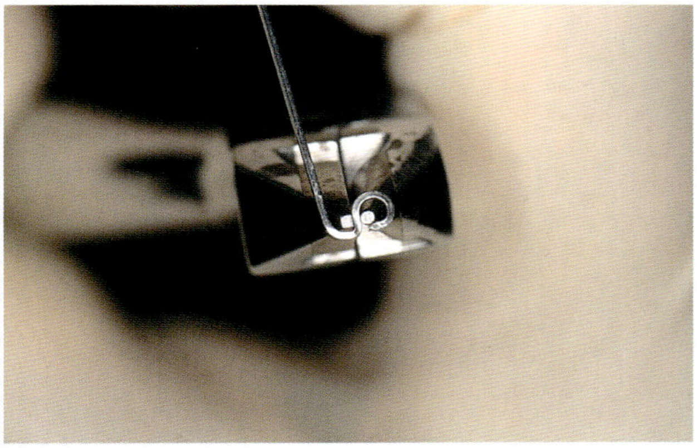

③-7. 역방향으로 bending 하면 ③-1의 완성 이미지가 된다.

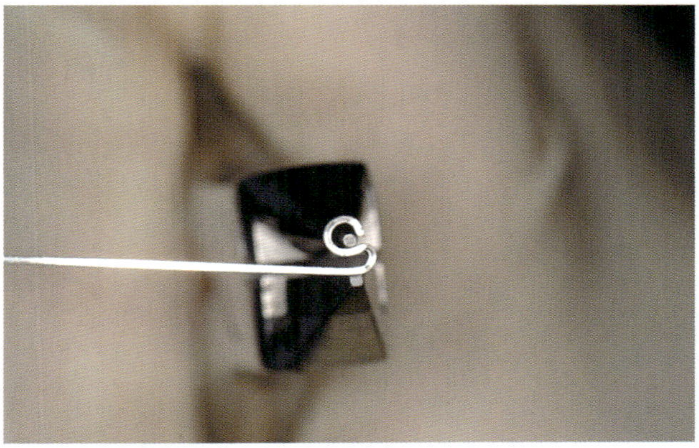

③-8. 너무 부푸는 것 같으면 조인다.

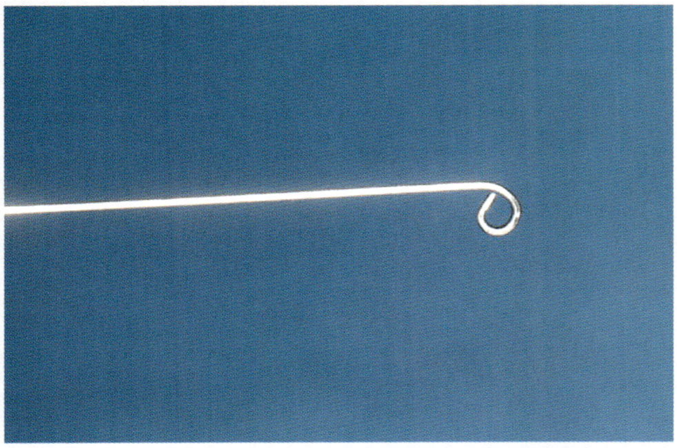

③-9. Bending을 잘할 수 없으면 고리만으로도 충분하다.

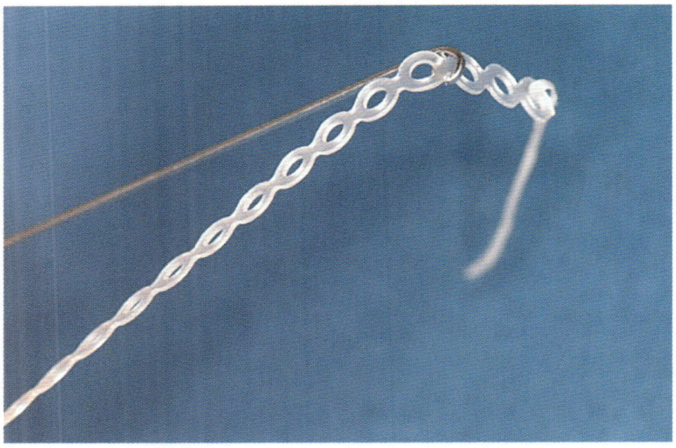

③-10. 다만 파워체인을 교환할 때는 고리 안을 통과시켜야 한다(파워체인에 치실을 걸어 고리에 통과시키면 쉬움).

가이드 와이어를 사용한 upright

Case 25

가이드 와이어를 사용한 upright ①

증례 개요 14세 남성. 우식에 이환한 #27과 37을 발치하고 #28과 38을 대체하여 사용하기로 했다.

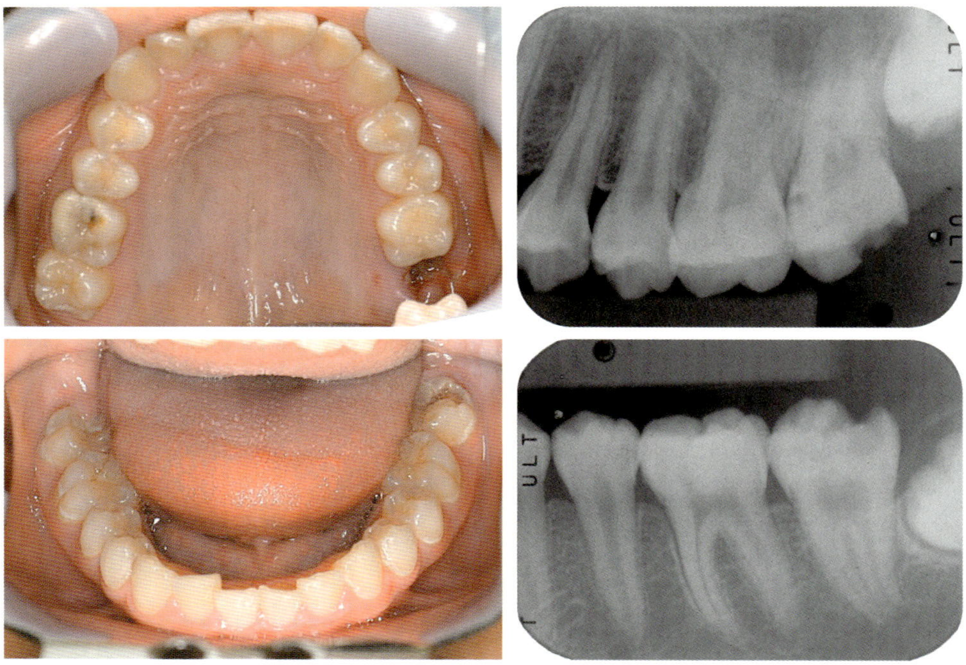

25-1~4. 우식 때문에 내원. #27, 37은 근관치료 가능성이 있어 #27, 37을 발치하고 #28, 38을 대신 사용하기로 했다.

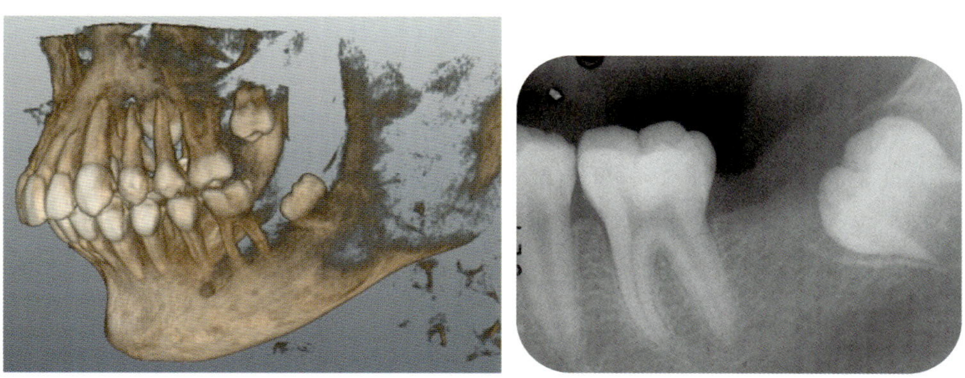

25-5, 6. 발치 3개월 후. #38이 근심으로 이동해 오고 있다.

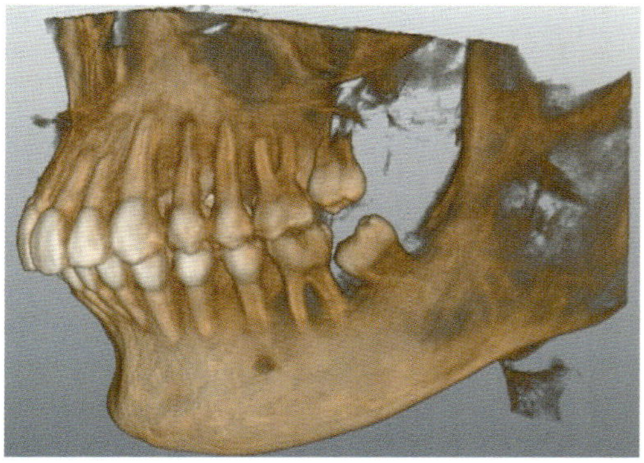
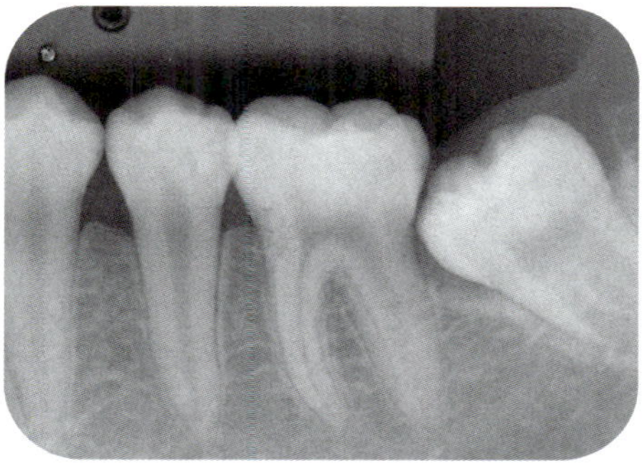

25-7, 8. #27, 37 발치 1년 3개월 후. #28, 38이 맹출해 왔다. 그러나 #38은 #36 원심에 걸려 있다.

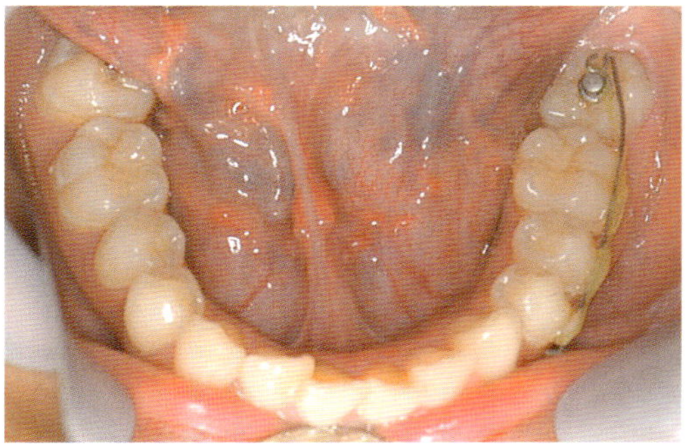
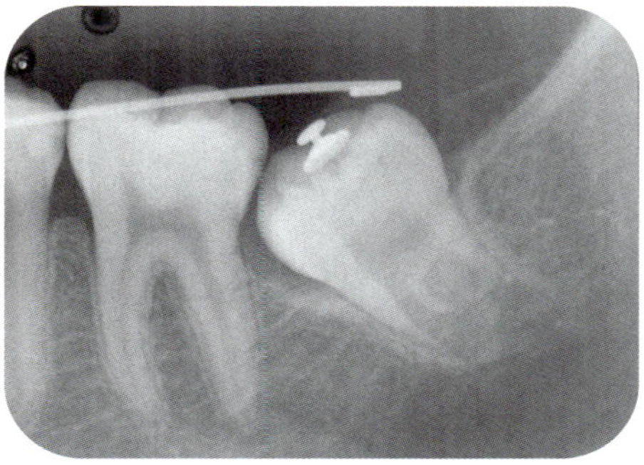

25-9, 10. #38 교합면의 치은을 전기소작기로 제거 후 metal button을 부착해 원심 직립을 도모했다.

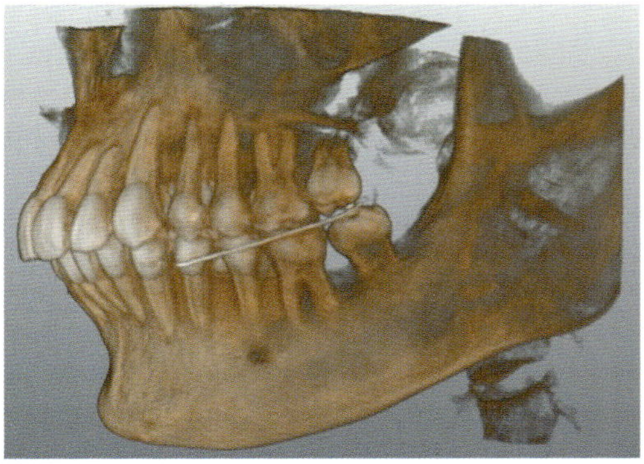
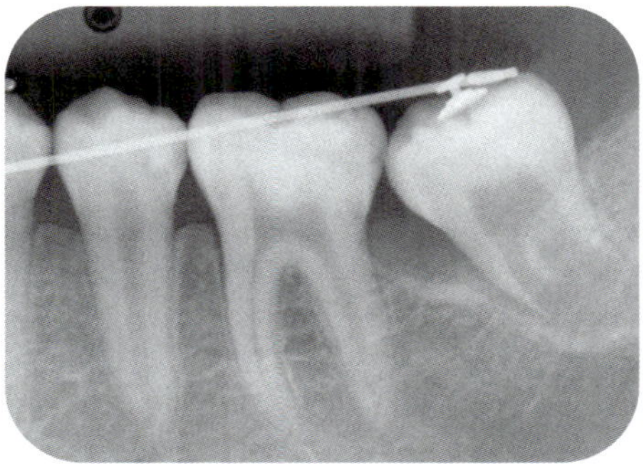

25-11, 12. 이동 시작 2주일 후. #38은 좋은 위치에 맹출했다. 장치를 제거하고 자연 정출을 기다렸다.

[역자 주] 치근이 발육 중인 치아의 직립 맹출 유도 시 최소 3개월 정도의 충분한 시간 동안 유지해 주어야 한다. 본 증례처럼 2주 만에 맹출했다고 장치를 풀어 버리면 다시 근심으로 묻힐 수 있다. 왜냐하면 #38 근심에 골발육이 되어 있지 않고 연조직에 의한 tension이 아직 가해지고 있기 때문이다.

가이드 와이어를 사용한 upright

Case 26

가이드 와이어를 사용한 upright ②

증례 개요 54세 여성. #16과 17이 너무 근접해 #17에 크라운을 해 넣을 수 없다.

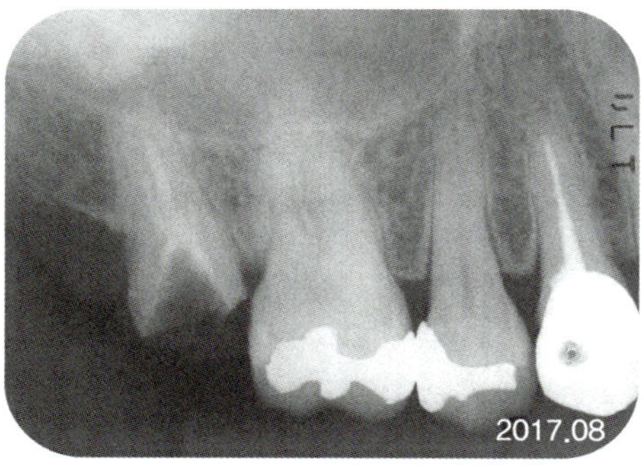

26-1. #17에 크라운을 해 넣고 싶지만, #17 근심이 #16 원심에 걸려 있다.

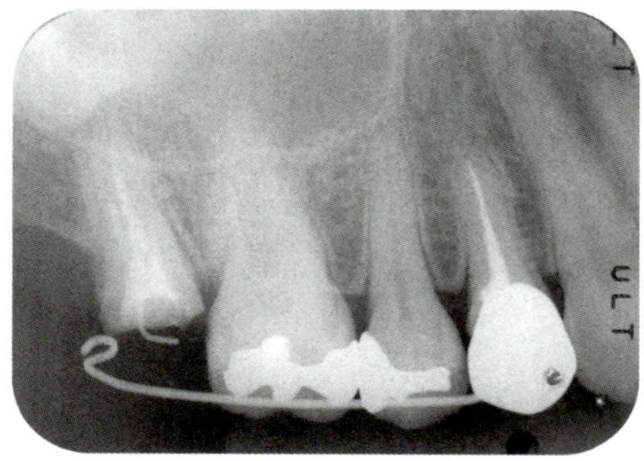

26-2. 그래서 #17을 원심으로 이동시키기 위해 가이드 와이어를 부착했다.

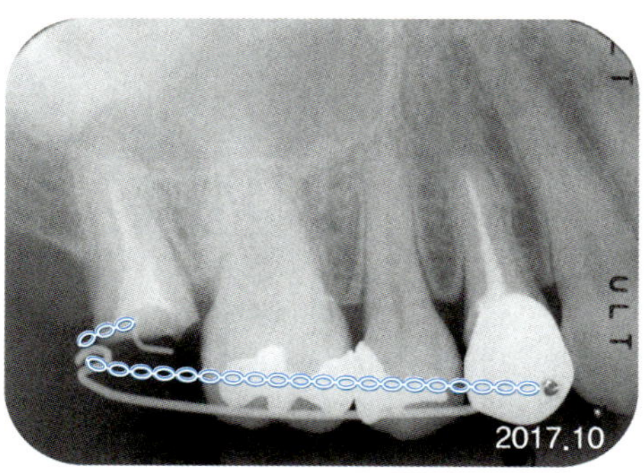

26-3. 파란색처럼 파워체인을 걸었다.

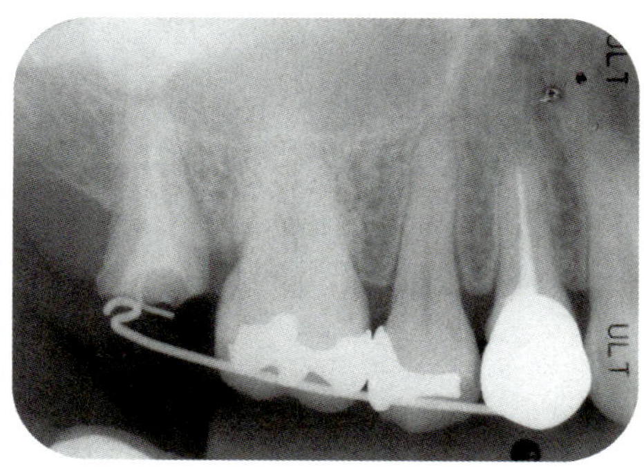

26-4. 1개월 후. 이동 종료.

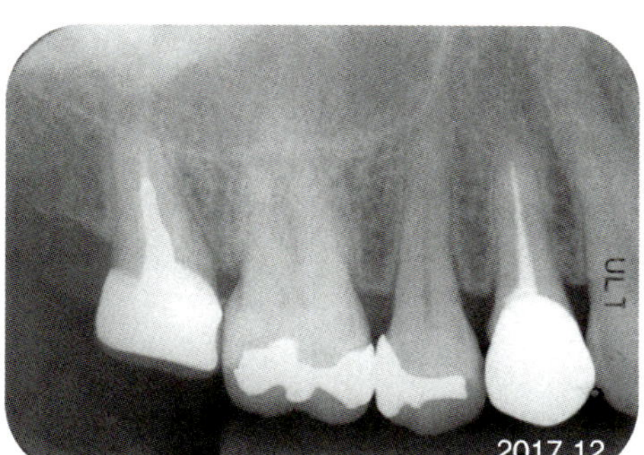

26-5. 이동 종료 2개월 후. 크라운 합착.

교정용 앵커 스크루(TAD)를 사용한 upright

Case 27

TAD 1개로 할 수 있는 간단한 upright

증례 개요 57세 여성. #37을 upright 후 브리지를 제작했다.

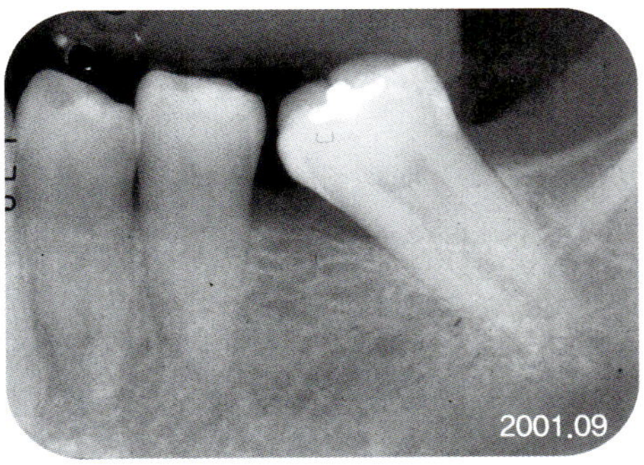

27-1. #37을 upright 하고 브리지를 장착하기로 했다.

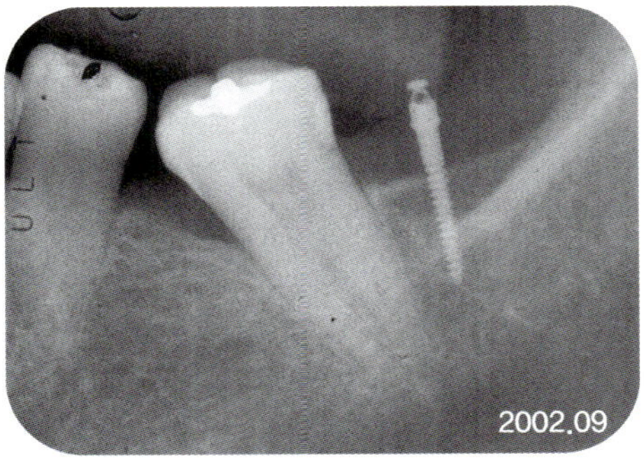

27-2. #37 원심에 TAD를 식립했다.

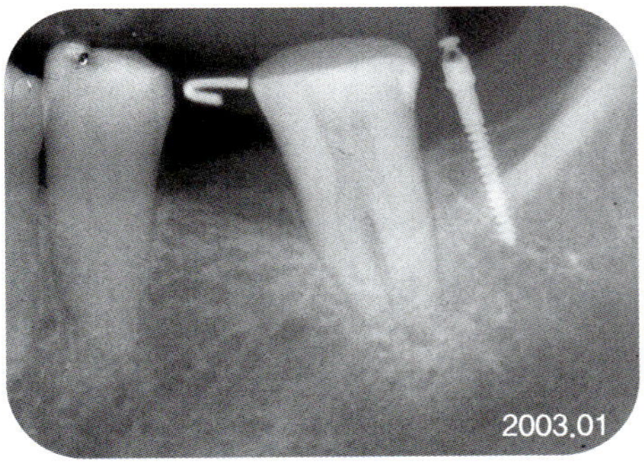

27-3. 27-5처럼 파워체인을 걸고 3개월 후. Upright 종료(도중에 교합면을 삭제했음).

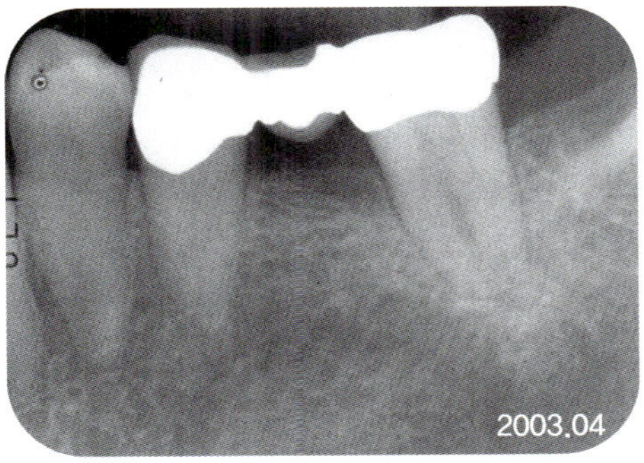

27-4. Upright 종료 3개월 후. 브리지 합착.

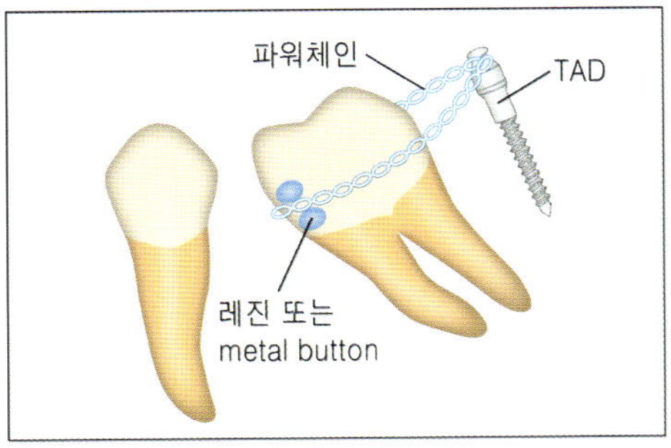

27-5. 이 증례에서는 TAD에 파워체인만 걸었다(파워체인이 미끄러지지 않도록 치아에 brush-dip 법으로 레진 훅을 만들거나 metal button 등을 사용해도 좋음).

교정용 앵커 스크루(TAD)를 사용한 upright

Case 28

TAD를 사용한 응용 증례

증례 개요

57세 여성. #45~47의 기존 보철치료에서 #46, 47은 근심 경사, #45은 설측 경사되어 있다.

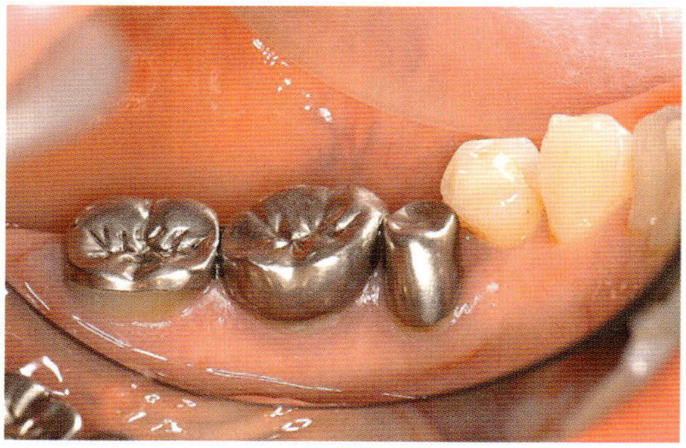

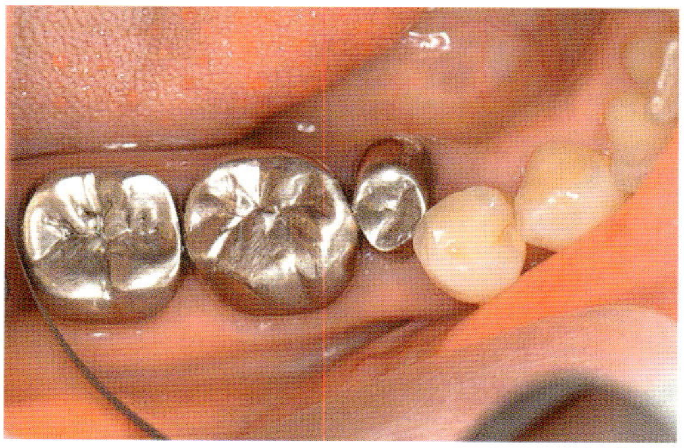

28-1, 2. #45~47의 보철치료를 하기 전의 상태이다. #46, 47은 근심으로 경사져 있고, #45은 설측으로 경사져 있다.

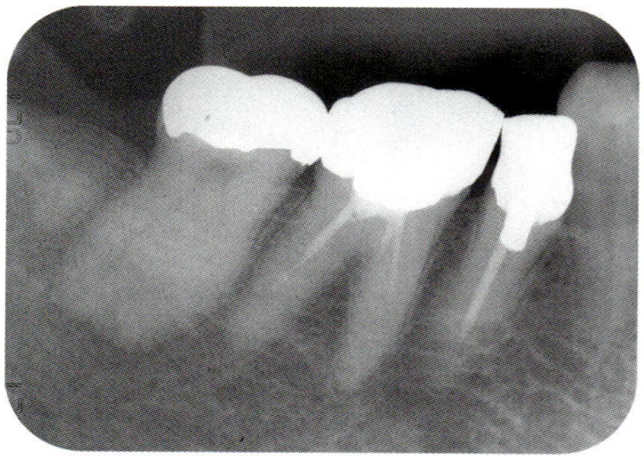

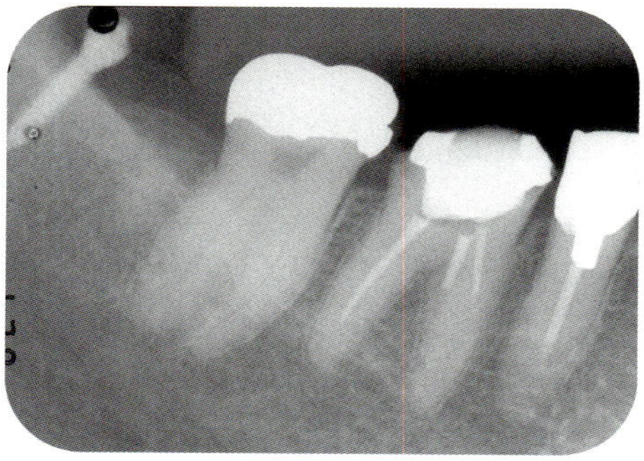

28-3. 술전.
28-4. #47 원심에 TAD 식립. 이것을 앵커로 해서 #47을 upright 한다. #47 크라운의 근심에 그루브를 형성하고 파워 체인을 걸었다.

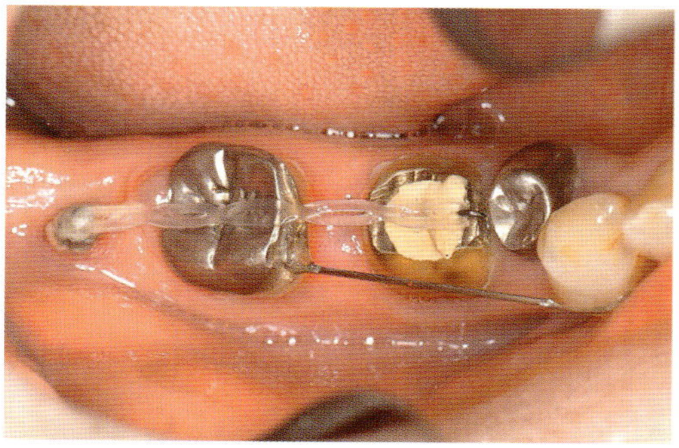

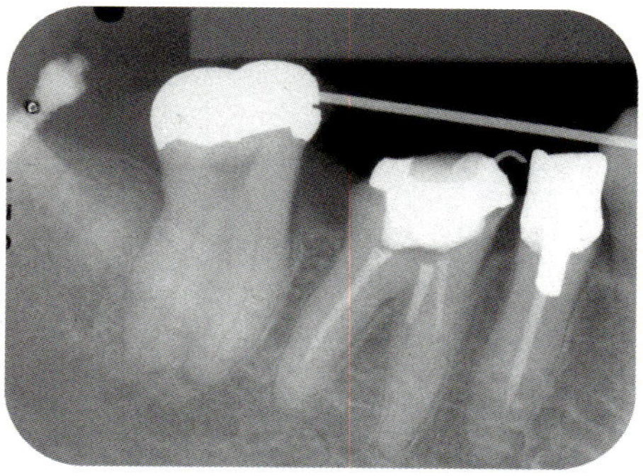

28-5, 6. 약 2개월 후. #47의 up-right가 끝나, #46의 upright를 시작한다. #47은 #44과 와이어로 연결하여 보정한다.

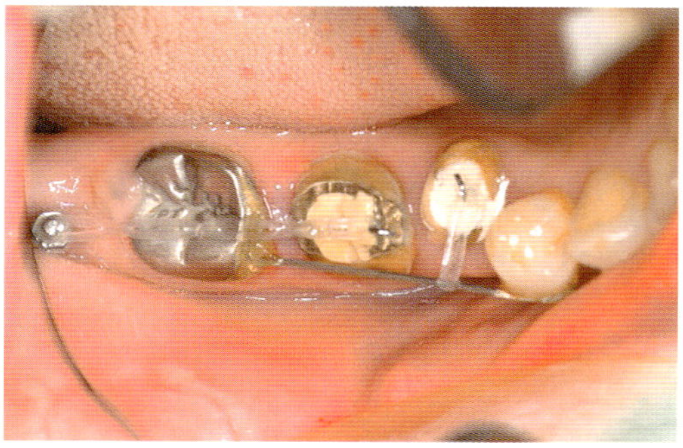

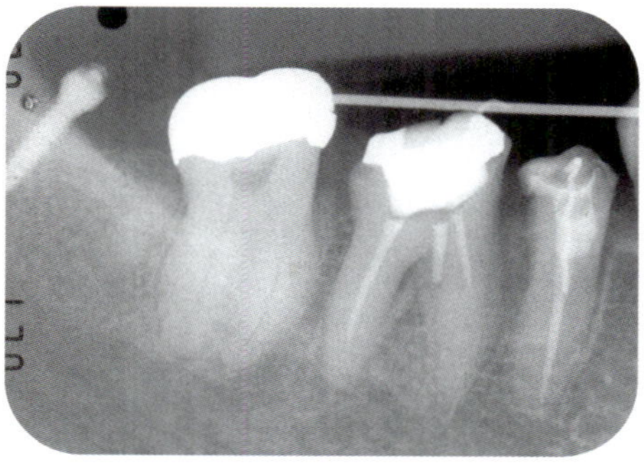

28-7, 8. #46의 upright 시작 1개월 반 후. #46 근심에 공간이 생겼다. 이로써 #45을 협측으로 이동할 수 있게 되었다.

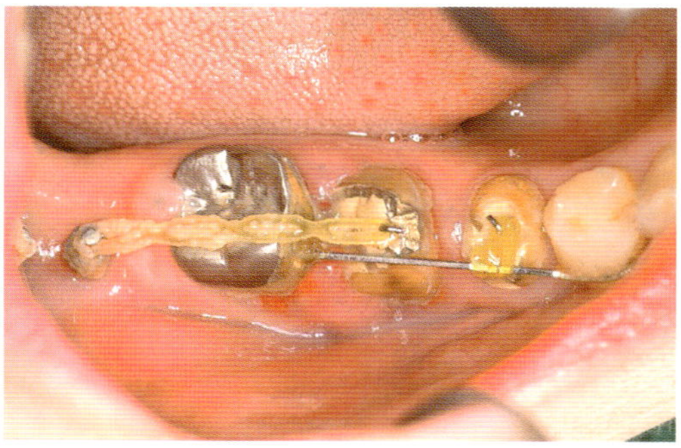

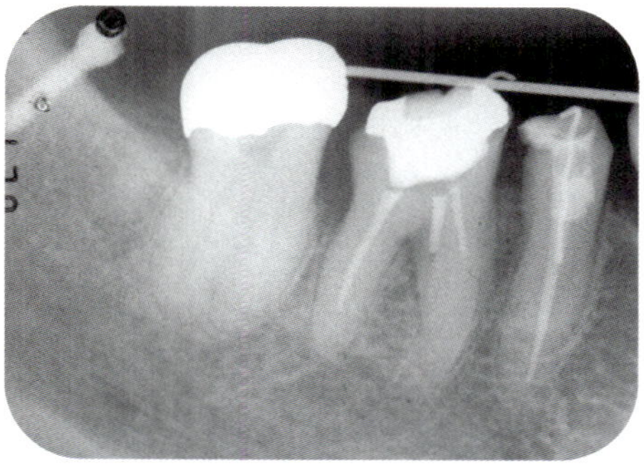

28-9, 10. #45 이동 1개월 후. 교정치료를 마치고 연결된 임시 크라운으로 보정했다.

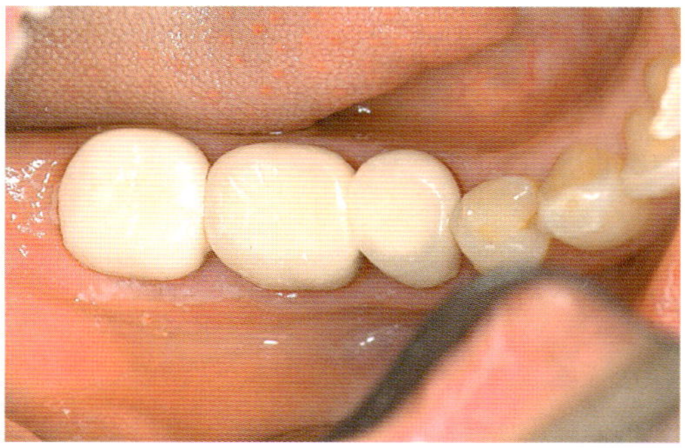

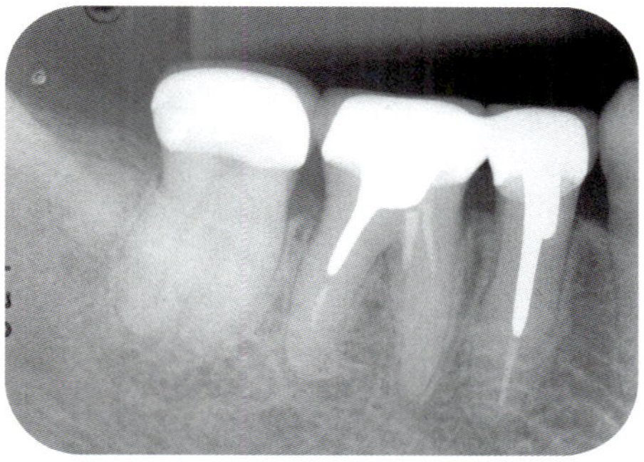

28-11, 12. 보정 3개월 후. 크라운 합착. #45, 46은 relapse 방지를 위해 연결되어 있다.

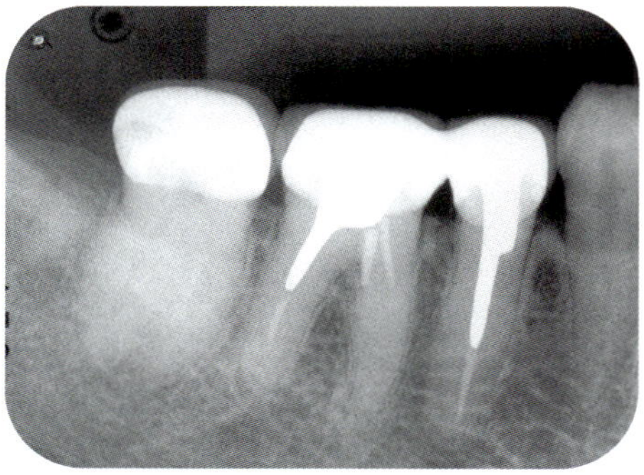

28-13. 보철 1년 8개월 후. 양호한 경과를 보이고 있다. 이 증례의 교정치료는 어렵다고 생각할 수도 있다. 그러나 간단한 교정치료를 조합하는 것으로 해결되었고, 또한 최소한의 치료 순서로 끝마쳤다.

앵커 스크루와 가이드 와이어를 사용한 upright

Case 29

TAD와 가이드 와이어를 사용한 upright

증례 개요 59세 여성. 근심 경사된 #47에 치은연하 우식. #47을 원심 상방으로 upright 하기로 했다. TAD와 가이드 와이어를 이용하여 구치직립과 정출을 도모했다.

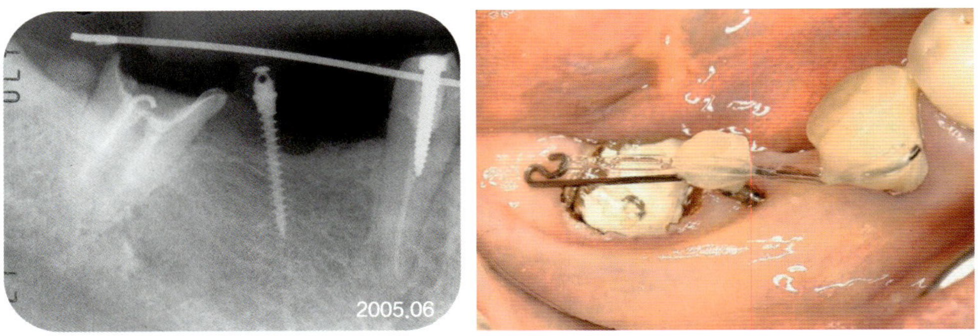

29-1, 2. #47이 근심 경사되어 있고 치은연하 우식이 있다. #47을 원심 상방으로 upright 하기로 했다. TAD를 앵커로 해서 가이드 와이어로 이동 시작(점막은 전기소작기로 절제했음).

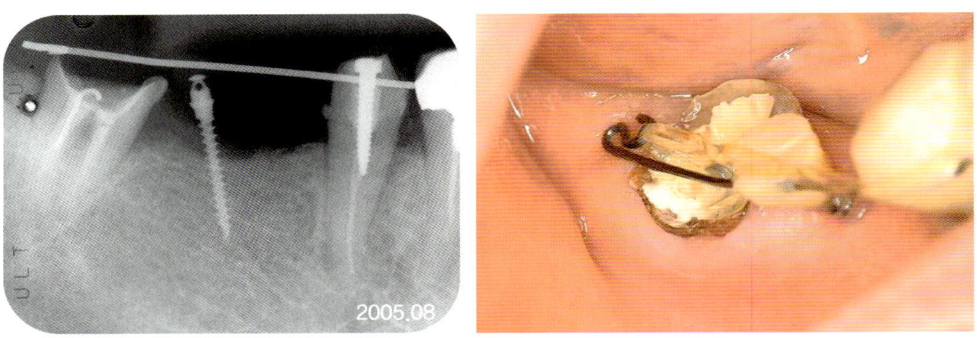

29-3, 4. 2개월 후. 정출과 함께 upright 되었다. 협측 점막에 각화 치은이 생겼다(가이드 와이어 끝부분이 교합 쪽으로 올라가도록 조정했음).

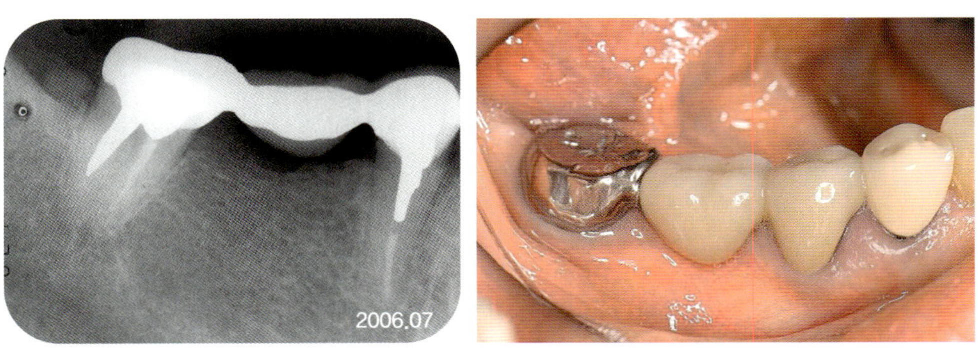

29-5, 6. 4개월의 이동을 끝내고, 4개월을 더 보정한 후에 브리지를 합착했다.

모형 실습 ④

가이드 와이어의 조절

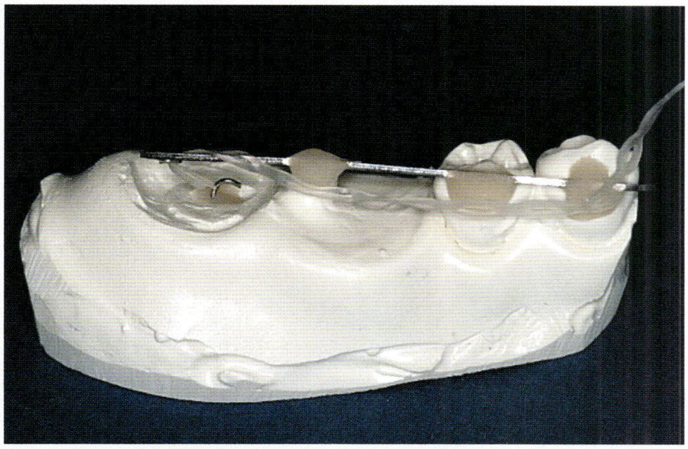

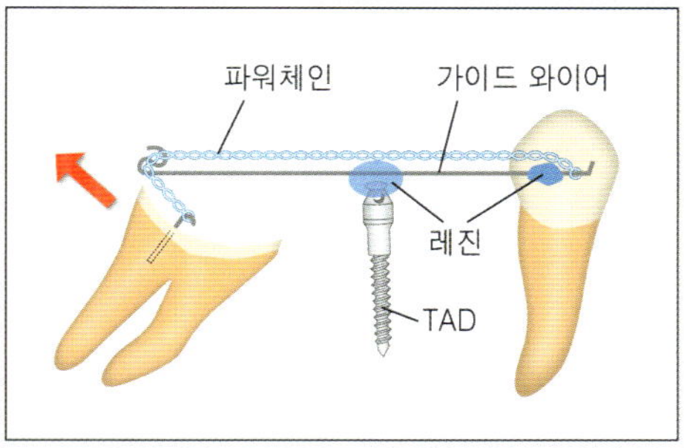

④-1, 2. Case 29의 모형. #44 근심에 파워체인을 걸었다. 파워체인을 길게 걸면 약한 힘을 지속적으로 부여해 줄 수 있다.

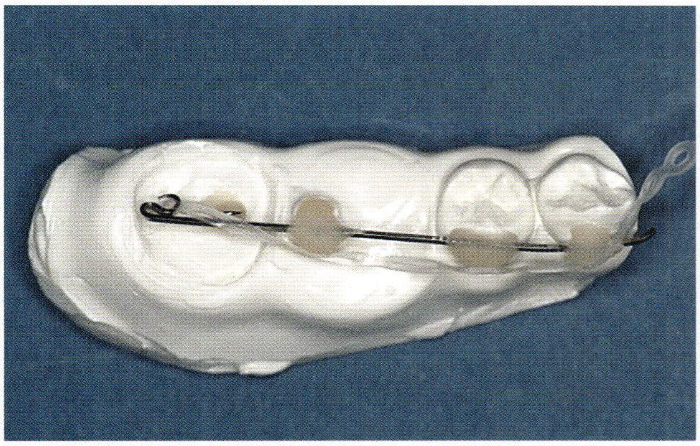

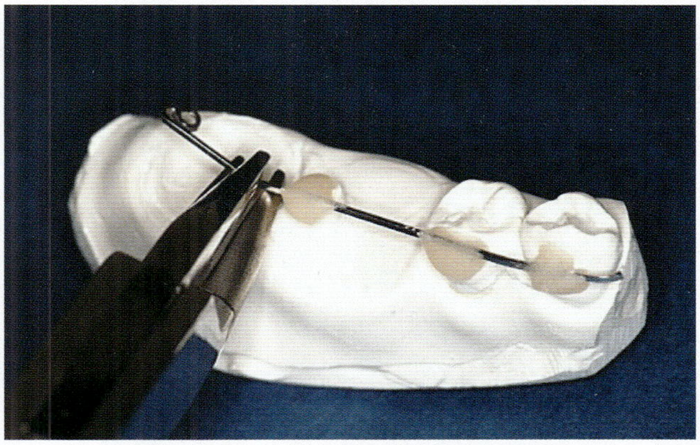

④-3, 4. 치아가 정출하다가 가이드 와이어의 끝과 접촉하게 되면 추가적인 정출을 얻기 위해 three jaw 플라이어 등으로 와이어를 bending 해 조절한다.

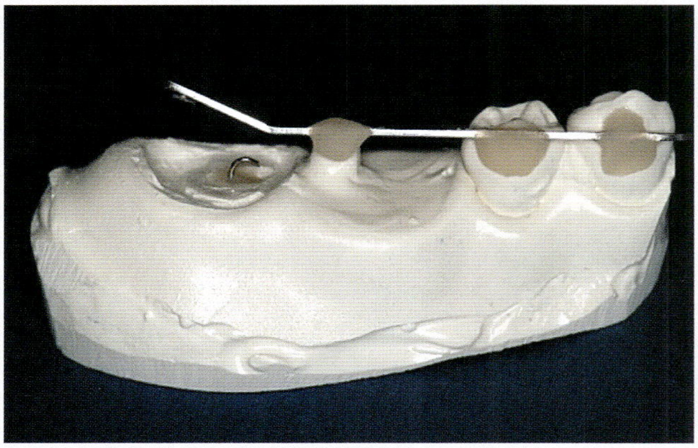

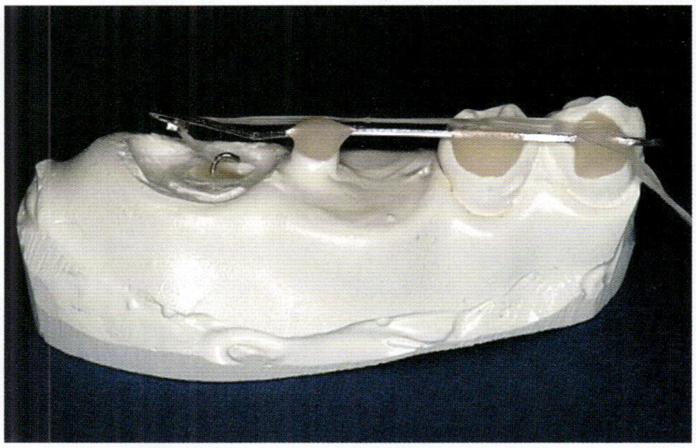

④-5, 6. Bending 된 가이드 와이어에 파워체인을 걸면 이번에는 와이어의 힘으로 치아를 이동시킬 수 있다.

모형 실습 ⑤

오픈 코일 스프링을 사용한 upright

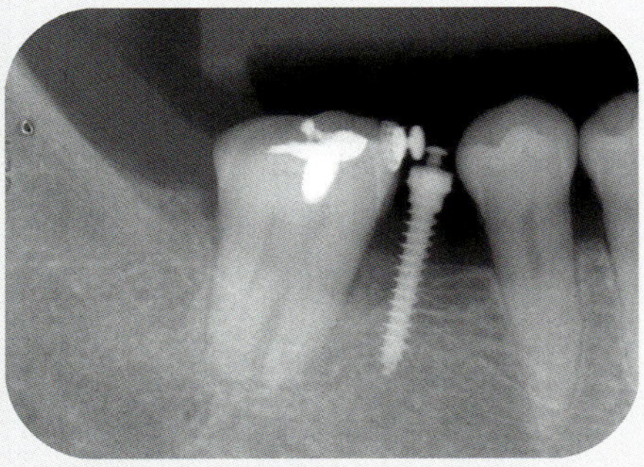

⑤-1. #47 upright를 위해 #47 근심에 TAD를 식립한 방사선사진.

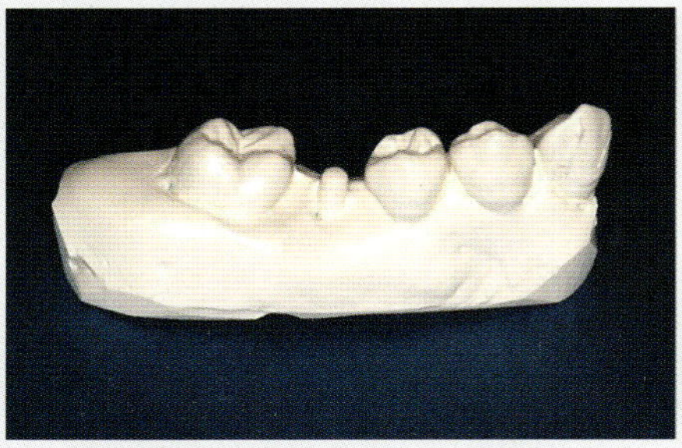

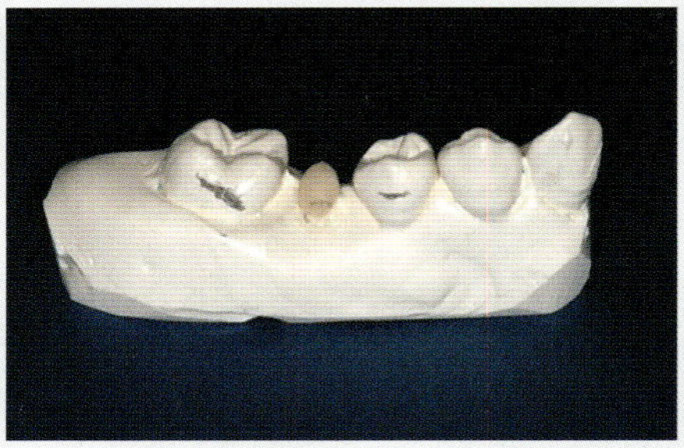

⑤-2, 3. 모형에서 브라켓과 튜브의 위치를 확인한다.

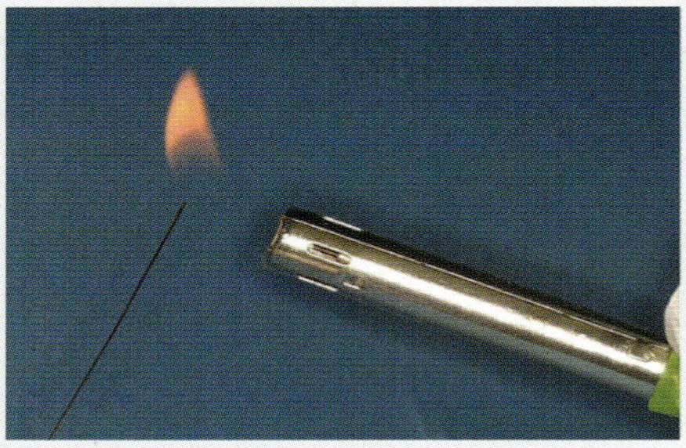

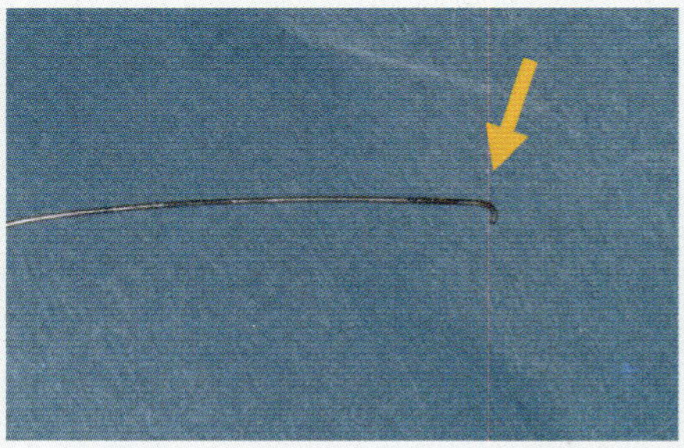

⑤-4. 사용되는 NiTi wire는 bending이 되지 않는다. 그래서 라이터 등으로 bending 할 부위를 붉어질 때까지 가열한다.
⑤-5. 가열된 부위는 간단하게 bending이 가능하다.

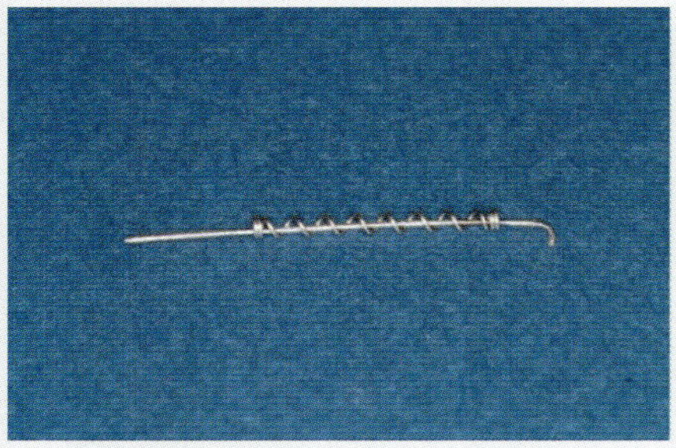

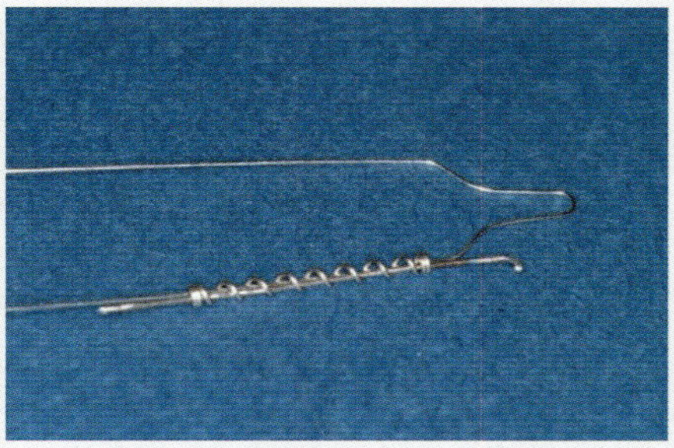

⑤-6. .014 NiTi wire에 NiTi 오픈 코일 스프링을 집어 넣는다.
⑤-7. 여기에 다시 긴 결찰선을 통과시킨다.

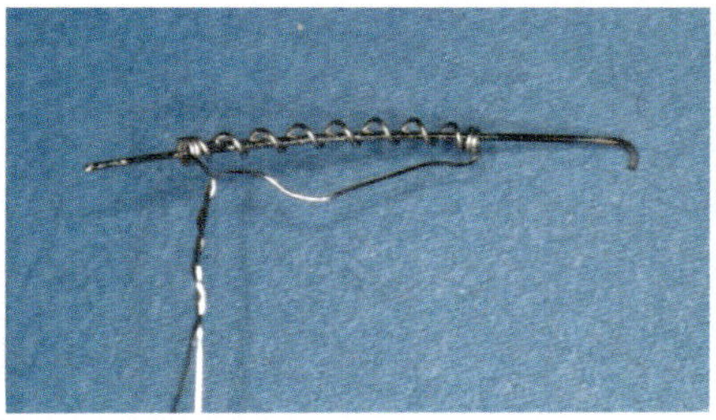
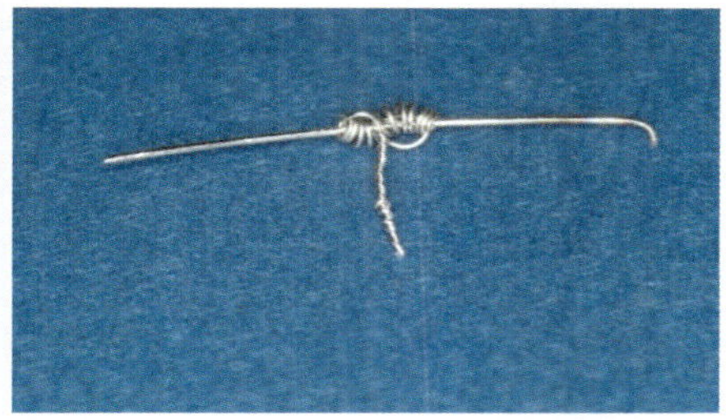

⑤-8. 결찰선으로 오픈 코일 스프링을 조인다.
⑤-9. 오픈 코일 스프링이 결찰선으로 조여졌다.

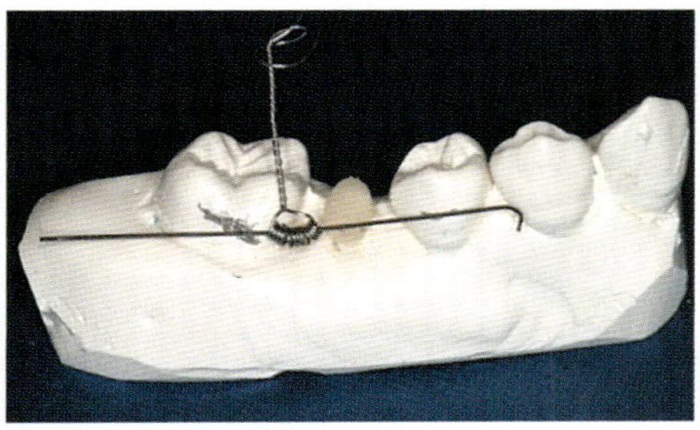
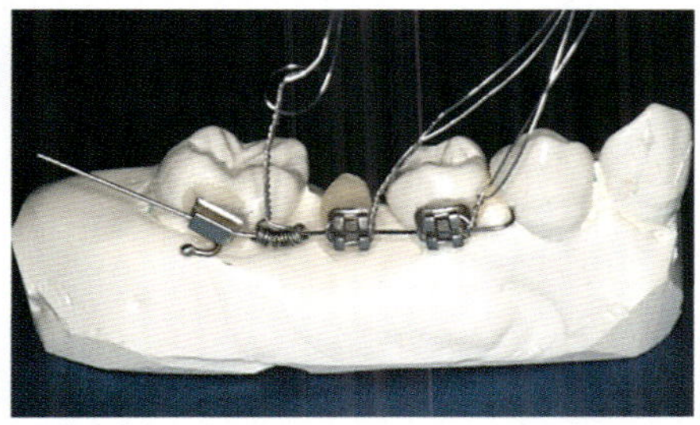

⑤-10. 구강 내에서 시적해 본다.
⑤-11. 브라켓과 튜브를 부착하고, 와이어와 오픈 코일 스프링을 넣는다.

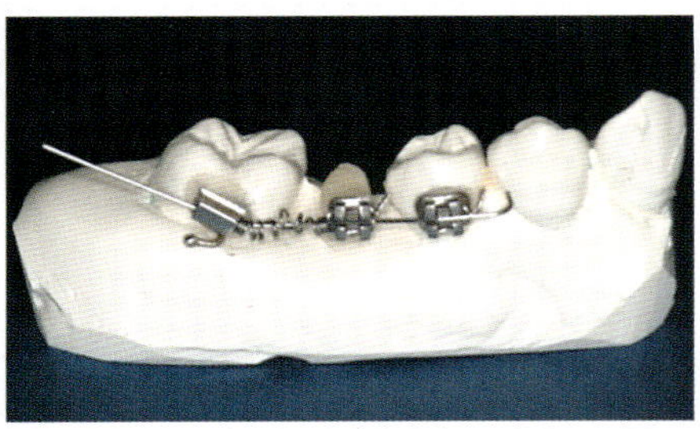
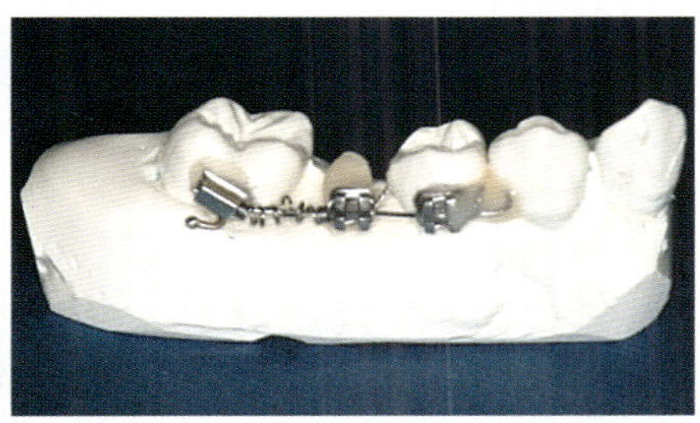

⑤-12. 브라켓에 결찰하고, 오픈 코일 스프링을 조인 결찰선을 제거한다.
⑤-13. Buccal tube 원심에 나온 wire를 자르고, bending 한 근심 쪽은 길게 남겨 레진으로 움직이지 않도록 고정한다.

(조정 방법)

#47이 upright 되면 치아가 후방으로 이동하므로 튜브가 wire에서 빠질 수 있게 된다. 그래서 2주 간격으로 내원하도록 해 #45 근심에 bending 된 와이어의 레진을 떼어내고 와이어를 원심으로 밀어주면 된다. 튜브의 원심에 와이어가 조금 보이면, 여기서 다시 레진으로 움직이지 않도록 고정한다. 이것을 반복하면 와이어를 제거하지 않고 조정할 수 있다. 또한 와이어가 부족하면 bending 한 부분을 펴면 된다.

(왜 TAD를 사용하는가)

NiTi로 만들어진 오픈 코일 스프링은 치아를 매우 잘 이동시킬 수 있지만, 결손부 근심의 치아들에서 원치 않는 치아 이동이 일어날 수 있다. 그것을 막기 위해서 TAD를 사용하는 것이다. 만약 TAD를 사용하지 않으면 반대쪽까지 교정장치를 부착해야 한다(→Case 33 참조).

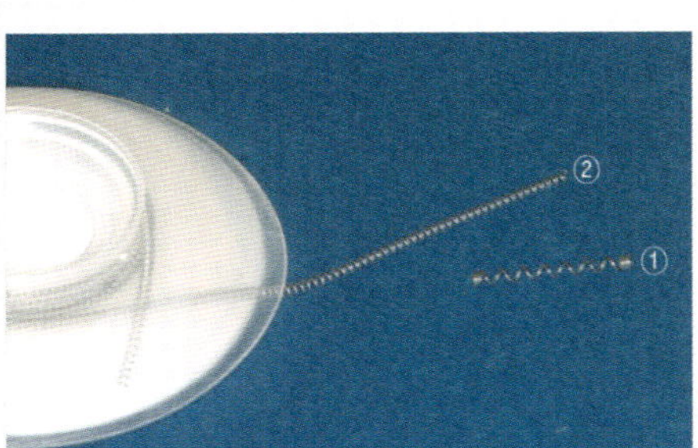

⑤-14. 오픈 코일 스프링의 선택.
① 짧게 잘려 있는 스프링은 간격이 넓으므로 조이기 쉽다. ② 둘둘 감긴 스프링은 원하는 길이만큼 잘라 쓸 수 있다.

브라켓을 사용한 upright

Case 30

#47의 upright 후 브리지 장착

증례 개요 57세 여성. #47을 upright 하고 브리지를 제작한다.

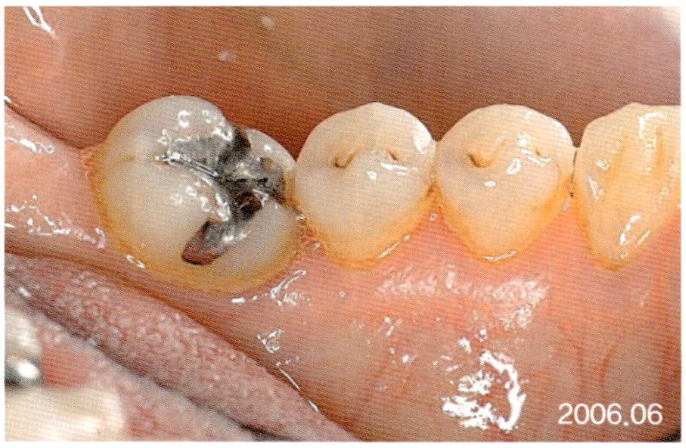

30-1. #47을 upright 하고 브리지를 제작한다. 치료 전의 상태.

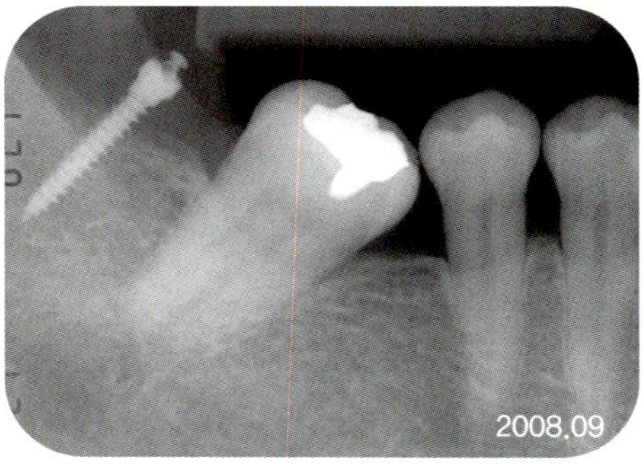

30-2. #47 원심에 TAD 식립.

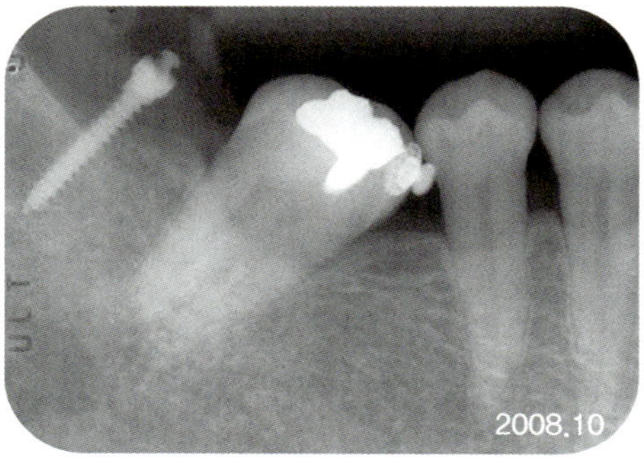

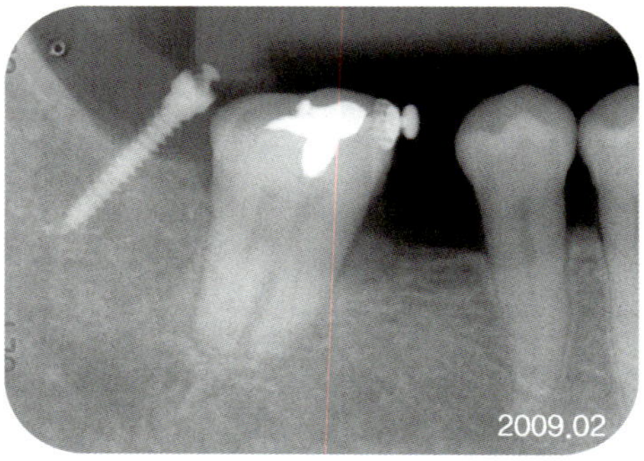

30-3. TAD 식립 1개월 후. #47에 metal button을 부착하고 파워체인으로 이동 시작.

30-4. 3개월 후. TAD에 #47이 접촉할 때까지 이동시켰다.

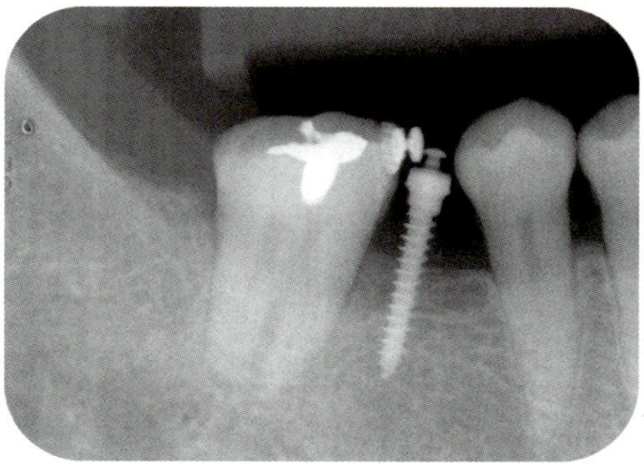

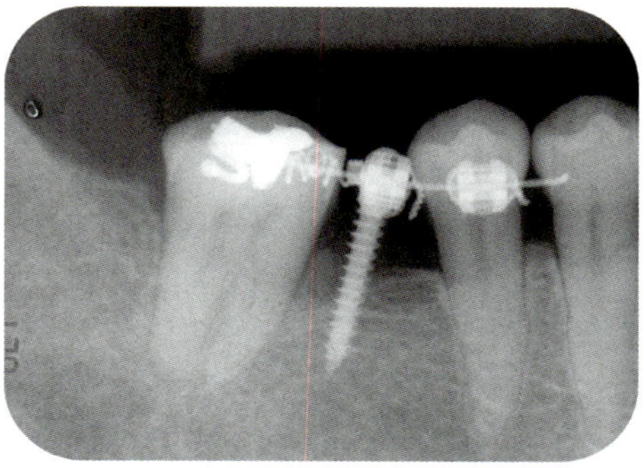

30-5. 그 후 원심의 TAD를 제거하고, 근심에 다시 식립했다. #47과 TAD를 레진으로 고정해 relapse를 방지했다.

30-6. 2주 후. 브라켓과 오픈 코일 스프링으로 upright를 시작했다.

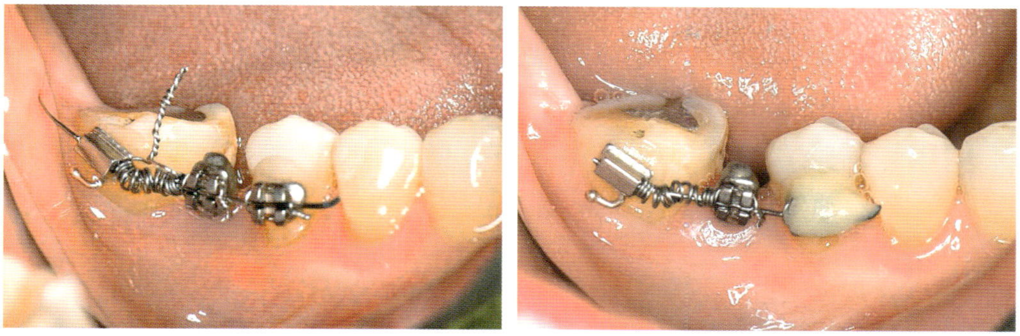

30-7, 8. 조인 오픈 코일 스프링을 장착하고 결찰선을 제거하면 스프링은 단번에 늘어난다. #45 근심에는 bending 된 와이어의 끝이 레진으로 고정되어 있다.

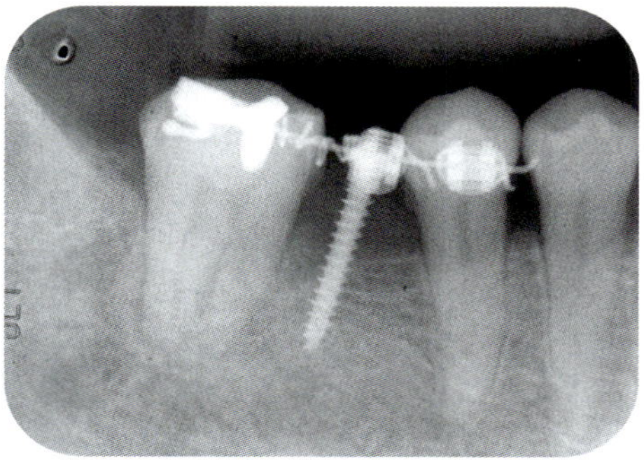

30-9. 오픈 코일 스프링을 사용하고 약 1개월 후.
#47의 upright가 종료되었다.

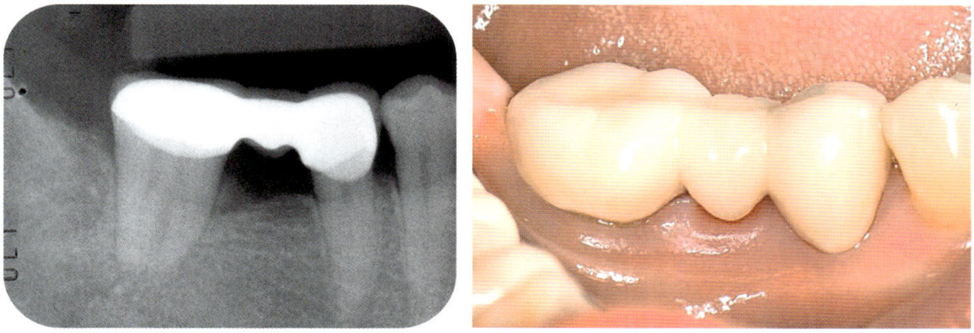

30-10, 11. Upright 종료 1개월 후. 브리지 합착. 브리지가 보정장치가 된다.

브라켓을 사용한 upright

Case 31

#37의 upright 후 브리지 장착

증례 개요 75세 남성. #37 치경부에 우식이 생겨 재치료가 필요한 증례.

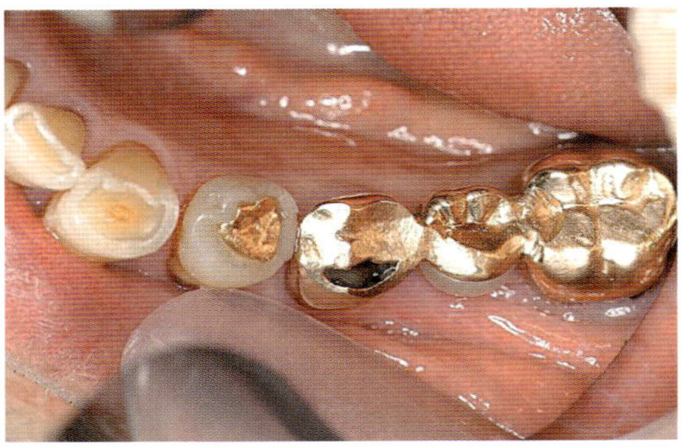

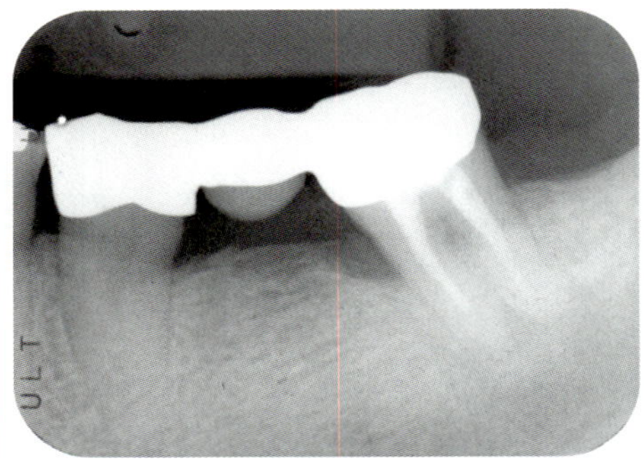

31-1, 2. #㉟·36·㊲ 브리지의 재치료가 필요하다. #33, 34 사이가 벌어져 있다. #37 근심에는 골흡수가 보인다.

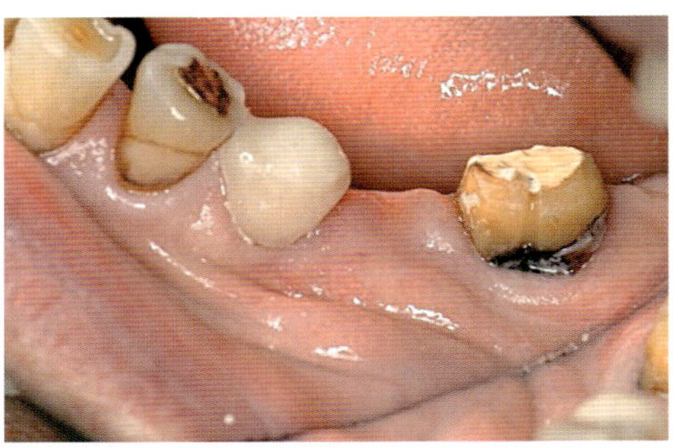

31-3. 브리지를 제거해 보니, #37에 우식이 확연하게 관찰된다.

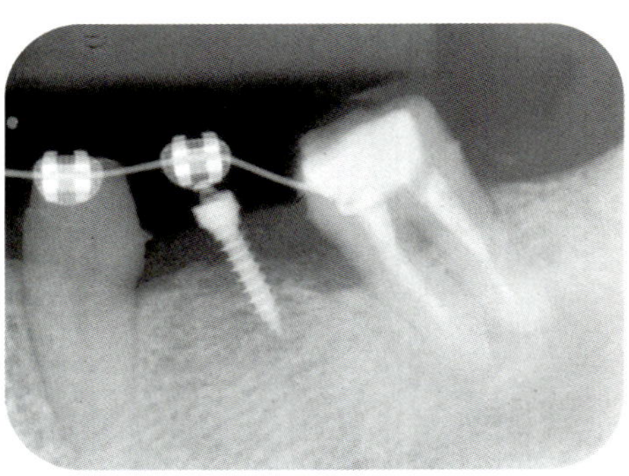

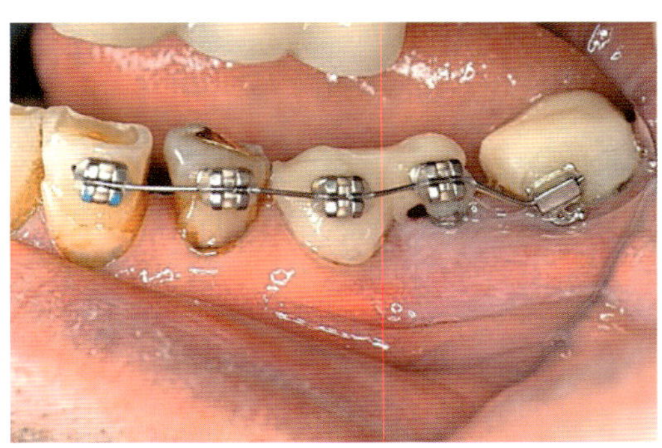

31-4. TAD를 앵커로 해서 #37의 upright와 정출을 도모했다.
31-5. #37의 튜브는 치경부 가까이에 근심으로 기울여 부착했다.

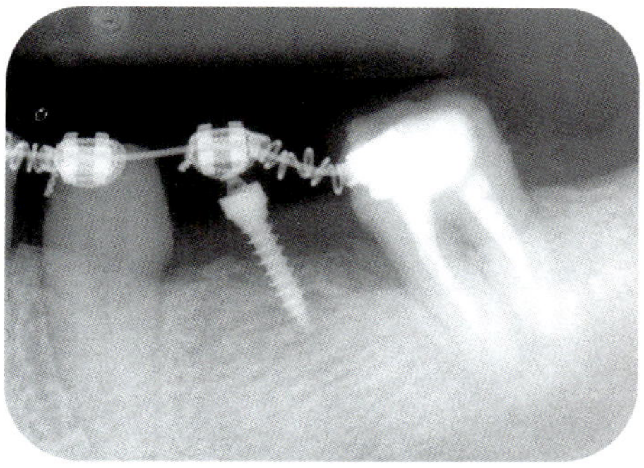

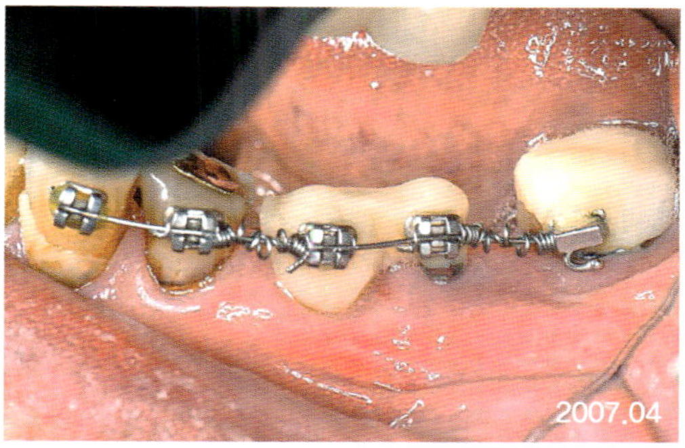

31-6. Upright 시작 1개월 후. #34과 #35 사이, TAD와 #37 사이에 조인 오픈 코일 스프링을 넣었다. 이것으로 #33, 34 사이의 공간을 폐쇄하고, #37의 upright를 도모했다.

31-7. 오픈 코일 스프링을 넣고 2주 후. #33, 34 사이의 공간이 닫히고 있다. #35 근심에 레진을 추가해 relapse를 막았다.

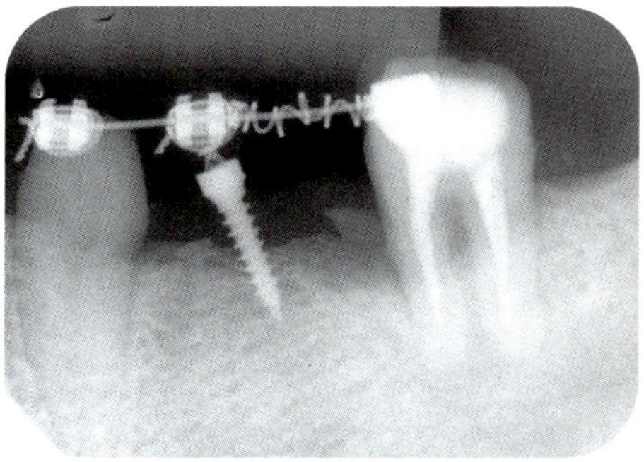

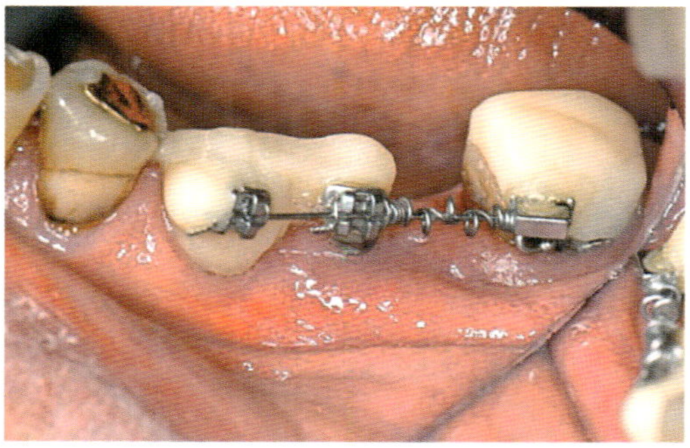

31-8, 9. 교정 시작 2개월 후. #33, 34 사이의 공간이 폐쇄되었고 #37의 upright가 이루어졌다. 임시 브리지로 보정했다.

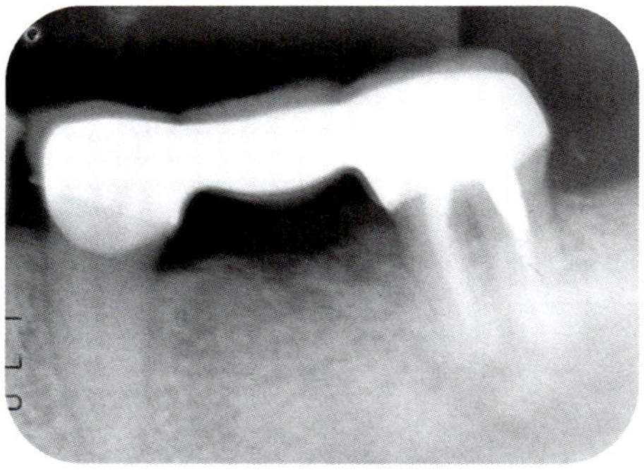

31-10. 보정 2개월 후, #㉟·36·㊲의 브리지를 합착. 브리지 합착 10개월 후의 방사선사진에서 #37 근심의 골흡수가 개선되었다.

브라켓을 사용한 upright

Case 32

#37의 upright 후 생긴 공간에 임플란트 식립

증례 개요 33세 남성. "왼쪽 아래에 치아를 해 넣고 싶다"라는 주소로 내원. 좌측은 개방교합이다.

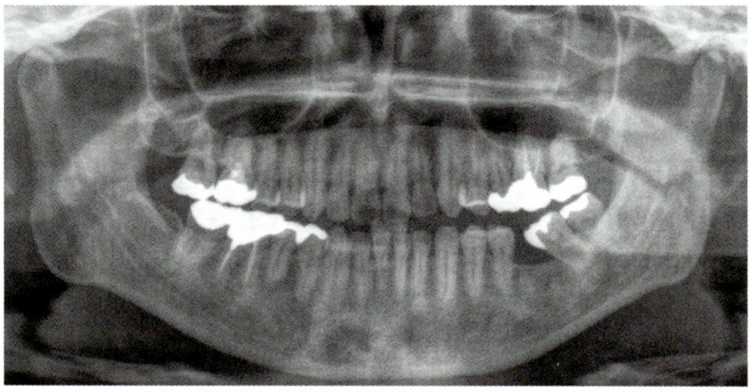

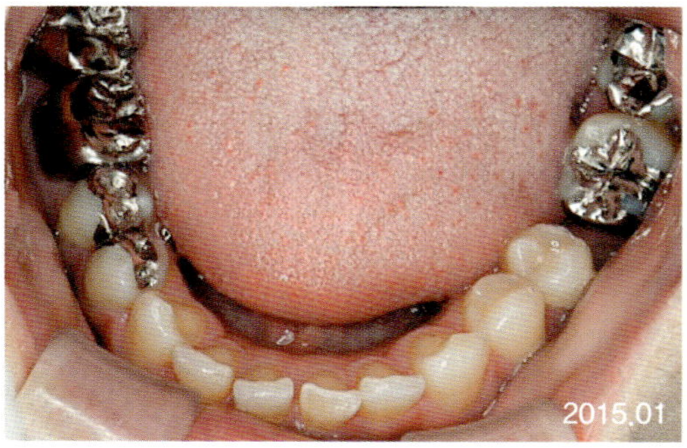

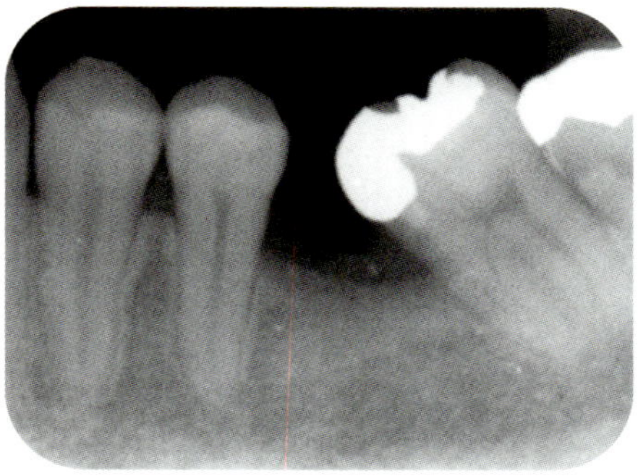

32-1~3. 2015년 1월. #38 발치 후 #37을 upright 하기로 했다.

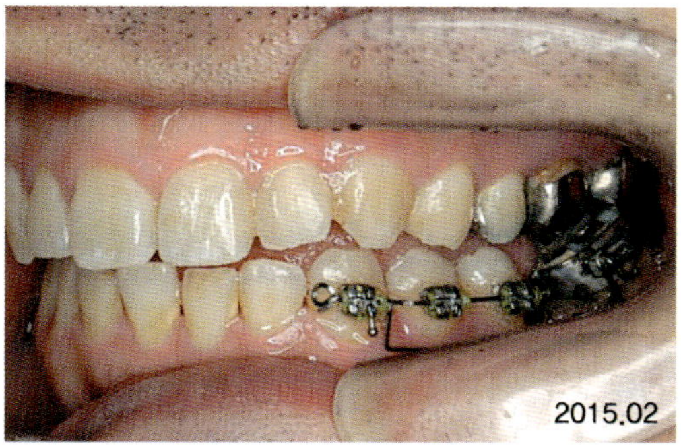

32-4. 2015년 2월. #37에 upright 스프링을 장착. #33~35은 치아를 움직이지 않기 위한 고정원으로서 .017×.025 SS를 장착하고, #33과 #34 사이에 molar up-righting spring의 끝을 걸어 upright를 도모했다.

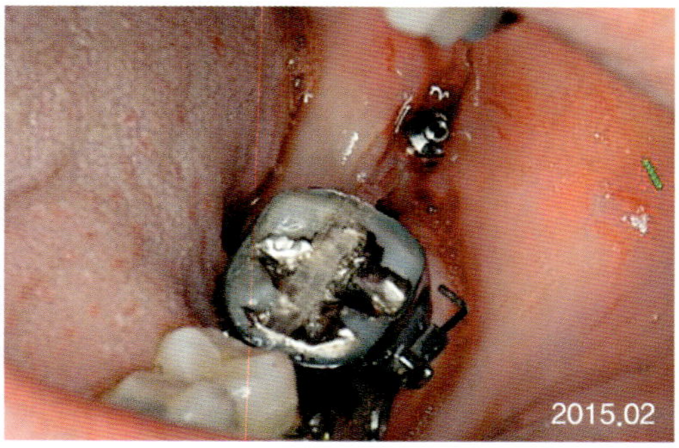

32-5. #37이 정출되었으므로 #37 원심에 TAD를 식립하고 #37 근심에 metal button을 welding 해, 압하하면서 upright를 도모했다.

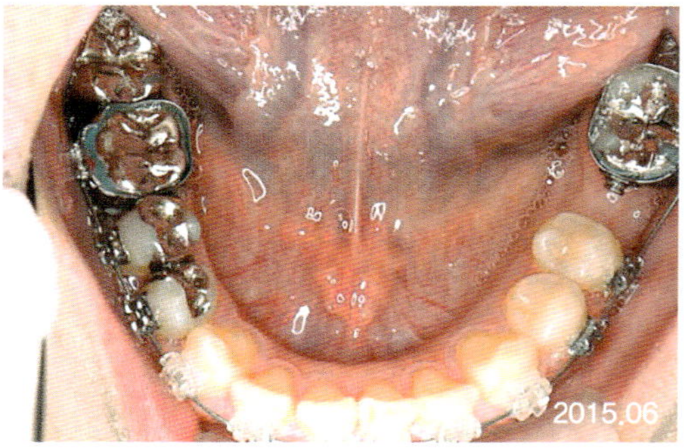

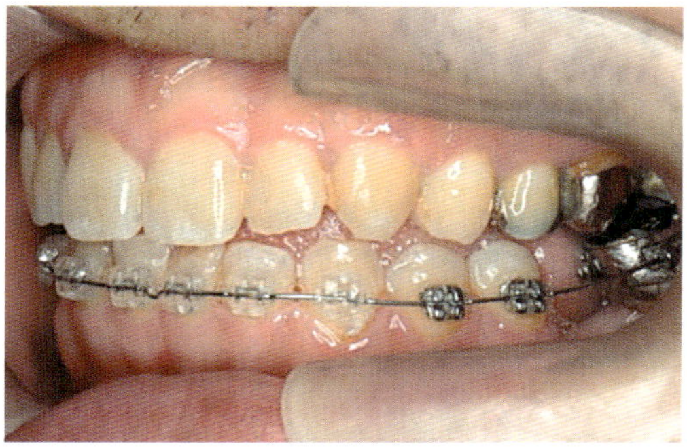

32-6, 7. 하악 좌측의 공간이 부족하여 오픈 코일 스프링으로 임플란트 식립 공간을 더 확보했다.

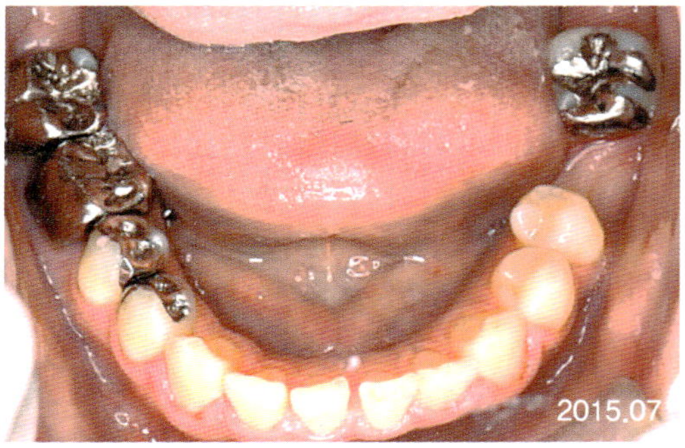

32-8. 교정장치 제거.

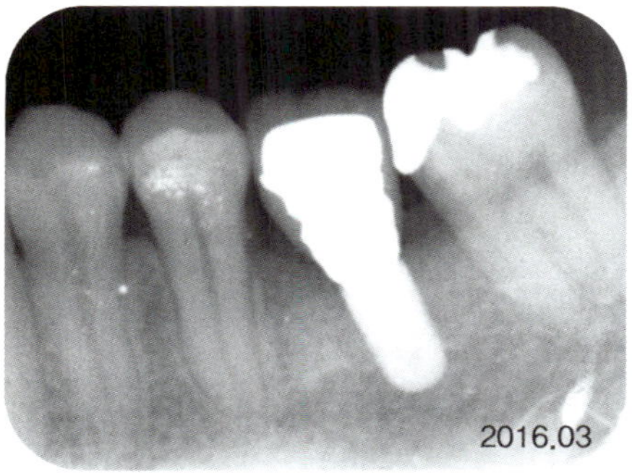

32-9. 2015년 10월에 임플란트 식립, 2016년 3월에 임플란트 보철물 장착.

모형 실습 ⑥

Indirect bonding을 이용한 브라켓 부착

구강 내에서 직접 브라켓을 부착하는 것이 어려울 때는, indirect bonding을 시행하면 된다. 부드러운 'EMILUMA(Shofu)'와 보강을 위한 딱딱한 'Clear bite'를 조합해 사용하면 좋다.

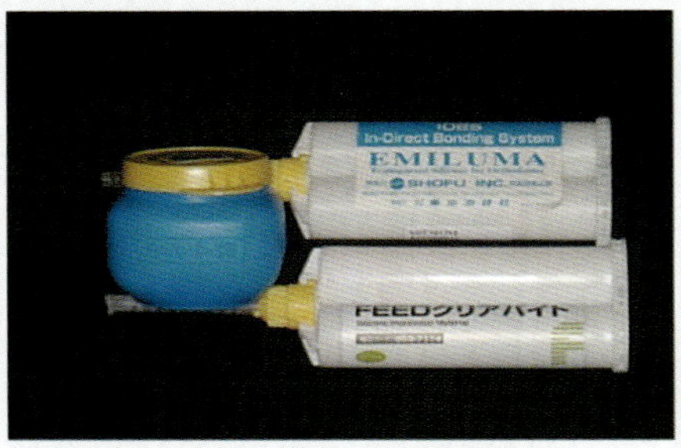

⑥-1. 재료: 야마토 풀, EMILUMA(Shofu), Clear bite.

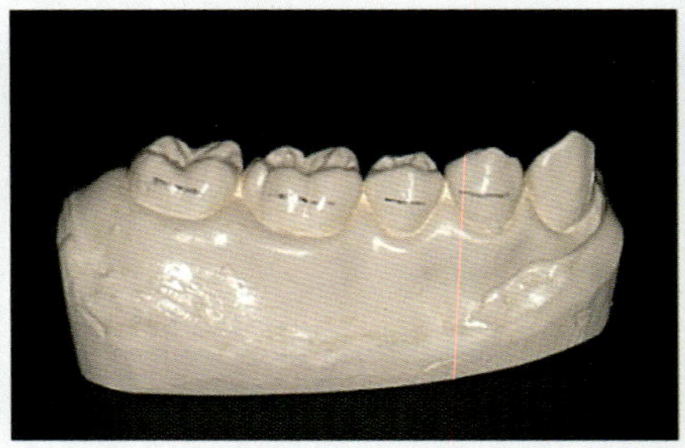

⑥-2. 브라켓 위치를 표시한다.

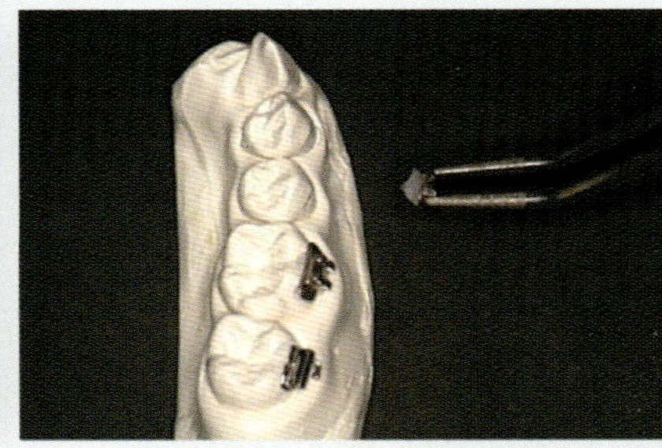

⑥-3. 야마토 풀로 브라켓을 붙인다.

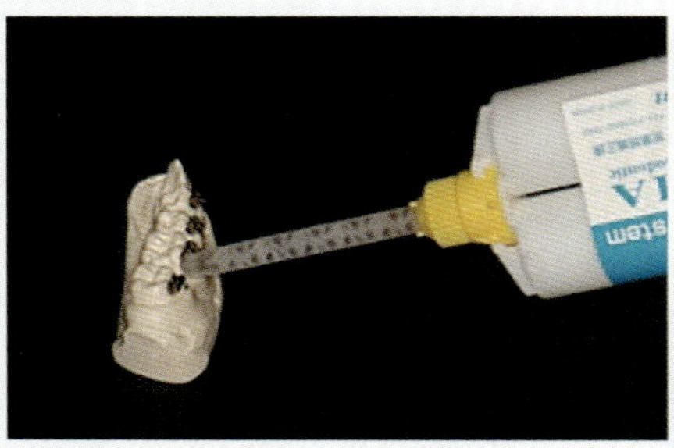

⑥-4. EMILUMA(Shofu)로 브라켓을 덮는다.

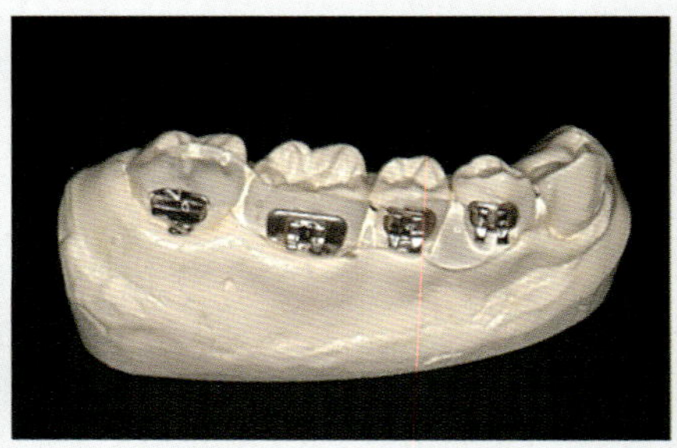

⑥-5. 브라켓이 EMILUMA(Shofu)에 덮여 있다.

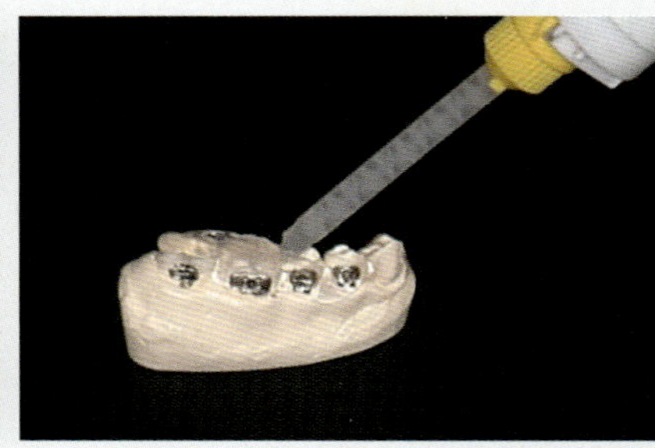

⑥-6. 교합면 근처는 Clear bite로 덮는다.

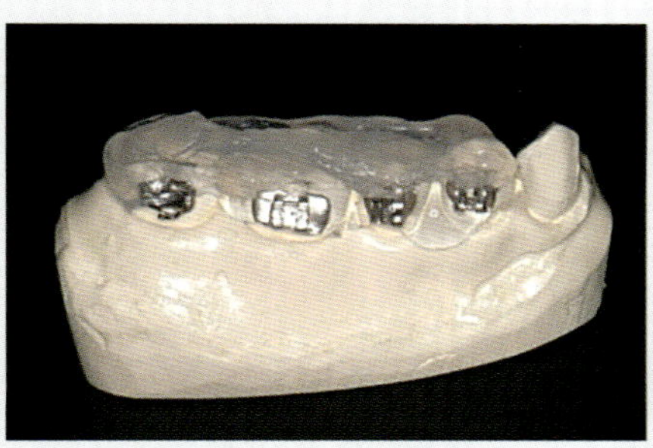

⑥-7. EMILUMA(Shofu)와 Clear bite로 브라켓을 둘러쌌다.

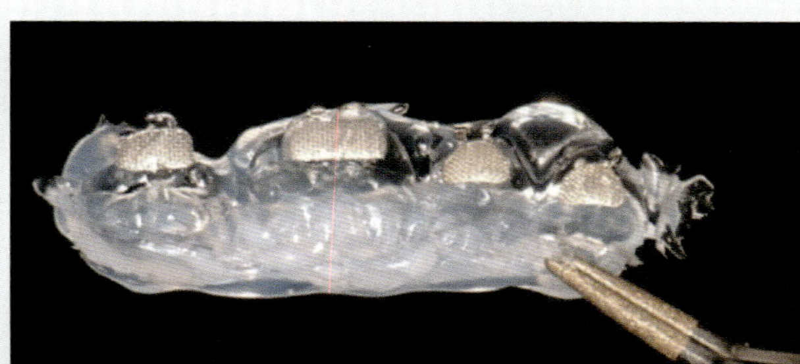

⑥-8. 떼어내면 브라켓이 인상재 안에 들어 있다. 접착면의 야마토 풀은 물안에 넣어 두면 녹아 없어진다. 다음은 접착성 레진으로 치아에 부착하면 된다.

정출과 upright를 이용한 응용 증례

Case 33

#15, 17, 27, 37의 upright

증례 개요 47세 남성. "잘 먹을 수 없다", "충치를 치료하고 싶다"라는 주소로 내원. 단맛(탄산음료, 캔 커피, 과자 등)을 좋아하며, 부드러운 것만 먹고 있다고 한다. #15, 17, 27, 37을 upright 해 브리지를 제작한다.

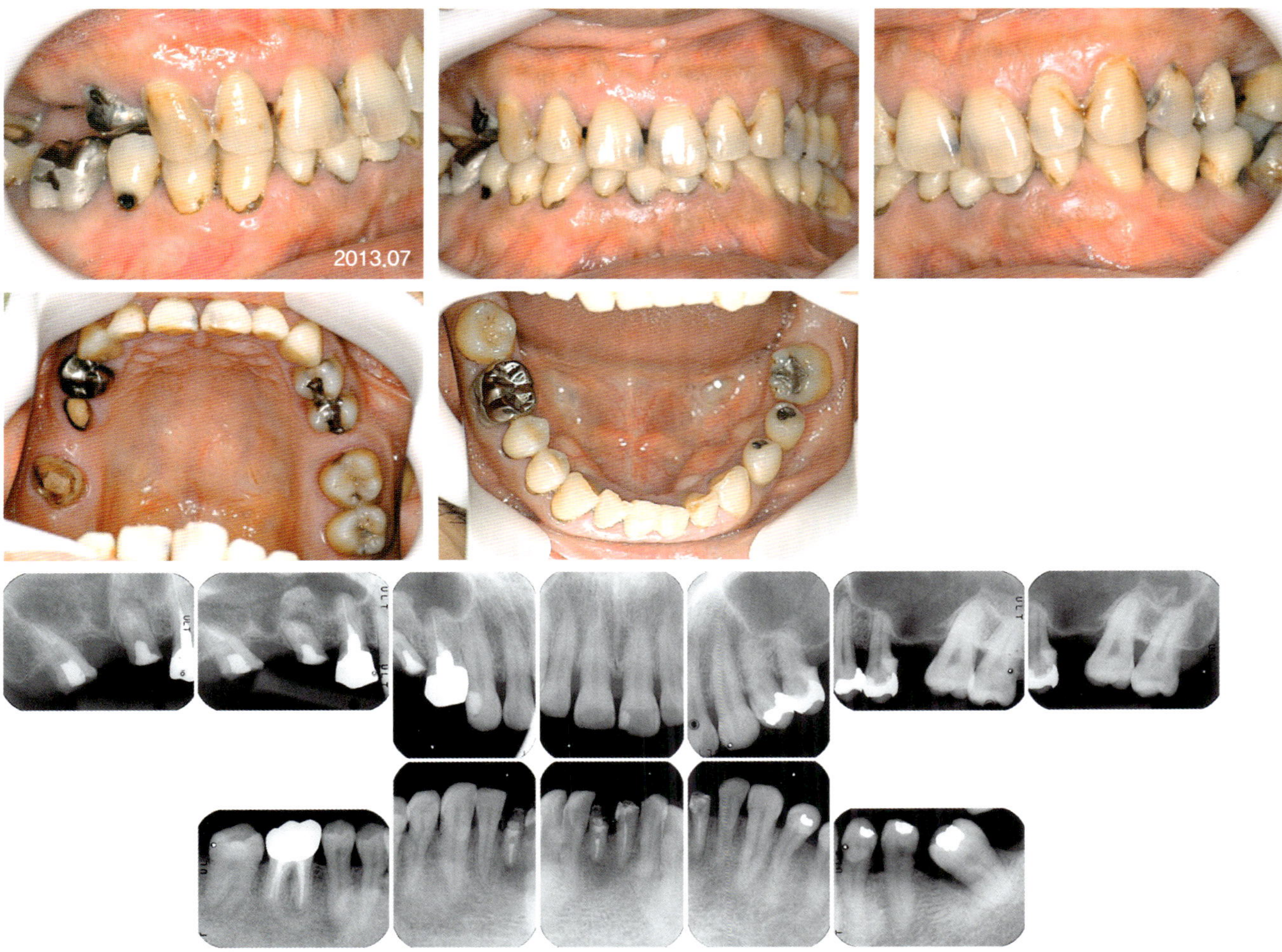

33-1~6. #15, 17, 27을 upright 할 때 오픈 코일 스프링을 사용하므로, 동시에 상악 전치부의 이개도 개선하기로 했다.

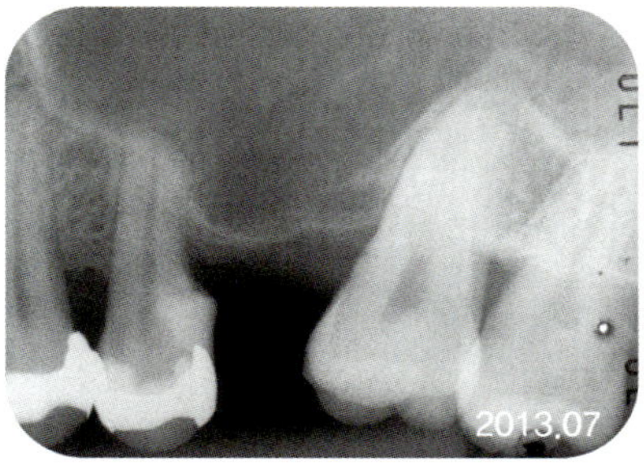

33-7. 초진 시. #27의 근심 경사를 수정하기 위해 #28을 발치한다.

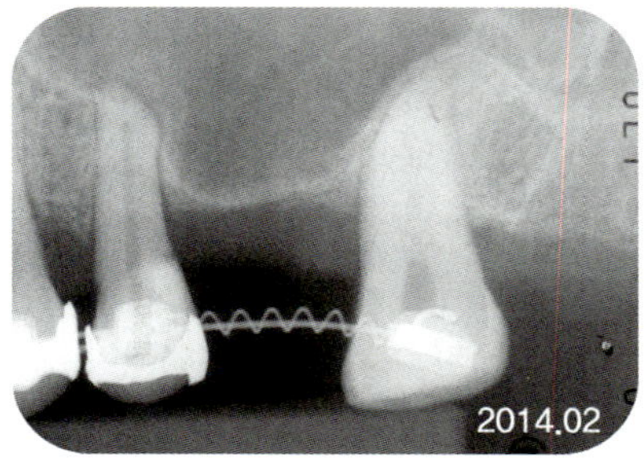

33-8. 교정시작 약 3개월 후. Upright가 끝났다.

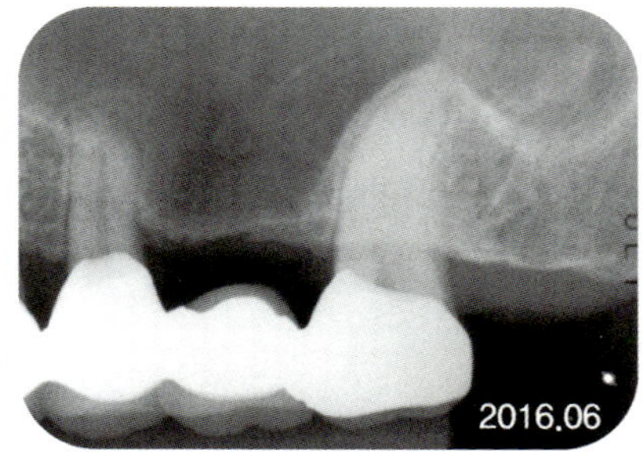

33-9. Upright 종료 2년 4개월 후.

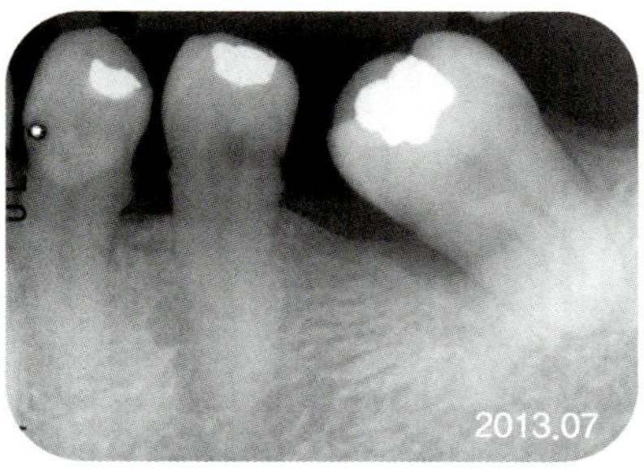

33-10. 초진 시. #37 근심에는 7mm의 골연하 치주낭이 있었다. 따라서 치주낭을 얕게하기 위해 치경부 가까이에 튜브를 부착한다.

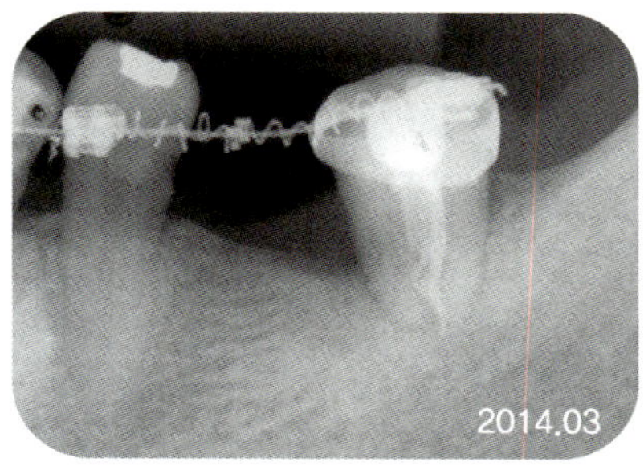

33-11. 교정 시작 4개월 후. Upright가 끝났다.

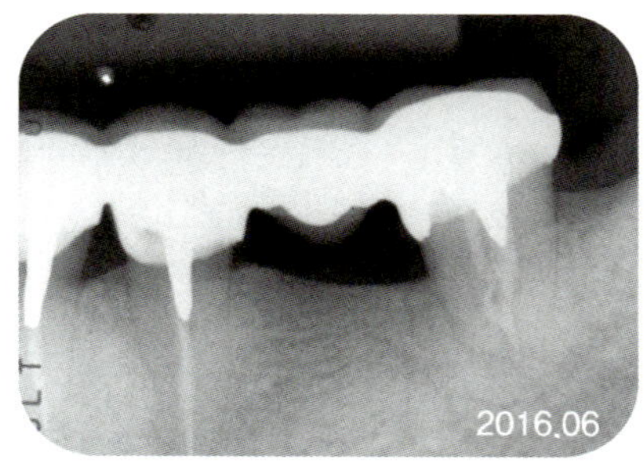

33-12. Upright 종료 2년 3개월 후.

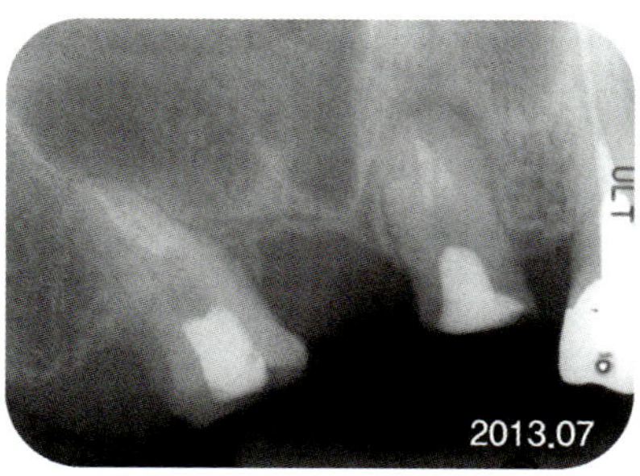

33-13. 초진 시. #15, 17이 근심 경사해 있다.

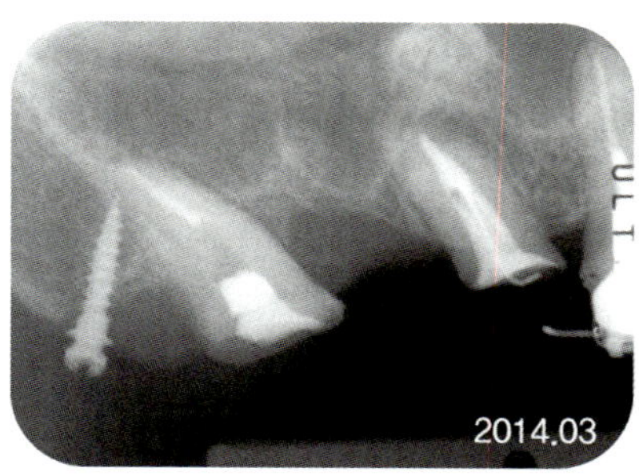

33-14. #17 원심에 TAD 식립. #15을 upright 한다.

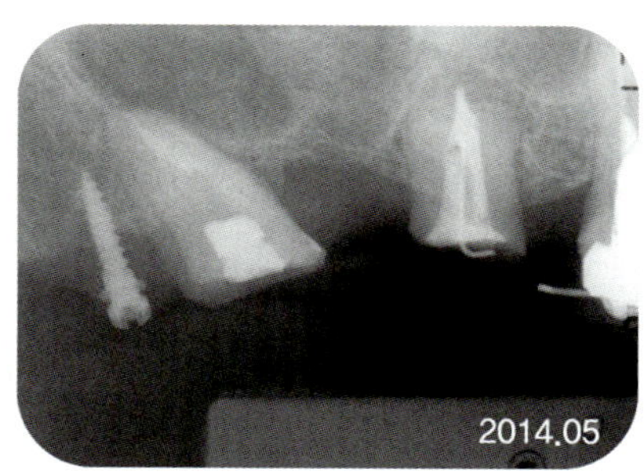

33-15. 2개월 후. TAD와 파워체인으로 #15의 upright 종료.

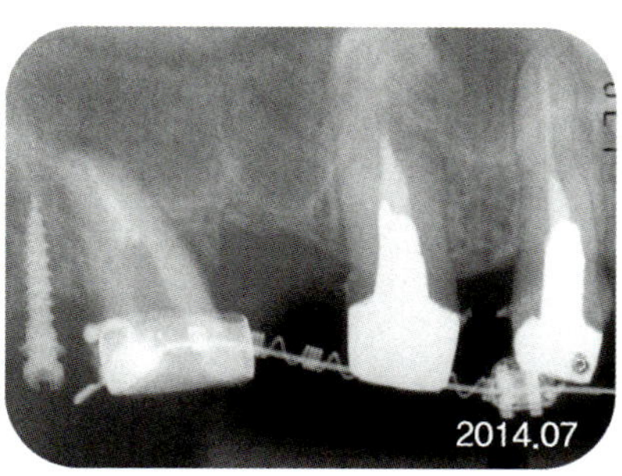

33-16. #15에 메탈 코어를 합착한 후 #17의 upright 시작.

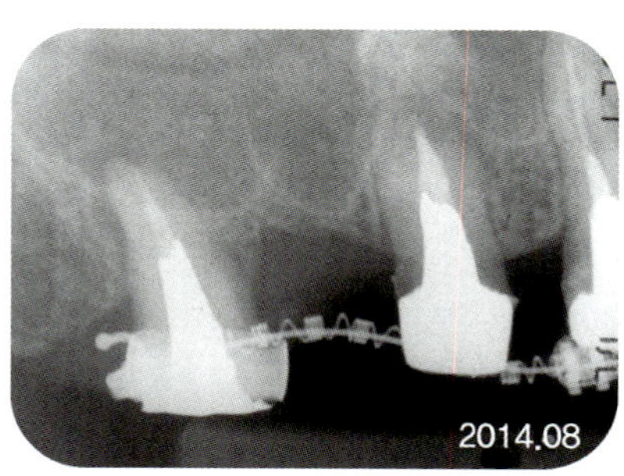

33-17. 약 1개월 후. #17의 upright가 끝났다.

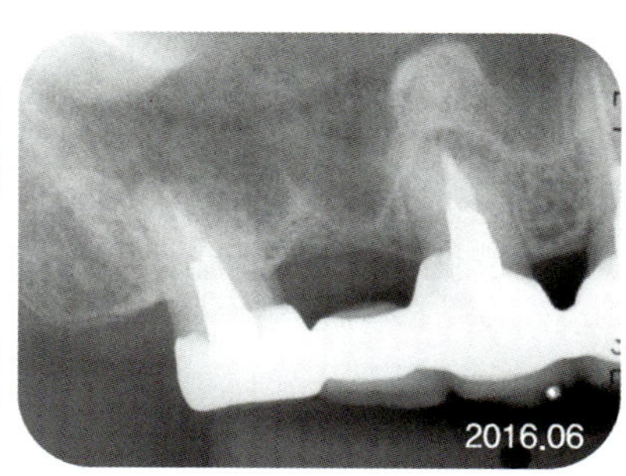

33-18. Upright 종료 1년 10개월 후.

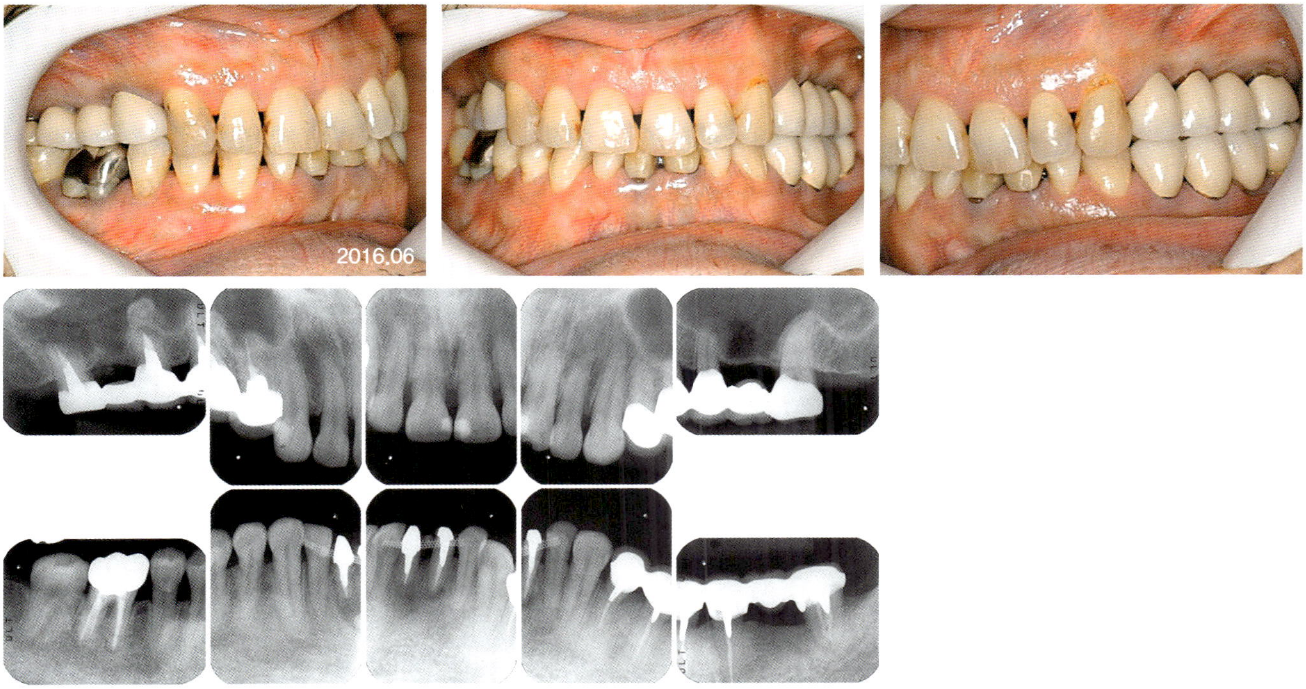

33-19~22. 세 부위의 upright 및 보철 종료 후.

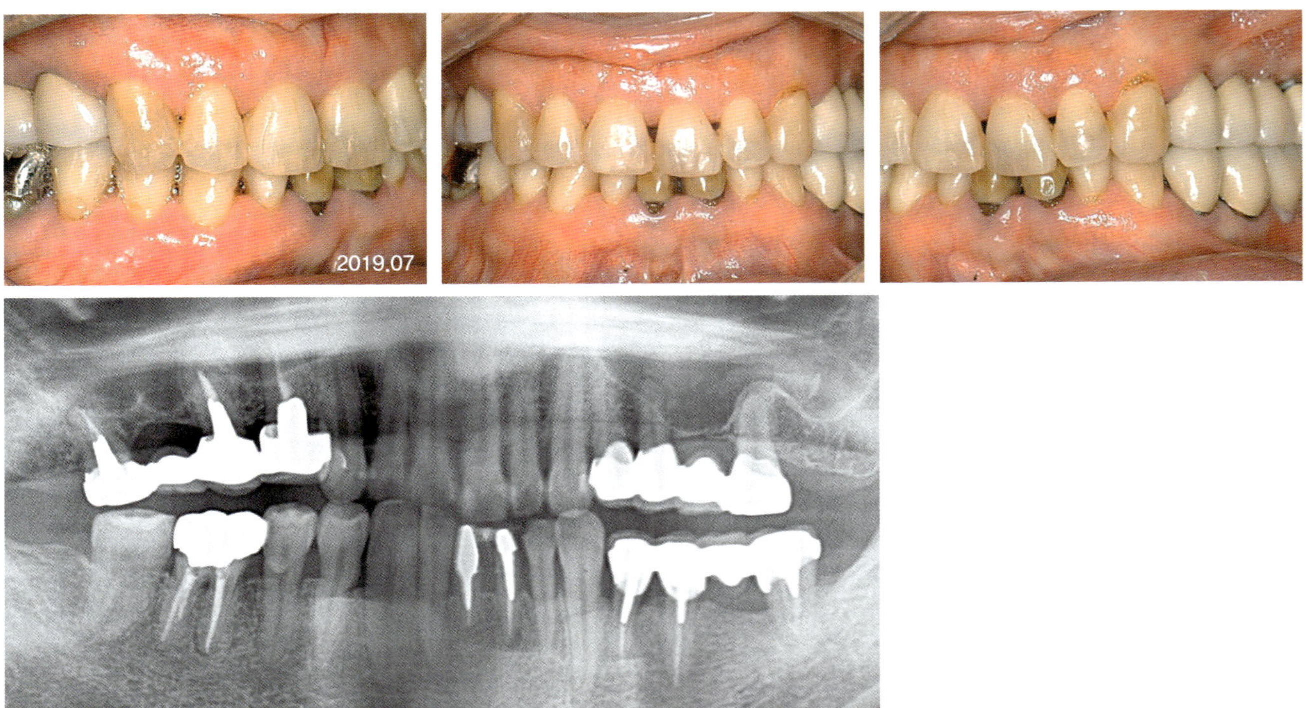

33-23~26. 보철 종료 3년 1개월 후. 양호한 경과를 보이고 있다.

정출과 upright를 이용한 응용 증례

Case 34

보철, 임플란트를 위한 MTM

증례 개요 65세 여성. 상악 전치부 브리지가 빠져서 내원. 하악 전치가 정출해 상악의 브리지를 밀어 올리고 있다. #46의 결손으로 #47, 48이 근심 경사되어 있다. 하악은 #48을 발치하고 #47을 upright 하여 교합 평면을 평탄화하고 하악 전치의 정출을 개선한다. #46 부위에는 임플란트를 식립한다. 상악은 #14를 원심으로 경사 이동해 뼈의 평탄화를 도모한다. #26은 치주낭을 얕게 하기 위해 정출을 시행한다.

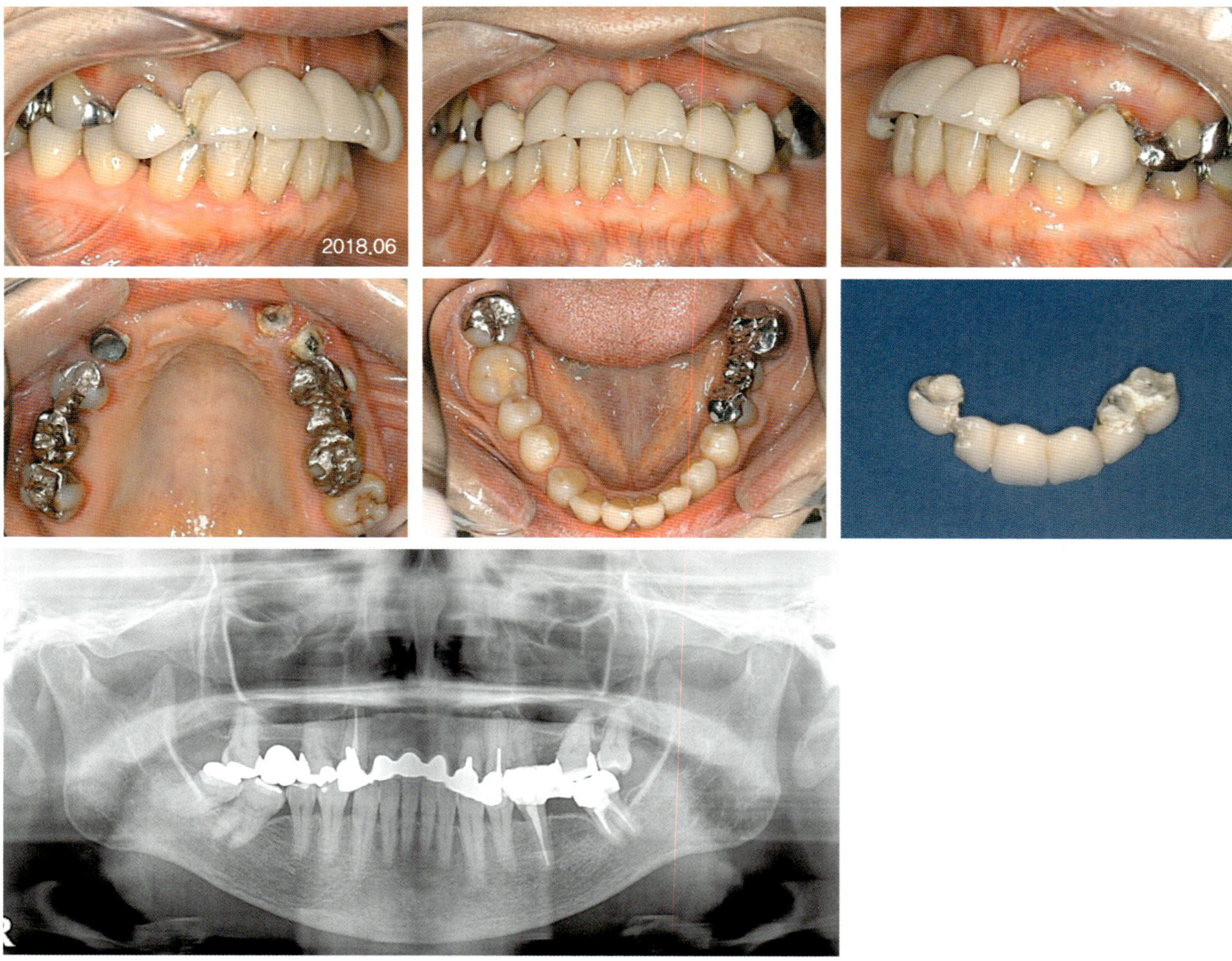

34-1~7. 초진 시. 사진을 촬영하는 중에 #⑬·12·11·21·㉒·㉓ 브리지가 탈락했다. 하악 전치가 정출해 상악 전치부의 브리지를 밀어 올리고 있다. 수차례 다시 부착했다고 한다.

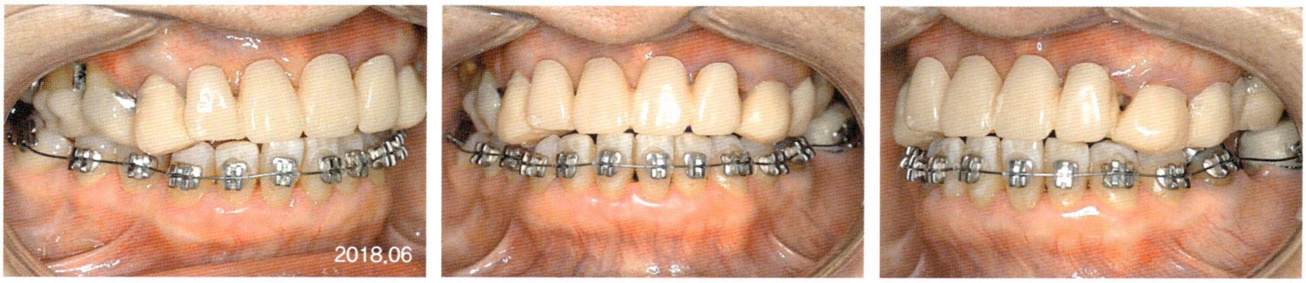

34-8~10. #48 발치 후, 교합 평면을 평탄화하기 위한 교정치료 시작.

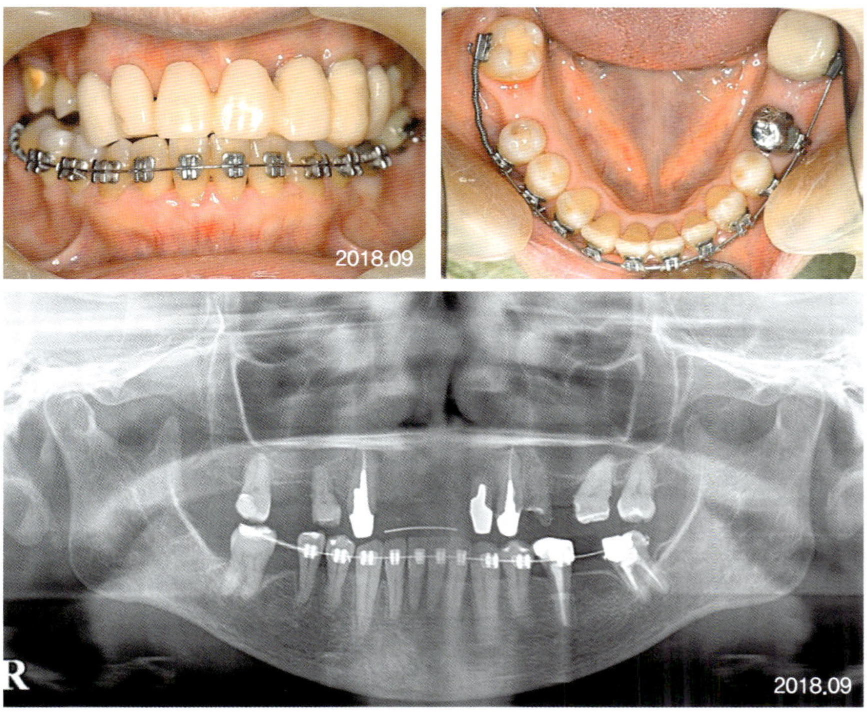

34-11~13. 교정치료 시작 2개월 반 후. #47은 오픈 코일 스프링으로 upright 되었다.

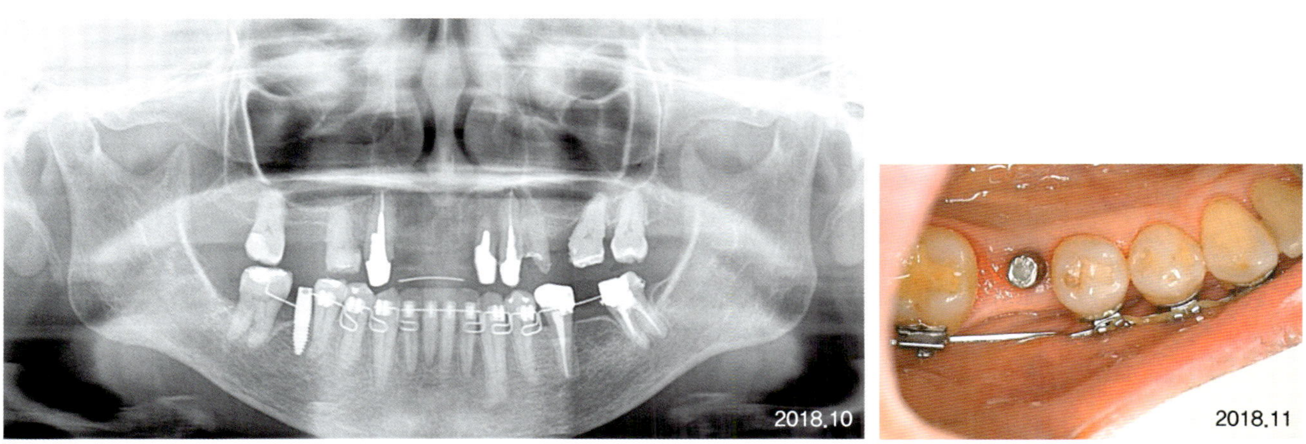

34-14, 15. 임플란트 식립 1개월 후.

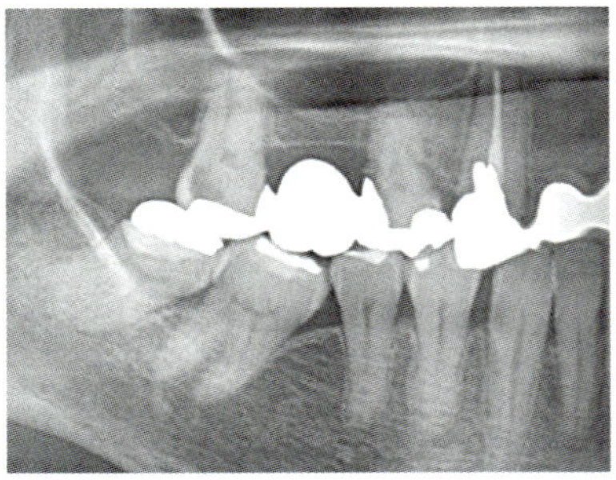

34-16. 초진 시.

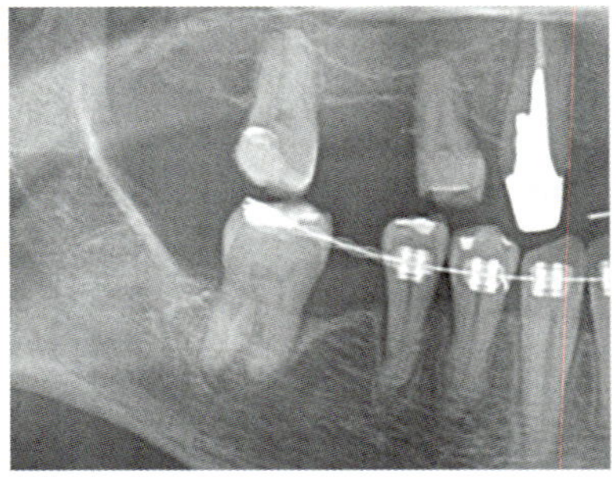

34-17. 하악 교정치료 2개월 반 후. #47은 upright 되었다.

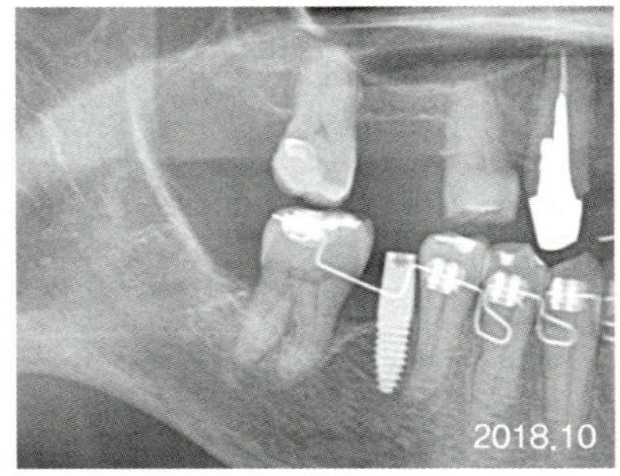

34-18. #15은 근심 경사되어 있어 separating ring으로 원심 경사 이동 도모.

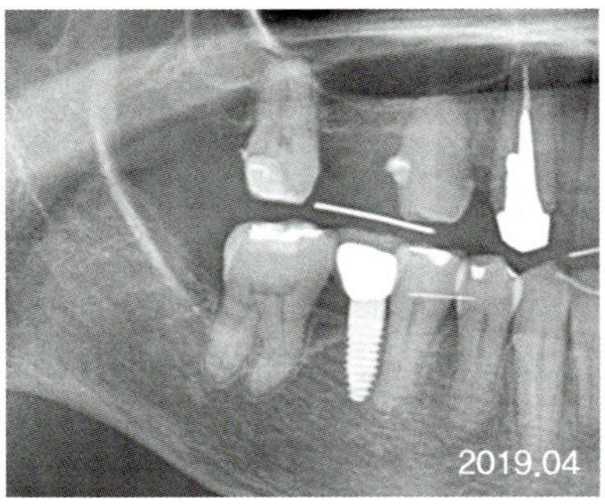

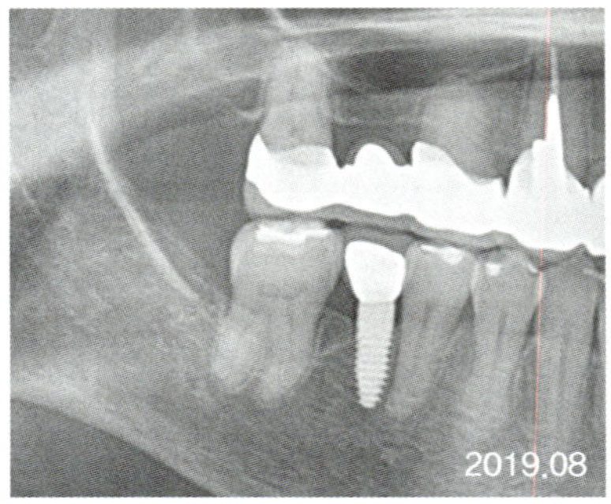

34-19. #15의 원심 경사 이동 종료. #15 근심측의 치조골이 평탄화되었다.

34-20. 초진 1년 2개월 후. 보철 종료 2개월 반 후. #47 근심과 #15 근심의 뼈가 평탄화되었다.

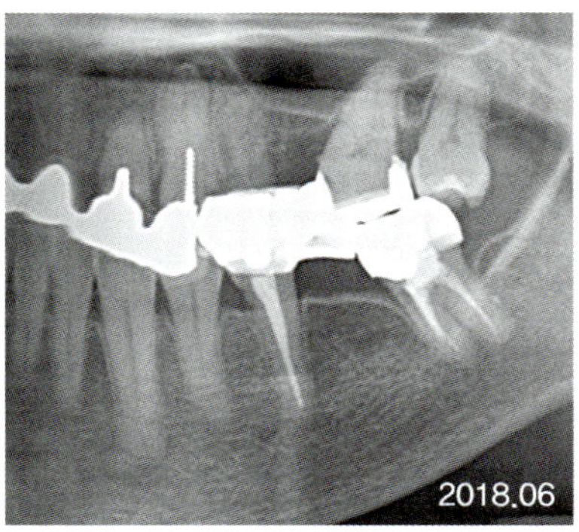

34-21. 초진 시. #26은 근심 경사해 수직성 골흡수가 보인다.

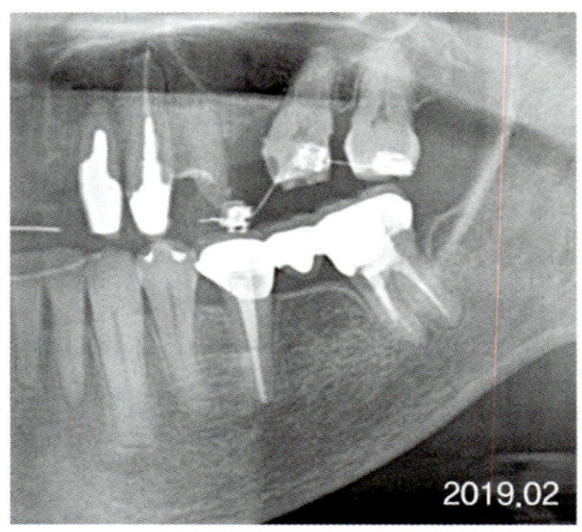

34-22. 골흡수 개선을 위해 upright를 동반하는 정출을 시행했다.

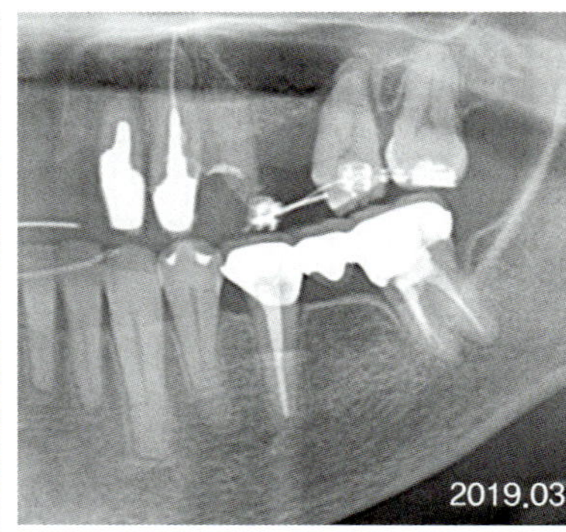

34-23. 1개월 반 후. #26 이동 종료. 칫솔질하기 쉽도록 오픈 코일 스프링을 이용하여 #27의 원심 이동을 시행했다(#24과 #26은 와이어로 고정해 보정했음).

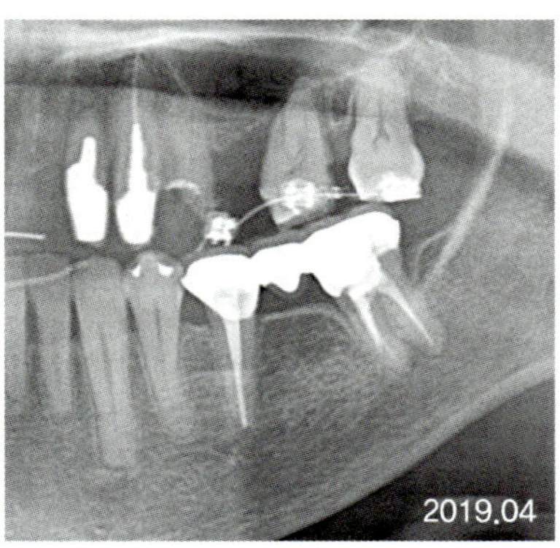

34-24. 2개월 반 후. #27의 원심 이동이 끝났다.

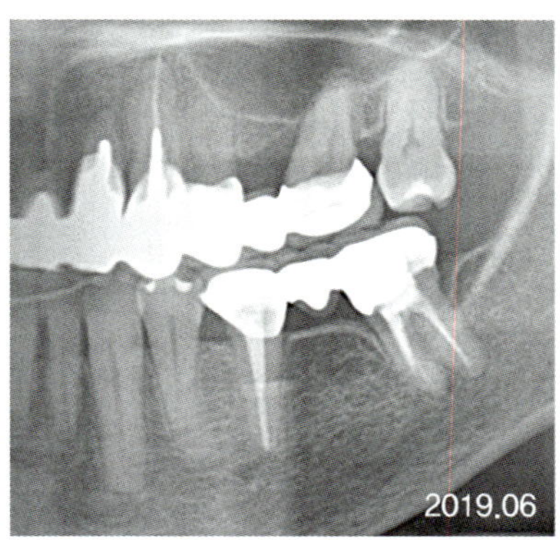

34-25. 약 2개월 후, 상악 보철이 끝났을 때, #26 근심의 골흡수는 개선되어 평탄화되었다.

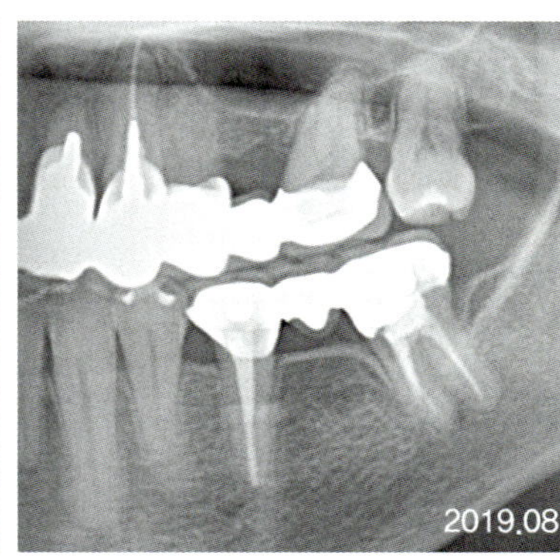

34-26. **34-25**로부터 2개월 후.

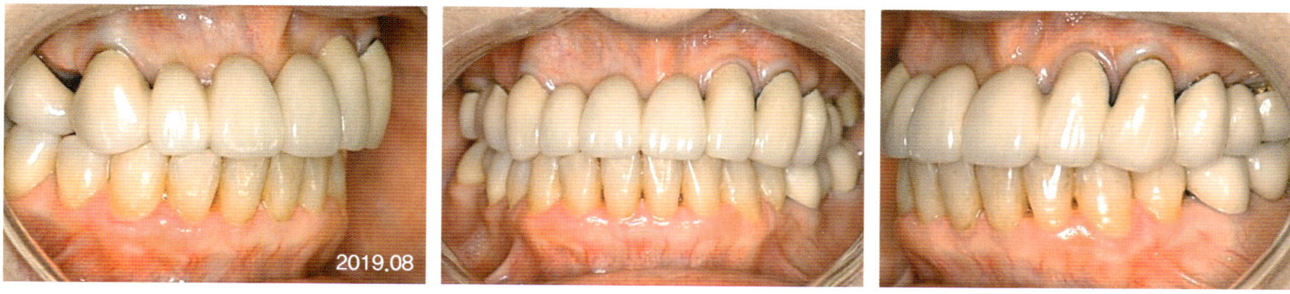

34-27~29. 보철 종료 2개월 반 후.

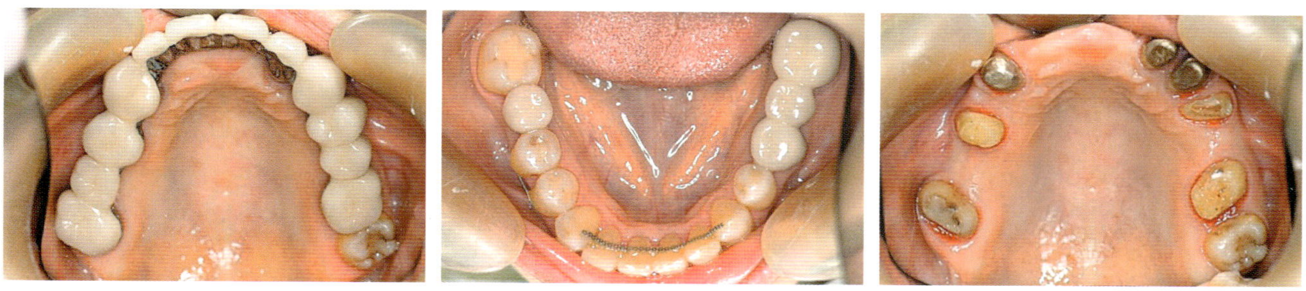

34-30~32. #13, 23은 소구치 형태로 만들어 버티컬 스톱을 부여했다.

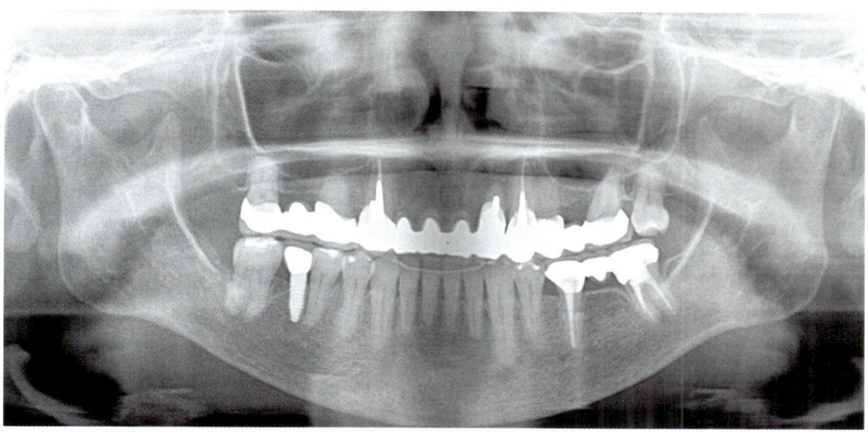

34-33. 치료 종료 2개월 반 후. 하악의 교합평면은 평탄화되었다.

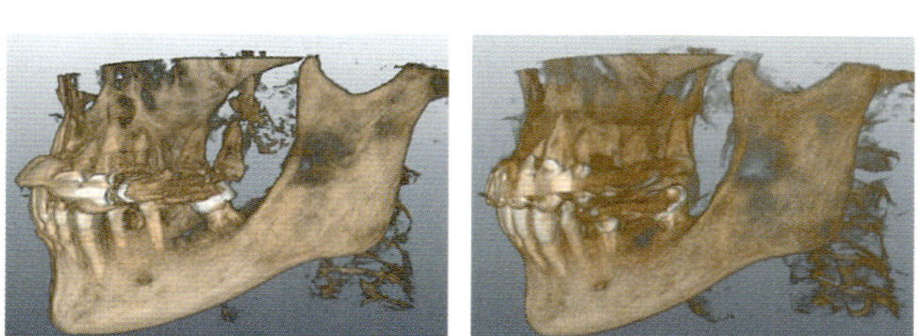

34-34, 35. 치료 전에 하악 전치가 밀어 올리고 있었던 상악 전치는 치료 후에 개선되었다.

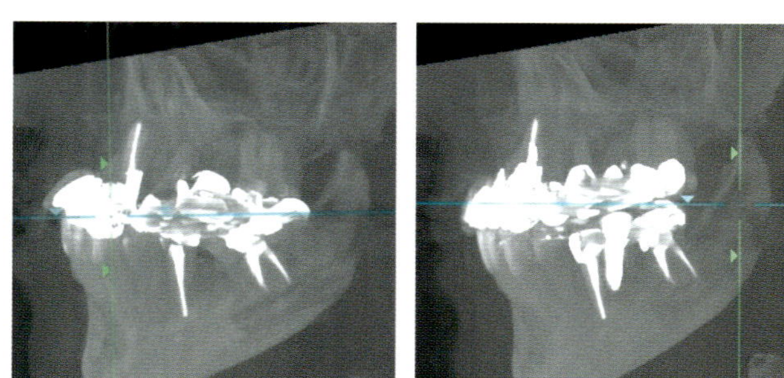

34-36, 37. 치료 전에는 교합고경이 낮아 약간 하악전돌 경향이었지만, 치료 후에는 교합고경이 거상되고 측모도 개선되었다.

정출과 upright를 이용한 응용 증례

Case 35

치근에 임플란트가 근접해 있을 때의 대응

증례 개요 60세 여성. #25 근첨부가 원심 만곡 때문에 예상외로 임플란트와 근접하여 MTM으로 #25 근첨부와 #26 부위 임플란트 사이에 거리를 만든다.

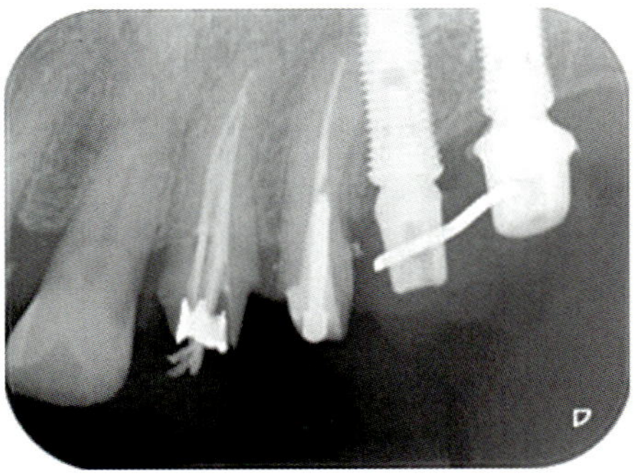
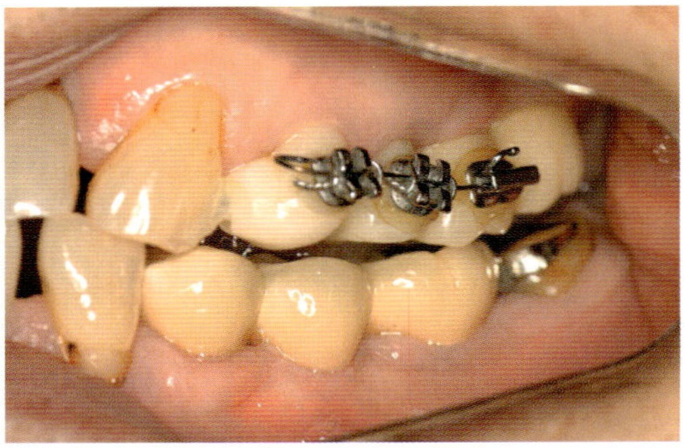

35-1. #26, 27 부위에 임플란트 식립.
35-2. 맨 처음에는 #25의 브라켓을 근심으로 많이 경사시켜 부착해 근첨부를 근심으로 이동하려고 시도했지만, 2개월이 지나도 근첨부의 변화는 적었다.

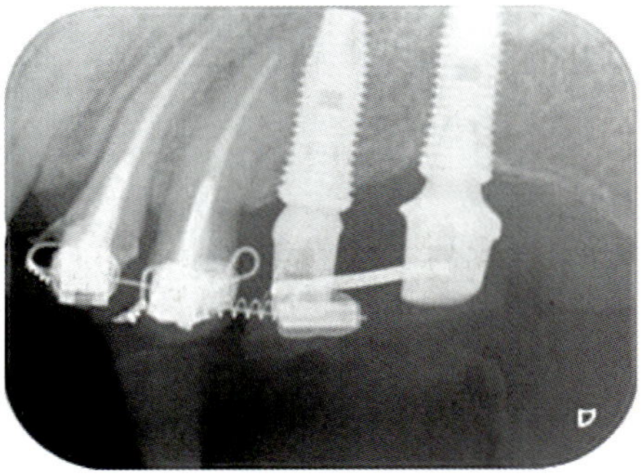
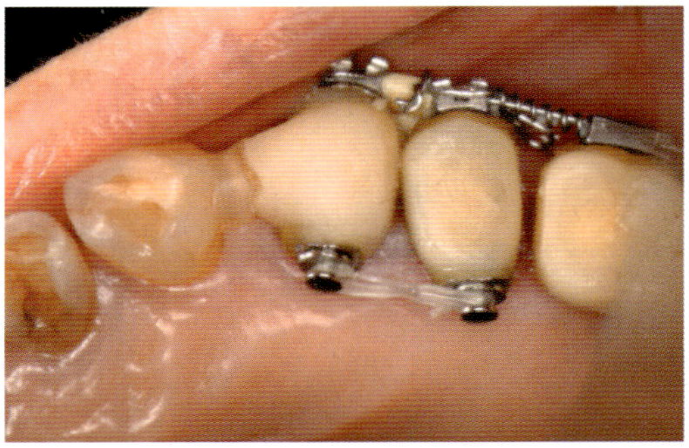

35-3, 4. 그래서 설측 치경부에 metal button을 부착해 파워체인으로 치근을 움직이니, 2개월 후에 근첨부와 임플란트 사이가 벌어졌다. Relapse를 방지하기 위해 provisional restoration을 연결 고정했다.

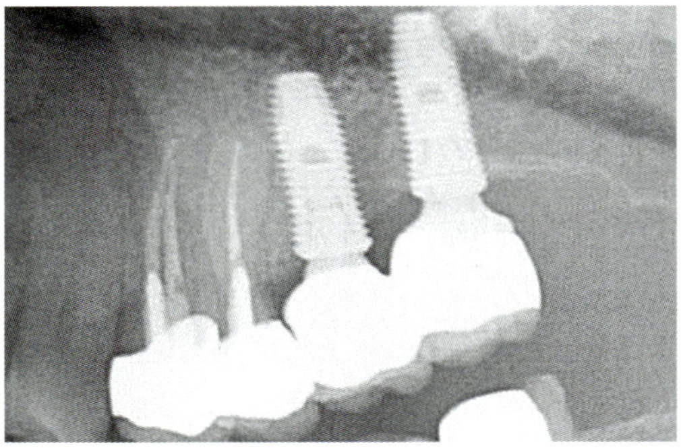

35-5. 교정 종료 2년 후. 유지 관리 중이다.

정출과 upright를 이용한 응용 증례

Case 36

MTM을 이용한 후기 유년성 치주염 환자의 치주 보철

증례 개요

32세 여성. "잇몸에서 고름이 나와 치료하고 싶다"라는 주소로 내원. 중학생 때부터 치은이 퉁퉁 붓고 입 냄새가 나다가 고등학생 때 치은염으로 진단되어, 20대에 치조농루로 발치하고 의치를 장착했다. 그 후에도 완치되지 않아 이전 치과의사로부터 인회석을 넣는 수술을 여러 번 받았다고 한다. 외가의 여성은 모두 치조농루. 후기 유년성 치주염으로 진단.

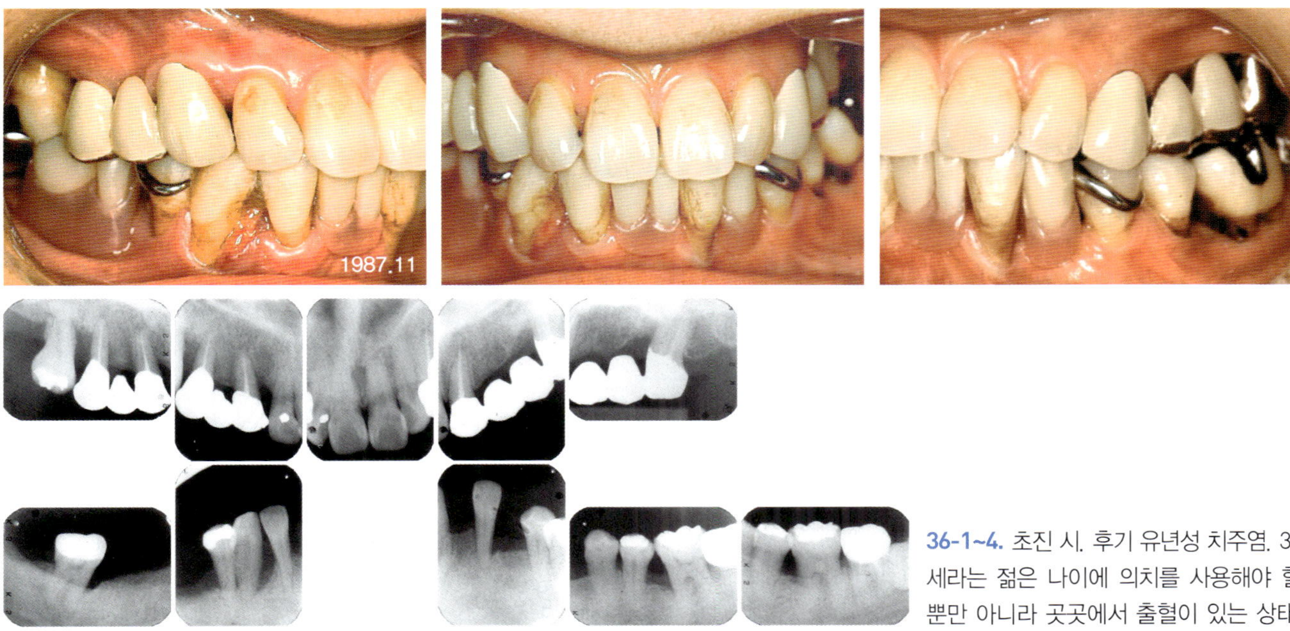

36-1~4. 초진 시. 후기 유년성 치주염. 32세라는 젊은 나이에 의치를 사용해야 할 뿐만 아니라 곳곳에서 출혈이 있는 상태.

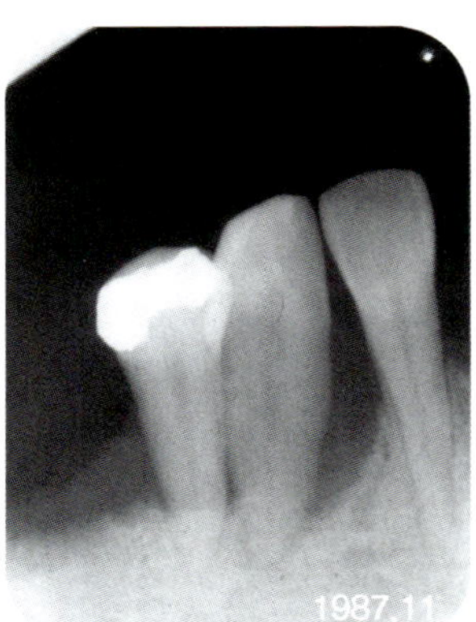

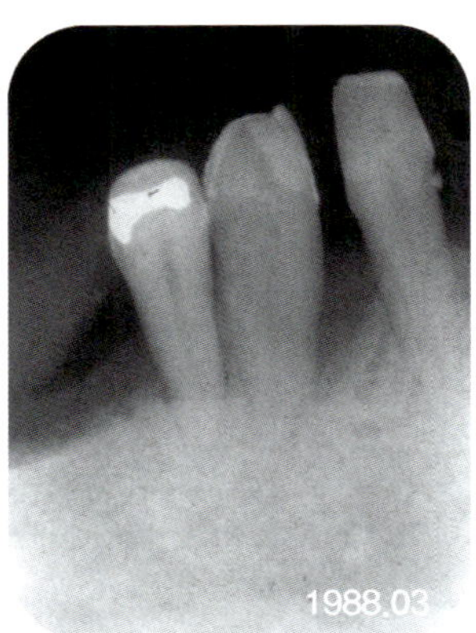

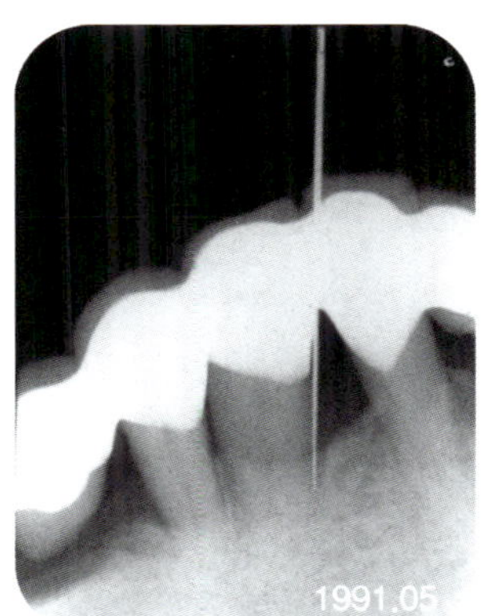

36-5. #43 근심에 9mm의 치주낭이 있다.
36-6. 임시 브리지를 장착해 동요를 멈춘 결과 #43 근심의 골흡수가 개선되었다.
36-7. 치주 보철 합착 2년 9개월 후. #43 근심에 실버 포인트를 넣어 계측하니 치주낭이 5mm였다.

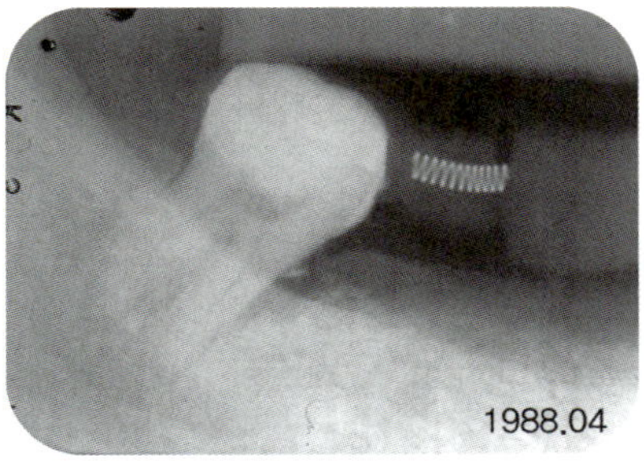

36-8. 브리지의 평행성을 확보하고 치주낭을 개선하기 위해 #47을 upright 했다.

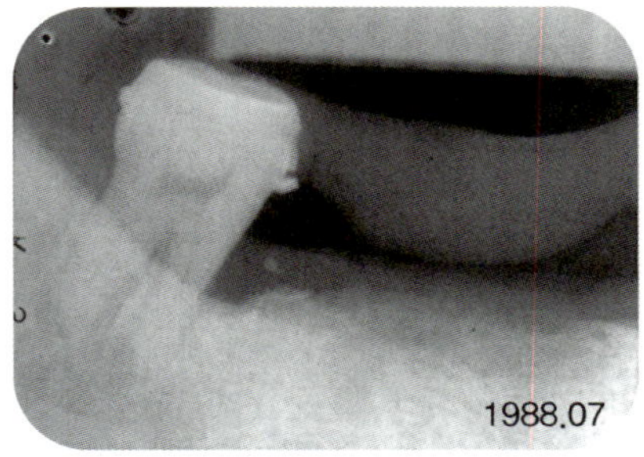

36-9. 2개월 동안의 upright 종료.

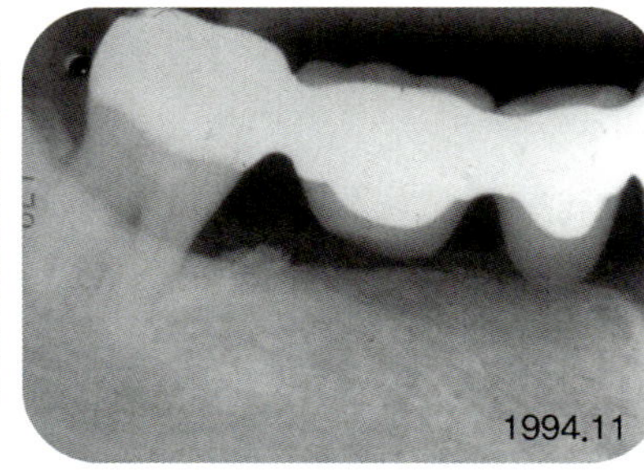

36-10. 하악의 치주 보철 6년 3개월 후. 양호한 경과를 보이고 있다(#47의 근심에 보이는 흰 과립 형태의 상은 하이드록시 아파타이트. 치아의 유지에는 전혀 도움이 되지 않음).

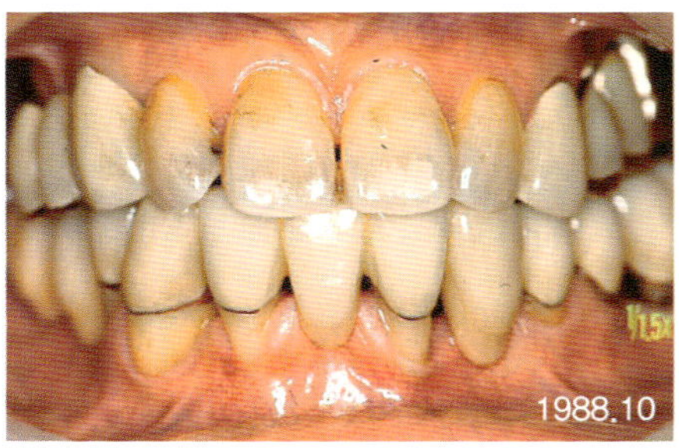

36-11. 하악의 치주 보철 합착 2개월 후.

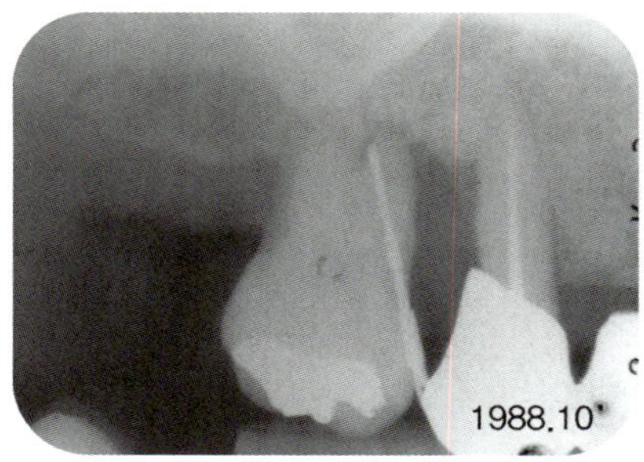

36-12. 치근분지부 병변이 있는 #16은 구개 치근만 남기고 근심협측 치근과 원심협측 치근은 발거하기로 했다.

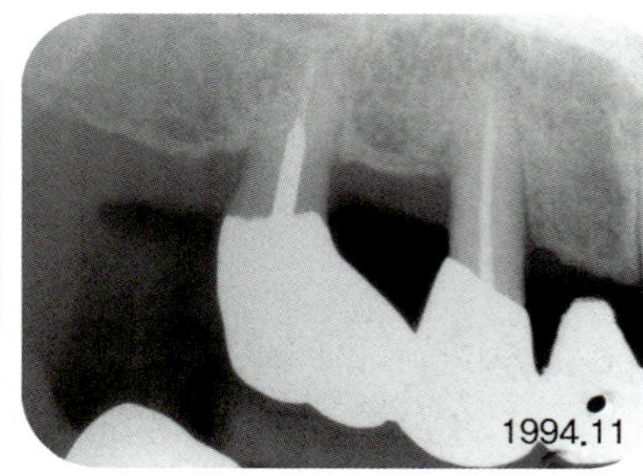

36-13. 초진 때부터 있던 #⑮·14·⑬의 브리지에 Key-Way 형성 및 연결된 크라운 합착 6년 후. 양호한 경과를 보이고 있다.

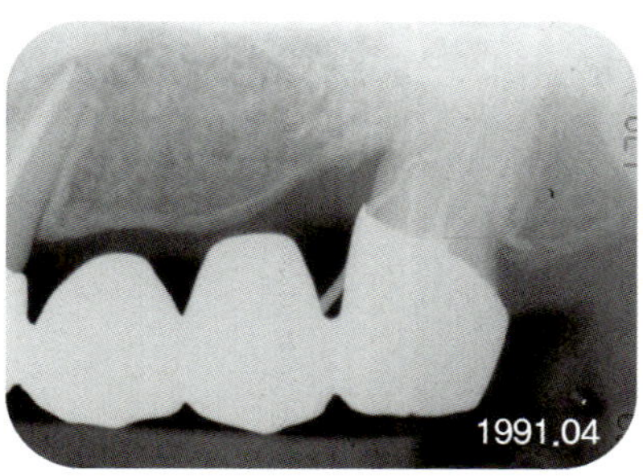

36-14. 초진 때 #27 근심에 9mm의 치주낭이 있어서 치근활택술로 경과를 관찰했지만, 급성 증상으로 내원했다. 거타퍼차 포인트를 넣어 보니 치근분지부까지 들어갔다. 그래서 치은피판을 열고 근심협측 치근을 발거했다. 원심협측 치근은 발거해서 #25 부위에 이식했다.

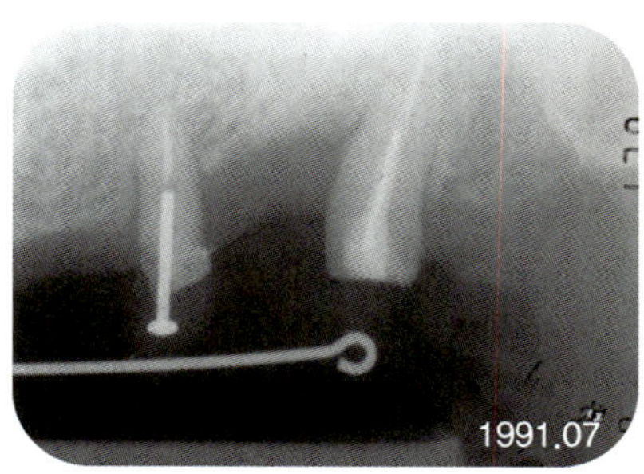

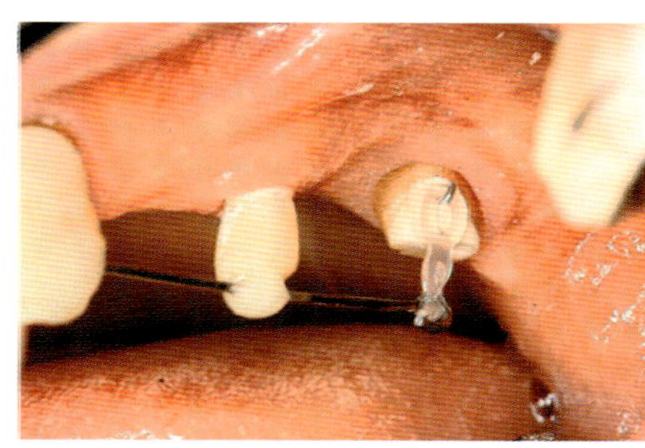

36-15, 16. 구개 치근의 골연하 치주낭을 개선하기 위해 정출 시작.

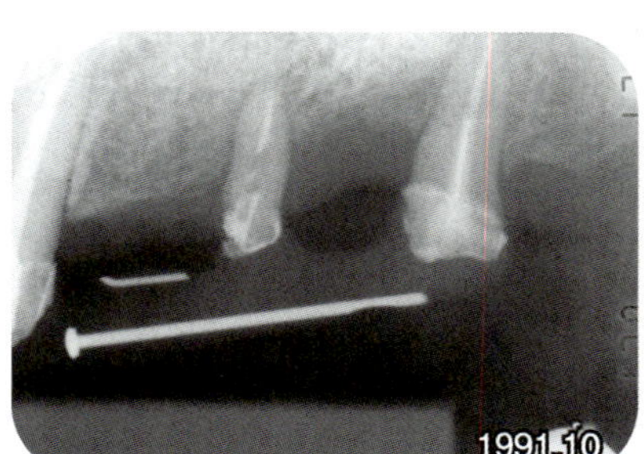

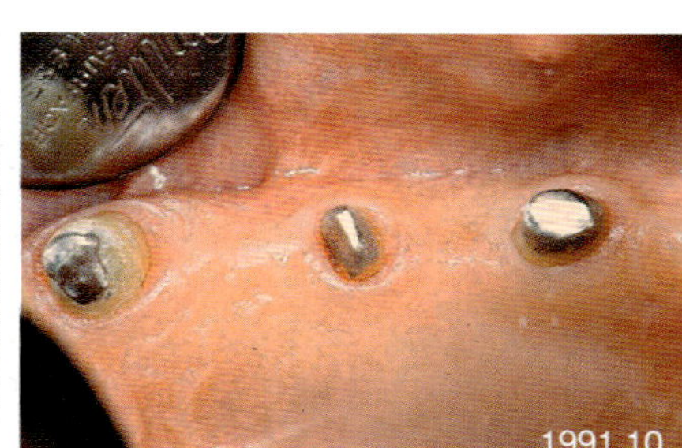

36-17, 18. 정출에 의해 구개 치근의 골연하 치주낭이 개선되었다. 뼈의 평탄화로 치태 조절이 쉬워진다.

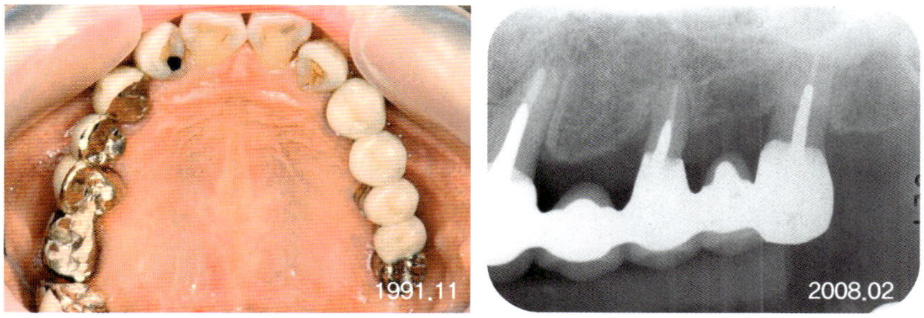

36-19, 20. #㉓·24·㉕·26·㉗의 브리지를 합착했을 때의 구강내 사진 및 그 17년 후의 방사선사진. 양호한 경과를 보이고 있다.

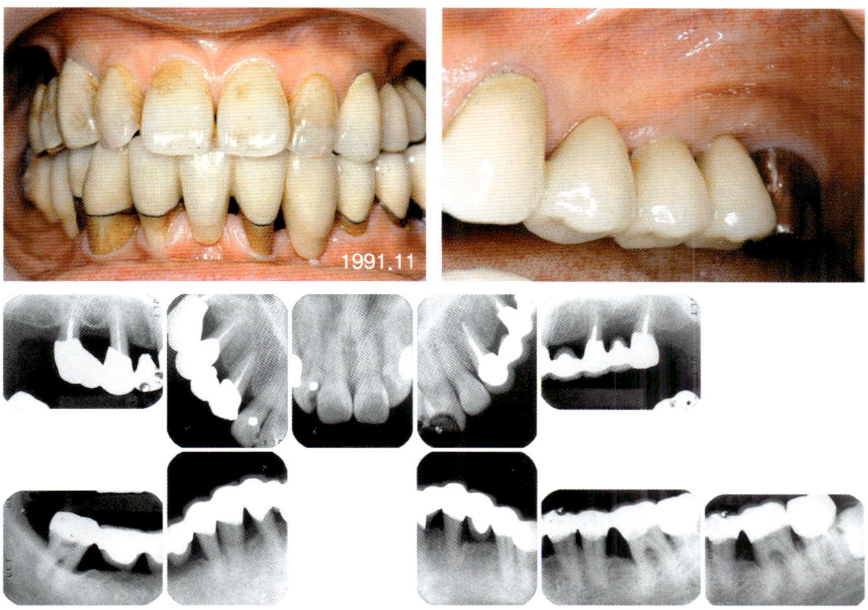

36-21~23. 브리지를 합착했을 때의 구강내 사진과 방사선사진.

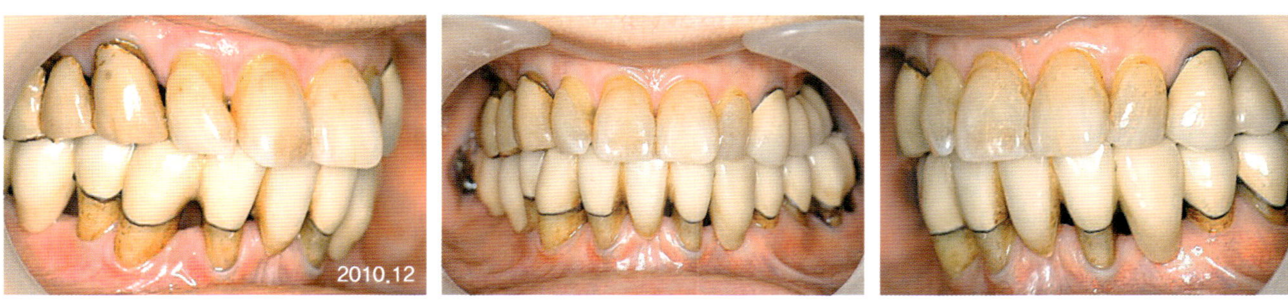

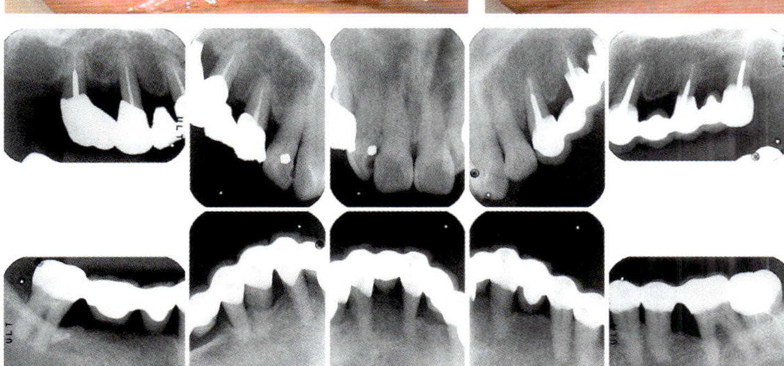

36-24~27. 초진 23년 후, 양호한 경과를 보이고 있다.

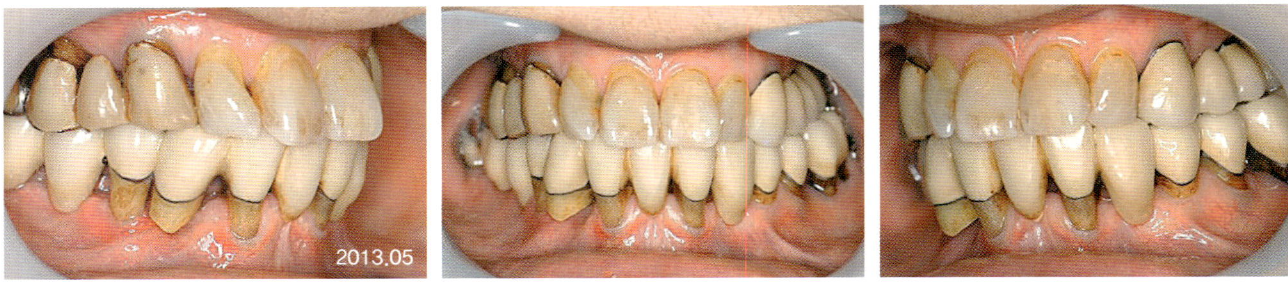

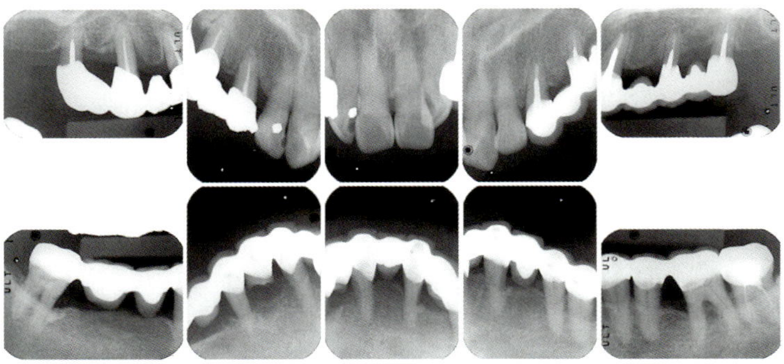

36-28~31. 초진 25년 반 후. #43에 치근 흡수가 발생해 치근만 잘라 발거했다.

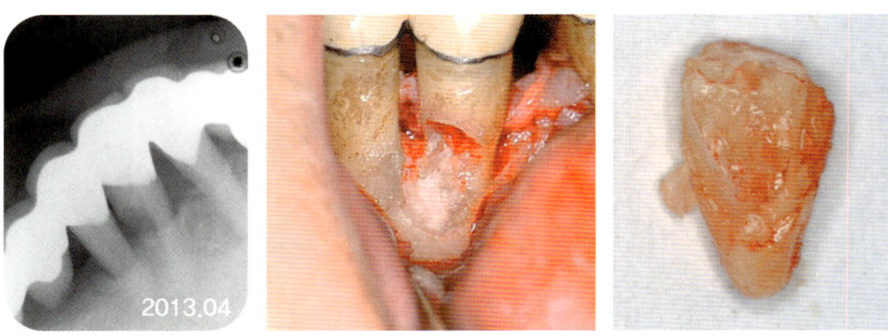

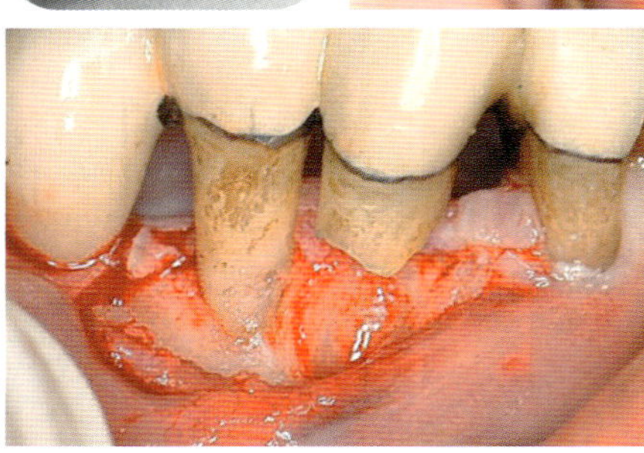

36-32~35. #43 원심측에서 치근 흡수가 일어나 치은피판을 열고 발거했다. 왜 이 치근이 흡수되었는지는 불분명하다. 환자는 자가면역 질환(궤양성 대장염)을 앓고 투약을 받고 있었다고 한다. 무슨 인과관계가 있는 것일까?

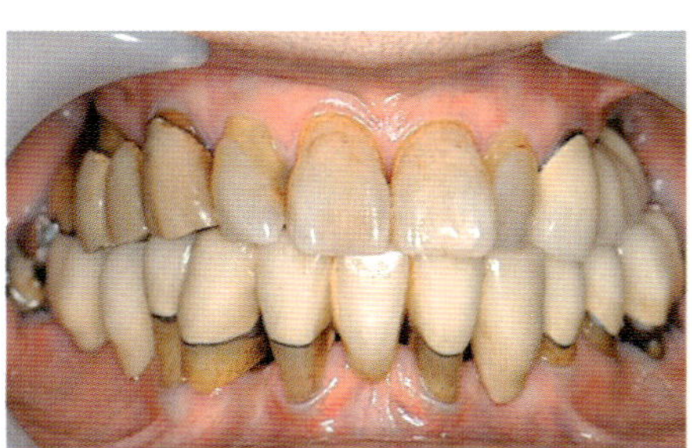

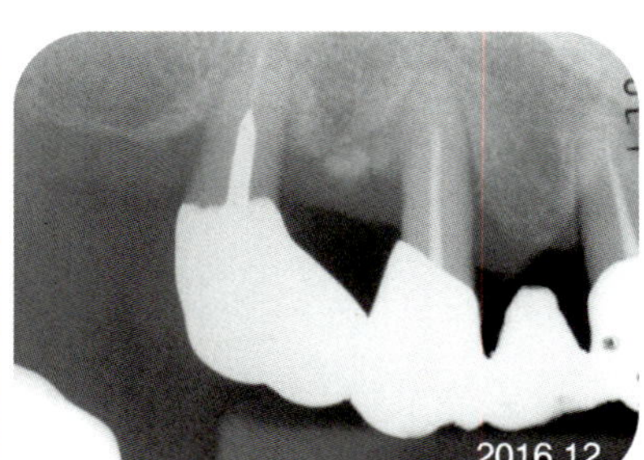

36-36, 37. #⑮·14·⑬의 브리지에 Key-Way를 형성하고 연결한 #16 크라운에 동요가 생겼다. 방사선사진으로는 접시 모양의 골흡수가 시작된 것 같다. 환자와 상담한 후에 동요를 멈추게 하기 위해서 치아결손 부위에 임플란트를 식립하기로 했다.

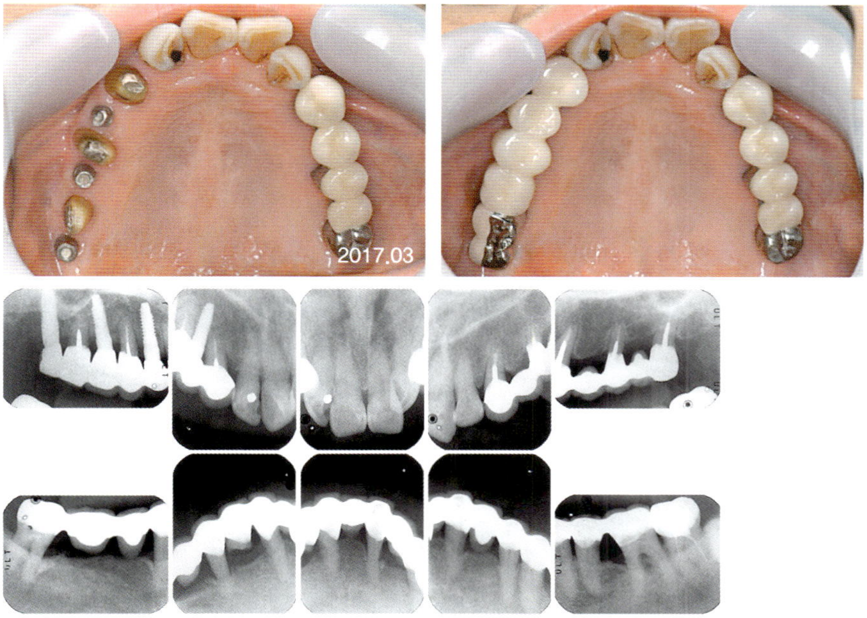

36-38~40. 임플란트 식립 3개월 후. 연결 크라운 합착. 동요가 있었던 치아는 치조골 유지장치로서 기능하므로 발치하지 않고 보존하기로 했다.

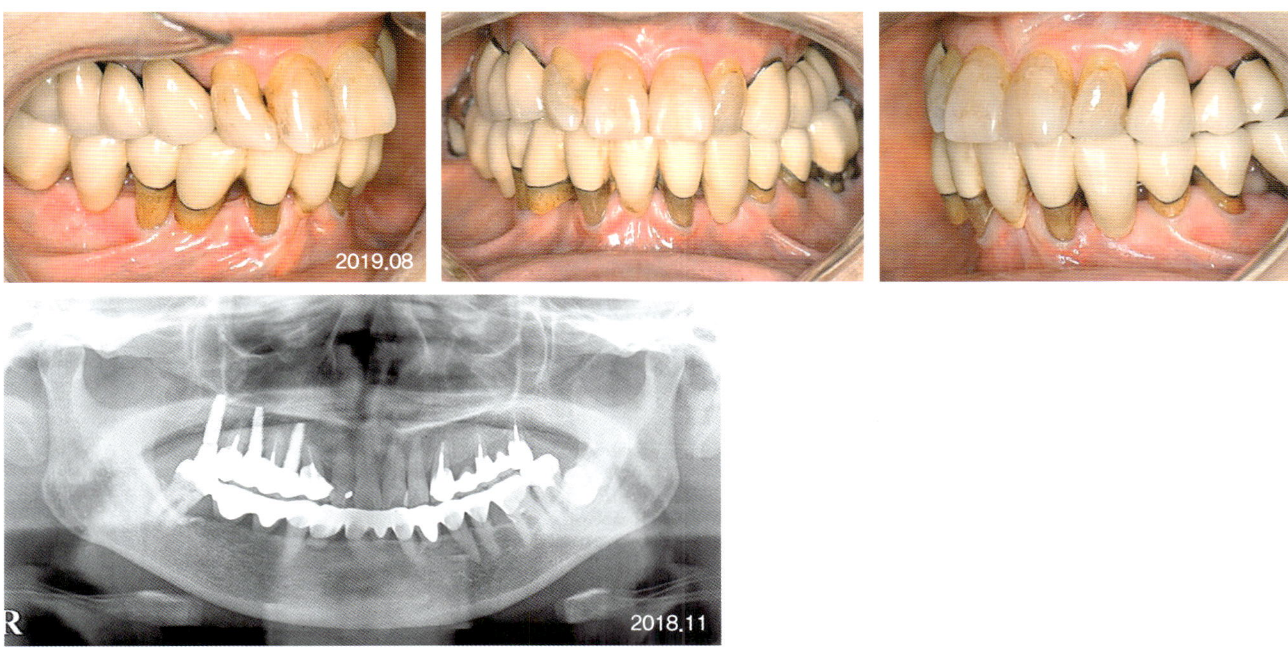

36-41~44. 초진 32년 후. 환자는 64세가 되었다. 앞으로도 계속 경과를 관찰할 것이다. MTM을 시행한 #27, 47은 양호한 경과를 보이고 있다.

Part 3 치체 이동(Bodily Movement)

치체 이동은 교정치료 중에서도 가장 어려운 치아 이동이다. 치근을 평행하게 이동시키기 위해서는 치근 중앙에 교정력을 가하면 되지만, 교정력이 걸리는 곳은 치관이지 치근이 아니므로 어떻게 해도 경사 이동이 되기 쉽다.

소구치의 원심 이동은 특히 하악 유리단 결손부에 이용되는데, 치근을 평행하게 이동시키려면 브라켓과 튜브가 일직선상에 위치해야 한다. 이를 위해서 브라켓을 하나씩 따로따로 위치시키는 것이 아니라, 처음부터 일직선상에 배열되도록 미리 와이어에 브라켓과 튜브를 임시 고정하고 나서 한꺼번에 접착하는 것이 요령이다(→모형 실습 ⑦). 여러 가지 방법을 시험해 보았지만 현재 이보다 더 좋은 방법은 없는 것 같다.

소구치의 원심 이동을 상악에 이용하는 경우는 적다. 왜냐 하면 상악에는 상악동이 있어 소구치의 원심 이동을 시행하면 치근이 상악동과 접촉할 우려가 있고, 그러면 그 이상 움직이지 못하게 되어 버리기 때문이다. 한층 더 강한 힘으로 움직이려고 하면 치근 흡수가 발생될 수 있다. 따라서 소구치의 원심 이동은 하악이 주요 적용 부위이다. 소구치의 원심 이동에 숙달되면 의치나 임플란트라는 선택 이외에 브리지에 의한 보철도 가능해진다(→Case 37, 38).

치체 이동으로 얻어진 뼈는 흡수되지 않는다는 특성이 있다. 그래서 임플란트 식립에 필요한 최적의 치조골을 얻을 수 있다(→Case 39~42).

대구치의 근심 이동은 매우 어렵다(→Case 43~45). 앵커 로스가 일어나기 쉽고 시간도 매우 많이 걸린다. 실력을 길러서 도전해 보는 것이 좋다고 생각한다.

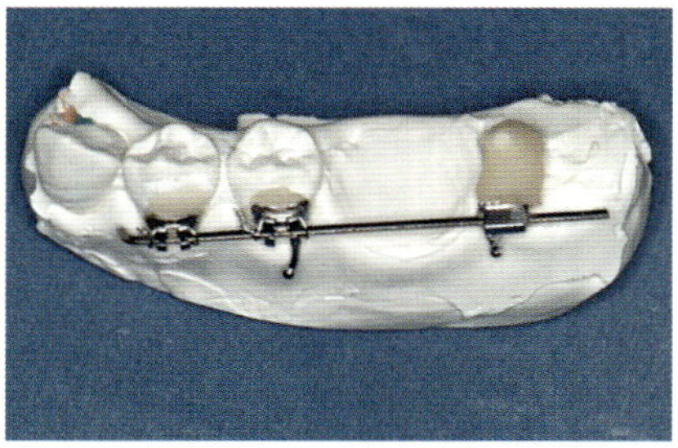

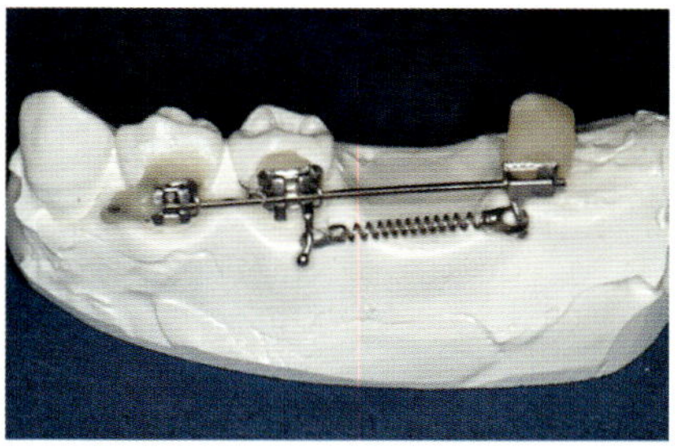

'모형 실습 ⑦'에서

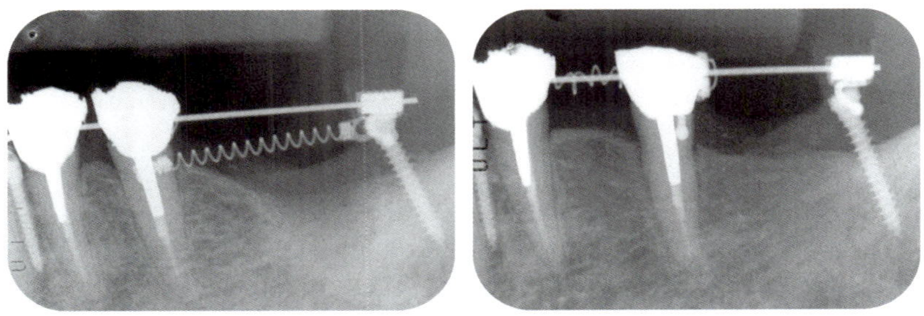

'Case 37'에서

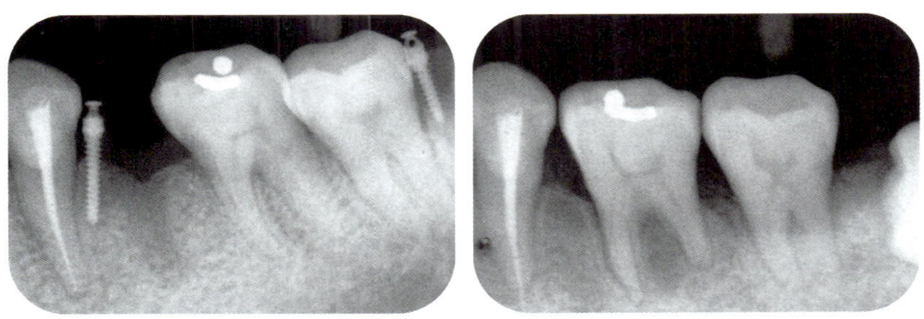

'Case 44'에서

모형 실습

모형 실습 ⑦	소구치의 원심 이동

치체 이동

Case 37~38	소구치의 원심 이동
Case 39~40	임플란트 식립에 필요한 최적의 흡수되지 않는 치조골의 획득
Case 41~42	상악 측절치 결손 증례에서 임플란트 식립에 필요한 폭이 있는 치조골을 획득한다
Case 43~45	대구치의 근심 이동

모형 실습 ⑦

소구치의 원심 이동

소구치의 원심 이동에서 중요한 점은 브라켓과 튜브를 일직선상에 위치시킬 수 있어야 한다는 것이다.

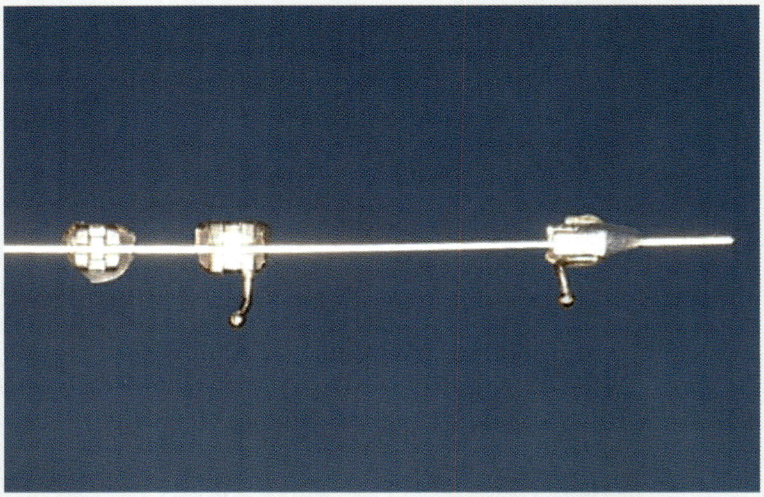

⑦-1. 브라켓과 튜브가 일직선이 되도록 브라켓을 와이어에 각각 파워체인으로 고정하고, 튜브는 유틸리티 왁스로 고정한다.

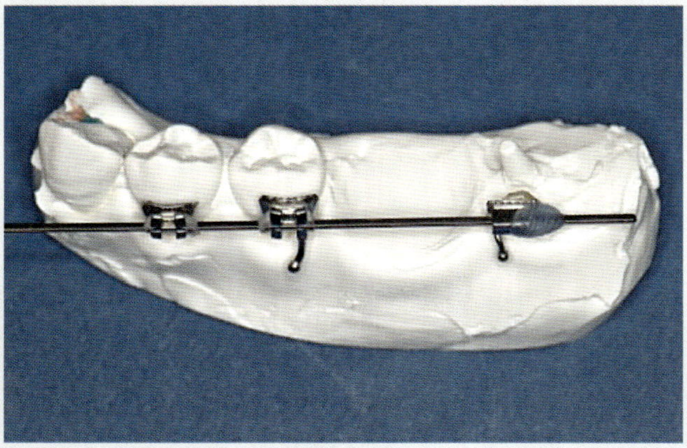

⑦-2. 브라켓을 이동해 위치를 조정한다.

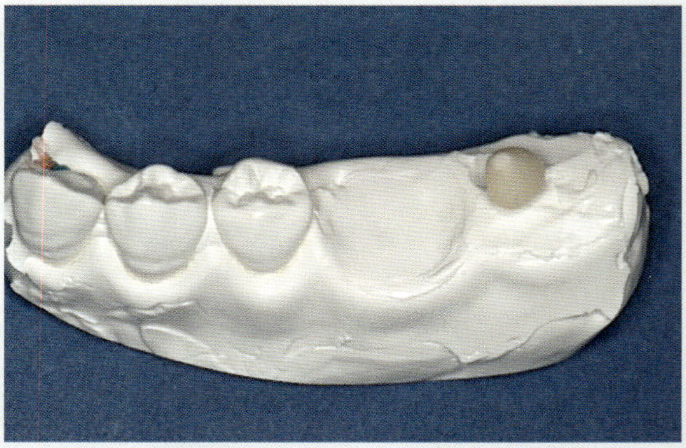

⑦-3. 원심에 식립한 TAD에 brush-dip 법으로 레진을 쌓는다.

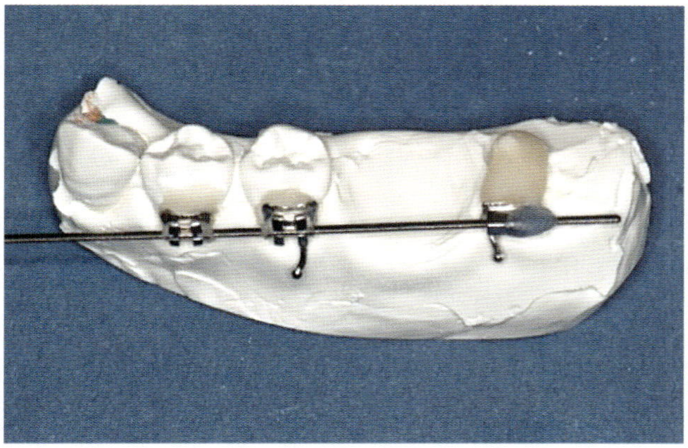

⑦-4. 브라켓과 튜브를 한꺼번에 접착성 레진으로 부착한다.

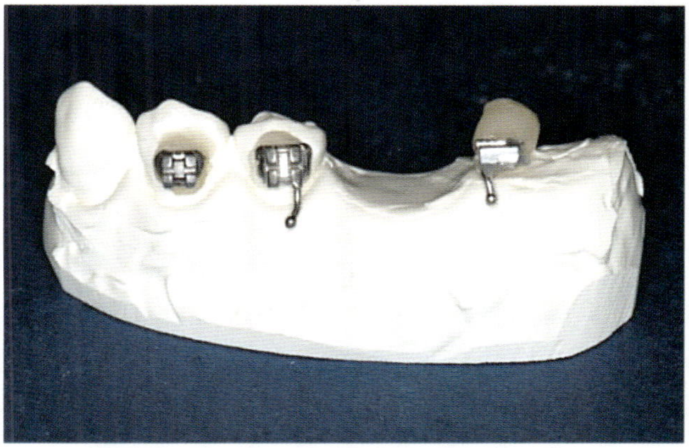

⑦-5. 브라켓과 튜브가 일직선으로 부착되었다.

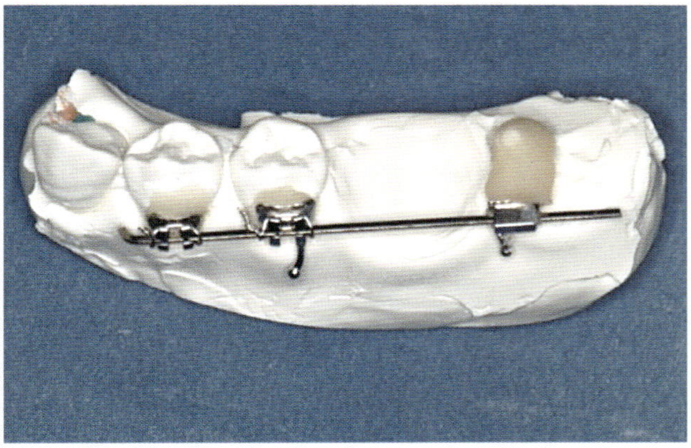

⑦-6. #34 근심에서 와이어를 구부린다.

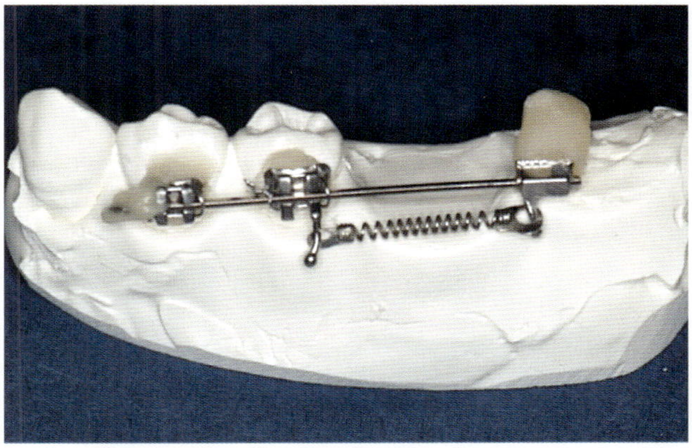

⑦-7. 결찰선으로 묶고 #34 근심은 와이어가 움직이지 않도록 레진으로 고정한다. 클로즈드 코일 스프링으로 견인한다.

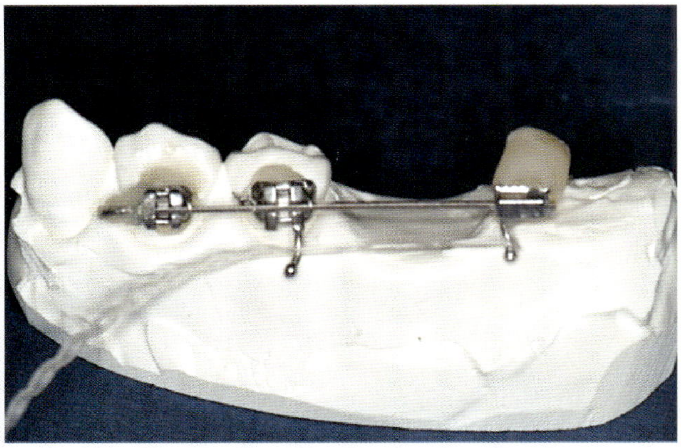

⑦-8. 견인 방법은 파워체인을 이용해도 좋다.

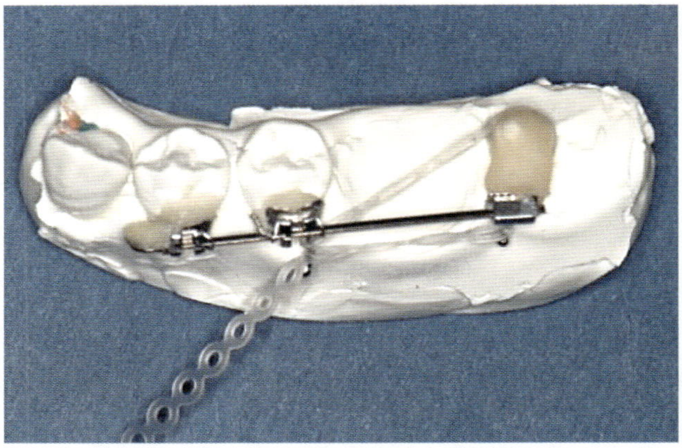

⑦-9. TAD를 감싸듯이 걸어도 좋다. 치경부 훅을 늘려 사용하면 교정력의 작용점이 치근에 가까워지므로 치체 이동이 더 쉬워진다.

소구치의 원심 이동

Case 37

브리지를 위한 소구치의 원심 이동 ①

증례 개요

67세 여성. "왼쪽 아래 어금니가 부었다"라는 주소로 타 치과의 소개로 내원. 하악 좌측 제2대구치는 근첨까지 골흡수가 있어 발치하게 되었다. 환자는 의치를 사용하고 싶지 않다고 해서 임플란트를 추천했지만, "임플란트는 위험해서 좋지 않다고 들었다. 임플란트 이외의 방법으로 치료해 주었으면 한다"라고 했다. 따라서 #35의 원심 이동을 시행해 브리지로 수복하기로 했다.

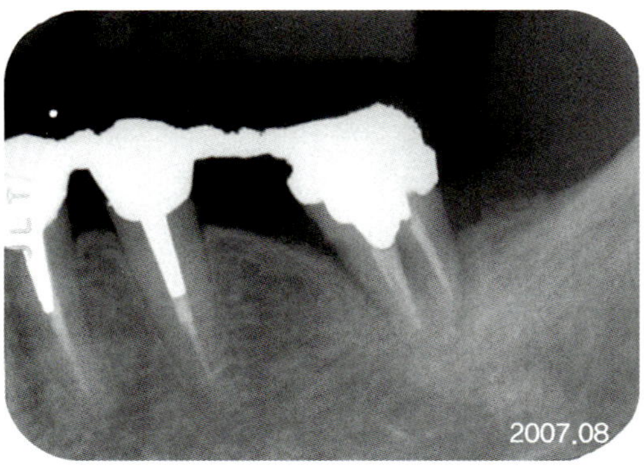

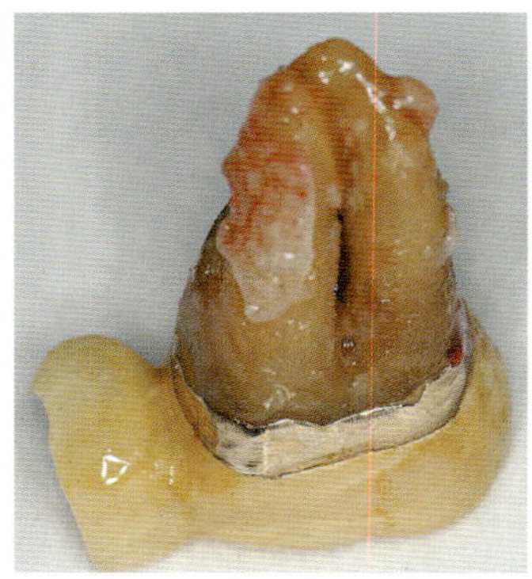

37-1, 2. #37은 근첨까지 골흡수가 있으므로 발치했다.

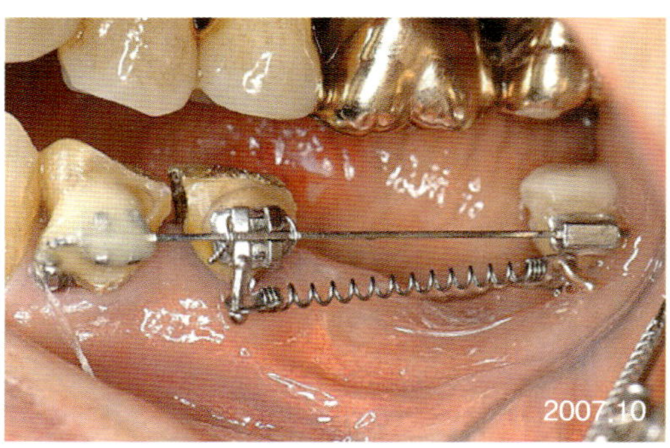

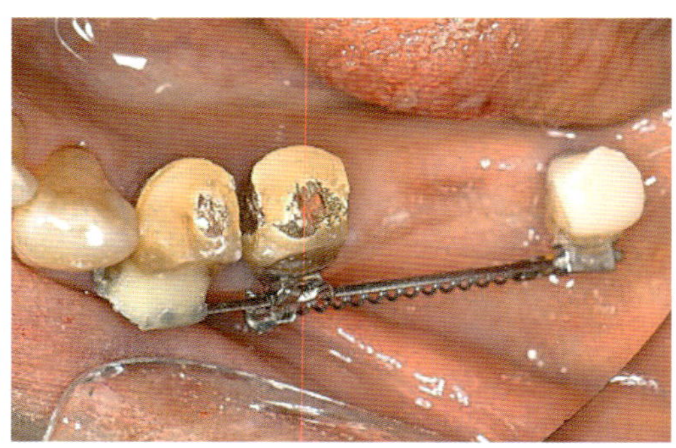

37-3, 4. #35 후방과 #33, 34 사이에 TAD를 식립하고 클로즈드 코일 스프링으로 원심 이동을 시작했다.

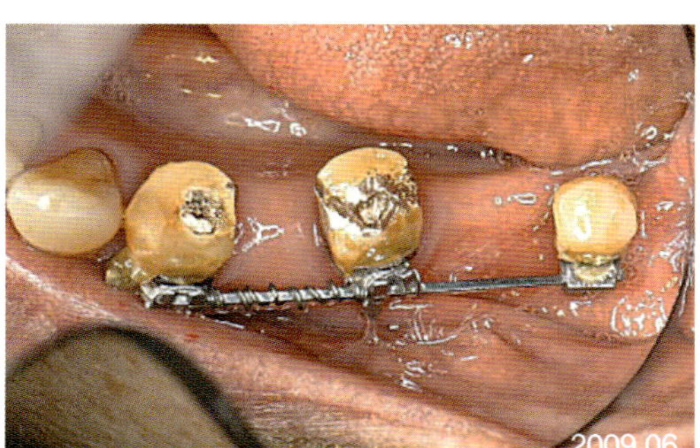

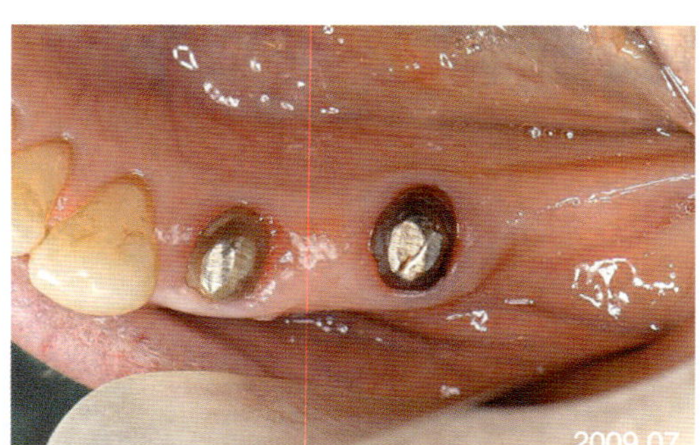

37-5. #34은 TAD와 접착 레진으로 고정했다. #34이 부동의 앵커가 된다. #34, 35 사이에 오픈 코일 스프링을 넣었다.
37-6. 1년 8개월 후, 이동 종료. #35 근심에 치조골이 증대되었다.

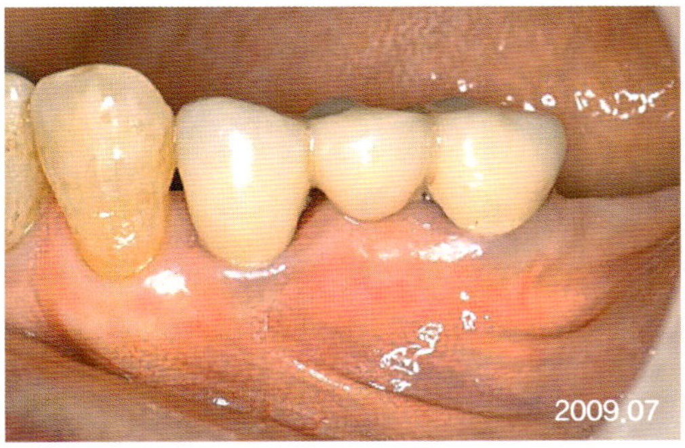

37-7. 이동 종료 후, 브리지 합착.

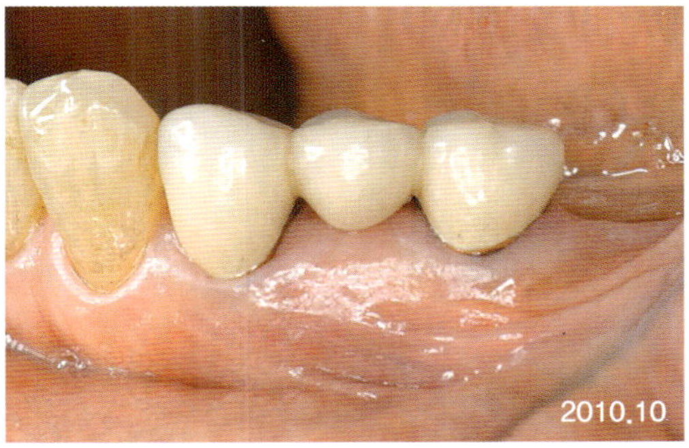

37-8. 브리지 합착 1년 3개월 후. 치아 이동을 통해 얻어진 #35 근심의 치조골은 흡수되지 않고 있다.

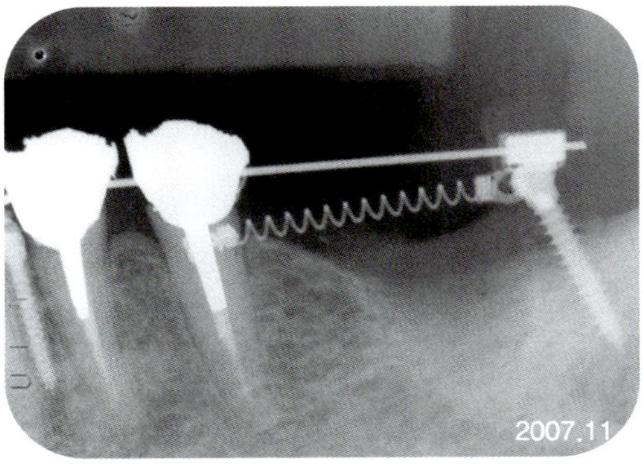

37-9. 원심 이동 시작.

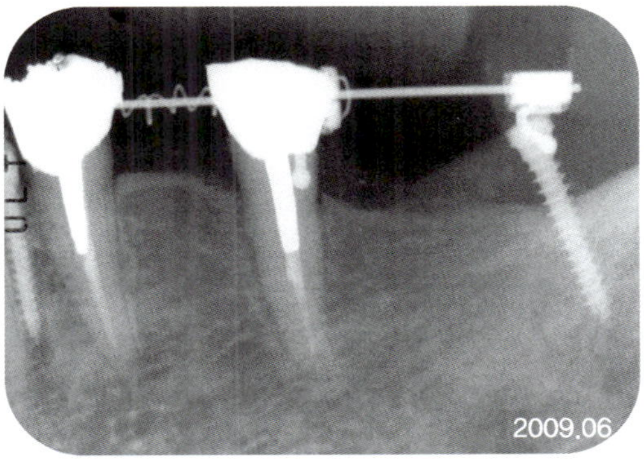

37-10. 도중에 오픈 코일 스프링으로 바꾼다.

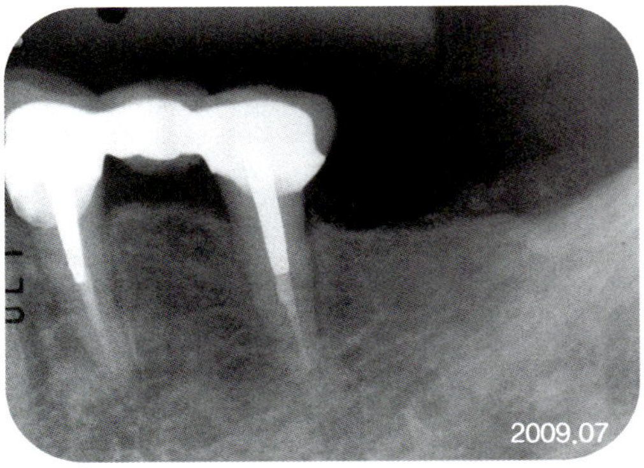

37-11. 1년 8개월 후, 브리지 합착.

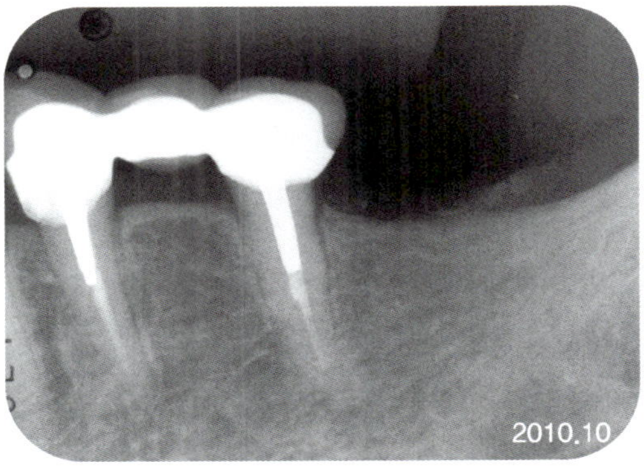

37-12. 브리지 합착 1년 3개월 후.

#35 후방과 #33, 34 사이에 TAD를 식립하고 그것을 앵커로 해서 #35 이동을 시행했다. 이동을 통해서 #35 근심측에 폭이 넓은 치조골이 생겼다.

이 치조골은 치근막이 증식해 석회화된 것이다. 약 1년 8개월 후에 브리지를 합착했다.

이 증례는 하악관과의 거리도 충분해 발치 후에 임플란트를 식립하면 간단하게 처치할 수 있었던 증례이다. 그러나 환자의 임플란트에 대한 불안은 지울 수 없어, 처치에 시간이 걸리는 것을 이해한 후에 소구치의 원심 이동을 시행했다.

소구치의 원심 이동

Case 38

브리지를 위한 소구치의 원심 이동 ②

증례 개요 65세 여성. #36 결손부 치조제에 자가 치아 이식을 시행했으나 염증성 흡수로 탈락. 큰 수직적 골결손이 생겨 있다. 환자가 임플란트는 거부하고 고정성 보철을 희망했으므로, #35의 원심 이동 후 브리지로 마무리하기로 했다.

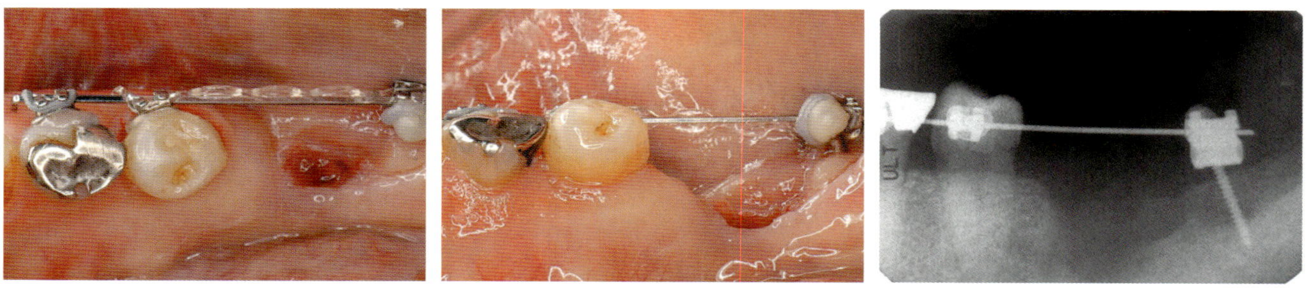

38-1~3. #37 부위에 TAD를 식립하고, 약한 힘으로 #35을 천천히 원심으로 견인했다.

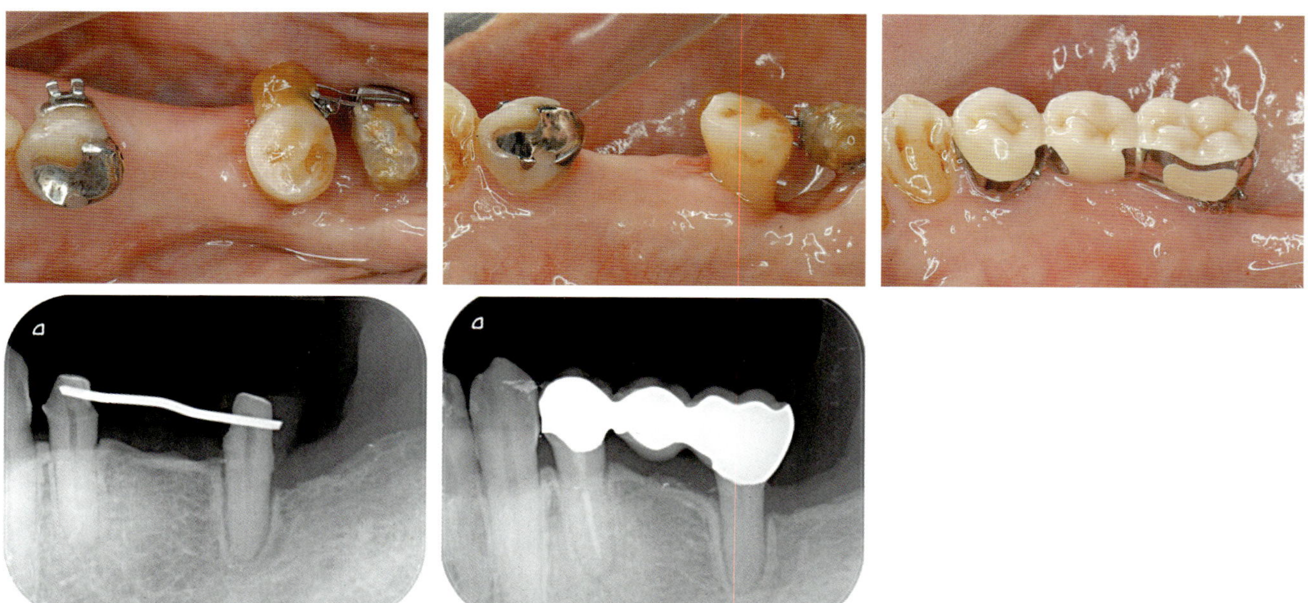

38-4~8: 25개월 후, #35은 원심으로 12mm 치체 이동했다. #34과 #35 사이 뼈의 양은 수평으로 증대되었고, #35 원심의 수직적인 골결손 부위도 개선되었다. 그래서 브리지를 합착했다.

임플란트 식립에 필요한 최적의 흡수되지 않는 치조골의 획득

Case 39

이동으로 획득된 뼈에 임플란트 1개 식립 후 13년 경과

증례 개요 65세 남성. 치주질환으로 #36이 부어서 내원. #36은 이미 근첨 근처까지 골흡수가 일어나 있다. 발치하고 임플란트를 식립하고 싶지만, 방사선사진상 발치 후에 골흡수가 되고 나면 하악관과의 거리가 걱정이다. 그래서 #35의 원심 이동을 시행하기로 한다.

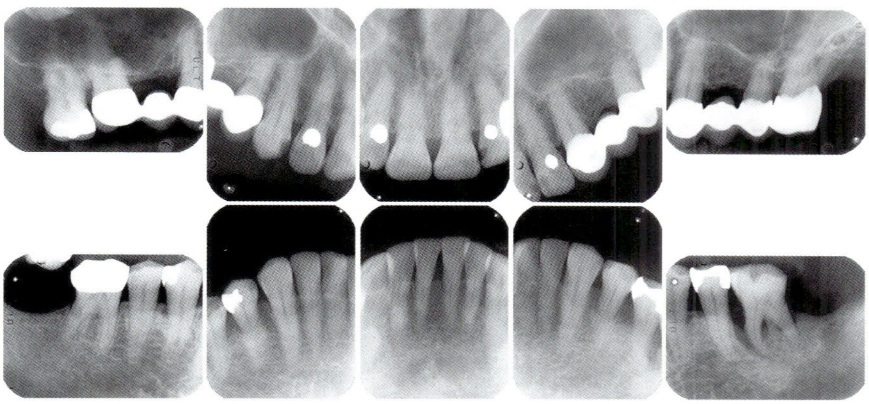

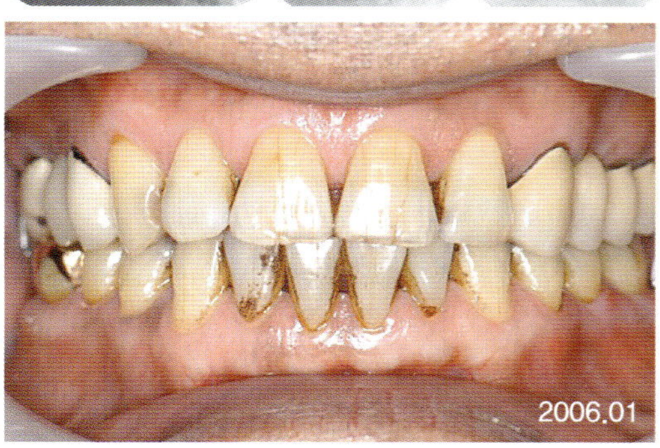

39-1, 2. 초진 시.

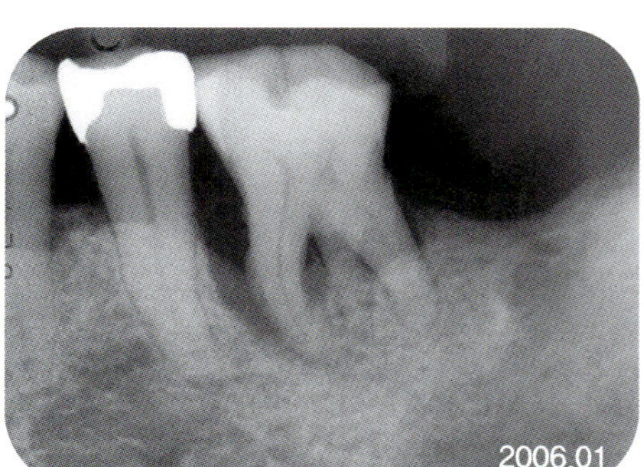

39-3. #36은 근첨까지 골흡수가 있으므로 발치.

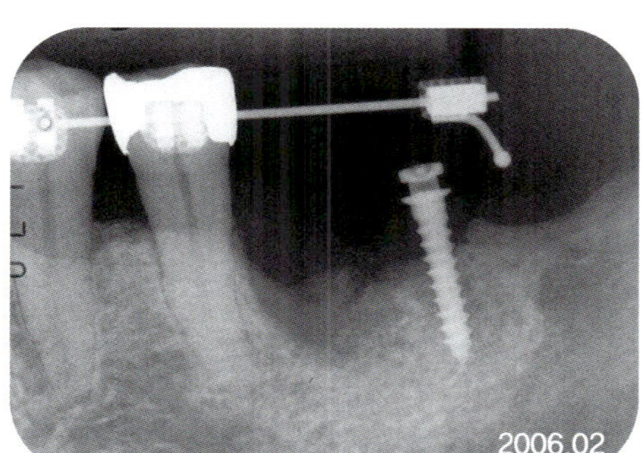

39-4. #35의 원심 이동을 위해 TAD를 식립했다.

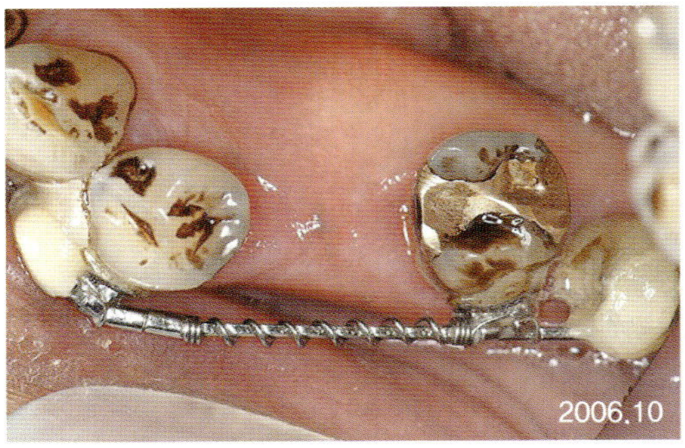

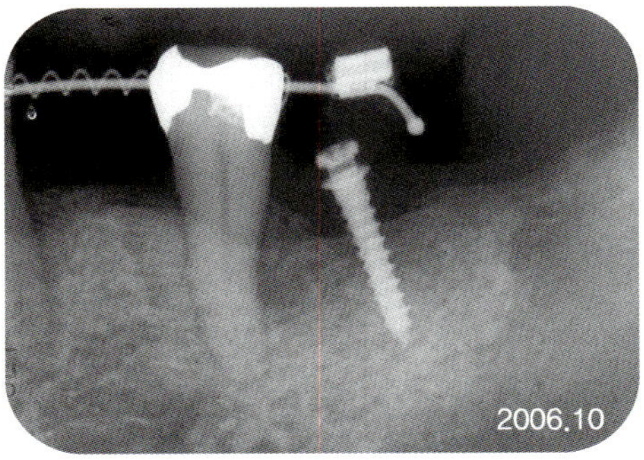

39-5, 6. 이동을 통해 #35 근심에는 흡수되지 않는 폭이 넓은 치조골이 만들어졌다.

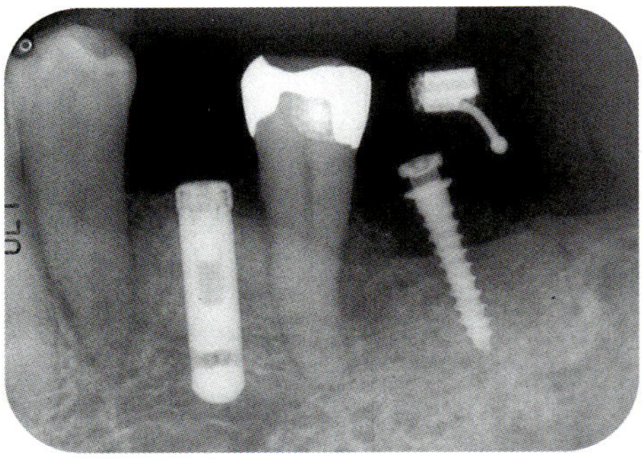

39-7. 약 8개월의 이동 후 임플란트 식립.

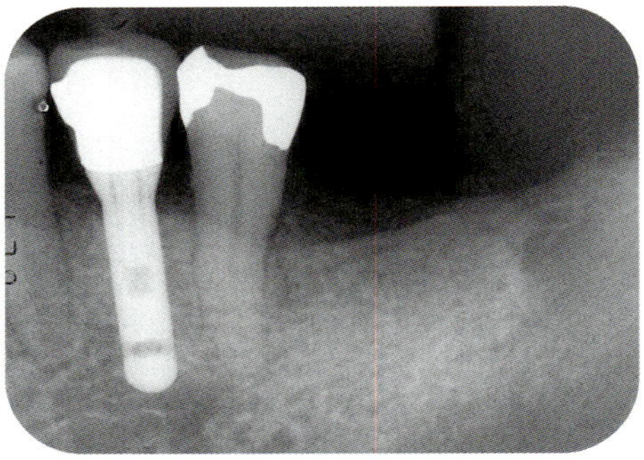

39-8. 임플란트 식립 약 3개월 후.

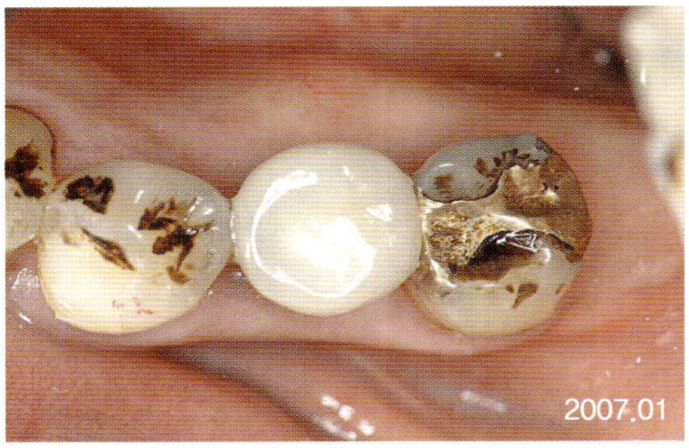

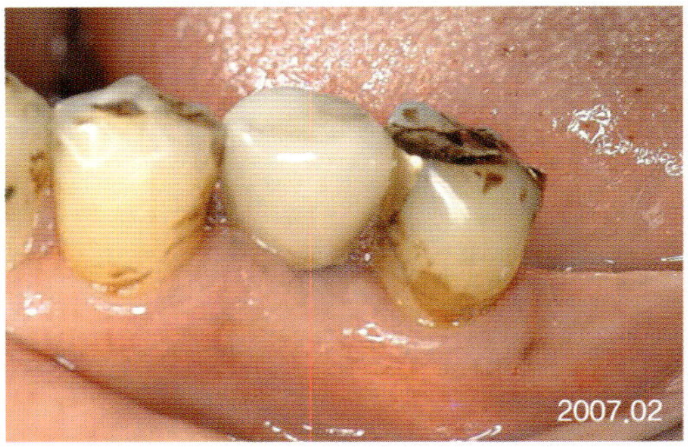

39-9, 10. 보철이 끝났을 때.

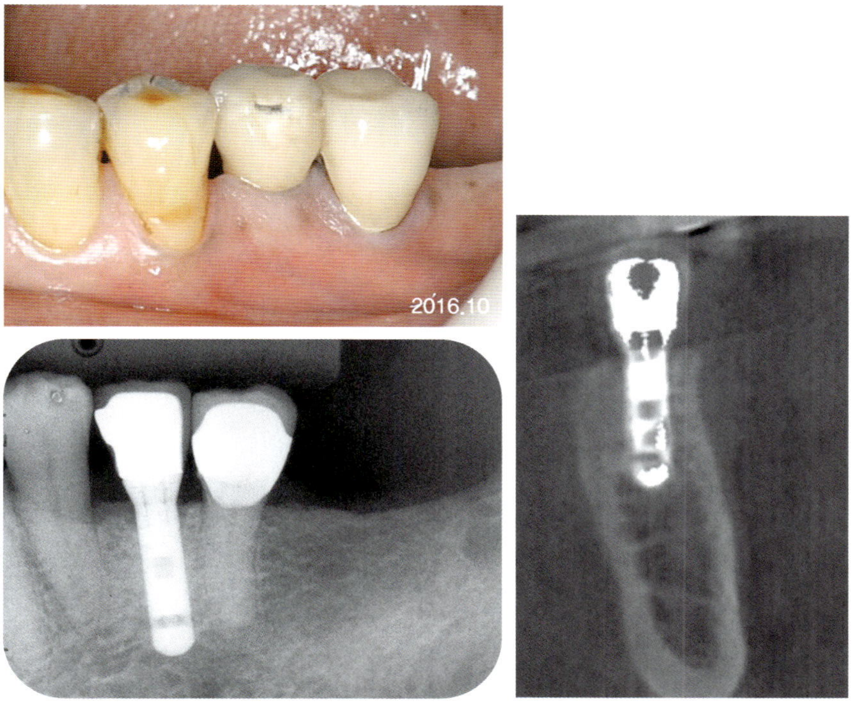

39-11~13. 임플란트 식립 10년 후. 이동에 의해 조성된 치조골은 흡수되지 않았다. CT 사진에서 치조골이 그대로 유지되고 있는 것을 볼 수 있다.

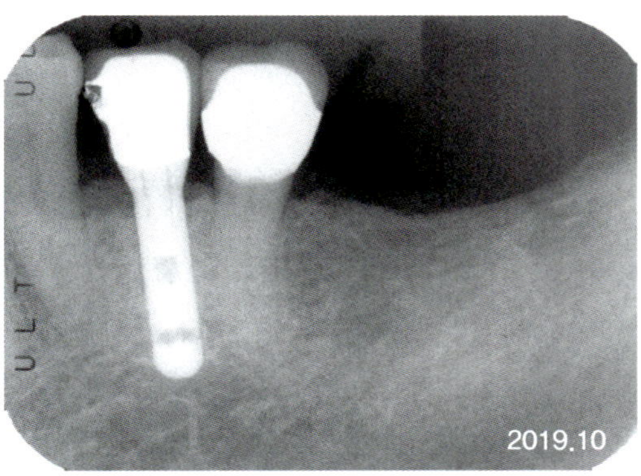

39-14. 임플란트 식립 13년 후. 치조골은 그대로 잘 유지되고 있다.

치아 이동을 통해 폭이 넓고 높이가 있는 치조골이 재생된다. 흡수되지 않는 치조골을 치아 이동을 통해 획득할 수 있다는 것이다. #35 근심에 흡수되지 않는 치조골이 생기면 간단하게 임플란트를 식립할 수 있다. 다른 GBR처럼 일시적으로 만들어진 치조골은 원래의 상태로 다시 흡수되는 경우가 많다. 그러나 생체가 스스로 재생시켜 유지하고 있는 치조골은 흡수되지 않는다. 이동을 끝낸 후, 환자에게 브리지로 할지 임플란트로 할지 재확인했는데, "치아를 되도록 삭제하지 않는 쪽이 좋다"라고 해서 임플란트를 식립하기로 했다. 그 후 양호한 경과를 보이고 있다.

임플란트 식립에 필요한 최적의 흡수되지 않는 치조골의 획득

Case 40

이동으로 획득된 뼈에 임플란트 2개 식립 후 12년 경과

증례 개요

49세 여성. #45~47 결손이지만 의치를 사용하고 싶지 않다고 했다. #47 부위에 TAD를 식립하고 #44의 원심 이동을 시행하여 임플란트에 필요한 뼈를 확보한 후 임플란트를 식립한다.

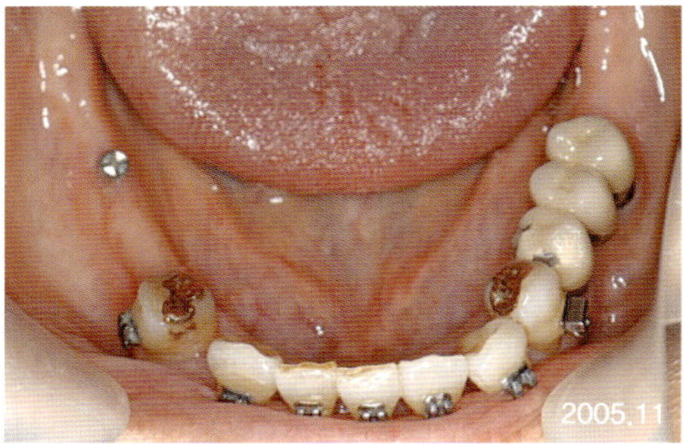

40-1. #44의 원심 이동 시작.

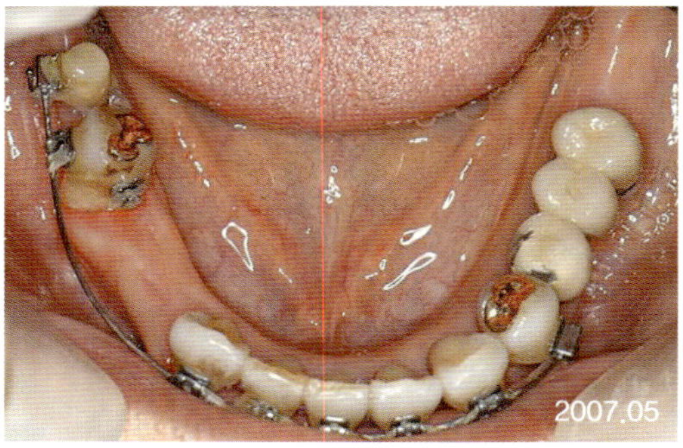

40-2. 1년 6개월 후. #43과 #44 사이에는 치조골이 생겼다.

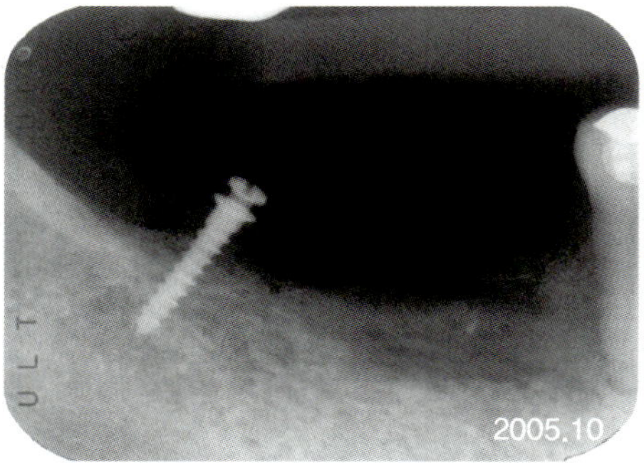

40-3. TAD 식립.

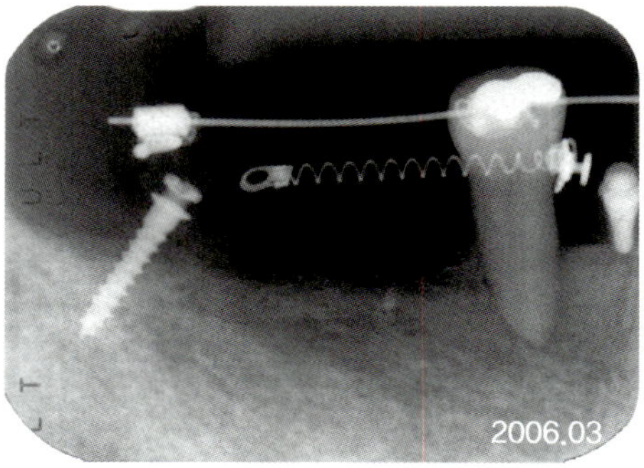

40-4. #44의 이동 시작 4개월 후.

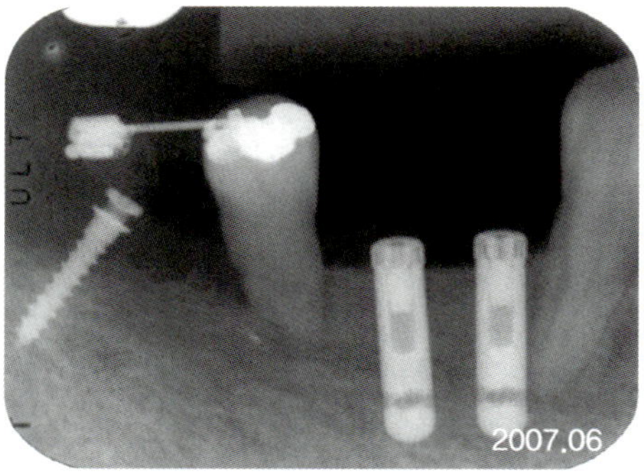

40-5. #44의 이동 1년 7개월 후. 임플란트 식립.

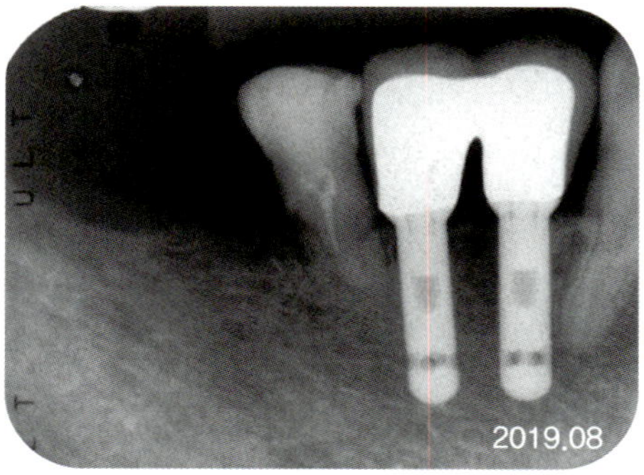

40-6. 임플란트 식립 12년 2개월 후. 뼈의 흡수는 관찰되지 않는다.

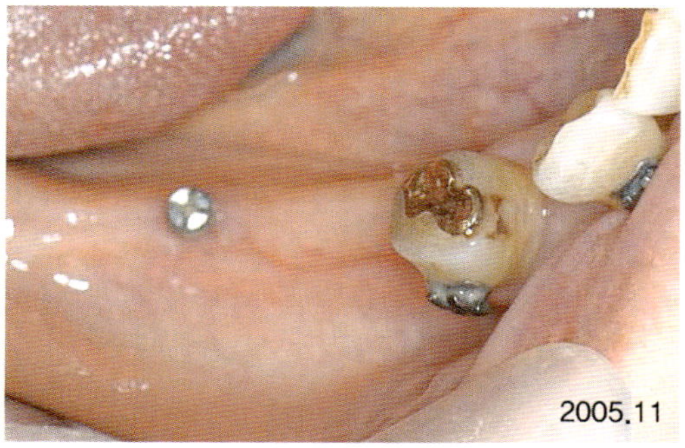

40-7. #44의 이동 전, 원심부에는 골흡수가 있다.

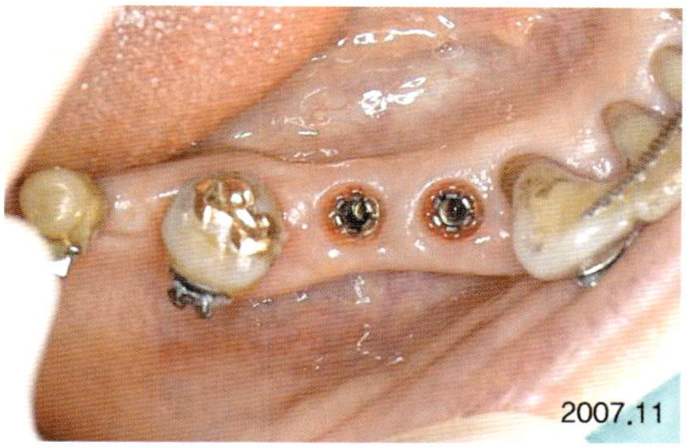

40-8. 이동 1년 반 후. 치조골이 증대되었으므로 임플란트를 식립했다.

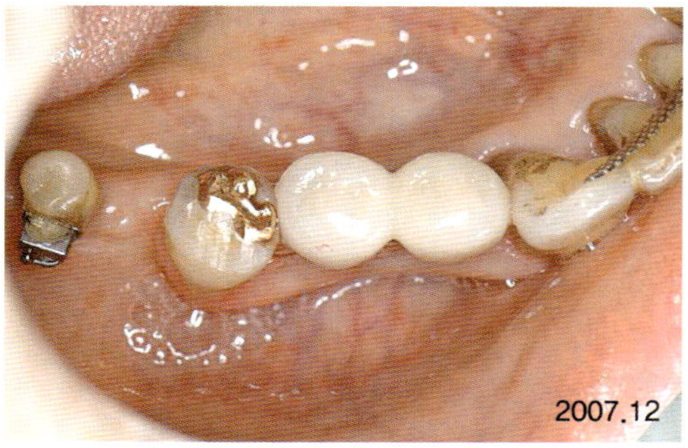

40-9. 보철 종료. 치조골이 신생되었다.

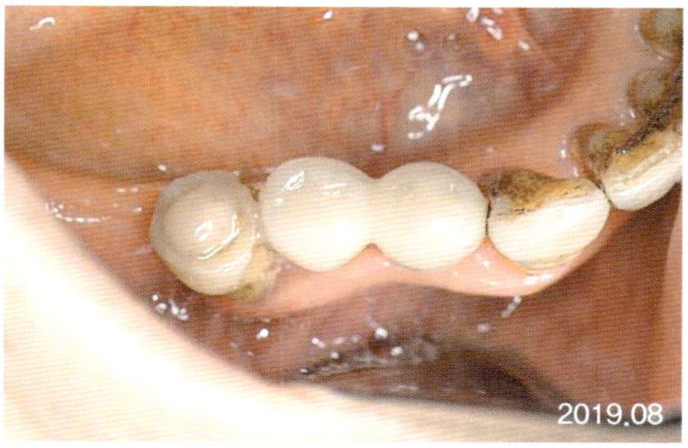

40-10. 임플란트 12년 후. 골흡수는 보이지 않는다.

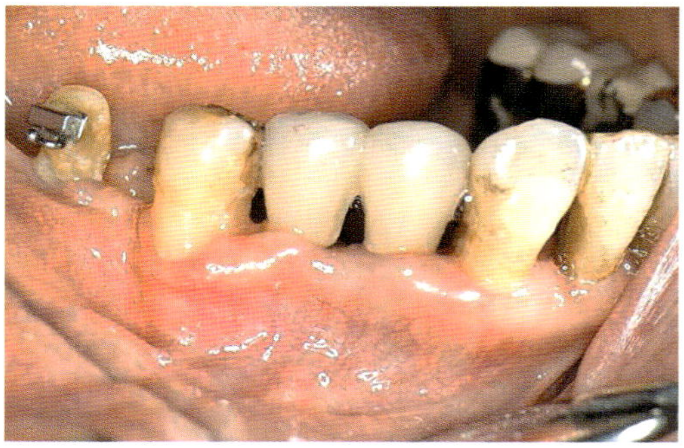

40-11. 보철 종료.

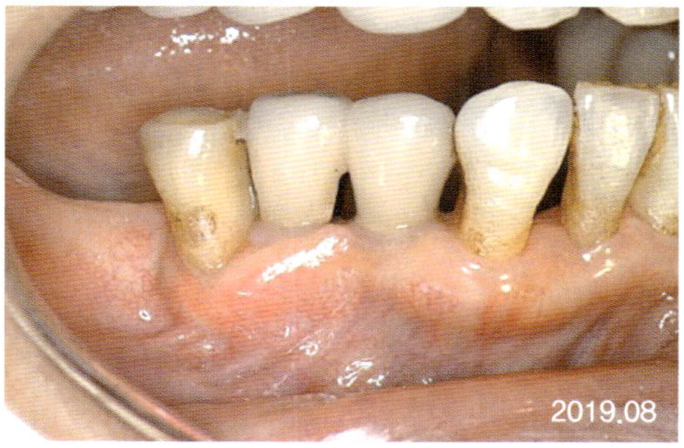

40-12. 12년 후.

상악 측절치 결손 증례에서 임플란트 식립에 필요한 폭이 있는 치조골을 획득한다

Case 41

#22의 선천 결손

증례 개요 53세 여성. #22의 결손. #22의 결손으로 #21이 원심으로 이동했기 때문에 #11과 #21 사이가 벌어졌다. 이대로는 심미적인 처치를 할 수 없다. 그래서 전처치로서 MTM으로 #22의 공간을 넓히고, #11과 #21 사이의 이개도 개선하기로 했다.

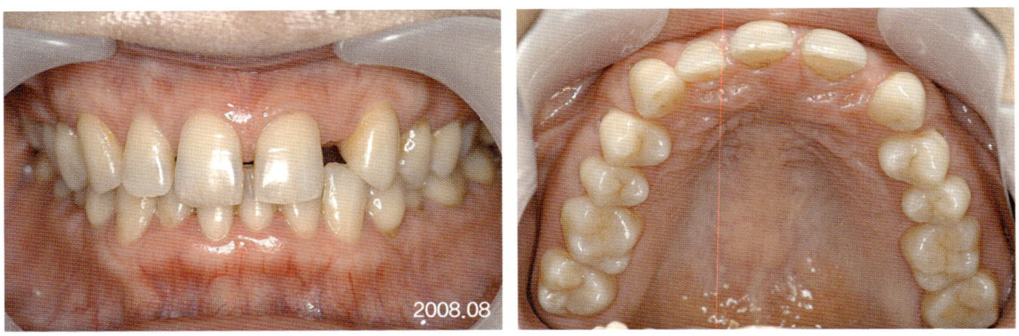

41-1, 2. 초진 시, #22이 결손되어 있다.

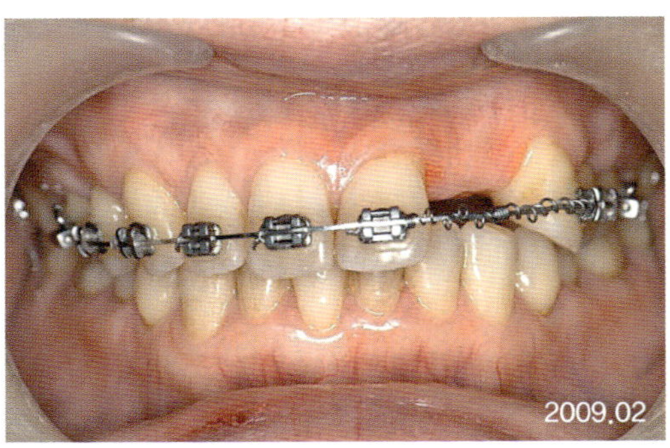

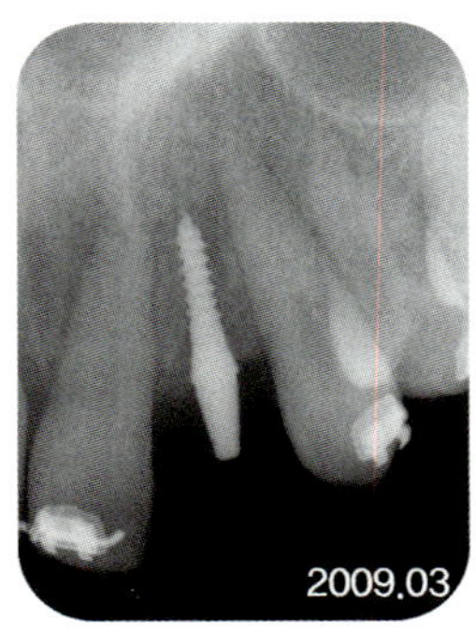

41-3. 교정 6개월 후. #22 부위에 공간이 확보되었다.
41-4. 임플란트 식립.

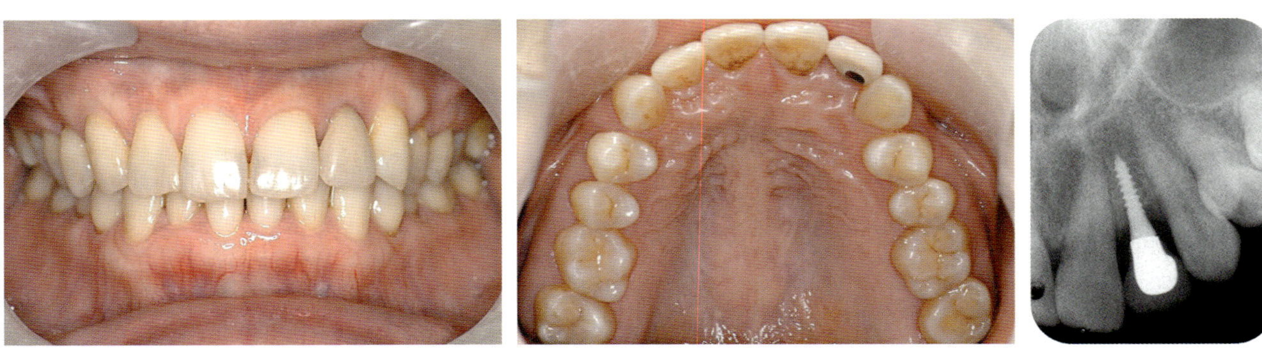

41-5~7. 임플란트 식립 3개월 후. #22의 보철 종료. 임플란트는 순측에 식립했다.

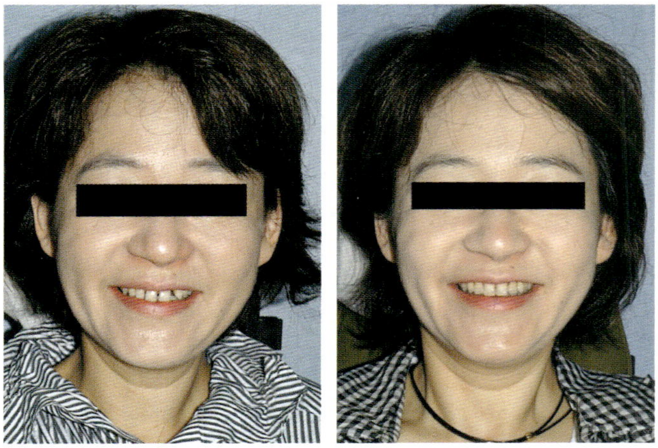

41-8, 9. 초진 시와 보철 종료 시의 비교.

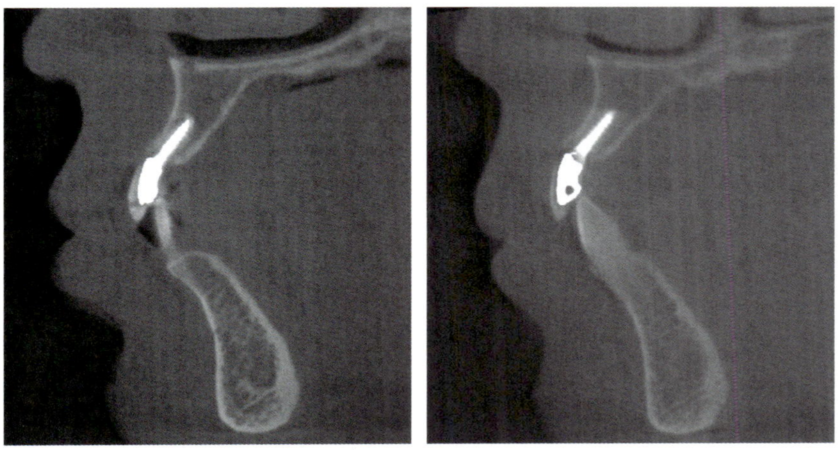

41-10. 임플란트 식립 4년 5개월 후.
41-11. 임플란트 식립 10년 후.

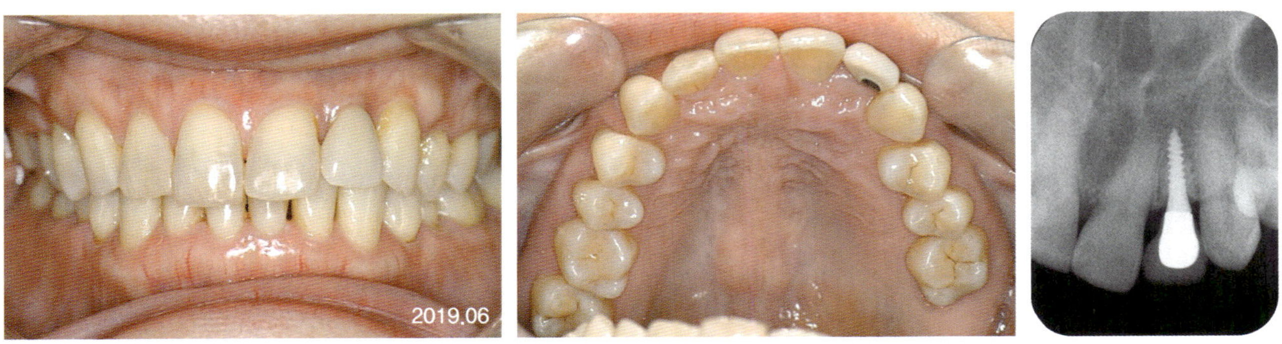

41-12~14. 임플란트 식립 10년 3개월 후.

6개월의 이동으로 #22 부위에 공간이 생기고 정중이개도 개선되었다. 이 부위의 보철은 양 인접치를 삭제해 브리지로 수복하는 것보다 임플란트를 선택하는 쪽이 건전치를 지킬 수 있으므로 임플란트를 선택했다. 이 부위의 치조골은 Case 40과 같이 흡수되지 않는 치조골이다. 그래서 순측의 치은선에 맞추어 순측 가까이에 임플란트를 식립했다. 만약 이 부위가 발치로 인한 결손이라면 치조골은 흡수되므로 대응이 전혀 다르다. 초진으로부터 1년 후 MTM, 임플란트 식립 및 보철치료가 종료되었다. 이동에 의해 얻어진 치조골은 초진으로부터 약 11년 후에도 유지되고 있다.

상악 측절치 결손 증례에서 임플란트 식립에 필요한 폭이 있는 치조골을 획득한다

Case 42

#12, 22의 선천 결손

증례 개요

23세 여성. "앞니를 치료하고 싶다"라는 주소로 내원했다. #12과 22은 선천성 결손이다. #11, 13과 #21, 23은 근접해 있다.

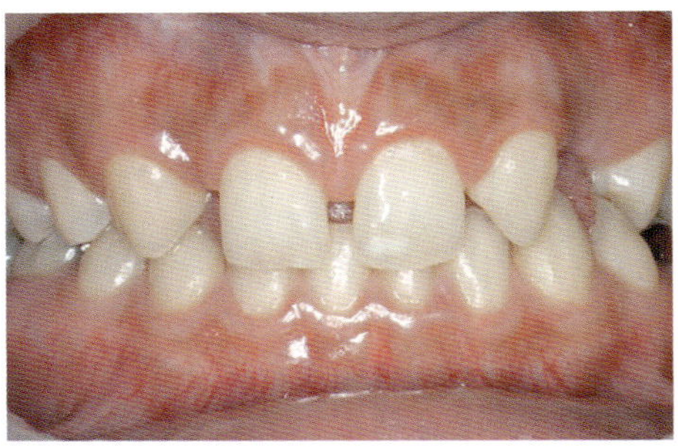

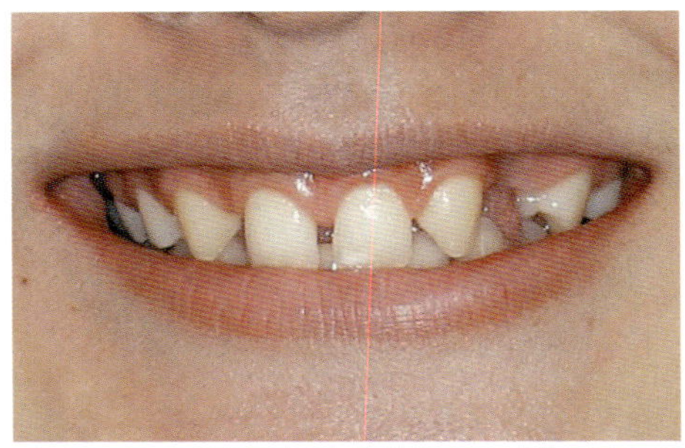

42-1, 2. #12, 22에 임플란트를 식립할 예정이므로, 폭이 있는 치조골의 확보와 함께 공간을 만들기로 했다.

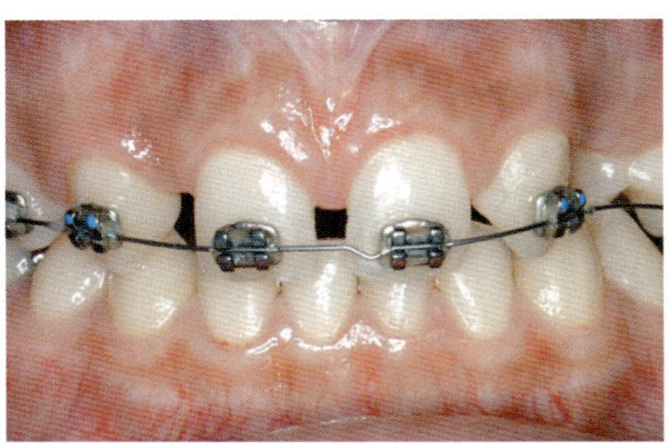

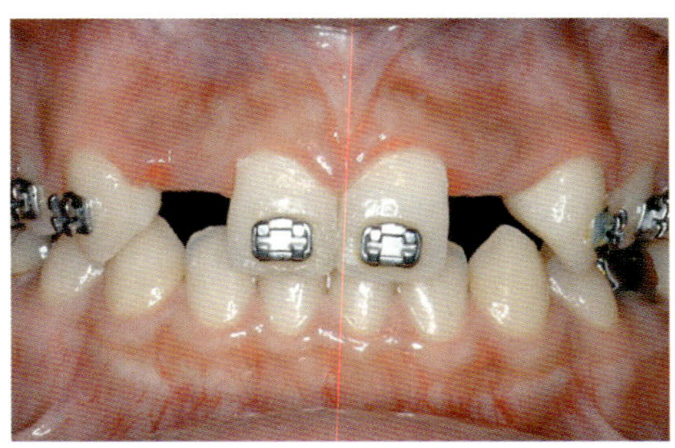

42-3. 브라켓을 부착하고 오픈 코일 스프링을 이용해 #11, 13, 21, 23의 이동 도모.

42-4. 10개월 후. #11, 13과 #21, 23 사이에 공간이 만들어졌다.

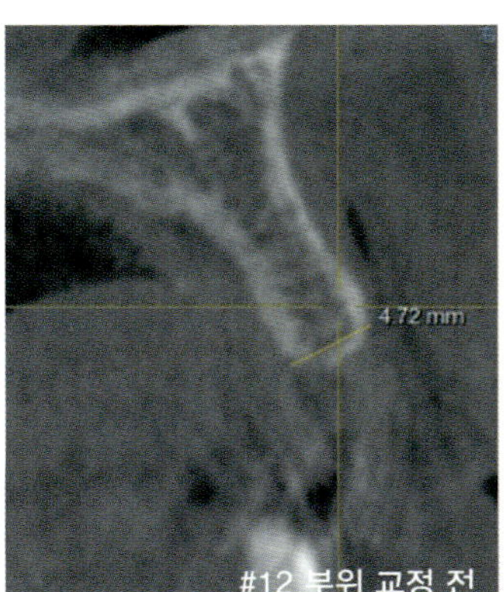

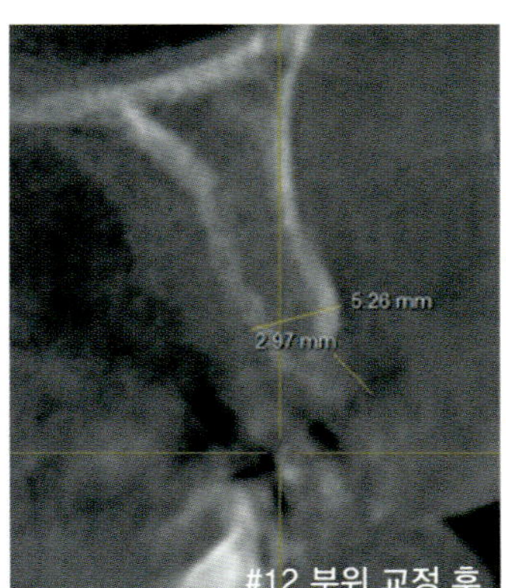

42-5, 6. #12 부위의 교정치료 전·후 비교. CT 사진에서는 폭이 넓어진 치조골이 관찰된다(술전: 4.72mm → 술후: 5.26mm).

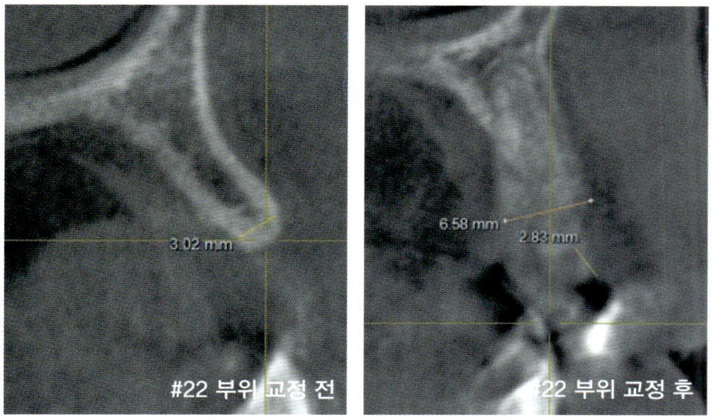

42-7, 8. #22 부위의 교정치료 전·후 비교. CT 사진상, 폭이 넓어진 치조골이 관찰된다(술전: 3.02mm → 술후: 6.58mm).

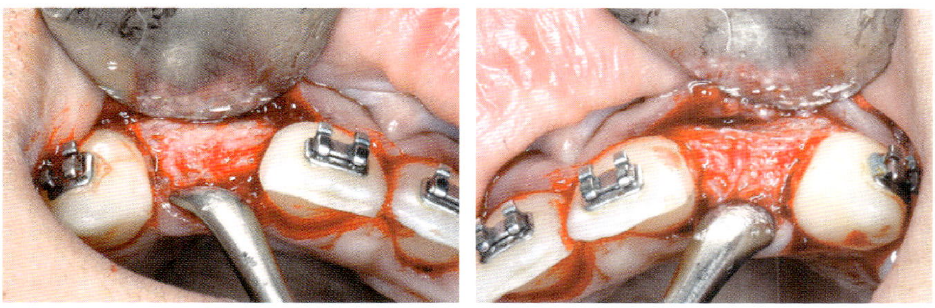

42-9, 10. 실제로 치은피판을 열어 보면 이동에 의해 충분하게 치조골이 증대되어 있는 것을 알 수 있다. 그래서 임플란트를 식립했다.

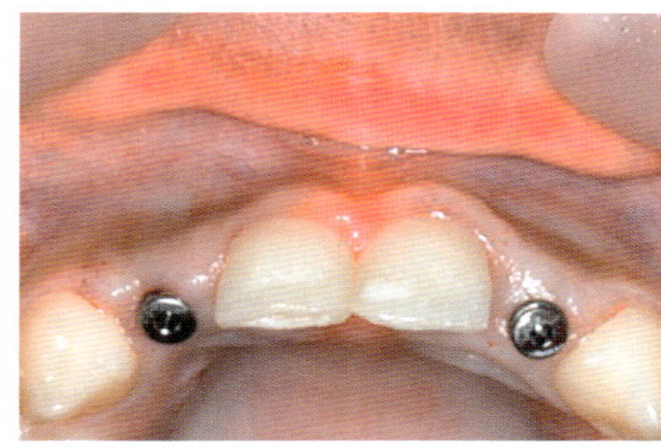

42-11. 이동에 의해 치조제 폭이 증대되어 골이식을 하지 않고 1회의 수술로 식립할 수 있었다.

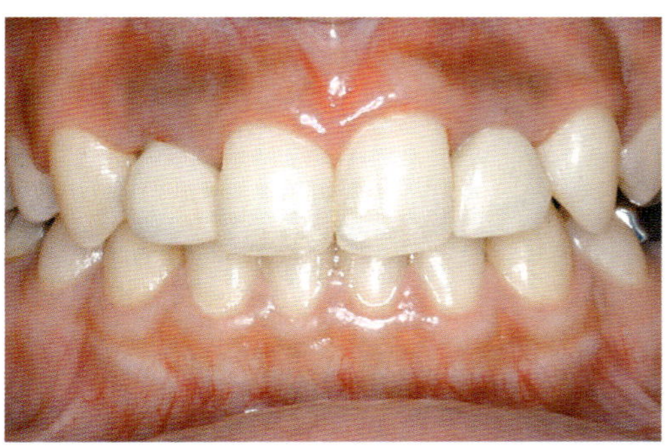

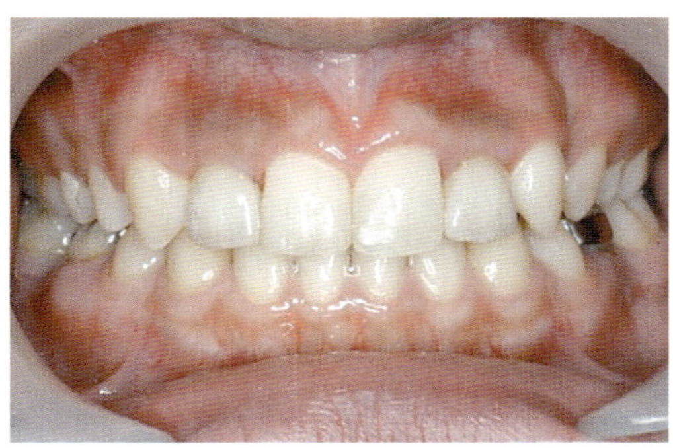

42-12. 식립 16주 후. 임시 크라운 장착 후 경과 관찰.
42-13. 최종 보철 종료 시.

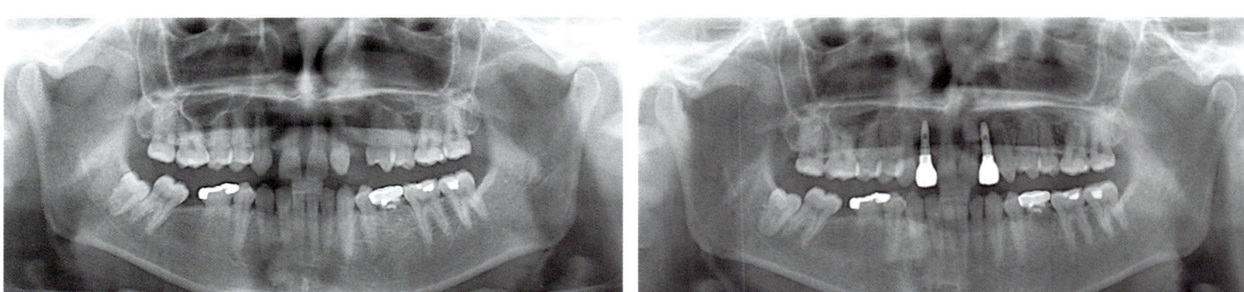

42-14. 술전(왼쪽)과 술후(오른쪽)의 파노라마 방사선사진.

치아를 이동하면 골이식이나 GBR이 없어도 폭이 넓은 치조골을 얻을 수 있다. 이러한 뼈는 오랜 기간에 걸쳐 흡수되지 않는 것으로 알려졌는데 앞으로 더 경과 관찰을 하고자 한다.

대구치의 근심 이동

Case 43

브라켓 위치 조정으로 보완한 #36, 37의 근심 이동

증례 개요

49세 여성. 치근 파절로 발치된 #35 부위의 공간을 없애기 위해 #36, 37을 근심 이동시킨다.

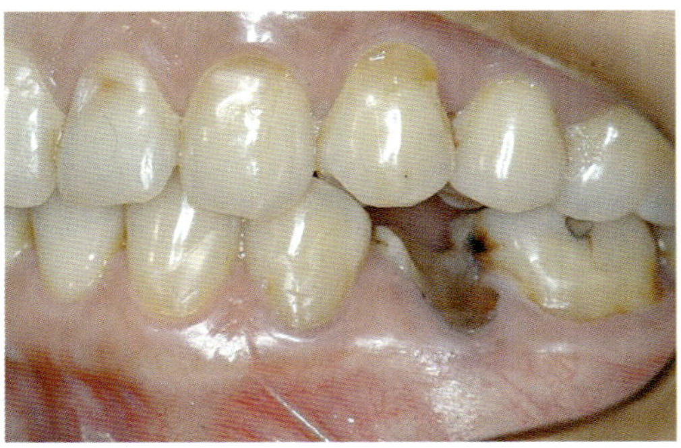

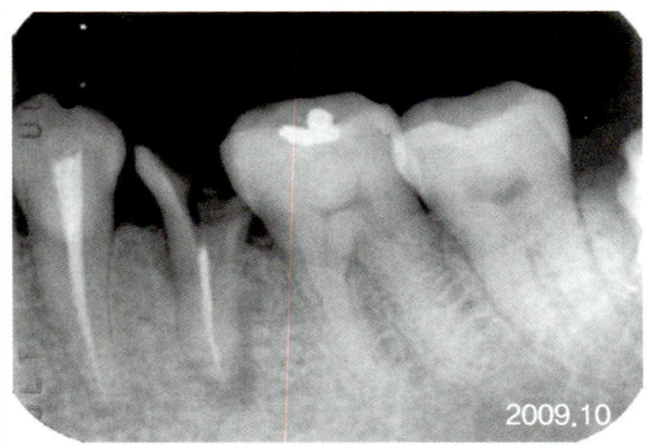

43-1, 2. #35은 치근 파절 때문에 발치를 하게 되었다.

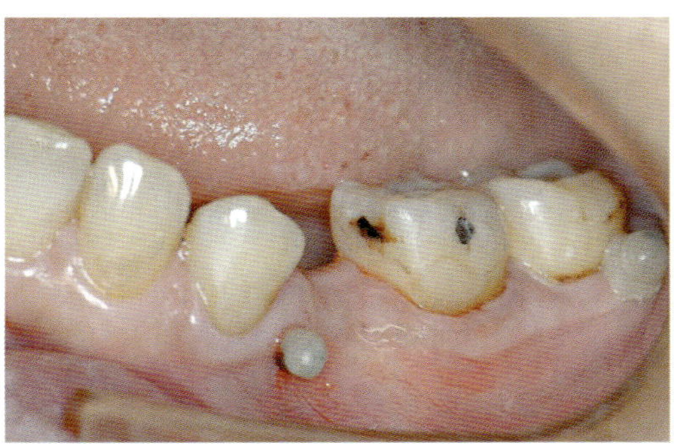

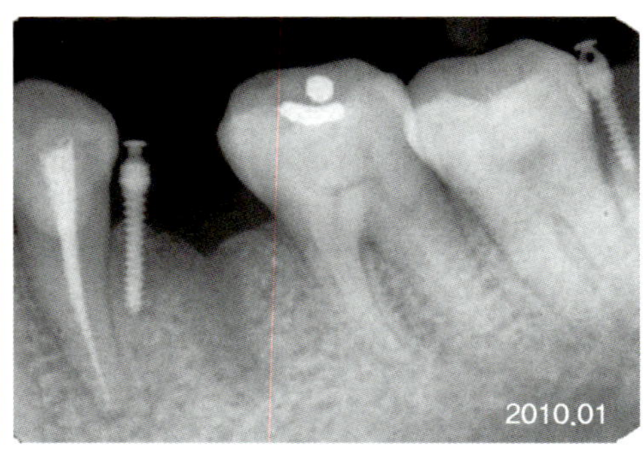

43-3, 4. #35의 발치 공간을 #36과 #37의 근심 이동으로 없애기로 했다. 그래서 TAD를 식립했다(#37 원심의 TAD는 빠져 버렸음).

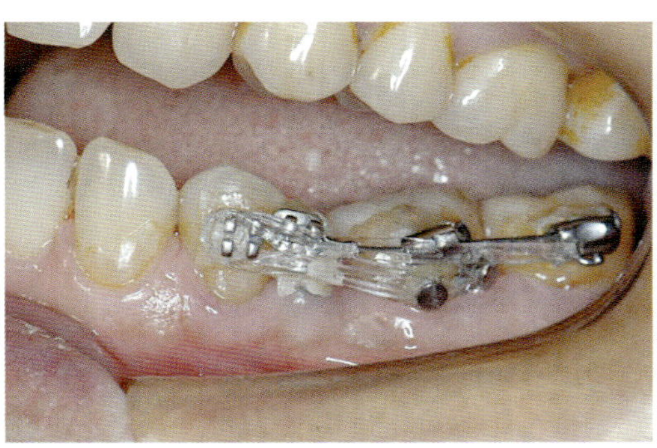

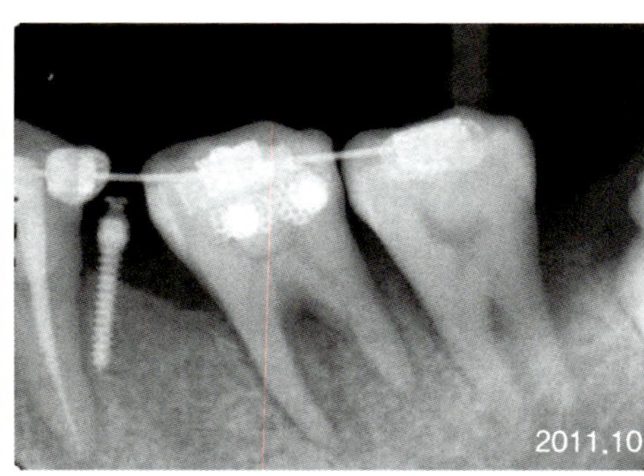

43-5, 6. 부분 교정으로 이동시키자 #36, 37이 근심으로 쓰러졌다. 그래서 브라켓의 위치를 몇 차례 조정해 재부착했다.

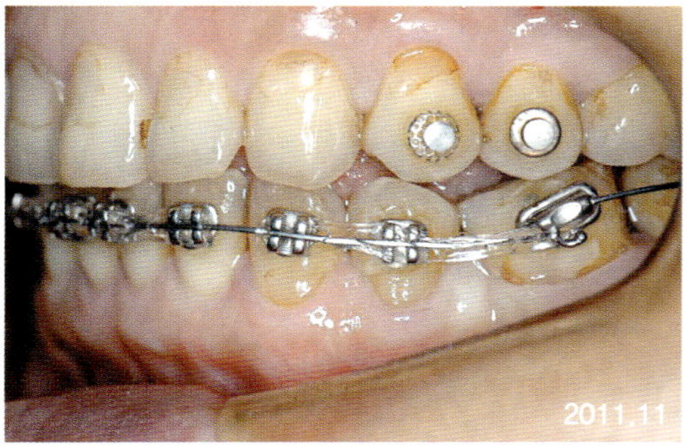

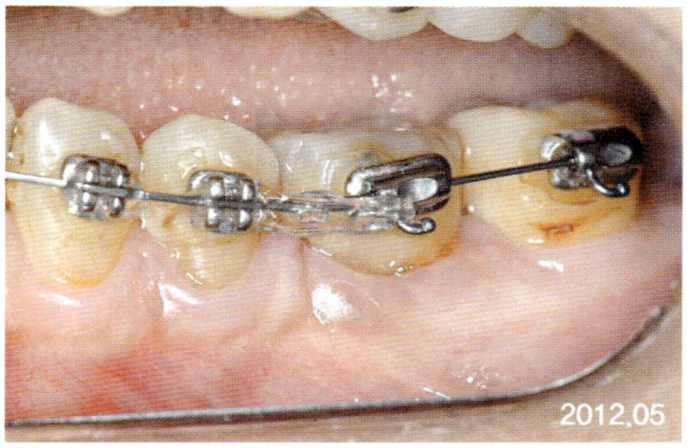

43-7. 하악 전치를 앵커로 근심 경사된 #36을 직립시키기 위해, #24, 25에 metal button을 부착하고 악간고무를 사용했다.

43-8. 2년 4개월 후, 이동이 끝났을 때.

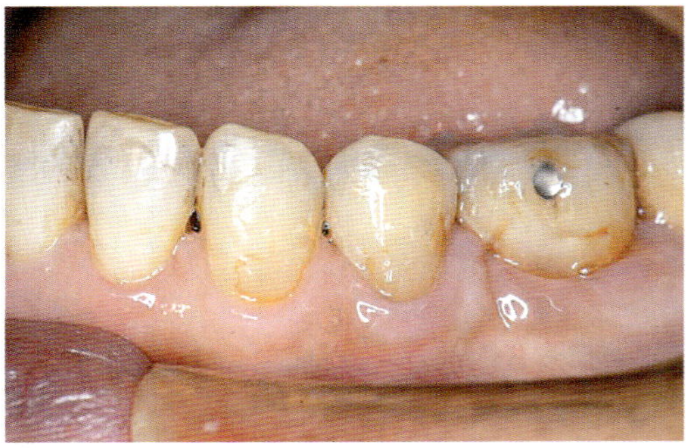
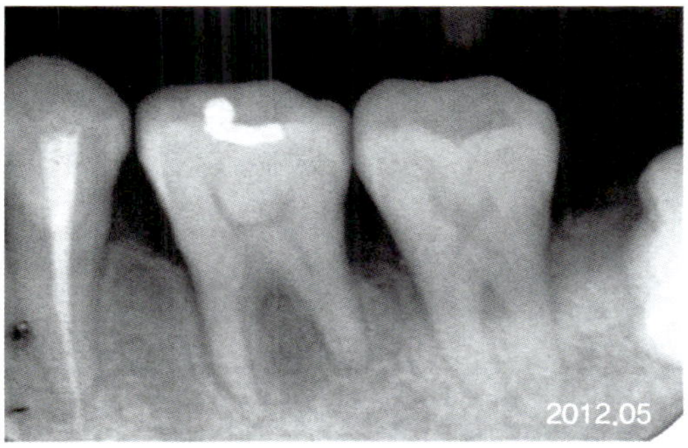

43-9, 10. #36을 직립시키면서 근심 이동을 이루어냈지만 #35~37에서 치근 흡수가 관찰되었다. 치체 이동의 어려움을 통감했다.

대구치의 근심 이동

Case 44

Wire bending으로 보완한 #18의 근심 이동

증례 개요 38세 남성. 잔존 치근인 #17을 발거하고 이 위치에 #18을 근심 이동한다.

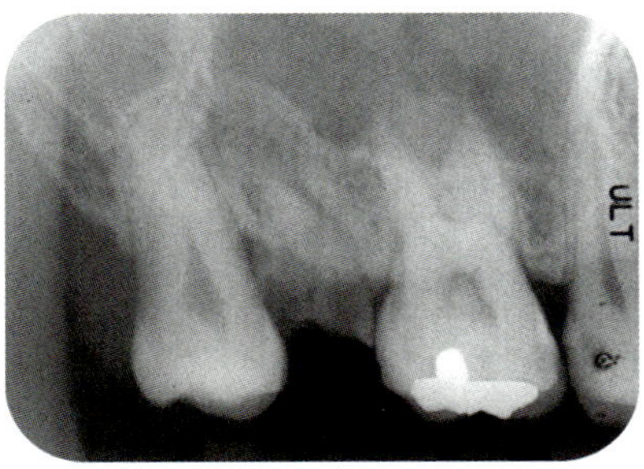

44-1. #17 발치 후 #18을 근심 이동시킨다.

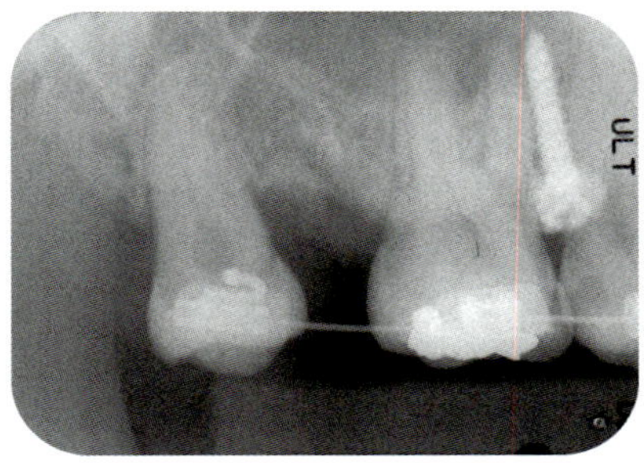

44-2. TAD를 앵커로 근심 이동을 하고 있다.

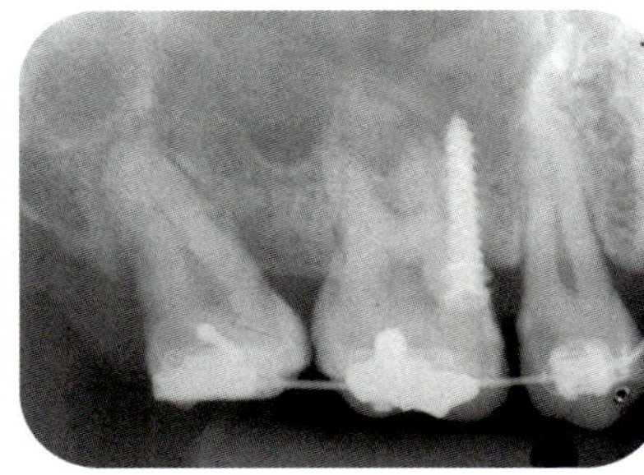

44-3. 이동 시작 8개월 후. #18은 근심 경사되어 #16과 접촉되었다.

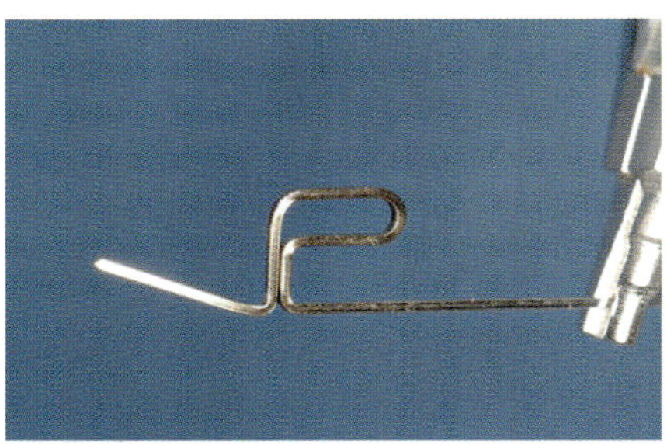

44-4. 근심 경사를 수정하기 위해 그림과 같은 L 루프 직립스프링을 bending 했다.

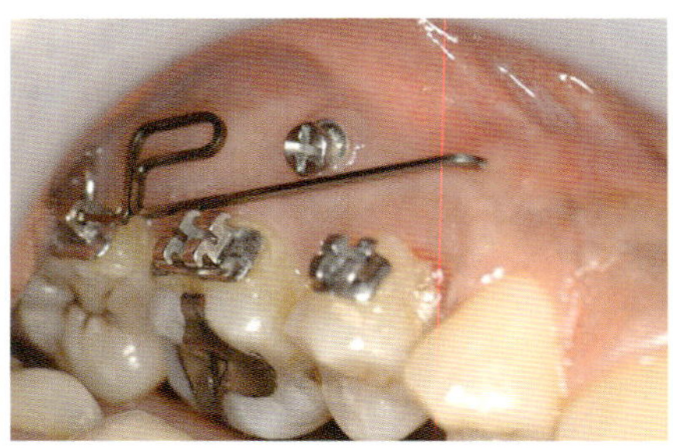

44-5. L 루프를 튜브에 꽂아 보면 #17을 직립시키도록 bending 되어 있는 것을 알 수 있다.

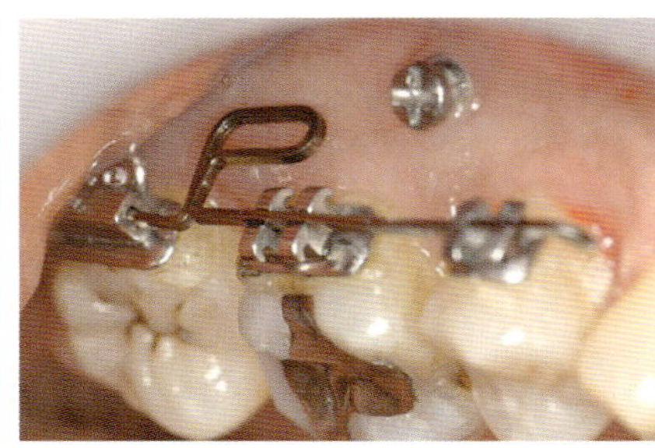

44-6. 브라켓에 장착. 이대로라면 #18이 후방직립되면서 #18과 #16 사이에 틈이 생기게 된다.

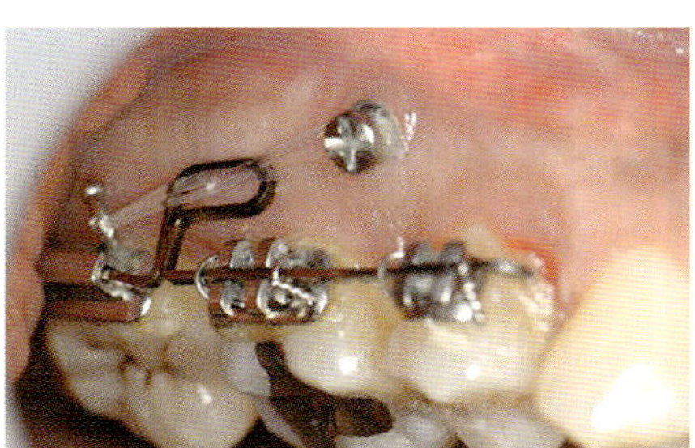

44-7. 그래서 TAD와 #18의 hook을 연결하는 파워체인을 걸어 틈이 생기는 것을 막는다.

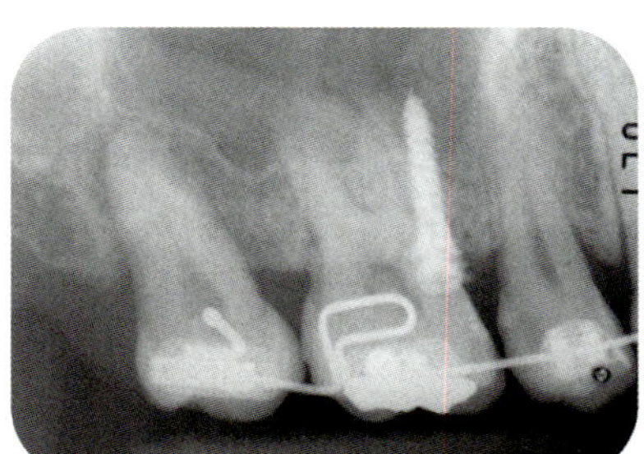

44-8. L 루프를 장착하고 파워체인을 걸어 #18 치근을 근심으로 이동시킬 수 있었다.

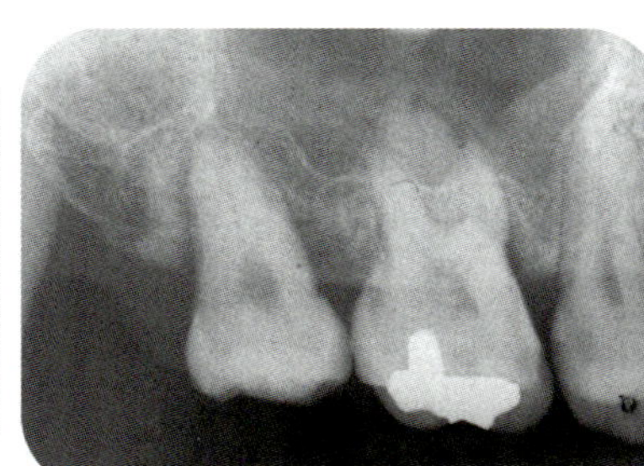

44-9. 4개월 후, #18의 직립이 잘 이루어져 보정에 들어갔다.

대구치의 근심 이동

Case 45

#37, 38의 근심 이동

증례 개요 30세 여성. #36은 근관치료를 시행했지만 발치. 임플란트는 하고 싶지 않다는 희망으로, 타 치과의 소개로 내원. #34, 35 사이에 TAD를 식립해 #37과 매복한 #38을 근심 이동한다.

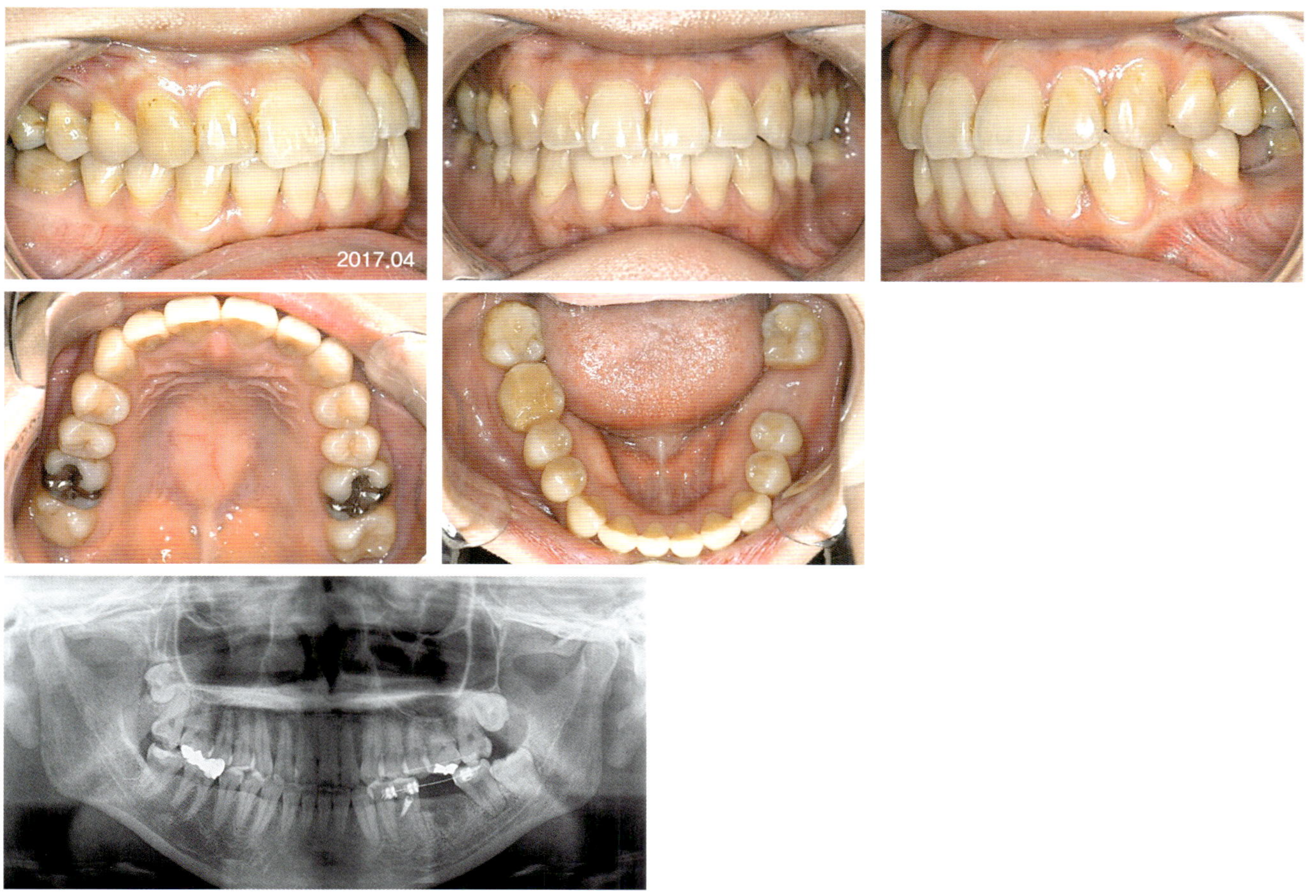

45-1~6. 파노라마 방사선사진에서 #38의 매복을 확인할 수 있다. 환자에게는 유착의 우려가 있다는 점을 설명하고, #37, 38의 근심 이동을 시행했다. #34, 35 사이에 TAD를 식립해 앵커로 사용했다.
치료기간이 길어질 것이 예상되므로, #28을 발치하고, #24~27의 정출을 방지하기 위해 협측에서 와이어로 고정했다.

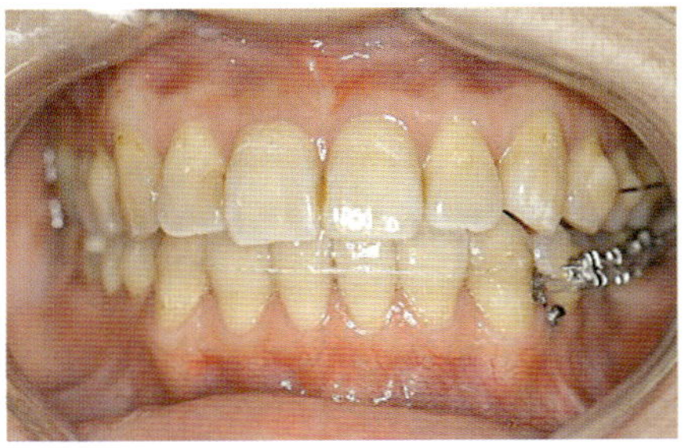

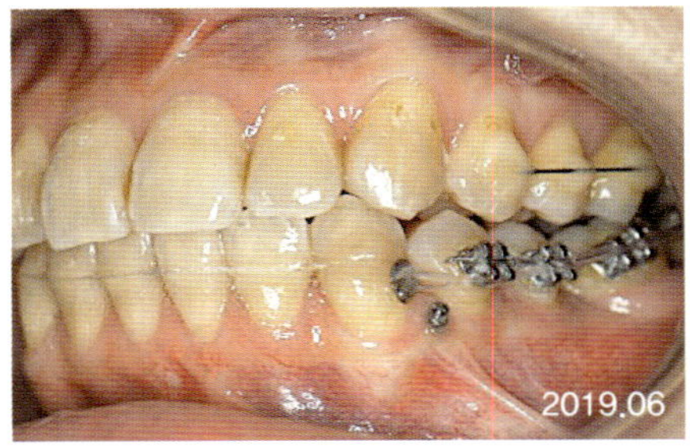

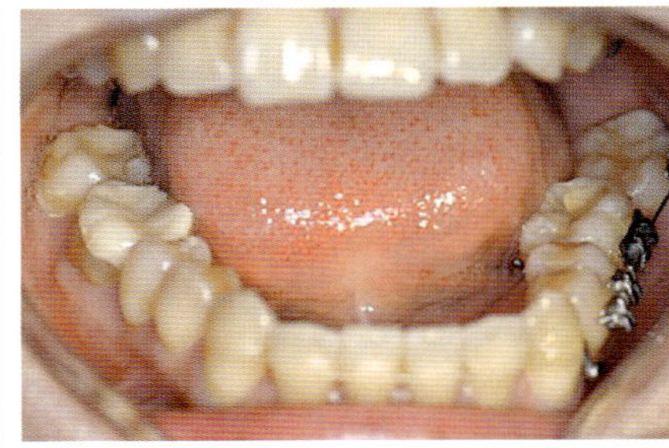

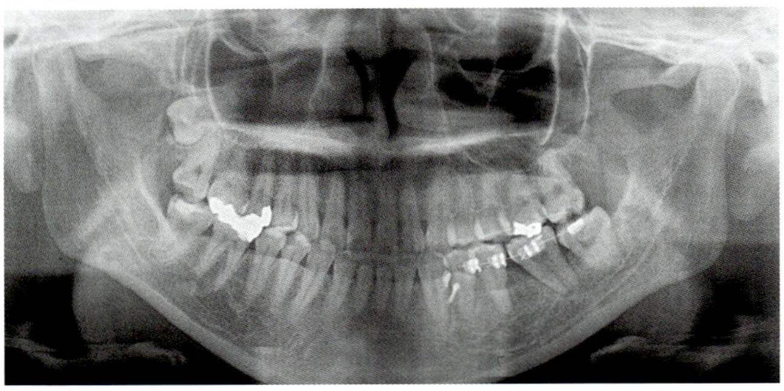

45-7~10. 교정 시작 2년 2개월 후. TAD가 흔들거려 #33~43을 연결 고정하고 앵커로 사용했다. #38은 협측에 위치해 있다. 그래서 L 루프로 교정했다.

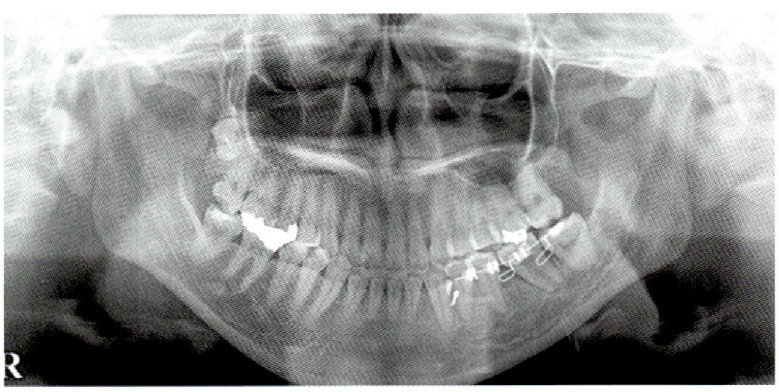

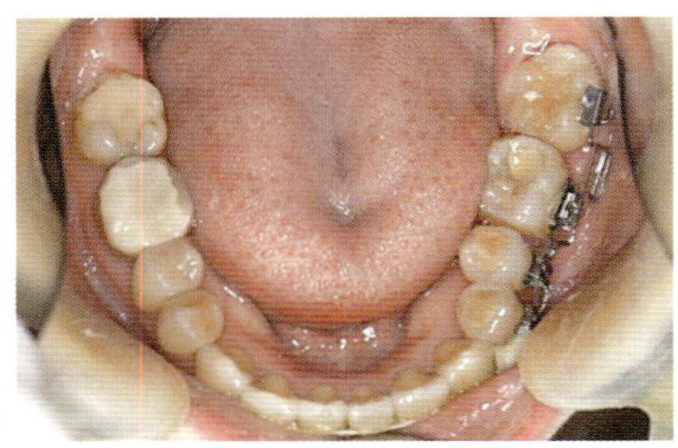

45-11, 12. L 루프 조정 2개월 후. #38의 위치가 개선되었다.

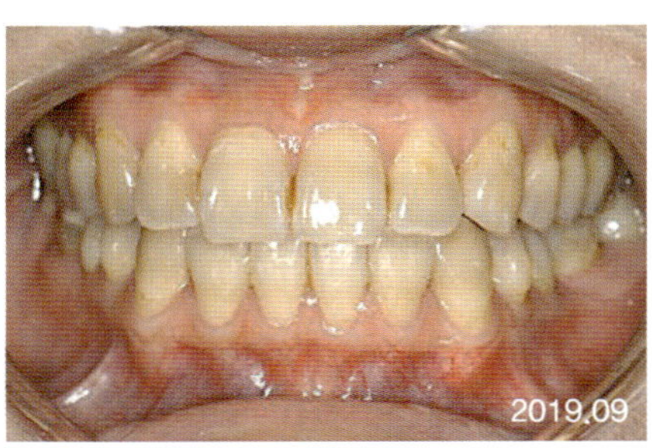

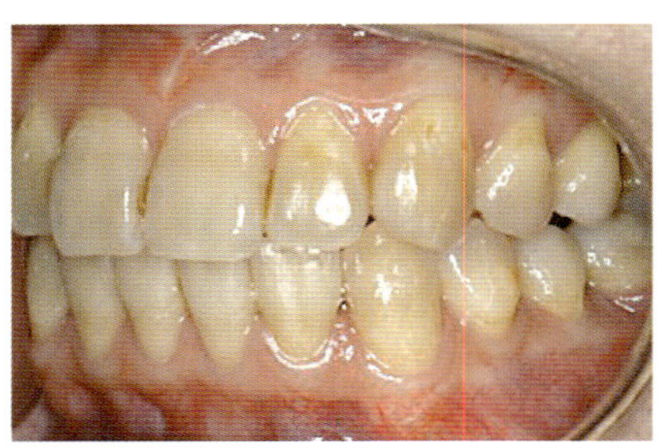

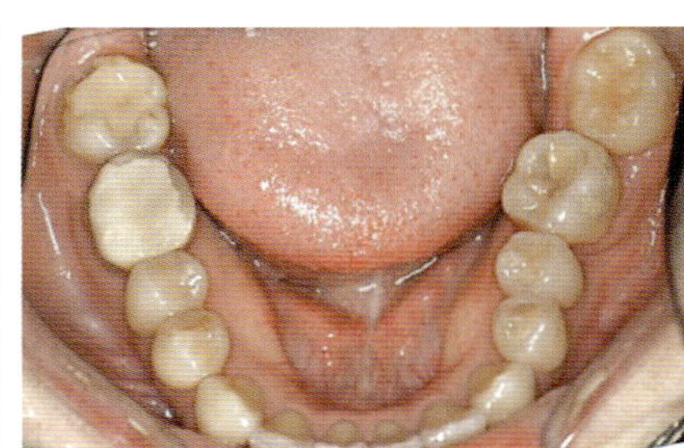

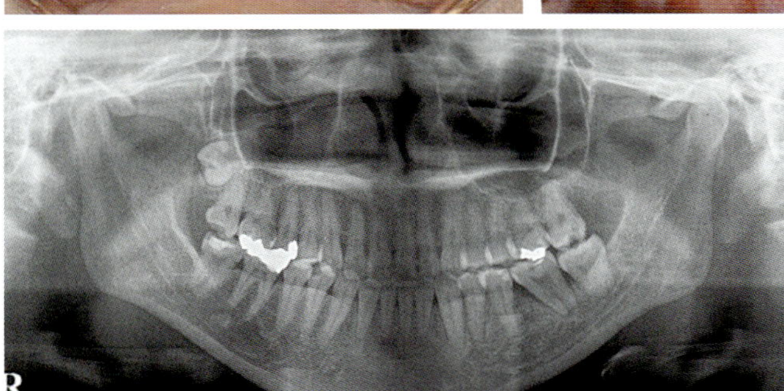

45-13~16. 2년 5개월 후.
대구치를 움직이기 위해 #28 발치, #24~27을 고정하고, 앵커를 더 강화하기 위해 #33~43의 고정을 시행했지만, 아직도 #37, 38의 위치를 더 개선할 필요가 있어 결국 전악에 장치를 부착하기로 했다.

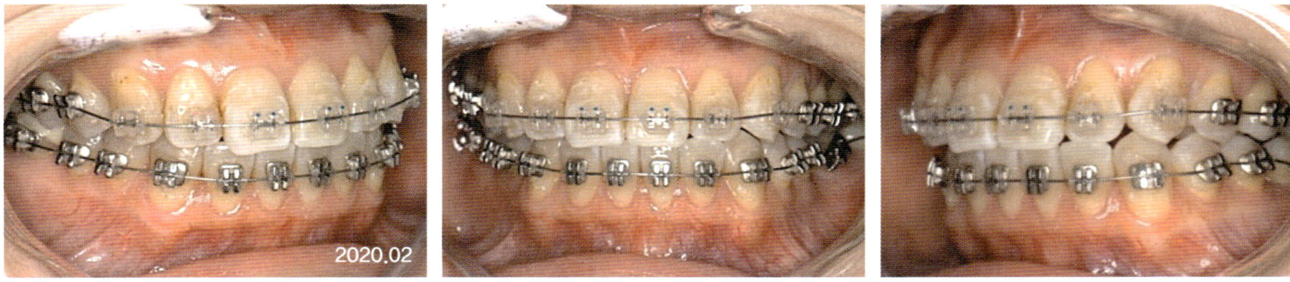

45-17~19. 전악에 장치 부착.

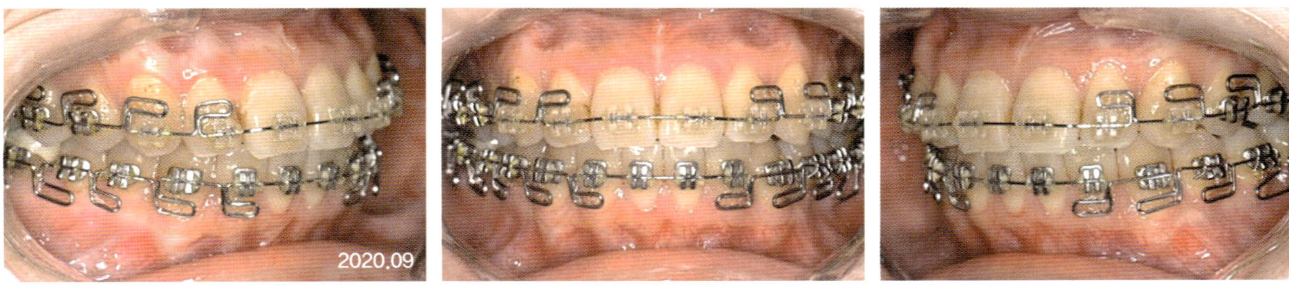

45-20~22. 초진 3년 5개월 후. 교정치료 종료.

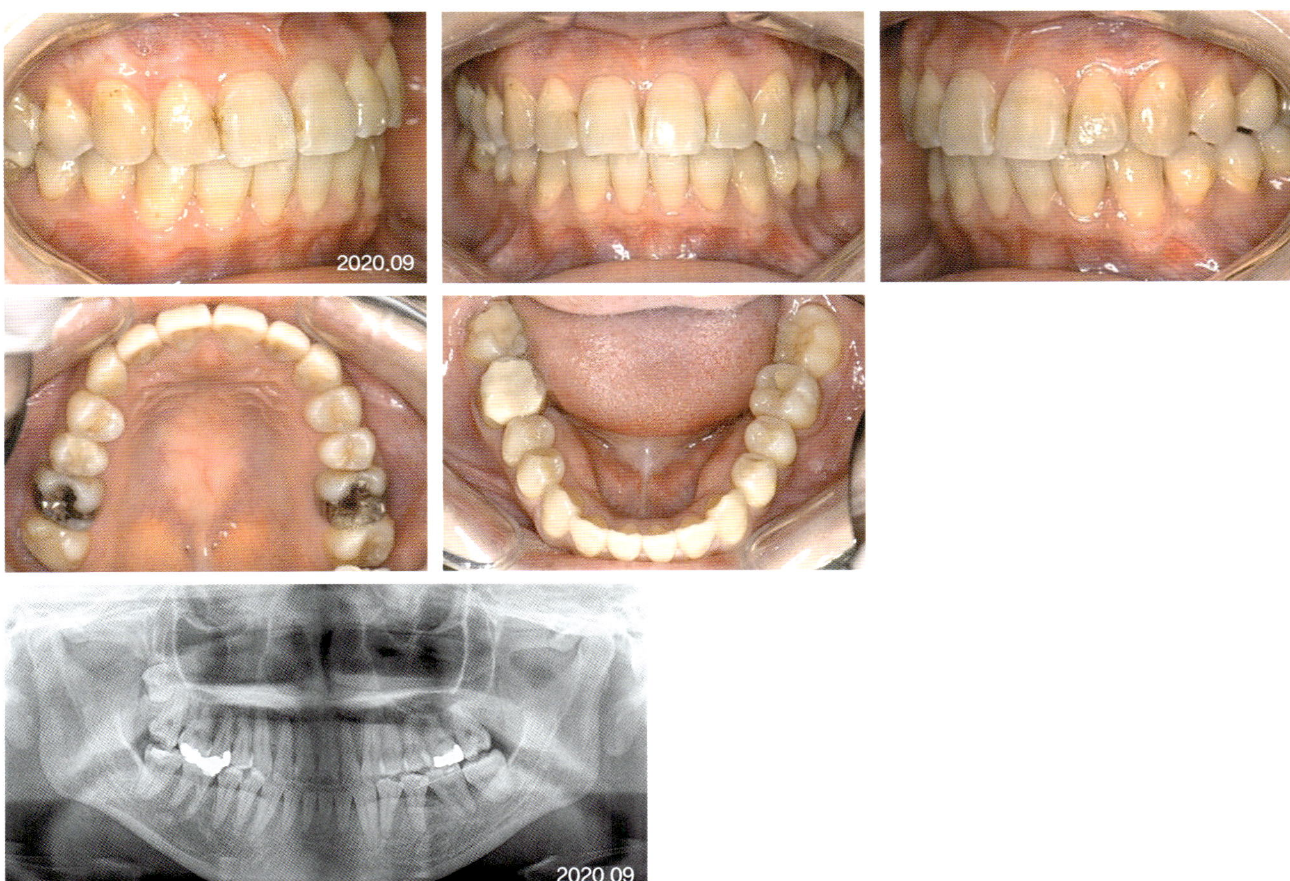

45-23~28. 대구치 2개를 이동시키는 것은 매우 어려우므로, 처음부터 전악 교정으로 대응하는 것이 간단했다고 생각된다.

Part 4 치아 이동, 치아 이식의 기초 실험으로부터의 고찰

임상의의 입장에서 보면, 교정치료는 '치아를 이동시킨다'라는 단순한 행위이다. 하지만 치아의 이동에 따라 생체에서는 어떤 반응이 일어나고 있을까?

과거에 필자(Hayashi)는 치아 이식의 전처치로서, 치아를 뽑기 쉽게 하려고 정출을 시행해 이식을 시도했었다(교정 이식). 그러자 매우 빠르면서도 확실하게 이식이 성공하는 것에 놀랐다. 도대체 생체에서는 무슨 일이 일어나는 것일까? 이상하다고 생각해 당시 도쿄 치과대학 병리학 교실에 재직하고 있었던 Takashi Muramatsu(村松 敬) 선생님에게 기초 실험을 부탁했다. 그 결과 왜 확실히 이식이 성공하는지 밝혀졌다.

또한 치체 이동으로 흡수되지 않는 뼈를 얻을 수 있는 것이 어떤 메커니즘 때문인지도 기초 실험으로 해명되어, 지금은 임플란트 식립을 위한 확실히 흡수되지 않는 뼈를 얻는 치조골 증대술로 임상에 응용하고 있다.

임상의에게 있어서 이러한 기초 실험은 치료를 시행하기 위한 과학적 근거로서 중요하다. 치료를 깊게 이해하기 위해서도 꼭 읽어 주기를 바라는 내용이다.

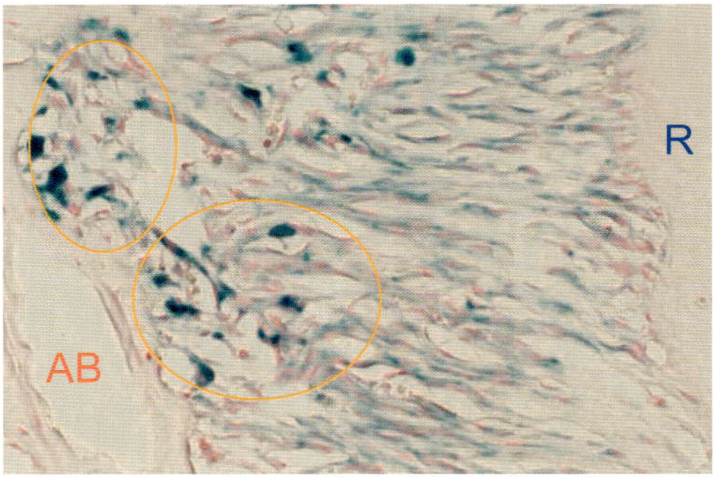

'이식 실험으로 알 수 있는 것'에서

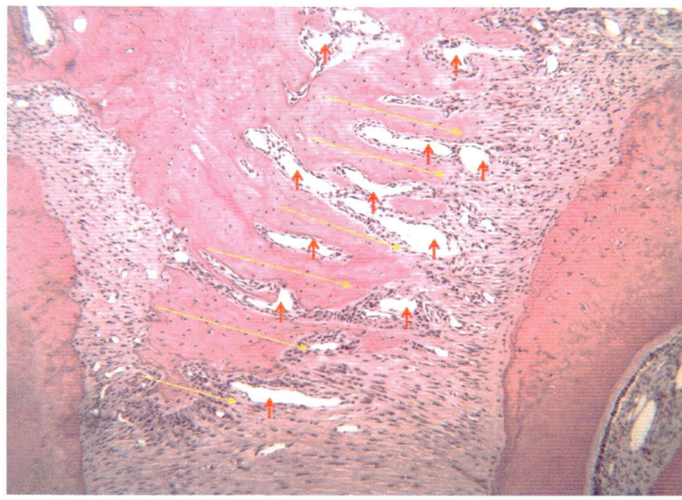

'치아 이동 실험으로 알 수 있는 것'에서

- 이식 실험으로 알 수 있는 것
- 왜 정출은 이식·재식에 효과적일까?
- 치아 이동 실험으로 알 수 있는 것

이식 실험으로 알 수 있는 것

치근막이 치조골로 바뀐다

이식 후 경과를 관찰해 가면, 치근 주변에 치조골이 생기는 것을 알 수 있다. 이 치조골은 이식 치아에 부착해 있었던 치근막에서 유래할까? 아니면 이식 와동의 뼈에서 유래한 것일까? 그래서 세포가 파랗게 염색되는 유전자 재조합 실험쥐(mouse)의 치아를 보통 실험쥐의 발치와에 이식해 보았다(그림 1).

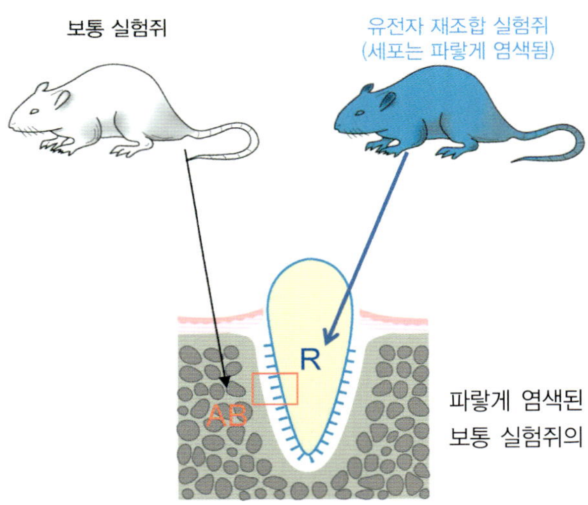

파랗게 염색된 실험쥐의 치근을
보통 실험쥐의 발치와에 이식(타가 이식)

AB: 치조골, R: 치근

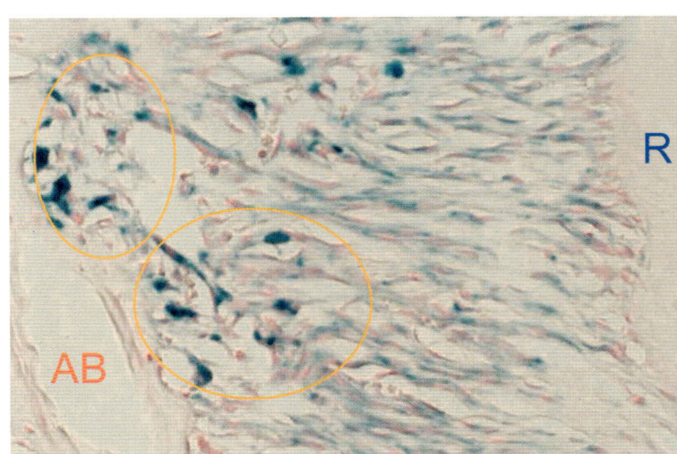

이식 2주 후, 치근막에서 파란색의 세포를 볼 수 있다. 이로써 치근에 부착해 있는 치근막 세포에서 유래한다는 것을 알 수 있다. 또한 치조골 표면에는 골아세포(osteoblast)로 생각되는 파란색의 세포를 볼 수 있다(○ 안). 이것으로 이식 치아에 부착해 있는 치근막으로부터 치조골(치근측 부위)이 형성된다는 것을 알 수 있다.

그림 1. 실험쥐(mouse)를 사용한 치아 이식 실험.

문헌에도 흥미로운 실험이 있다. GFP(green fluorescent protein) 유전자를 전신의 세포에 조합시킨 실험쥐(rat)의 구치를 치근막이 뭉개지지(crush) 않도록 주의 깊게 발거해 피하에 이식한 실험에서, 치근 주변에 한 층의 치근막을 사이에 두고 치조골 양상의 골조직이 형성되었는데 이 치조골은 치근에 부착된 치근막에서 유래한다고 한다[1].

이러한 사실로부터 이식할 때는 치근에 부착되어 있는 치근막이 중요하다는 것을 재확인할 수 있다(그림 2). 또한 정출을 통해 치근막을 증식시키고 나서 이식을 시행하는 것이 효과적이라는 것을 이야기하고 있다(그림 3).

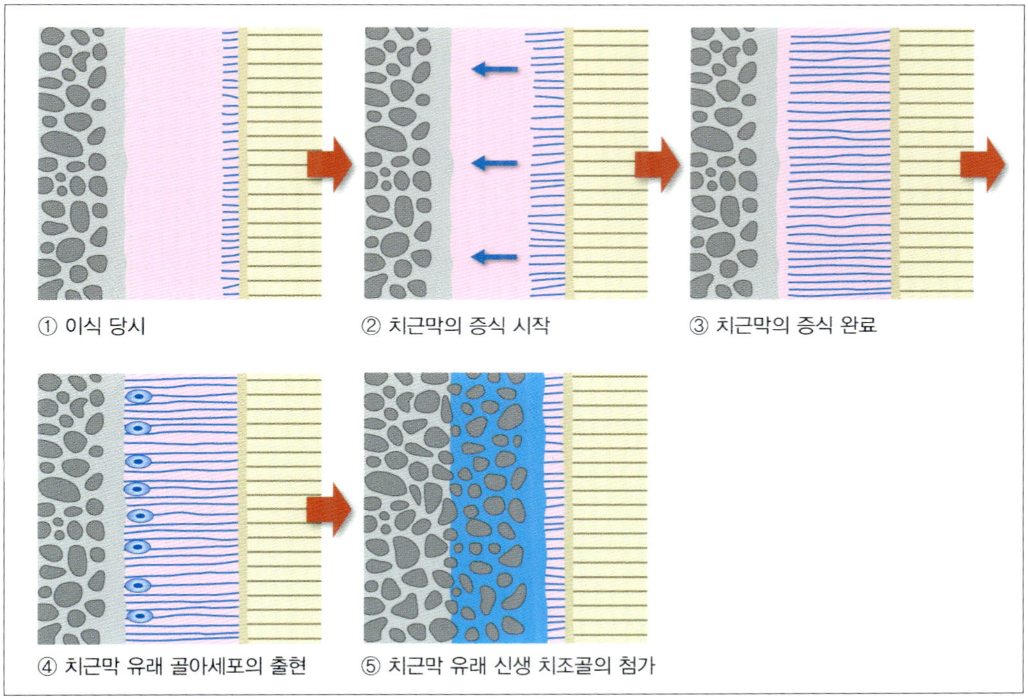

그림 2. 이식 후 치근막 변화의 모식도.
① 이식하면, ② 치근막은 치조골을 메우듯이 증식해, ③ 증식한 치근막이 뼈에 접촉한다. 그 후 ④ 골표면에서 골아세포로 분화해, 최종적으로 ⑤ 치근막 유래의 치조골이 생긴다. 교정 이식에서는 ③의 단계에서 시작된다.

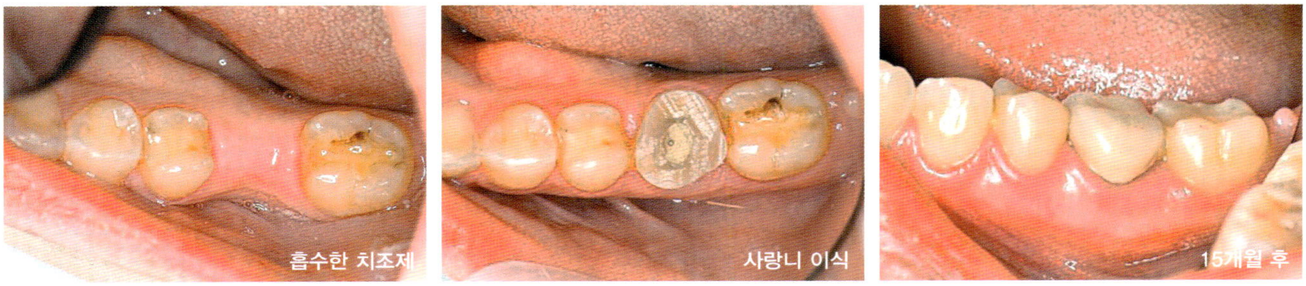

그림 3. 치아 이식에 의한 치조제의 회복.
흡수된 치조제에 사랑니를 이식. 15개월 후 치조제가 회복되었다. 치조제가 흡수된 상태에서도 치아 이식에 의해 회복하는 것을 임상에서 관찰할 수 있다. 그 치조골은 치근막에서 유래된 것이다.

왜 정출은 이식·재식에 효과적일까?

치근막이 증식해 골형성 단백이 출현하므로 짧은 기간에 치조골이 생긴다

정출에서는 일반적으로 모든 곳이 인장측이다. 인장측에서는 치근막 세포에 긴장이 가해져 있는데, 이 긴장과 치조골의 형성에는 관계가 없는 것일까?

실험쥐(rat) 구치의 치아 사이에 교정용 고무를 넣고 치아에 교정력을 가하는 실험을 했다(그림 4). 그 결과 인장측의 세포에서 골형성 단백인 BMP-2 또는 BMP-4가 치근(백악질) 표면과 치조골 표층에 발현하고 있는 것을 알 수 있다(갈색으로 염색된 세포).

이처럼 인장측의 세포는 뼈를 만들기 쉬운 상태라고 생각한다.

증식한 치근막에 의해 발치할 때 손상이 적고 치근과 치조골의 폭을 확보할 수 있으므로 치아유착이 일어나기 어렵다

치아를 이식할 때는 될 수 있으면 이식 치아의 치근막이 손상되지 않도록 발치하는 것이 이식의 성공 포인트라고 한다. 발치할 때 치근막의 손상이 심하면 치아유착이 많아진다는 보고가 있다[2].

또한 치근막 손상 이외의 조건으로서 치근막과 치조골의 거리가 문제가 된다고 생각한다. 치아를 이식할 때 치근과

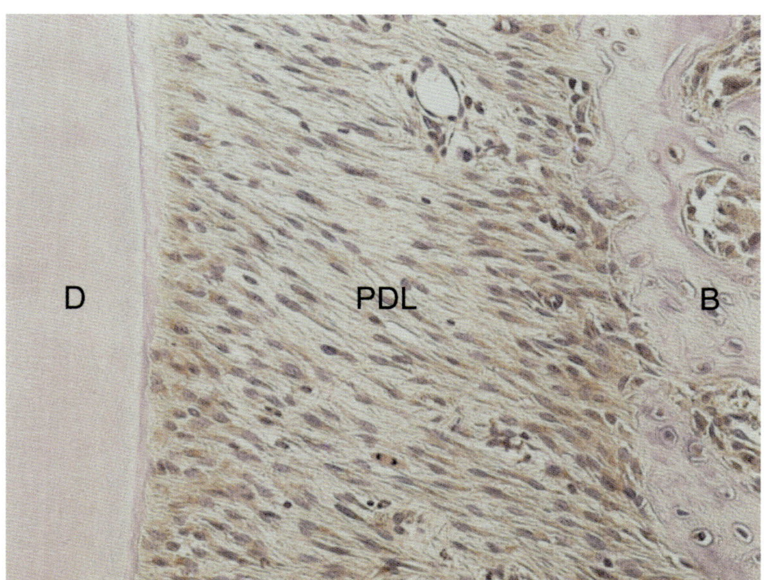

그림 4. 인장측에서 일어나는 골형성 단백의 발현.
인장측에서는 치근(백악질) 표면과 치조골 표층에서, 골형성 단백인 BMP-4가 발현하고 있는 것을 알 수 있다(갈색으로 염색된 세포).

뼈의 거리가 가까우면, 치근막의 재생 전에 뼈가 재생해 치근막에 도달하므로 치아유착이 일어나기 쉽게 된다. 이처럼 치근막의 손상 범위와 치조골-치근 사이의 거리에 따라 이식 시 치근 흡수나 치아유착이 일어나는 것으로 생각된다.

정출에 의해 치근막을 증식시키는 것은 치근막의 두께를 늘리고 치조골과의 거리를 유지하며 또한 약간의 손상에 대해서도 악영향을 받기 어려운 상태가 되므로, 치아유착이 잘 일어나지 않는 것으로 생각된다.

스트레스 단백이 발현해 세포자연사가 일어나기 어렵다(세포가 죽기 어려움)

세포에 침습이 가해지면 세포는 스트레스 단백을 내는 것으로 알려져 있다. 신장된 치근막 세포에는 상당한 스트레스가 가해져 있다고 생각하여 실험적으로 치근막을 신장시켜 조사했는데, 스트레스 단백이 발현하고 있는 것으로 밝혀졌다(그림 5). 이 스트레스 단백은 어떤 기능을 하고 있을까?

HSP(heat shock proteins)라는 스트레스 단백은 항 세포자연사 인자이며, 신장이라는 침습으로 인해 죽지 않도록 세포가 작용하고 있는 것으로 추측된다. 이러한 작용으로 정출과 같은 자극이 가해진 치근막 세포는 죽지 않도록 단련되고 있어 발치나 이식과 같은 가혹한 환경에도 견딜 수 있는 상태가 되는 것으로 생각된다.

정출에 의해 발치가 쉬워지고 치근막의 손상을 막을 수 있으며, 증식된 치근막은 치조골과의 거리를 유지할 수 있으므로 치아유착이 일어나기 어렵다. 또한 이 치근막은 골형성 단백이나 스트레스 단백을 포함하고 있으므로, 이식의 전처치로서 정출은 효과적이라고 생각된다(그림 6).

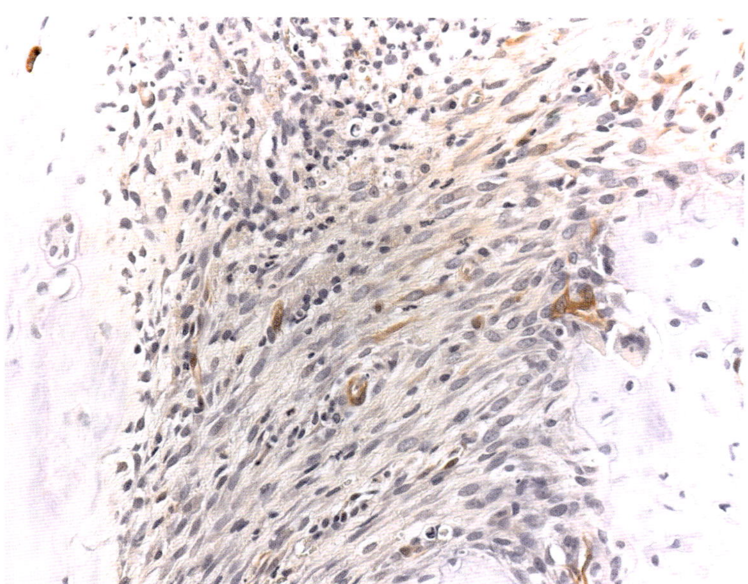

그림 5. 인장측에서 일어나는 스트레스 단백의 발현.
인장측의 치근막 세포에서는 HSP25라는 스트레스 단백도 발현하고 있다. 이것이 어떤 기능을 가지는지 흥미롭지만, 신장이라는 침습에 의해서도 죽지 않도록 세포가 작용하고 있는 것으로 추측된다.

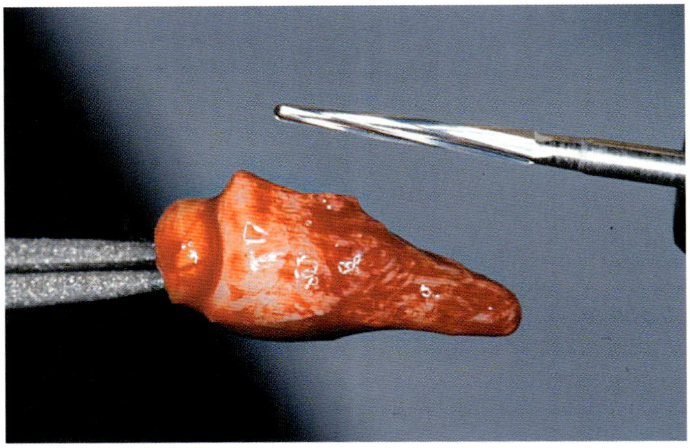

발치 당시. 증식된 치근막이 덮여 있음

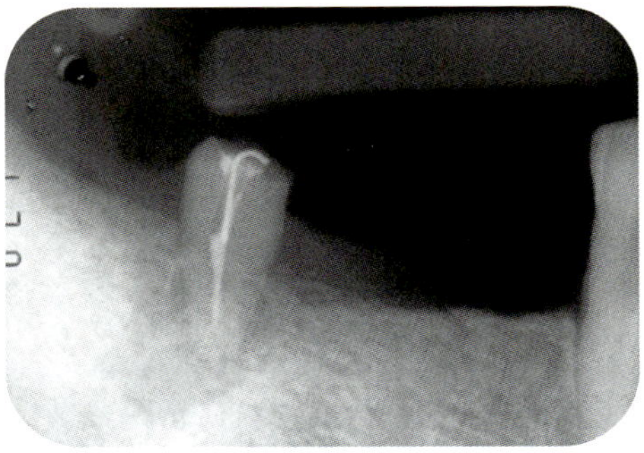

이식 당시

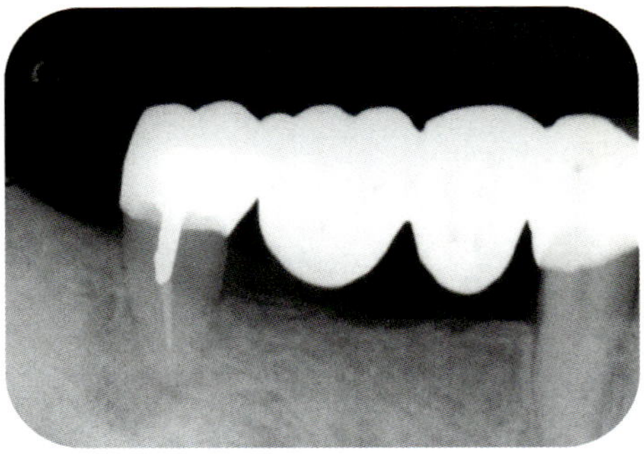

이식 2개월 후, 브리지를 합착할 때. 뼈의 형성이 빠른 것도 특징

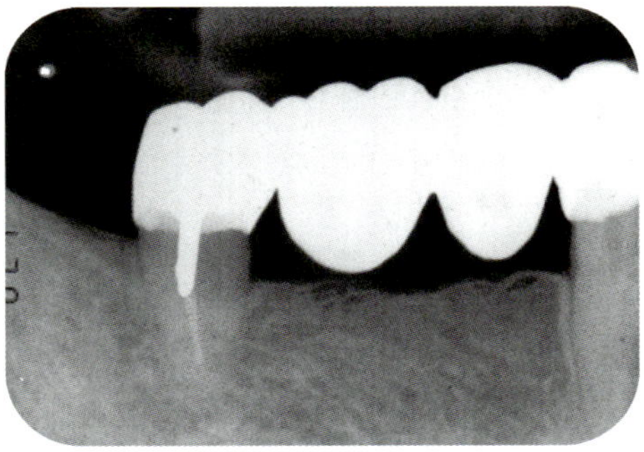

브리지 합착 3년 후

그림 6. 정출 후 이식 치아로 양호한 경과를 보이고 있다.

치아 이동 실험으로 알 수 있는 것

치아 이동으로 획득된 치조골은 흡수되지 않는다

결손 방향으로 교정력을 가해 치아를 이동시키면, 이동한 후에 치조골이 연장한 것처럼 증대되어 이것이 오랜 기간에 걸쳐 흡수되지 않는다는 점을 필자(Hayashi)는 강조한다[3]. 또한 방사선사진에서 치아 이동에 따라 희끗희끗한 형태의 불투과상이 출현하는 것도 매우 흥미롭다(그림 7). 왜 이런 일이 일어나는지를 실험을 통해 검토해 보았다.

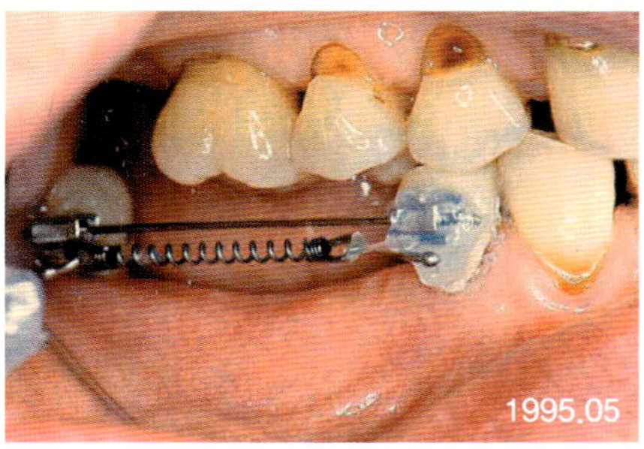

이동 시작(67세). 제2소구치의 원심 이동 시행

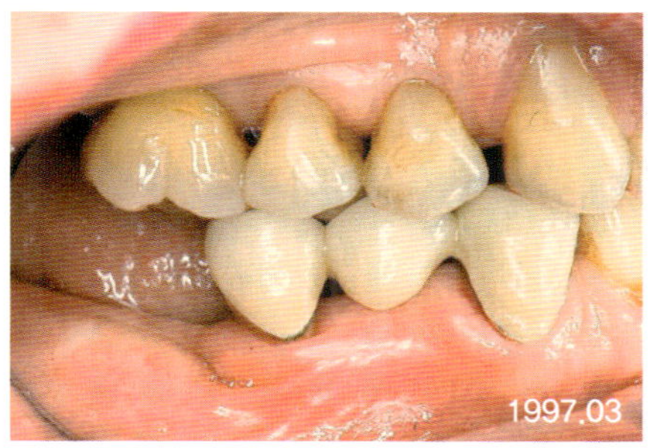

이동 시작 1년 10개월 후. 브리지 합착

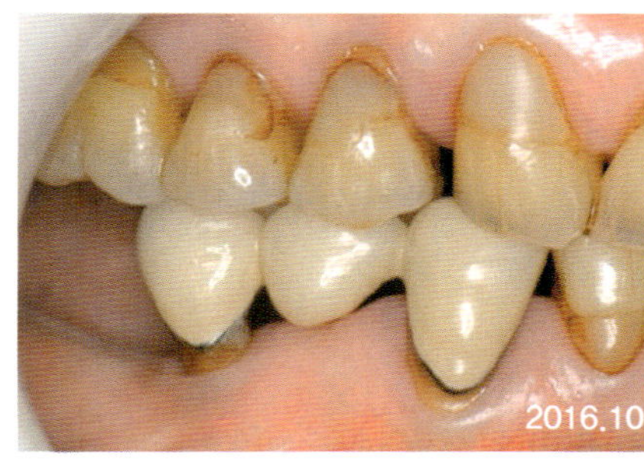

브리지 합착 19년 후(88세). 치조골은 유지됨

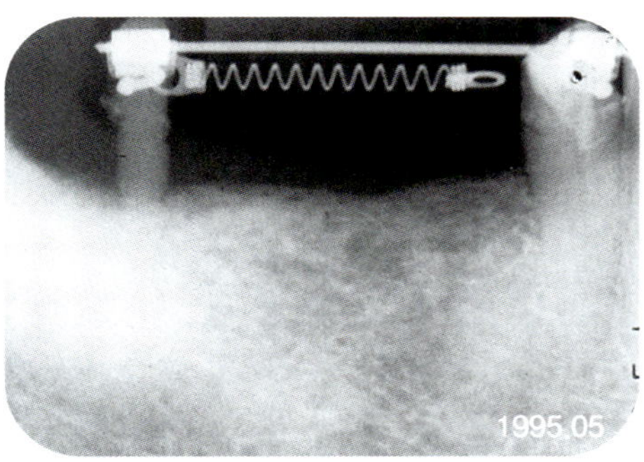

이동 시작

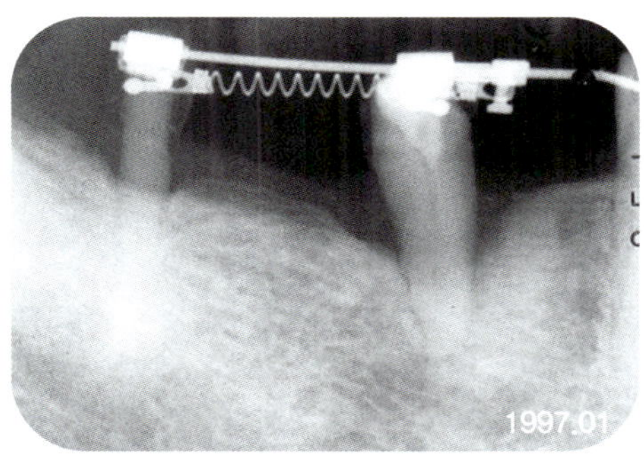

이동 시작 1년 4개월 후. 제2소구치의 근심에 희끗희끗한 형태의 불투과상을 볼 수 있음

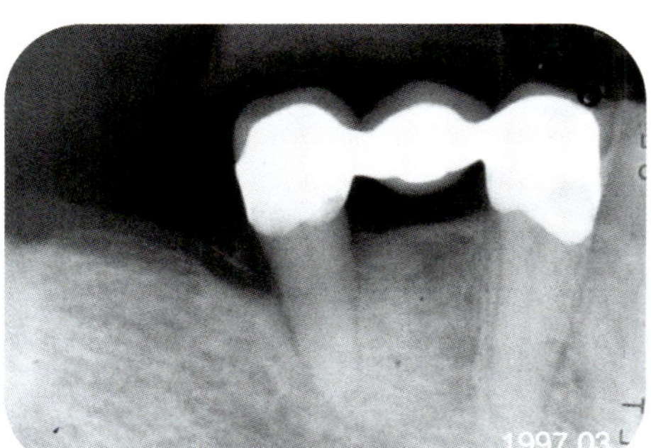

이동에 의해 생긴 희끗희끗한 형태의 불투과상을 아직 확인할 수 있음

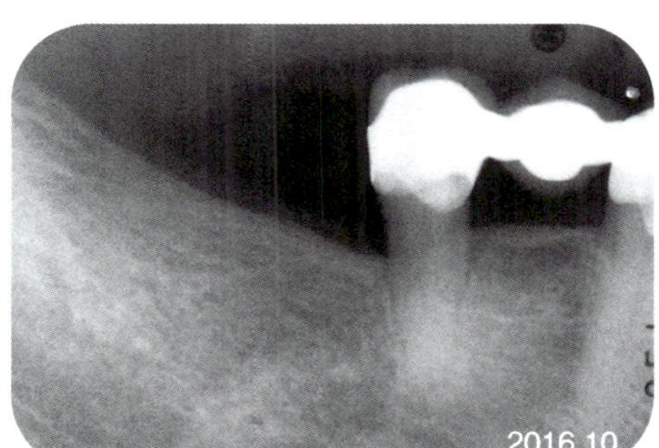

희끗희끗한 형태의 불투과상을 아직 확인할 수 있음

그림 7. 치아 이동 후의 방사선사진상 관찰되는 희끗희끗한 형태의 불투과상.

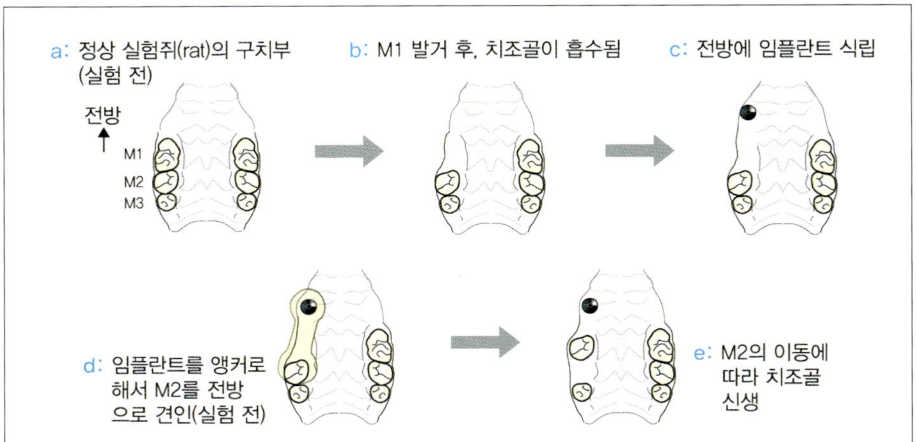

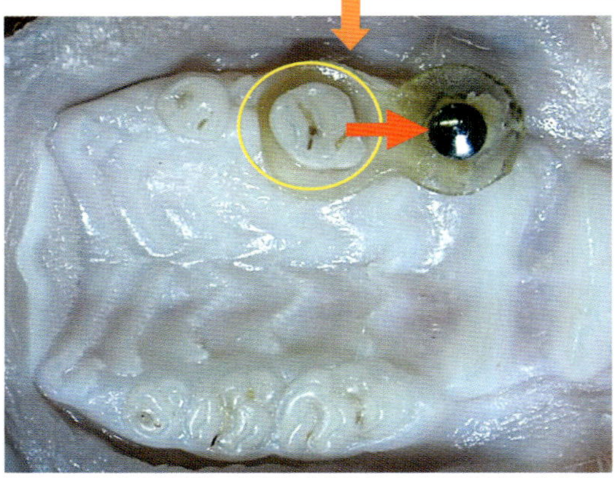

실험군에서는 치조골이 협측으로 신생된 것을 볼 수 있음(↓)

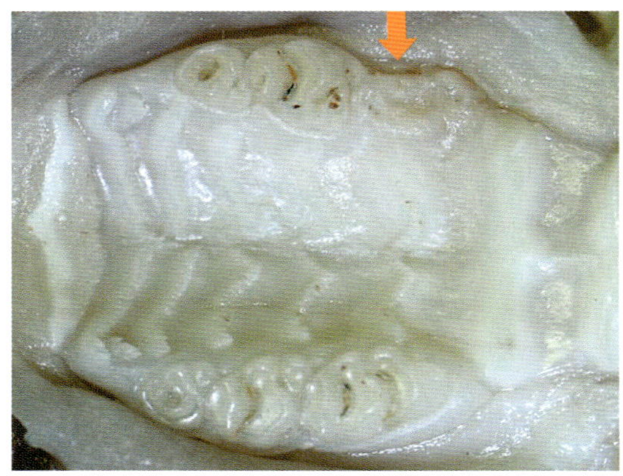

대조군은 뼈가 흡수됨(↓)

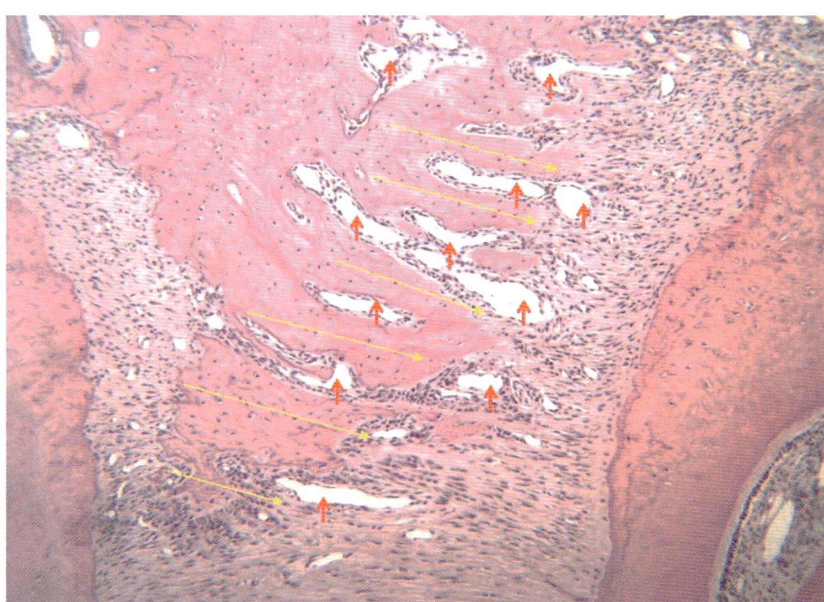

견인 시작 4주 후, 신생골은 해면골 형태를 나타내며 치근에 대해 직각 방향으로 되어 있어 끌려가고 있는 힘의 방향으로 증대하고 있는 것처럼 보이고, 마치 이동한 치근을 뒤쫓듯이 신장하고 있는 듯 보임(→). 동시에 이 해면골 형태의 뼈 사이에는 혈관이 성장하고 있음(↑)

그림 8. 실험쥐(rat)를 사용한 치아 이동 실험.

실험쥐(rat)의 상악 제1구치를 발거하고, 다음 주에 더 근심 부위에 TAD를 식립하고 앵커로 해서 제2구치에 교정용 고무를 걸고 전방으로 견인했다(그림 8).

4주 후 제2구치는 제1구치 부근까지 이동했는데 제2구치와 제3구치 사이에는 치조골이 연장된 양상을 보이고 있다. 이에 대해 대조군(제1구치를 발거한 그대로의 것)을 보면 발거된 제1구치 부위의 치조골이 많이 흡수된 것을 볼 수 있다.

연장된 것처럼 보이는 치조골이 어떤 구조인지를 병리 조직학적으로 관찰한 결과, 견인 시작 4주 후 신생골은 해면골 형태가 치근에 대해 직각 방향으로 되어 있어 끌려가고 있는 힘의 방향으로 증대하고 있는 양상을 보이고, 마치 이동한 치근을 뒤쫓듯이 신장하고 있는 모습이다. 또한 이 해면골 형태의 뼈 사이에는 혈관이 성장하고 있다. 뼈가 신생, 증대해 가려면 혈관이 필요함을 확인할 수 있다. 이러한 골형성의 형태가 방사선사진에서 볼 수 있던 희끗희끗한 형태의 불투과상과 관련이 있다고 생각된다.

교정에 의해 치아가 이동할 때는 골이식과 달리 혈관이 단열되는 일이 없고 골세포에 영양도 잘 공급되고 있으므로 골흡수가 생기지 않는 것이다.

소구치를 원심 이동했을 때 인장측 치은이 발적해 있는 것을 흔히 볼 수 있는데 이는 혈관증식에서 유래하고 있는 것으로 보인다.

치아 이동으로 획득된 치조골은 왜 폭도 넓을까?

또한 인장측의 치조골은 폭이 넓어져 있다(그림 9). 그래서 앞에서 서술했던 근심 이동한 실험쥐에서 마이크로 CT를 촬영해 보았다(그림 10). 뼈는 인장측뿐만 아니라 협설측으로도 증식되고 있는 것을 관찰할 수 있다. 이 때문에 폭이 넓은 치조골이 획득되는 것으로 생각한다.

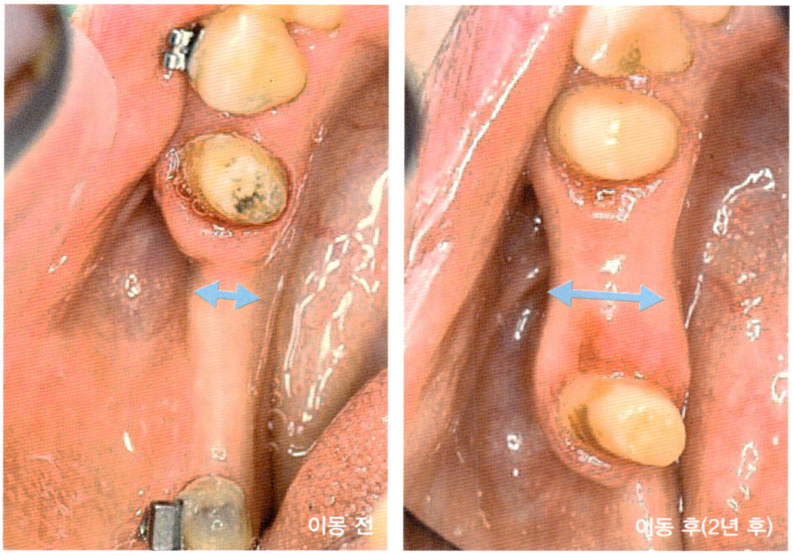

그림 9. 51세 여성. #34을 원심으로 이동. 2년 동안의 이동에 의해 폭이 넓은 치조골이 증대했다(⟷).

교정에 의한 치아 이동 시 치근을 둘러싸고 있는 치조골은 일단 증식하기 쉬운 치근막으로 변화하고, 이동이 끝나 보정에 들어가면 치근막은 다시 석회화해 일정한 폭을 가진 치근막만을 남기고 치조골로 변화하는 것으로 생각한다. 치근막으로 변화하는 이유는 세포 증식 능력을 높이기 위해서라고 생각된다.

왜 방사선사진에서 오랫동안 희끗희끗한 형태의 상이 보일까?

그림 10을 보면, 치아 이동에 의해 인장측에 폭이 넓은 치조골이 생기는 것은 분명하지만, 그 치조골이 오랜 기간에 걸쳐 흡수되지 않는 이유가 병리학적으로는 해명되지 않았다.

뼈가 유지된다는 것은 흡수와 첨가가 반복해 일어나야만 한다. 방사선사진에서 오랜 기간 희끗희끗한 형태의 상을 볼 수 있다는 것은, 신장된 치근막의 흔적이 지지체(scaffold)가 되어 흡수와 첨가가 일어나는 것으로 생각한다. 또한 견인할 때 새롭게 생긴 해면골 형태의 뼈 사이에는 확장된 모세혈관의 성장이 관찰된다. 이 부분은 초기에는 석회화되지 않지만, 시간이 흐르면 주위가 골기질 안에 묻혀 버리므로 그것이 방사선사진에서 희끗희끗한 형태의 상으로서 보이는 것으로 생각한다.

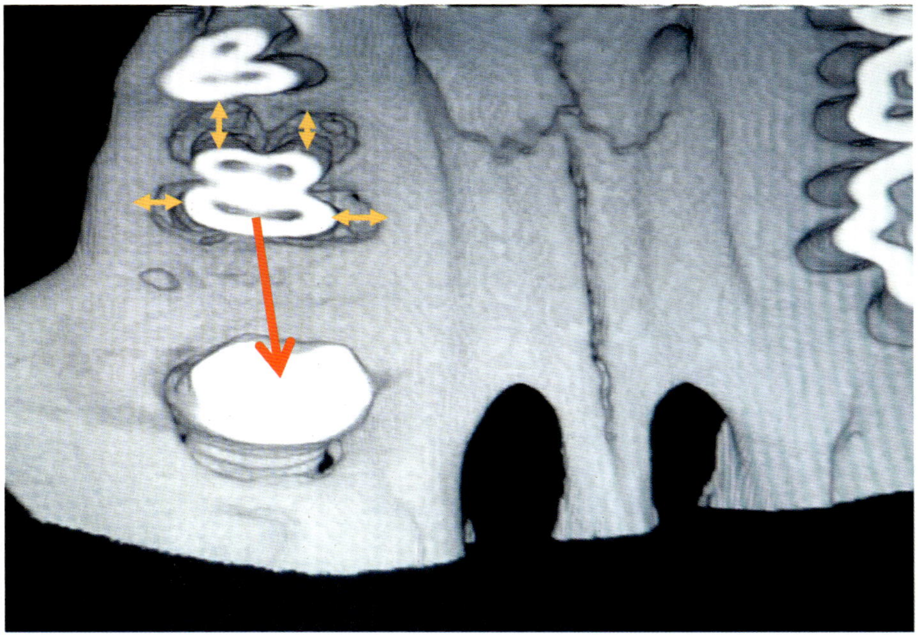

그림 10. 실험쥐의 치아 이동 시 인장측뿐만 아니라 협설측의 치조골에서도 변화가 관찰된다.

치아는 평생 이동하면서 치조제를 만든다

생애를 거쳐 관찰되는 치아의 움직임은 치조제가 어떻게 변화되는지 참고가 될 수도 있다(그림 11). 신생아의 구강 내에서는, 점막에 덮인 치조제로부터의 치아 맹출에 동반해 치근막 유래의 치조제가 생긴다.

맹출 후 상·하 치아가 서로 맞물리고 나서는 교모에 의한 소실 양을 보상하듯이 조금씩 맹출을 계속해 치조제의 양을 늘려 간다. 바꾸어 말하면 치아는 이동하면서 치조골을 만드는 것이다. 그리고 치아를 상실하면 치아를 지지하는 역할을 마친 치조골은 천천히 흡수되고 원래의 치조제 양상으로 되돌아간다.

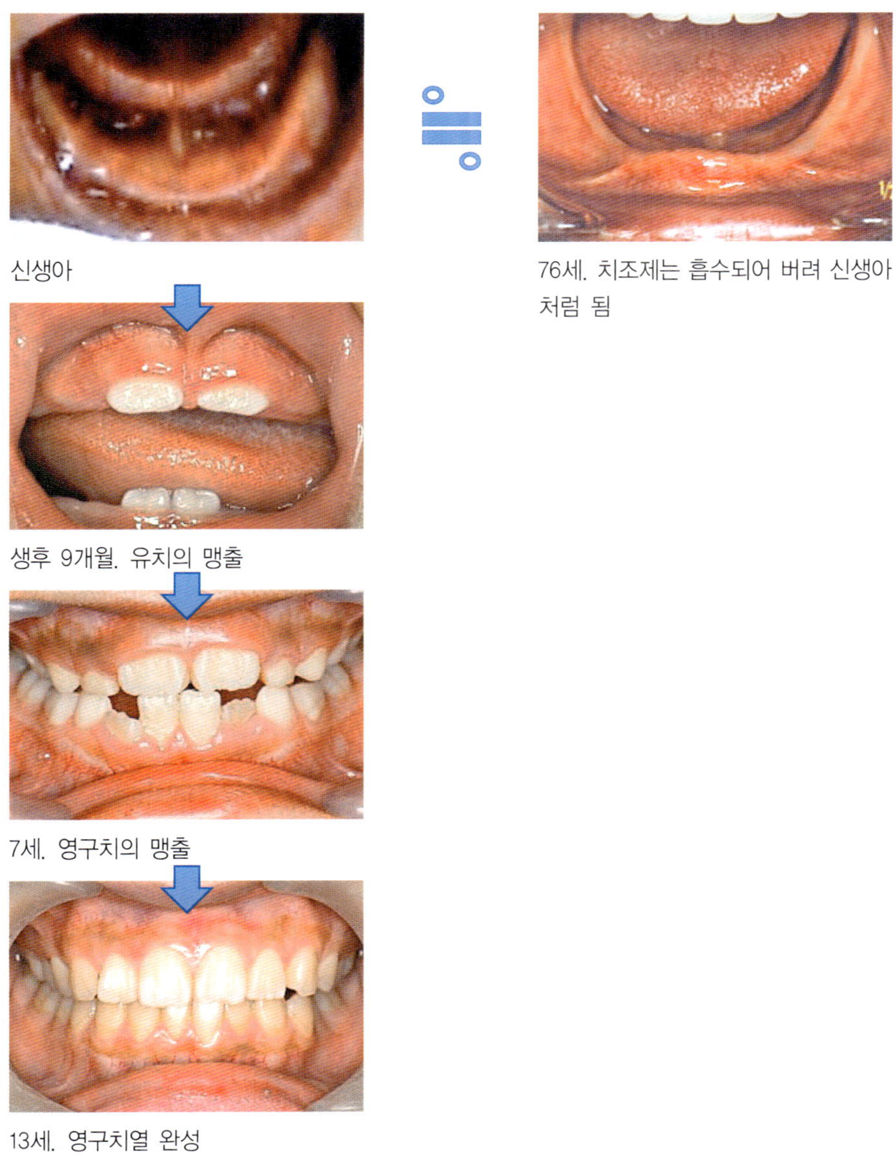

그림 11. 치아의 맹출, 상실과 치조제의 변화.
치아는 맹출한 후에 교모를 보상하기 위해 평생 정출한다. 정출이라는 이동에 동반해 치조제는 증대되지만, 치아를 상실하면 치조제는 흡수되어 신생아 모양의 턱뼈로 변해 간다.

또한 치근막이 치조골을 만드는 영역은 기저골 부위로 제한되는 것 같다(그림 12). 치조골이 재생되는 영역은 턱뼈에서 상·하 치아가 서로 맞물리는 영역으로 제한되고, 이 영역을 벗어나면 치아에는 치조골은 물론 치은도 재생이 동반되지 않기 때문이다. 또한 치조제를 벗어나면 치근 흡수가 일어나는 것도 흥미롭다. 교정치료를 받은 환자의 근관치료 시 근첨공이 부정형으로 흡수되어 있어 역 근관 충전이 필요한 경우를 많이 경험하는데, 이것이 원인일 것으로 생각한다.

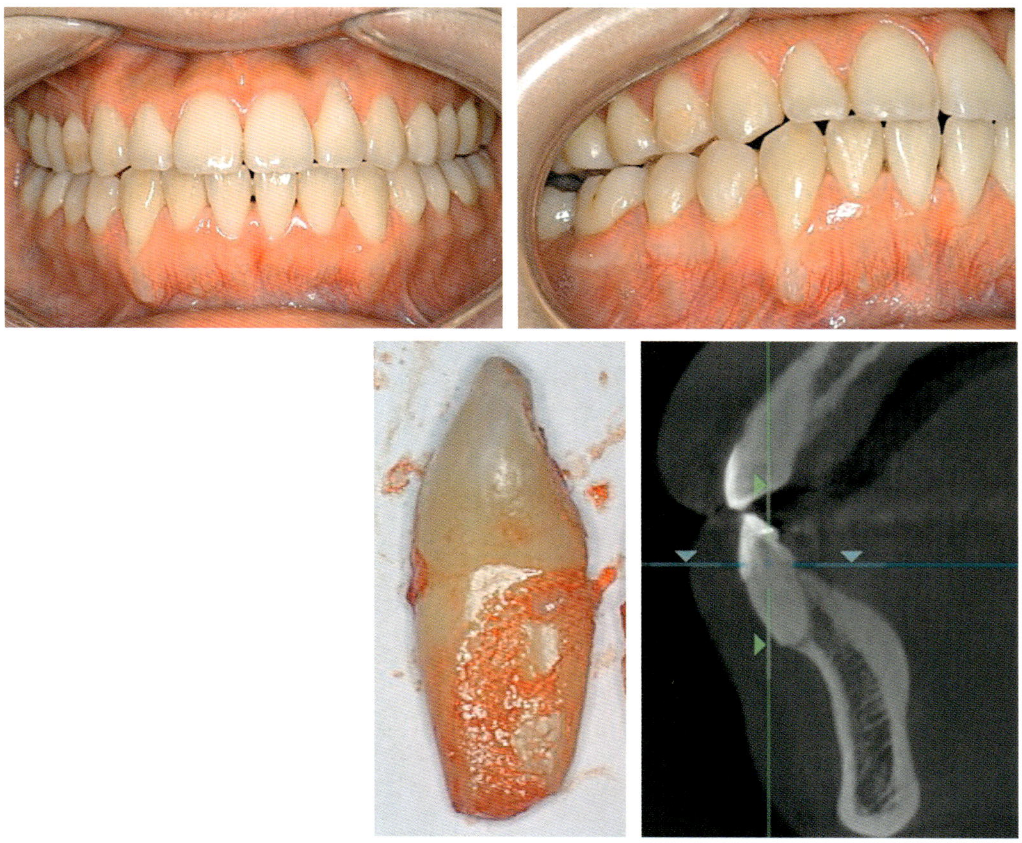

그림 12. 치근막이 치조골을 유도하는 조건.
19세 여성. 무리한 확장(expansion) 때문에 #43은 치조제에서 밀려 나와 버렸다. 치조골을 동반하지 않아, 치은이 퇴축하고 치근 흡수도 일어나 있다. CT 사진에서도 밀려 나온 것을 알 수 있다. 결국 발치되었다. 치아 이동 시 치조골이 생성되는 부위는 기저골의 한정된 영역으로 제한된다.

참고문헌

1) Hosoya A, Ninomiya T, Hiraga T, Zhao C, Yoshiba K, Yoshiba N, Takahashi M, Okabe T, Wakitani S, Yamada H, Kasahara E, Ozawa H, Nakamura H. Alveolar bone regeneration of subcutaneously transplanted rat molar. Bone. 2008;42(2):350-357.
2) Andreasen JO, Kristerson L. The effect of limited drying or removal of the periodontal ligament. Periodontal healing after replantation of mature permanent incisors in monkeys. Acta Odontol Scand. 1981;39(1):1-13.
3) 林 治幸, 村松 敬. 歯槽骨再生·維持における歯根膜の役割. 歯界展望. 2009;114(3):458-466.

Column

갖춰야 하는 MTM 기본 세트

필자(Hayashi)가 주최하는 세미나에서 우선 갖추도록 권하는 '기본 세트'를 소개한다.

플라이어에 대해서는 굳이 상품명이나 제조사명을 나타내지 않았다. 여러 제조사에서 값싼 것부터 비싼 것까지 다양한 제품군으로 발매되고 있고, 필자도 모든 것을 사용해 보지 않아 그 우열을 평가할 수 있는 처지가 아니기 때문이다.

선생님들 각자가 사용하기 쉬운 제품을 선택하시기 바란다.

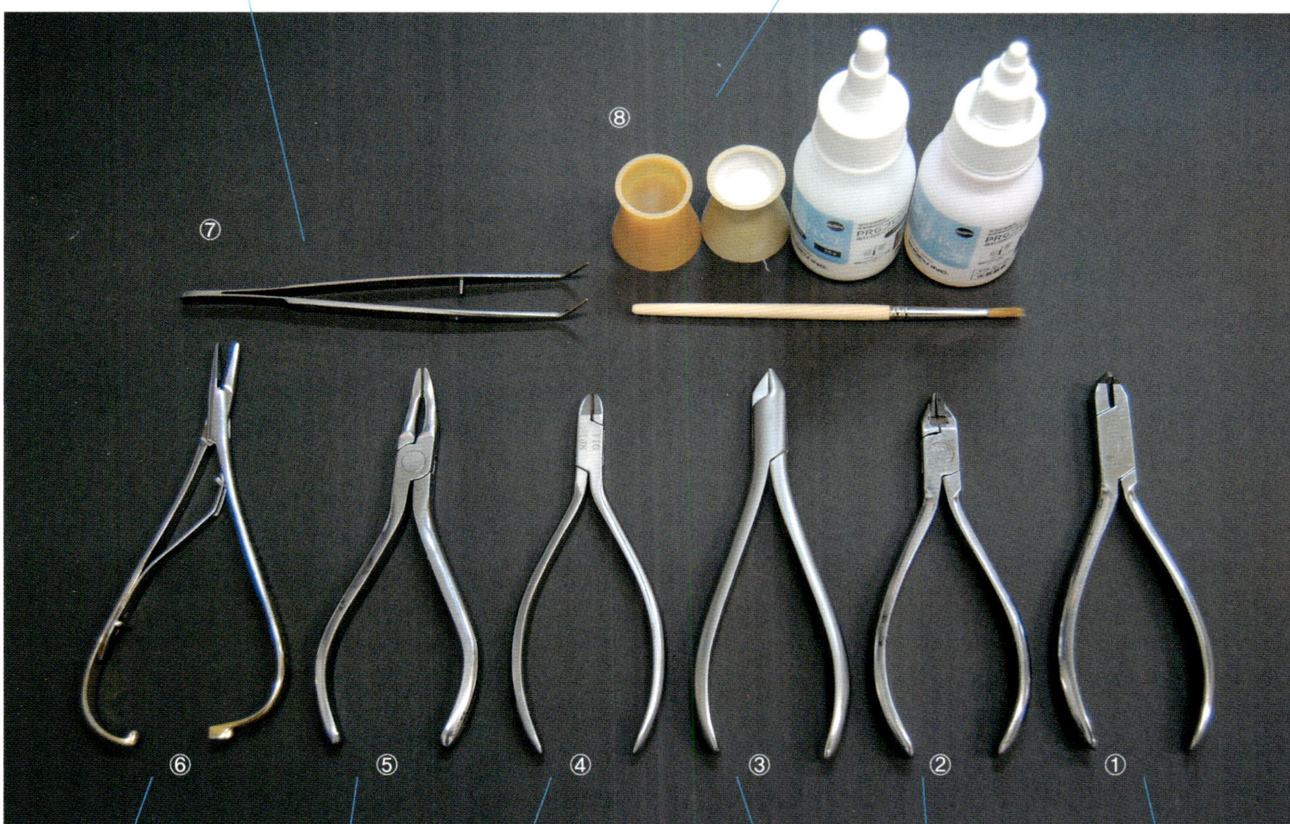

Part 5

전치부 치아의 근원심 폭경이 원인인 총생에 대한 대응

교정과 전문의는 보철이나 충전을 통해 치아의 근원심 폭경을 조정한다는 발상이 없어서 치료의 내용이 한정되어 버린다. 그에 비해 일반 임상의는 보철이나 충전을 통해 치아 폭을 조정할 수 있다. 이것이 교정과 전문의와 일반 임상의와의 차이이다. 그래서 일반 임상의가 교정과 전문의보다 더 큰 수용 능력을 가지고 있다.

이 장점을 살리면 교정치료만으로는 불가능했던 3급 증례 등의 개선도 가능해진다(→Case 46~50). 그러면 어느 정도까지 개선할 수 있을까? 그것에 대해서는 일정한 조건을 충족하면 확실히 개선될 수 있다는 경계선이 명확히 나온다. 세 가지의 조건을 명기하므로 참고하기 바란다(→Case 51~53).

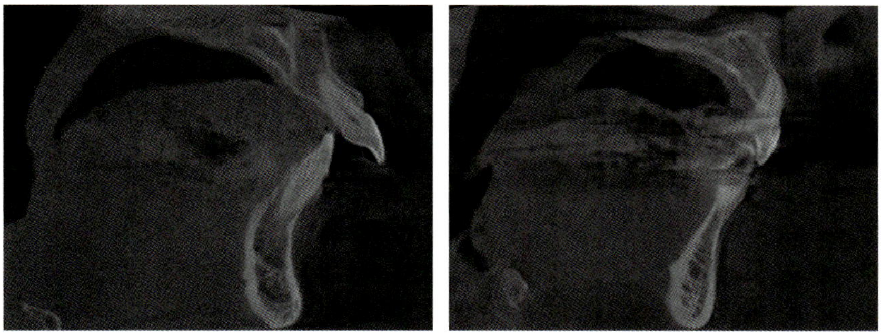

'강의 ②'에서

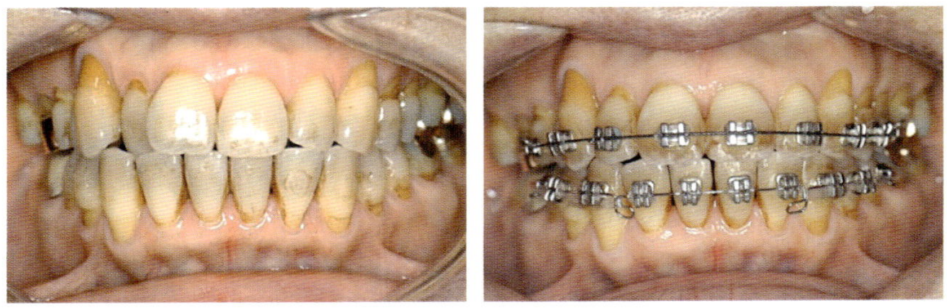

'Case 48'에서

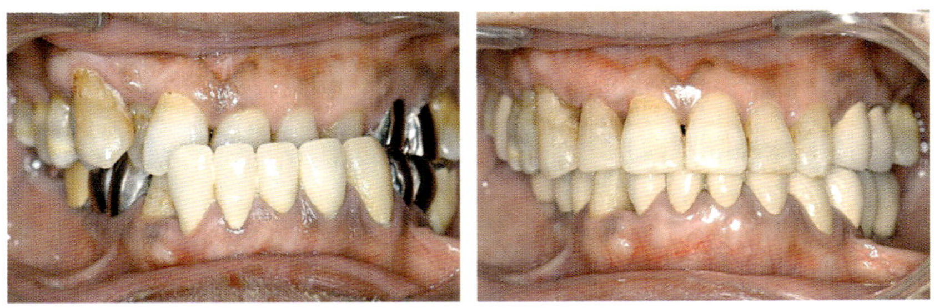

'Case 53'에서

강의

강의 ①　전치부 disking의 선택 시 주의점
강의 ②　전치부 치축을 이해한다
강의 ③　전치부 반대교합 환자에서 전치부 치축과 dual bite의 평가

Disking을 이용한 대응

Case 46~48　너무 큰 전치
Case 49~50　너무 작은 전치
Case 51~53　보철치료가 필요한 dual bite를 동반하는 전치부 반대교합

너무 큰 전치

Case 46

#22의 설측 전위를 개선해 브리지 장착

증례 개요 51세 여성. #11, 12이 흔들린다는 주소로 내원하였다. 근처 치과의원에 가자 접착제로 고정해 주었다. 이 치아를 더는 보존할 수 없다는 이야기를 들었다고 한다.

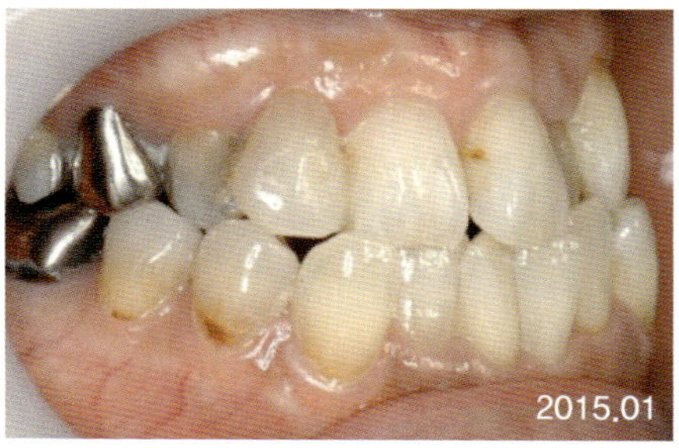

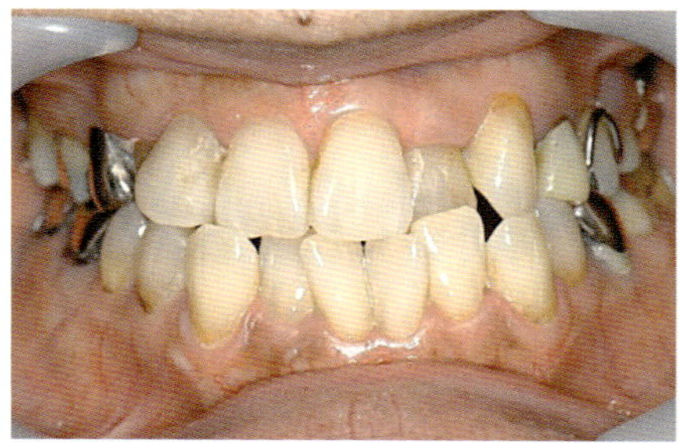

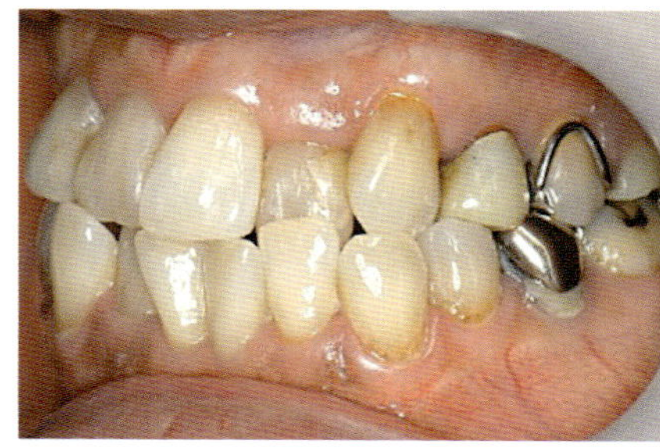

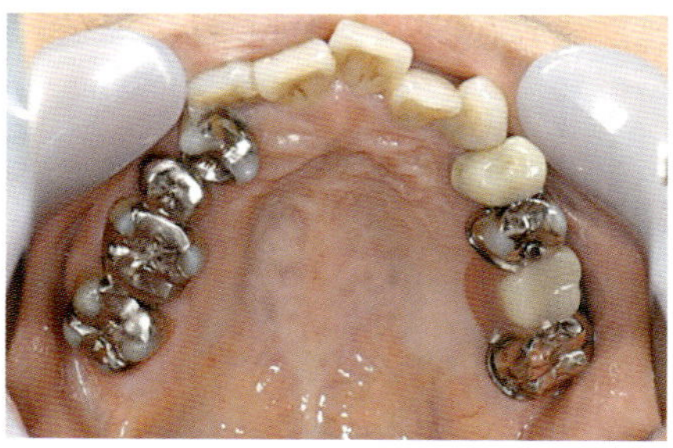

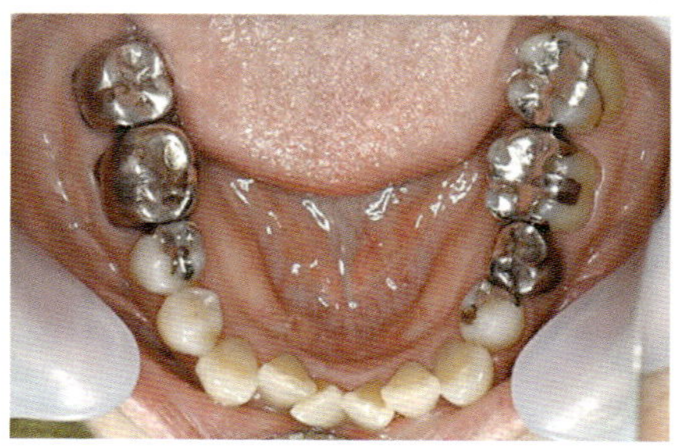

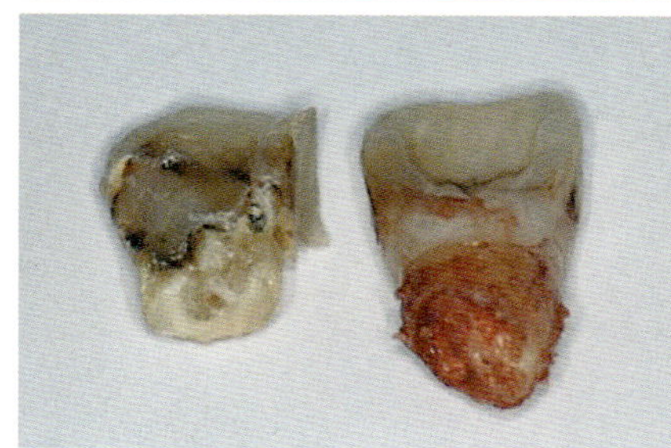

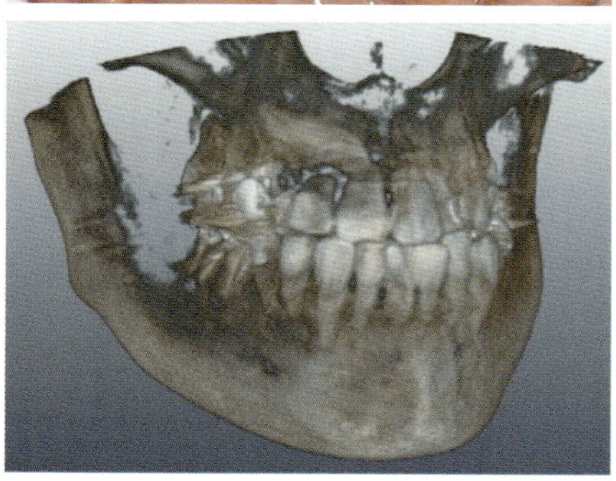

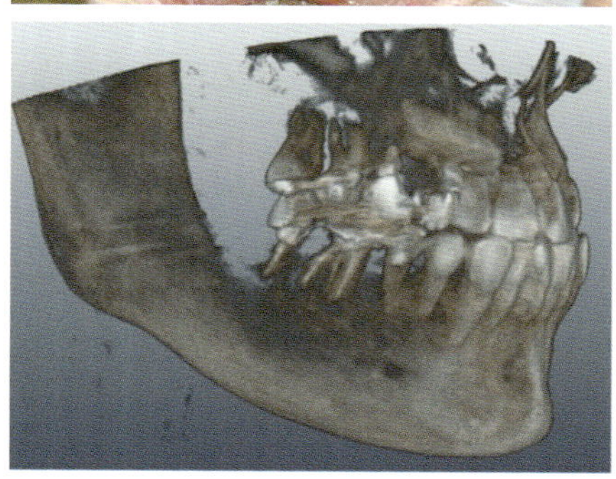

46-1~8. #11, 12은 매복된 #13 때문에 치근 흡수가 일어나 있다. 치은피판을 열어 보니 #13은 골성 유착이 있고 이동할 수 없어 발치했다. #14은 문제가 없었다. 환자가 하악의 치료는 원하지 않았다.

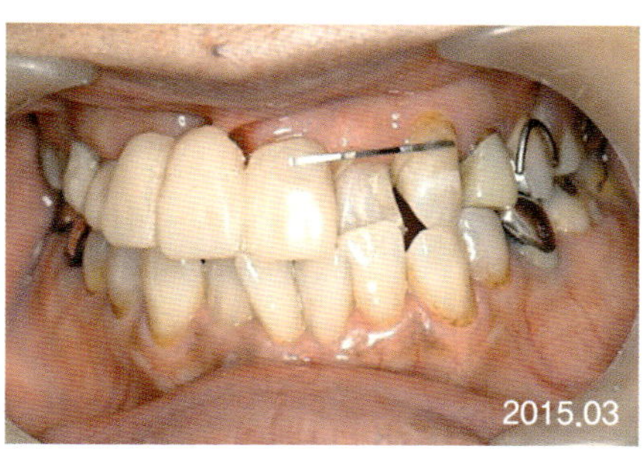

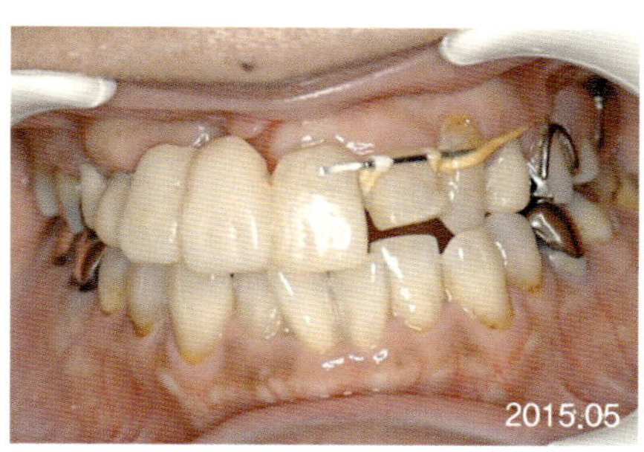

46-9. #⑮·⑭·12·11·㉑의 임시 브리지를 장착하고, 임시 브리지와 #23의 사이에 두꺼운 와이어를 치경부에 가깝게 부착했다. #21~23은 disking 하여, 교정용 고무로 #22의 순측 이동을 도모했다.

46-10. 2개월 후, #22은 순측으로 이동했다. Bite jumping을 위해 절단면을 삭제했다.

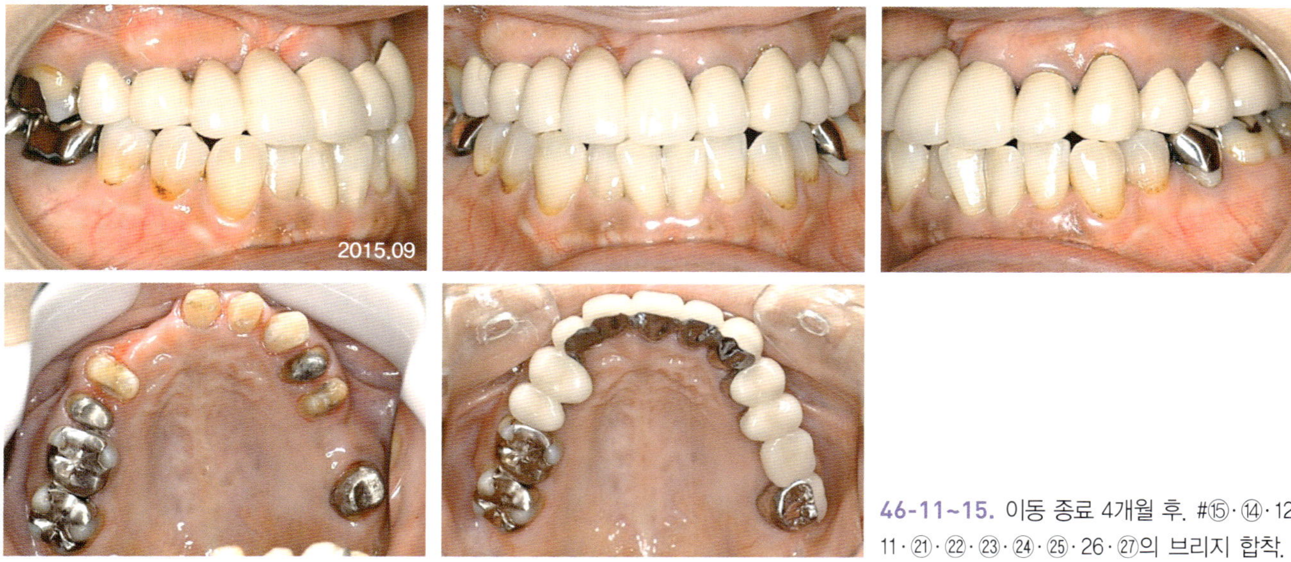

46-11~15. 이동 종료 4개월 후. #⑮·⑭·12·11·㉑·㉒·㉓·㉔·㉕·26·㉗의 브리지 합착.

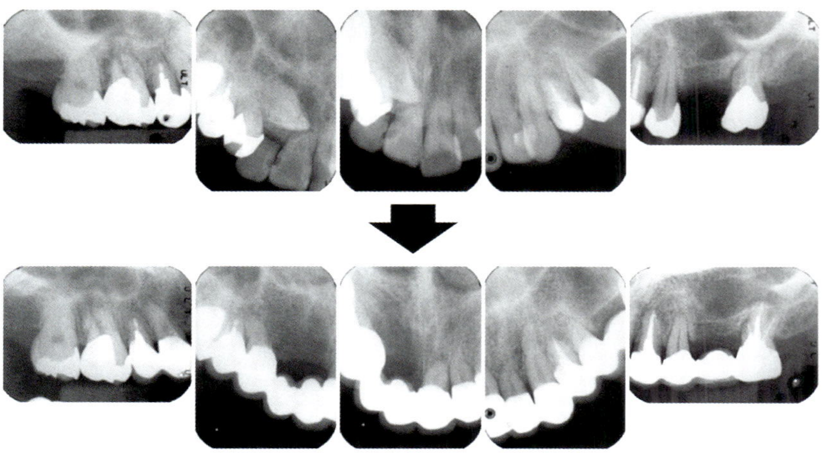

46-16, 17. 치료 전(상)과 치료 후(아래)의 상악 방사선사진.

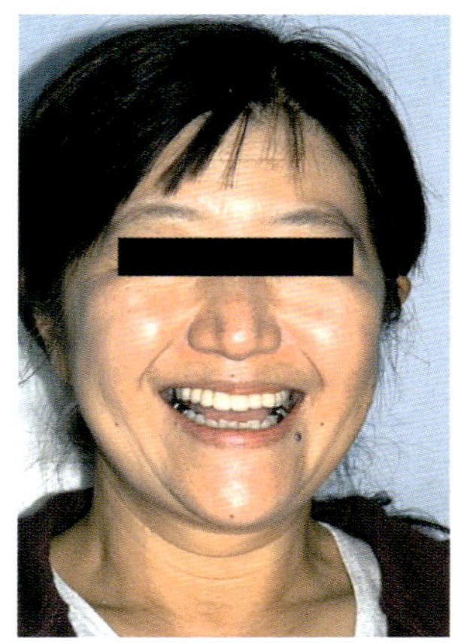

46-18. 가능하면 얼굴의 정중과 치열의 정중을 맞추는 것이 좋다.

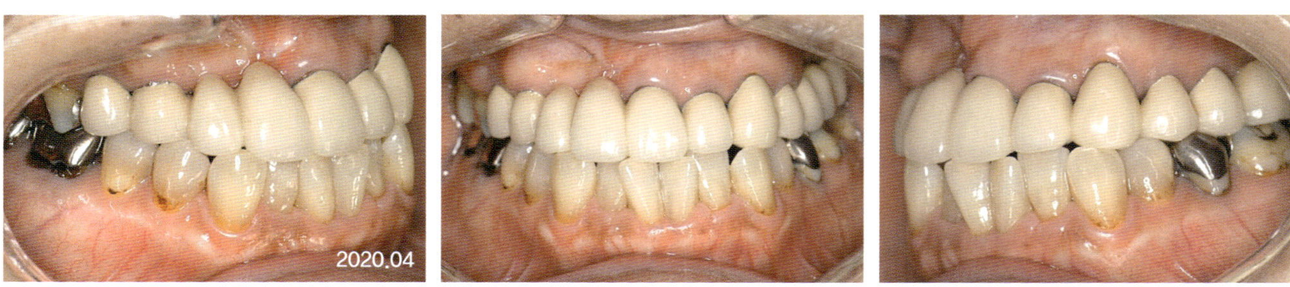

46-19~21. 보철 4년 8개월 후. 양호한 경과를 보이고 있다.

#11~13의 발치로 우측에 공간이 생기기 때문에 #21을 근심으로 이동하여 #22을 순측으로 이동하면 쉬워진다고 생각할 수 있다. 하지만 그렇게 하면 얼굴의 정중과 치열의 정중이 더 어긋나게 된다. 그래서 #21이 근심으로 움직이지 않도록 하기 위해서도 disking을 이용했다.

또한 절단 가까이에 와이어를 부착하면 이동 속도는 빨라지지만 경사 이동이 심해진다. 다시 말해서 치근첨이 설측으로 이동하게 된다. 가능하면 치체 이동에 가깝게 움직이게 하기 위해 와이어를 치경부 가까이에 부착한 것이다. 또한 이렇게 하면 지대치를 형성할 때 불필요한 발수를 피할 수 있게 된다.

너무 큰 전치

Case 47

#22의 설측 전위 치아를 자가 치아 이식에 사용

증례 개요

65세 여성. 주소: 음식을 씹을 수 없게 되었다.

이 환자의 따님이 필자 의원에서 치료를 받았으므로 빨리 하야시치과의원에 가라고 몇 번이나 이야기했다고 한다. "유일하게 씹을 수 있었던 왼쪽 아래 치아가 흔들흔들해 씹을 수 있는 곳이 없어서 체념하고 내원했다"라고 이야기했다. #22은 **Case 46**과 비교하면 크기가 너무 크다. 또한 #23도 순측 전위되어 있으므로 이 부분의 개선을 위해서도 공간이 필요하다. #12이 발치되므로 좌·우의 균형을 봐도 #22이 없는 편이 좋다고 판단했다.

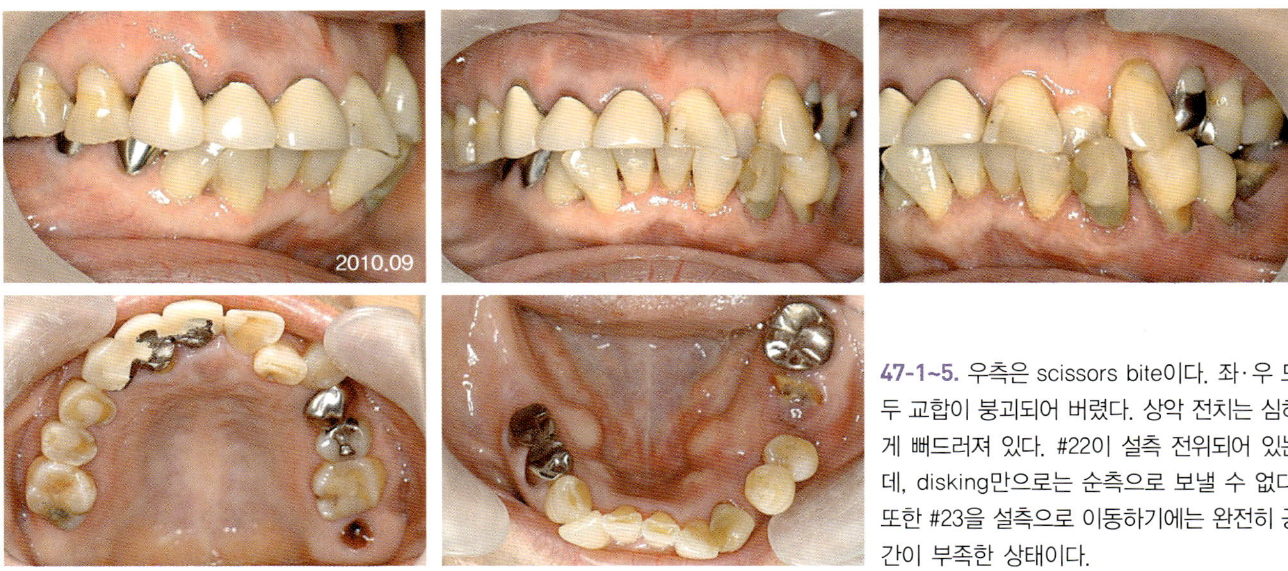

47-1~5. 우측은 scissors bite이다. 좌·우 모두 교합이 붕괴되어 버렸다. 상악 전치는 심하게 빼드러져 있다. #22이 설측 전위되어 있는데, disking만으로는 순측으로 보낼 수 없다. 또한 #23을 설측으로 이동하기에는 완전히 공간이 부족한 상태이다.

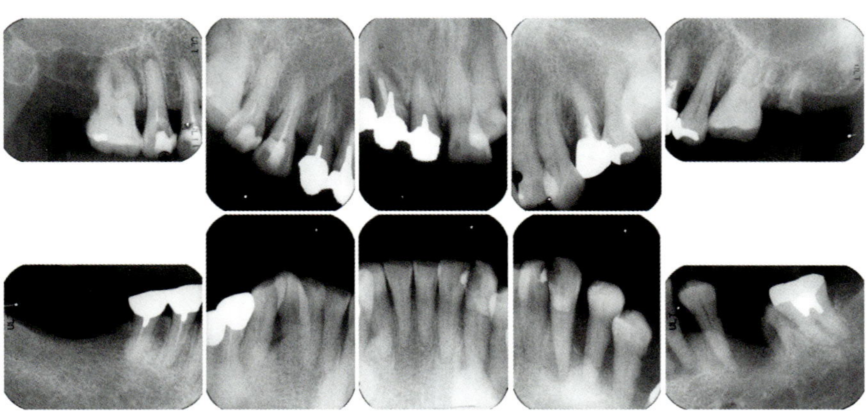

47-6. #12은 천공, #27과 #36은 잔존 치근, #34과 #35은 근첨까지 골흡수가 되어 있다. #34, 35은 발치할 것이므로 가능하면 이곳에 한 개의 치아가 있으면 좋을 것 같다. 그래서 #22을 #35 부위에 교정 이식하기로 했다.

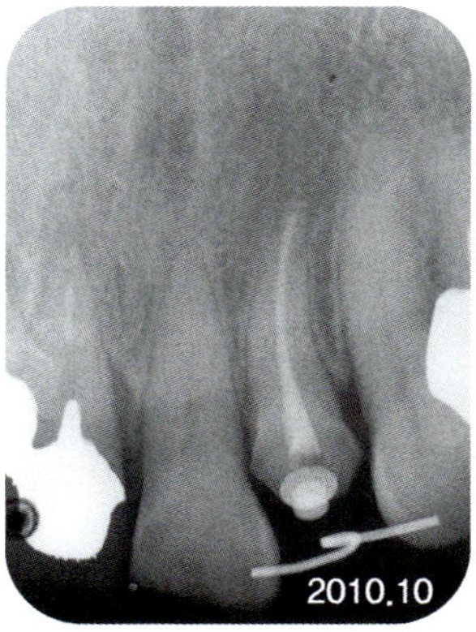

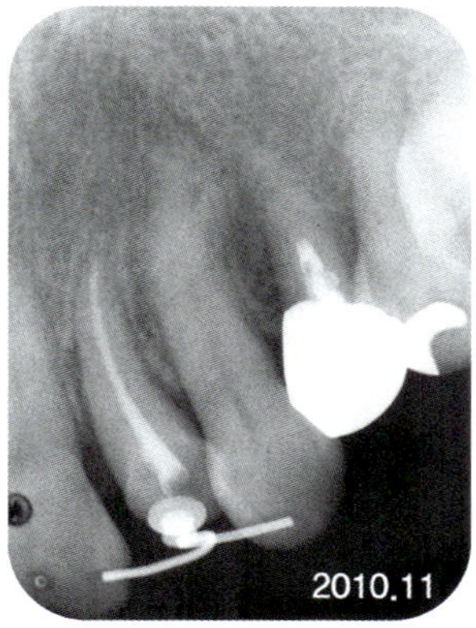

47-7. 설측 전위되어 있는 #22의 정출 시작.
47-8. 1개월 후. #22은 정출되었다. #22을 발치해 #35 부위에 이식했다.

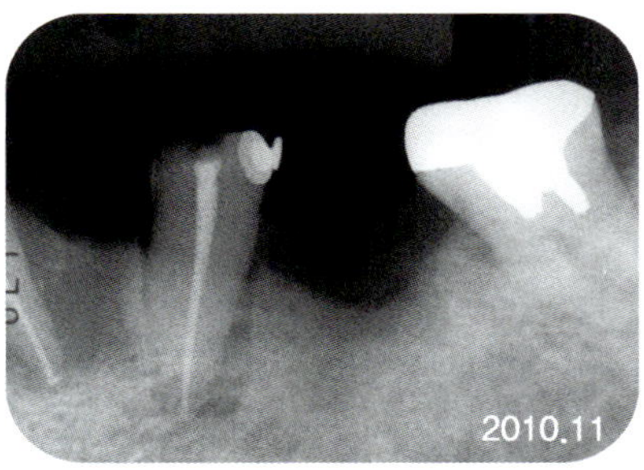

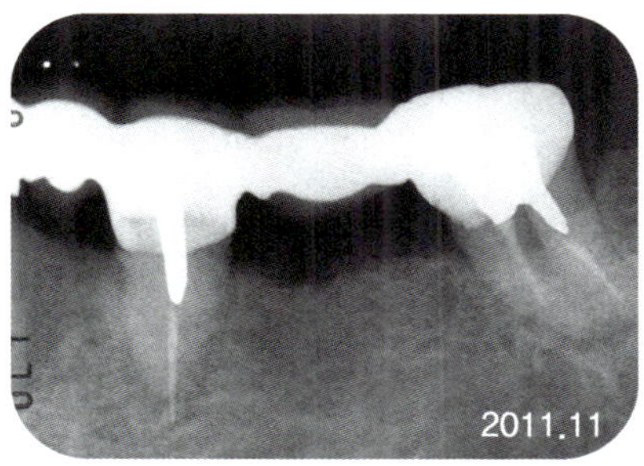

47-9, 10. 이식 당시와 이식 1년 후. #11, 13, 21, 23의 설측 이동에 필요한 공간이 확보되었다. 동시에 하악의 브리지는 롱 스팬이 되지 않고 수복될 수 있었다.

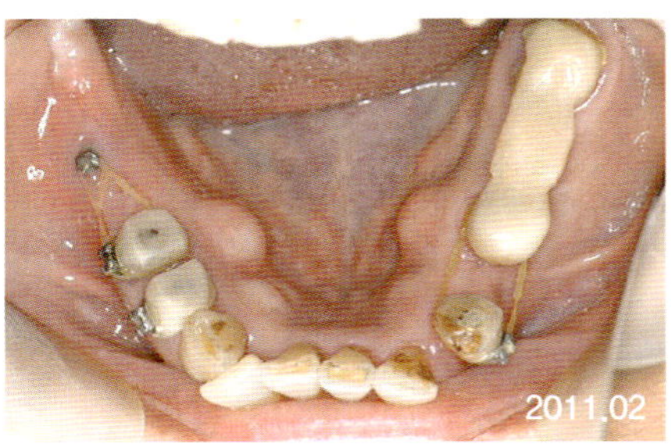

47-11. #44, 45의 scissors bite를 개선하기 위해서 우측에는 원심에 TAD를 식립해 원심 협측으로 이동. 하악 좌측은 #33을 원심으로 이동.

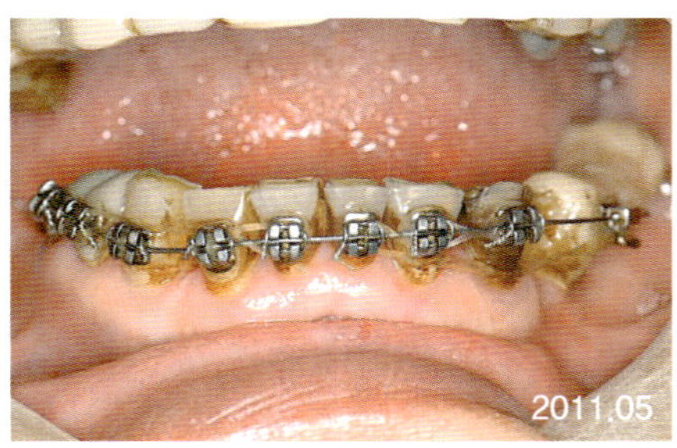

47-12. 4전치 원심에 공간이 생긴 시점에서 전치의 총생을 개선했다.

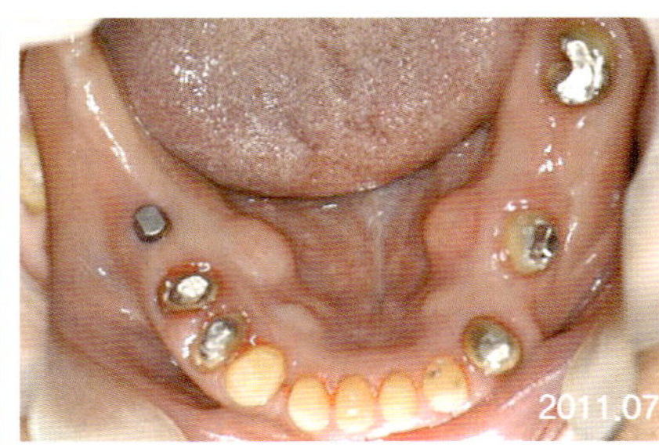

47-13. 총생 개선 후, 치주 보철의 지대치 형성 및 #46 부위의 임플란트 식립.

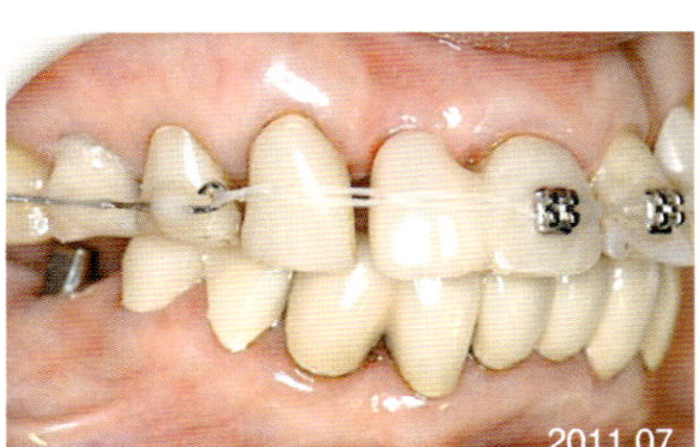

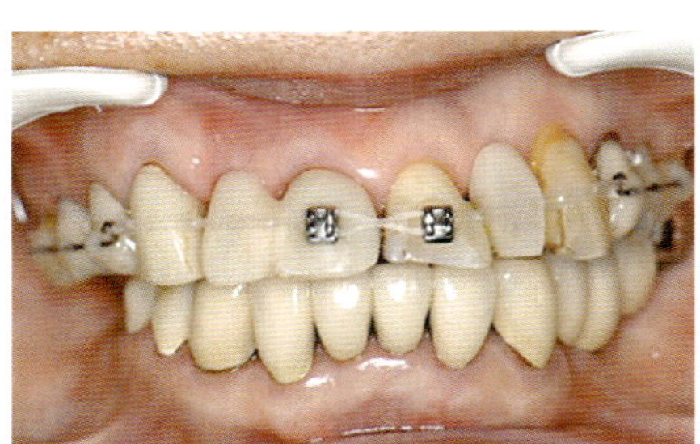
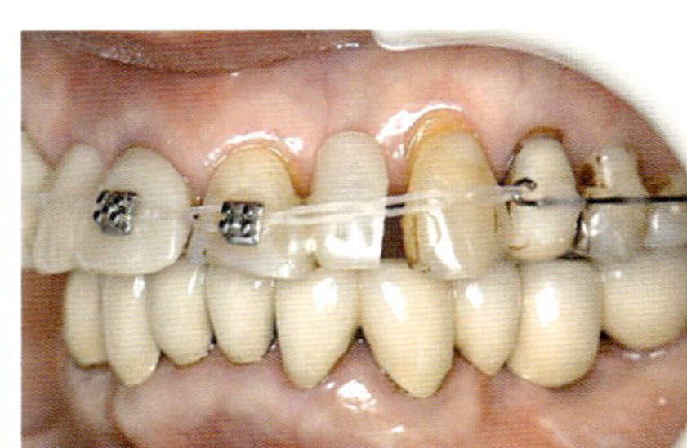

47-14~16. 하악의 치주 보철 합착으로 구치부의 교합을 획득할 수 있었다. 이로써 상악 전치부의 flare out을 개선할 수 있게 되었다. 그래서 파워체인으로 설측 경사 이동을 도모했다.

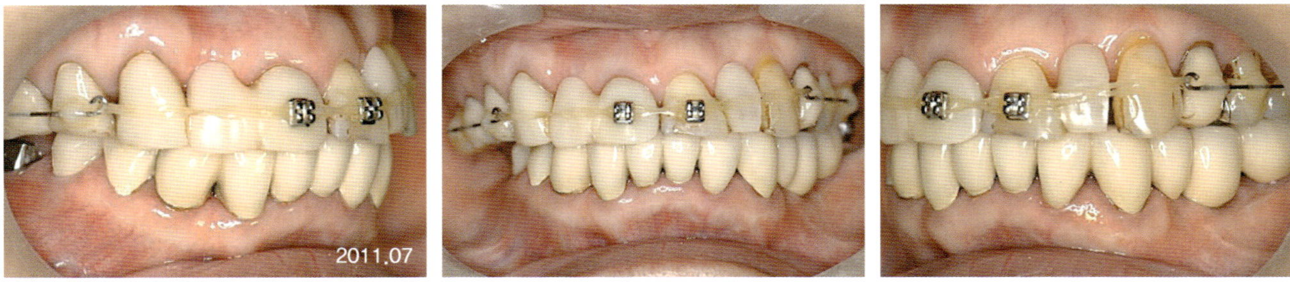

47-17~19. 약 1개월 후. Flare out이 개선되어 치주 보철로 이행했다.

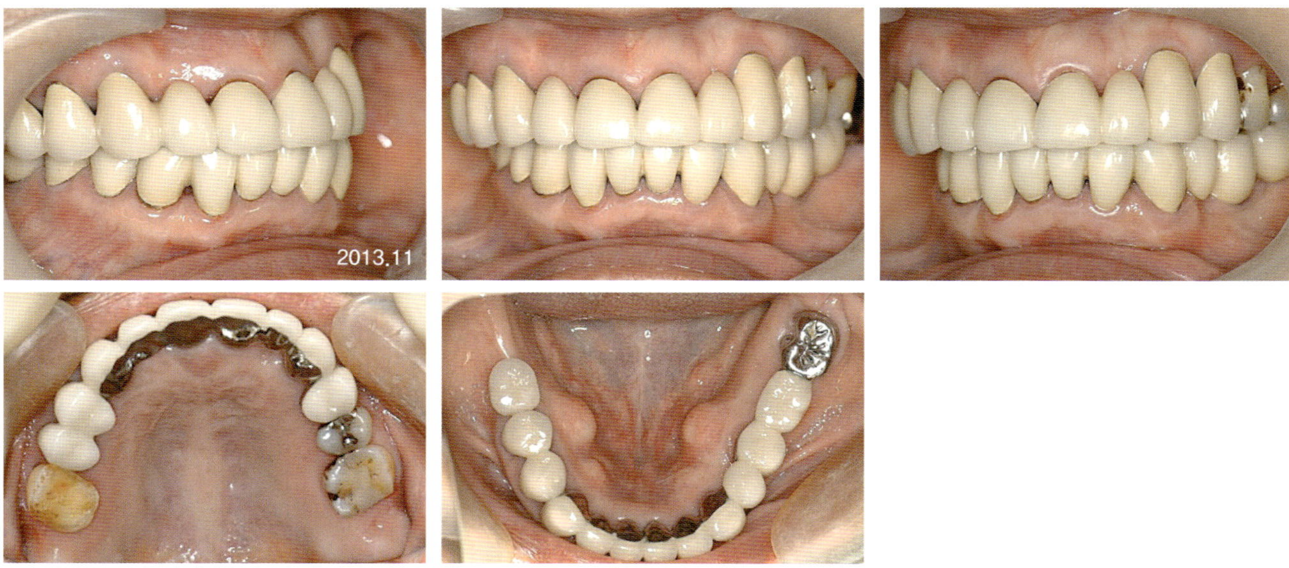

47-20~24. 약 2년 후, 치료 종료 시. 좌·우 구치부에서 교합이 획득되고 flare out 되어 있었던 전치부의 전돌도 개선되었다. 브리지는 교정 치료 후의 relapse를 막는 고정성 유지장치 역할도 하게 된다.

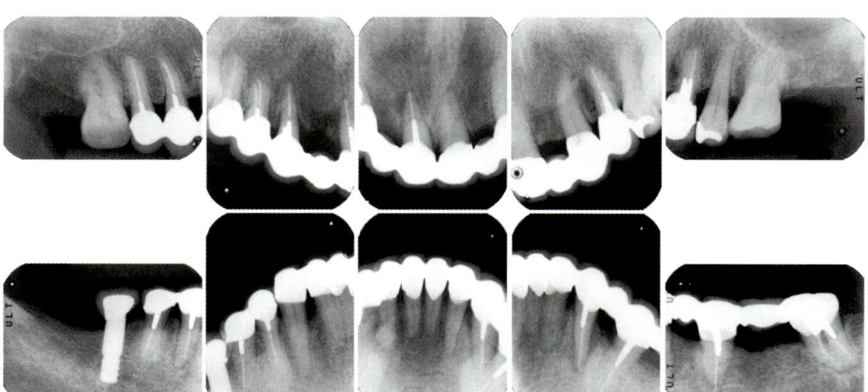

47-25. 상악은 #⑮·⑭·⑬·12·⑪·㉑·22·㉓·㉔의 브리지, 하악은 #㊺·㊹의 연결 크라운과 ㊸·㊷·㊶·㉛·㉜·㉝·34·㉟·36·㊲의 브리지. 그리고 #46 부위는 임플란트이다.

너무 큰 전치

Case 48

#12의 설측 전위 치아를 disking 해 순측으로 이동

증례 개요 62세 여성. 안으로 들어간 오른쪽 윗니를 치료하고 싶다는 주소로 내원했다. 과거에 교정치료를 받은 적이 있고 발치가 필요하다는 이야기를 들었다고 한다. 하지만 비발치로 치료했는데 #12이 설측으로 되돌아가 버렸다. 현재 구치부는 교모의 진행으로 평탄화되어 긴밀히 교합되고 있다. #⑮·14·⑬은 브리지이다. 이러한 사실로부터 구치부의 교합 상태는 안정되어 있어 전치부만의 이동으로 해결되면 좋겠다고 생각했다.

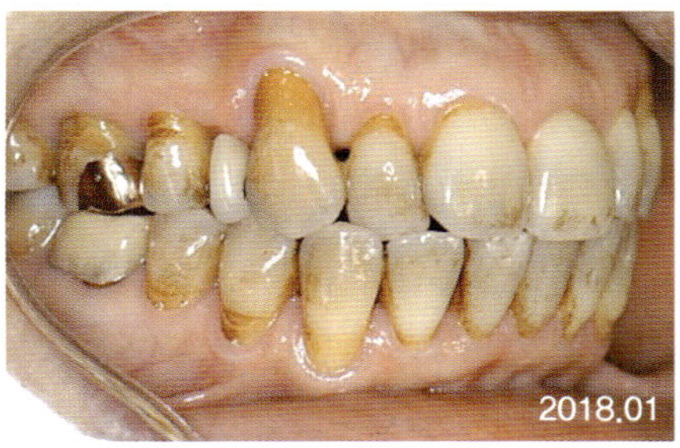

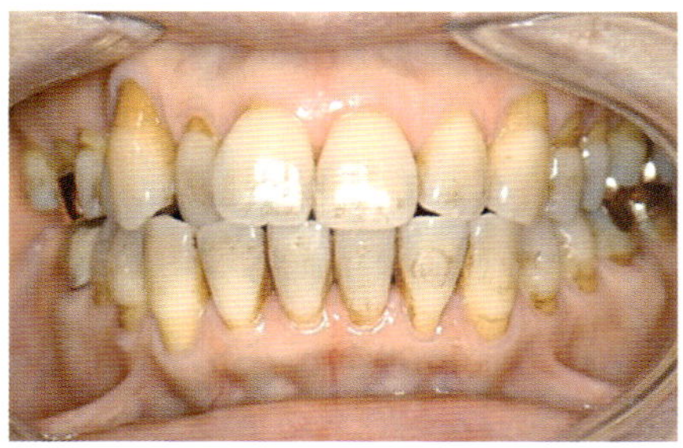
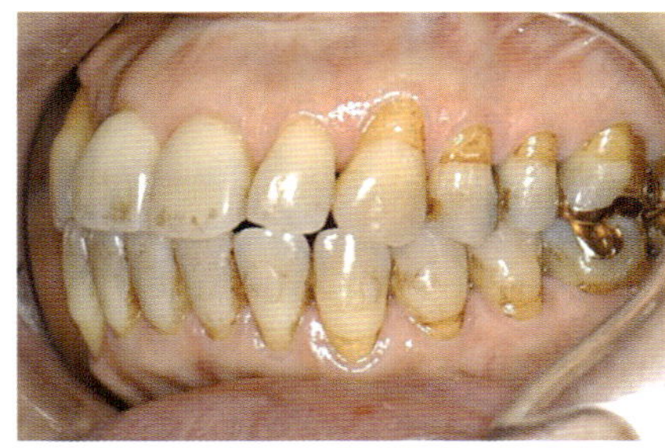
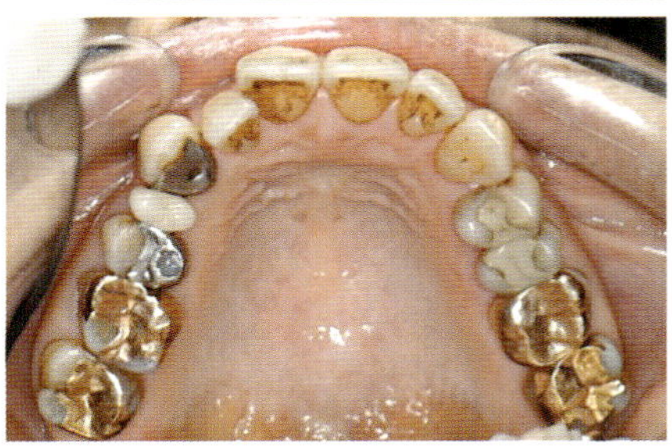
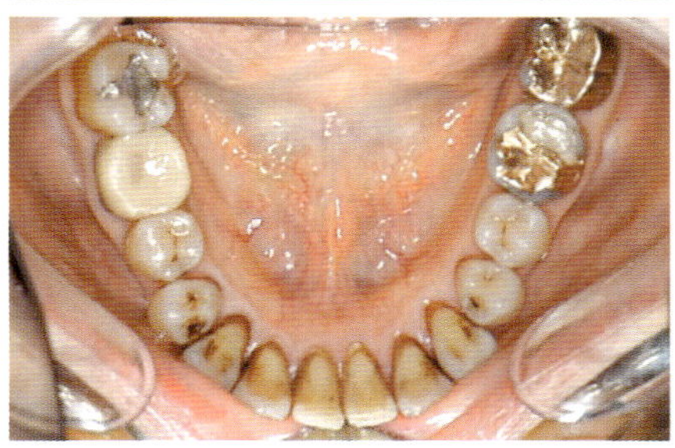
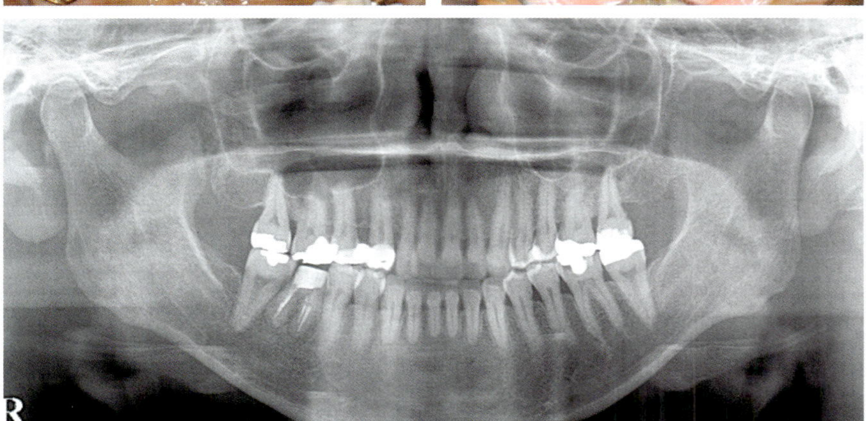

48-1~6. 초진 시.

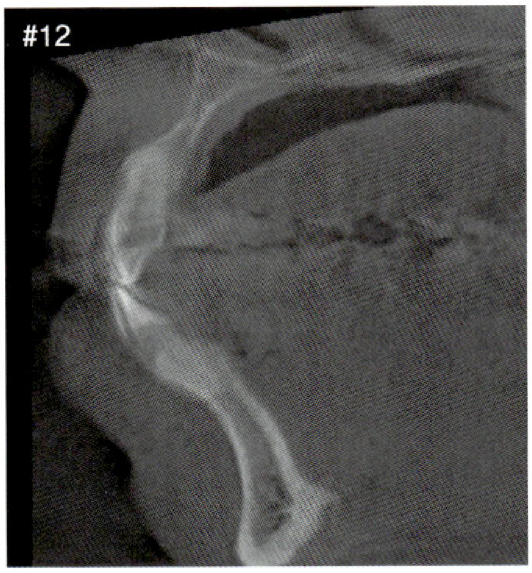

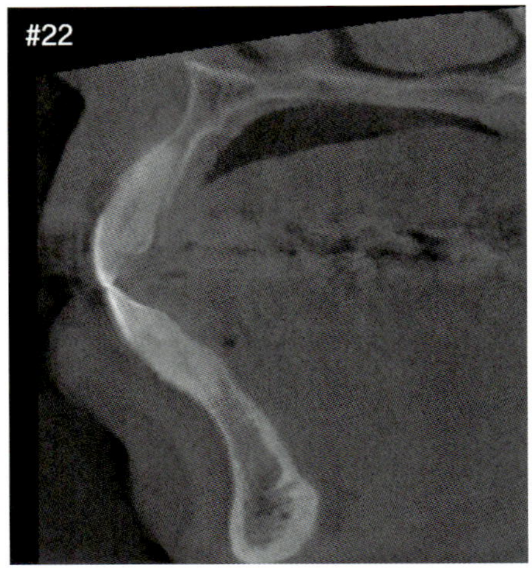

48-7. #12을 시상면에서 보면 근첨은 심하게 순측에 있다.
48-8. #22의 근첨은 약간 순측에 있다.

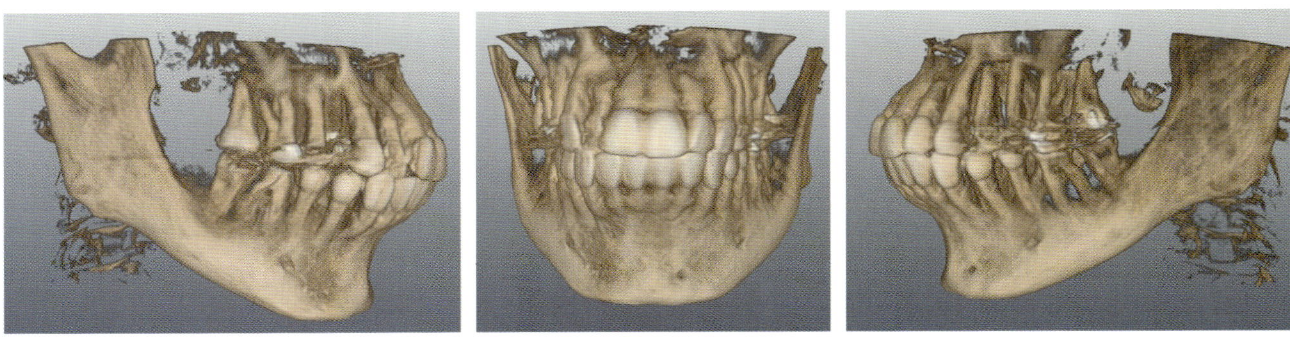

48-9~11. 상·하악 전치부 치축은 순측으로 flare 되어 있다. #12은 치근이 순측에 있으므로, 간단한 순측 경사 이동으로 대응할 수 있을 것 같다.

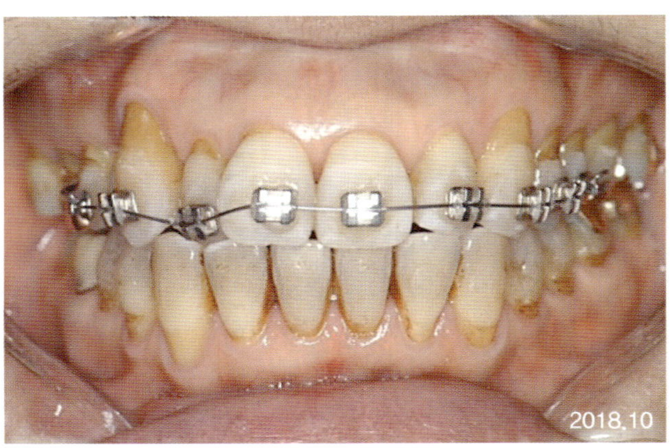

48-12. #15~25에 브라켓을 부착하고 .014 NiTi 와이어로 교정을 시작했다.

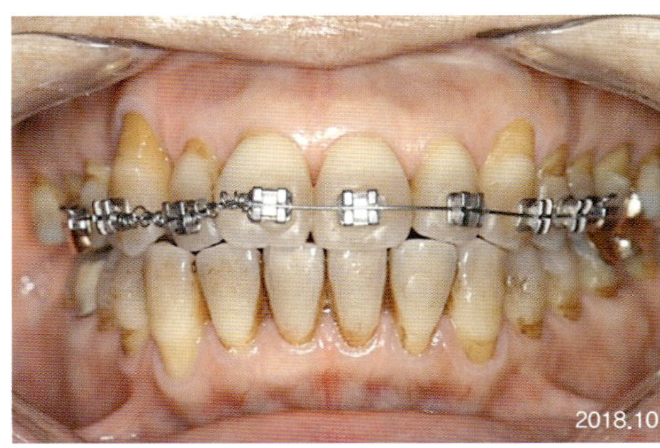

48-13. 3주 후, #12과 #13 사이, #11과 #12 사이에 오픈 코일 스프링을 넣어 주었다.

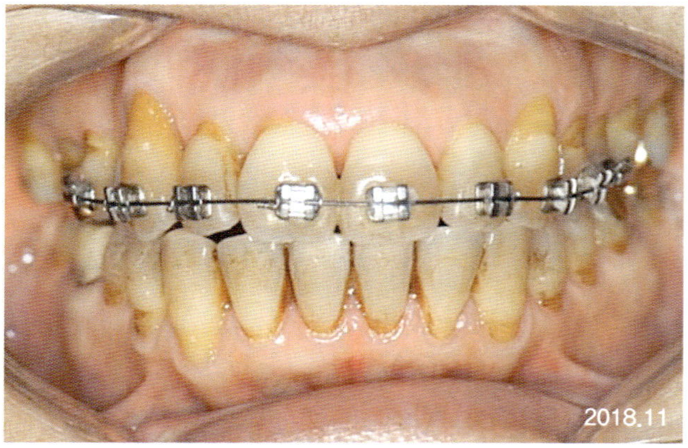

48-14. 오픈 코일 스프링 사용 2주 후, #12은 순측으로 이동되었다. 이 상태로 끝내면 머지않아 relapse가 생길 것이다. 그래서 #12의 피개를 만들기 위해 하악에도 장치를 부착해 disking을 통해서 설측으로 이동시킬 것을 계획했다.

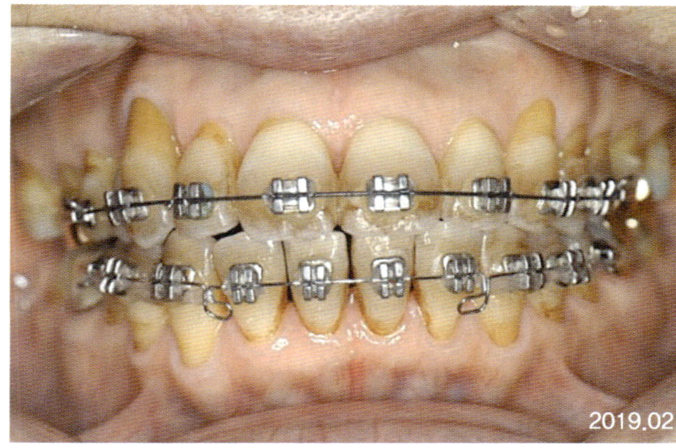

48-15. 교정 시작 4개월 후. 정중을 맞추기 위해 주로 상악은 좌측을 disking 하고 하악은 우측을 disking 했다.

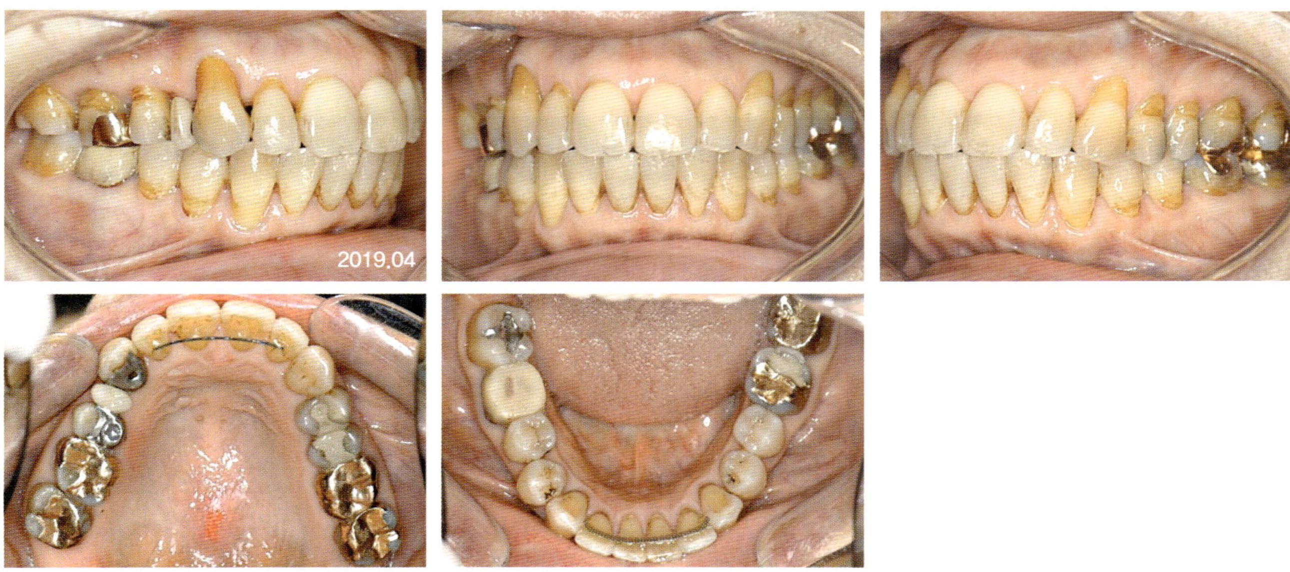

48-16~20. 6개월 후, 교정치료 종료 시. 상악은 형상기억합금, 하악은 mesh로 보정. Disking 해 아치를 줄이고, #12에 피개를 만들어 주어 relapse가 발생되지 않도록 했다. 또한 하악 치은에 주의해 관찰하기 바란다. 치은퇴축이 개선되는 것을 볼 수 있을 것이다.

강의 ①

전치부 disking의 선택 시 주의점

전치부의 disking은 총생이나 전돌을 수정할 때 이용되는데, 가장 주의해서 살펴보아야 하는 것은 구치부의 교합 상태이다. 구치부가 원인이 되어 전치부의 공간 부족이 발생된 증례가 있기 때문이다.

아래 참고 증례를 살펴보기 바란다. 구강 내를 보면 전치부에 총생이 있으므로 언뜻 보면 전치부의 공간 부족처럼 보인다. 그러나 CT 사진에서는 구치가 근심 경사되어 있고 이 때문에 전치의 총생이 일어난 것임을 알 수 있다. 다시 말해서 이 총생의 원인은 구치부인 것이다. 당연히 치료는 구치의 upright이다. 구치부를 upright 했더니 긴밀한 교합이 획득되었고 동시에 전치의 공간 부족은 해소되어 총생이 개선되었다.

잘못해서 전치부의 disking으로 대응하면 일시적으로 개선된 것처럼 보일 수 있지만, 구치부의 안정된 교합이 획득되지 않으면 장기적으로는 다시 무너지므로 주의하기 바란다.

따라서 구치부가 upright 되어 있고 긴밀한 교합으로 되어 있는 경우 또는 브리지나 연결 크라운에 의해서 구치가 이동하지 않을 때에만 전치부 disking의 적응증이 된다.

(참고 증례)

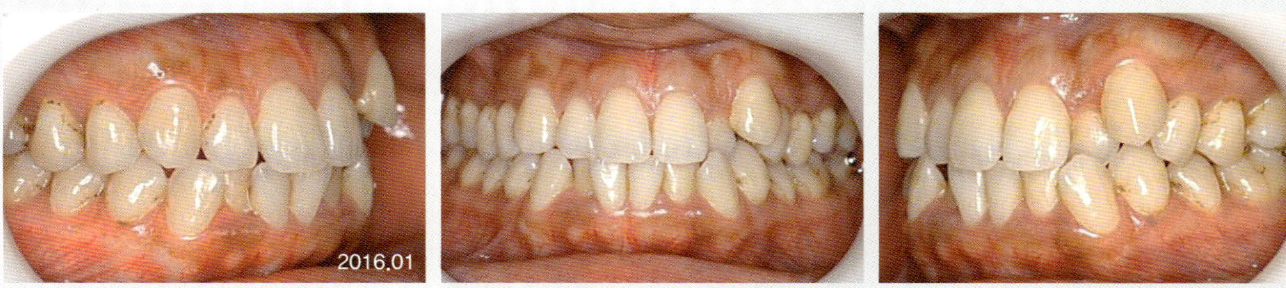

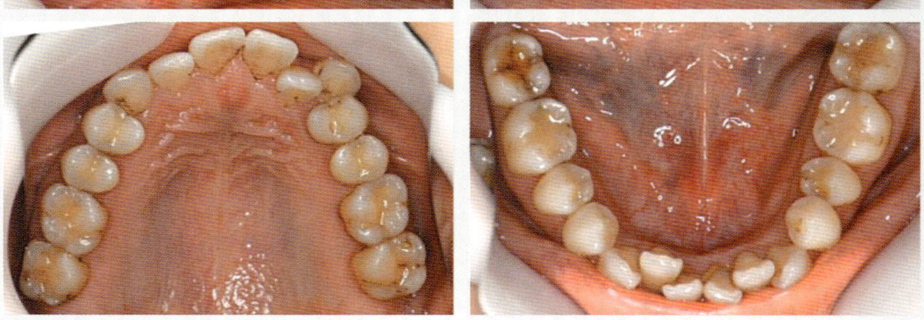

①-1~5. 38세 여성. 전치부에 총생이 있다. 언뜻 보면 전치부의 공간 부족처럼 생각된다.

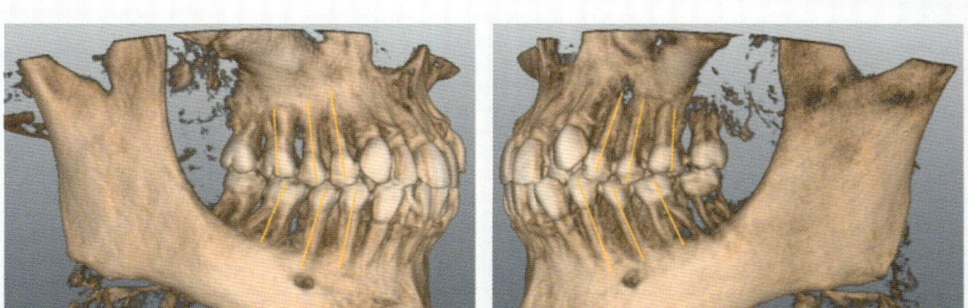

①-6, 7. 치료 전 CT 사진.

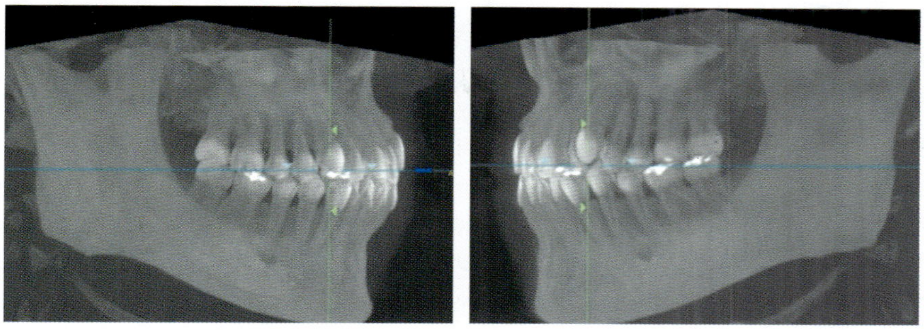

①-8, 9. 구치가 근심으로 경사해 있다.

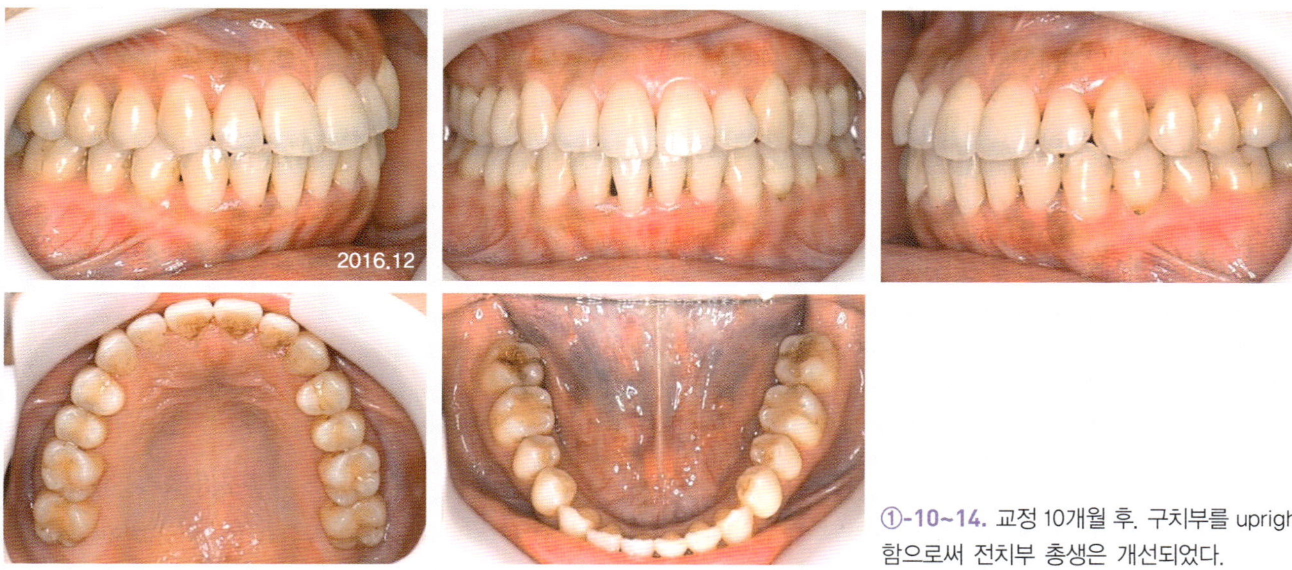

①-10~14. 교정 10개월 후. 구치부를 upright 함으로써 전치부 총생은 개선되었다.

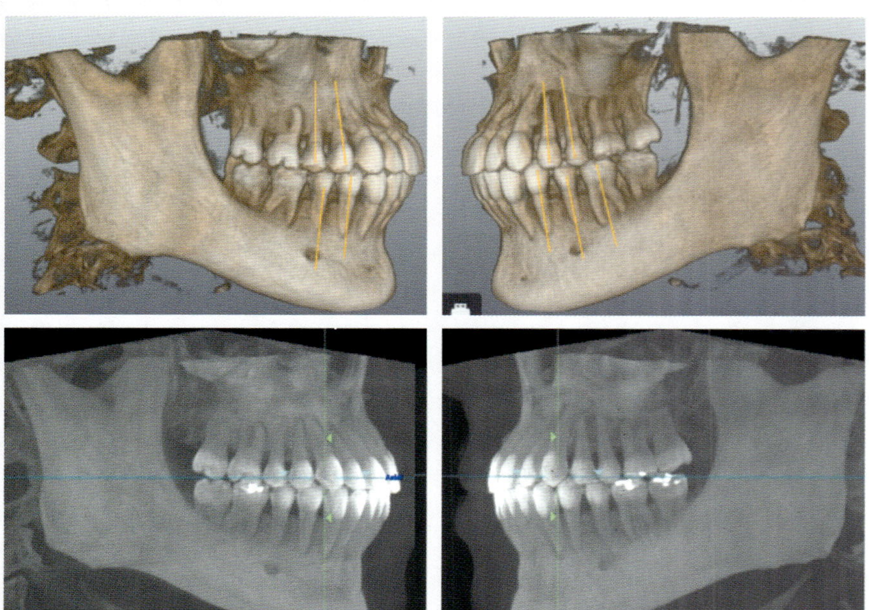

①-15~18. 치료 후 CT 사진. 구치가 upright 되어 긴밀한 교합이 획득되었다.

너무 작은 전치

Case 49

구치 교환기에 #22 왜소치의 처치

증례 개요 10세 여성. 초등학교 4학년. 치아를 가지런히 하고 싶다는 주소로 내원. 중학교 진학 시험 때문에 1년 정도에 치료가 끝나기를 희망했다.

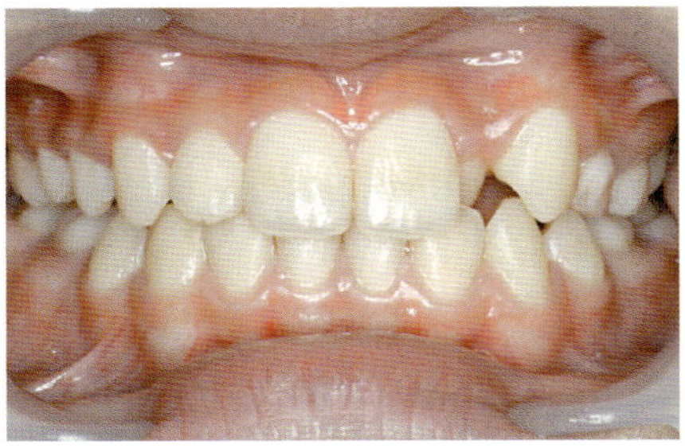
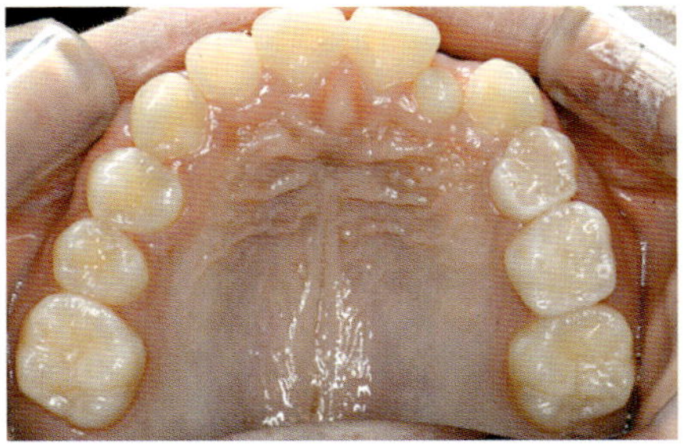
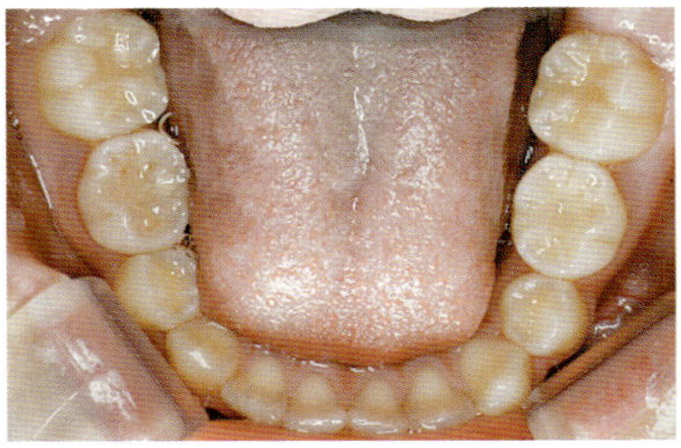
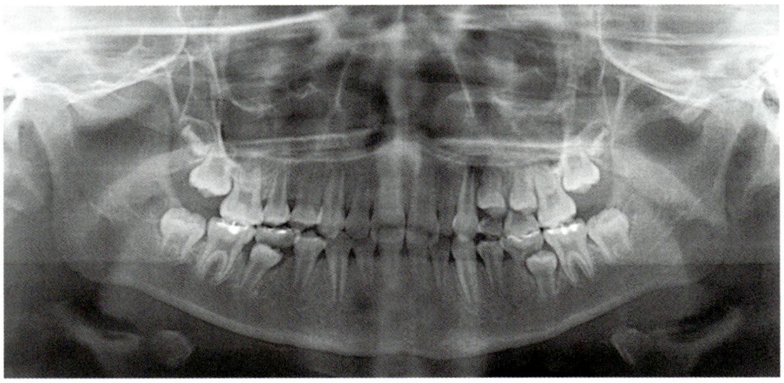

49-1~4. 초진 시.

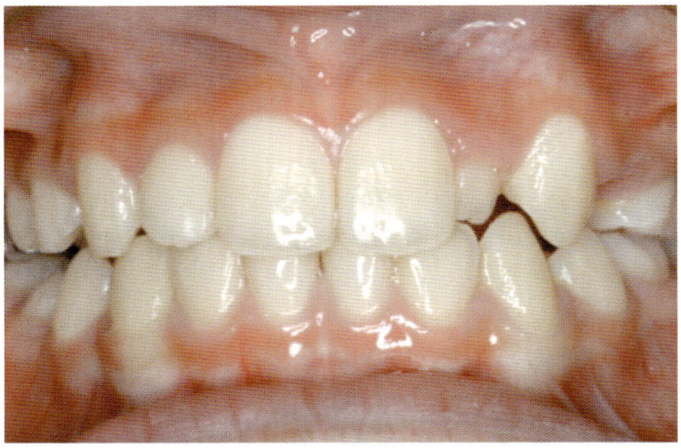

49-5. 기성품 마우스피스형 교정장치와 구강근기능 요법 1개월 후. 상악 치열궁이 약간 확장된 것을 볼 수 있다.

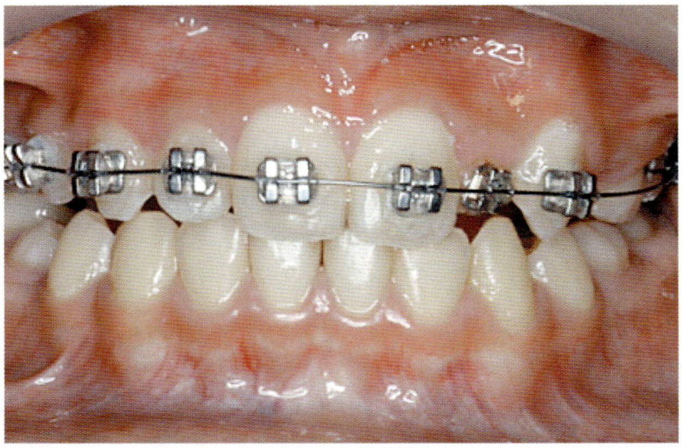

49-6. 2개월 후. 상악에 브라켓을 부착하고 배열 시작.

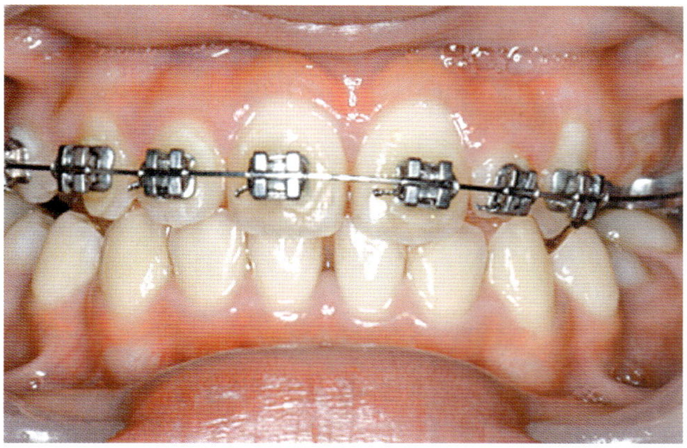

49-7. 3개월 후. 왜소치이므로 반대측 측절치를 참고하여 공간 조절.

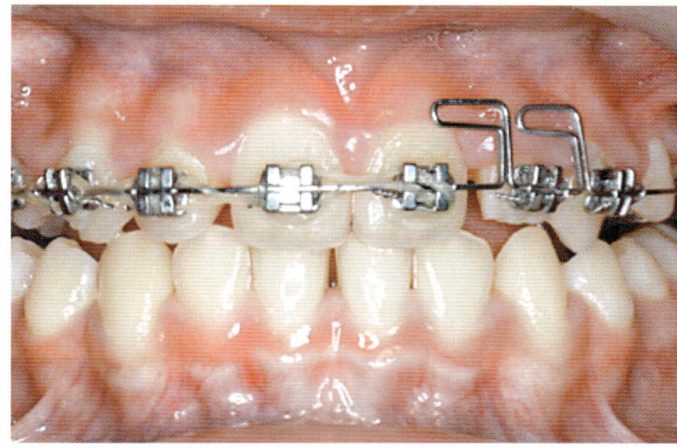

49-8. 5개월 후. 치근의 torque를 조절하기 위해서 L 루프 추가.

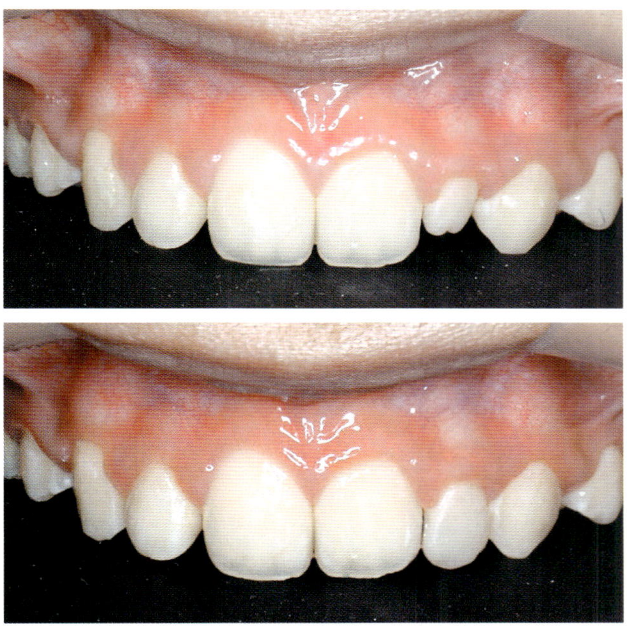

49-9, 10. 10개월 후. 왜소치의 치은선과 치축을 정돈하고, 브라켓 제거 후에 복합레진으로 형태를 수정하고 보정했다. 측방 치아의 교환 직후이므로 향후 경과 관찰이 필요하다고 설명했다.

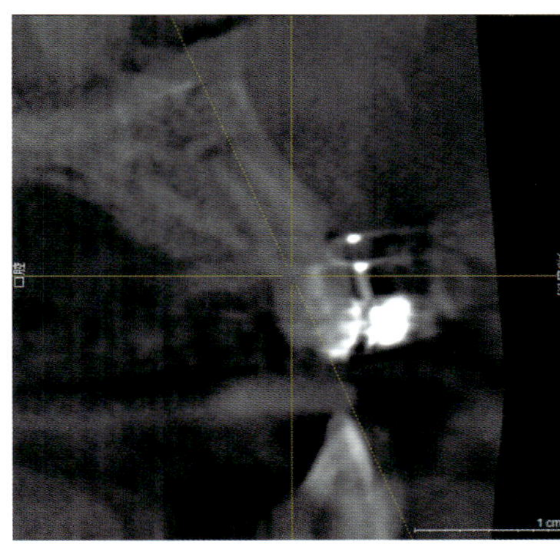

49-11. #22의 CT 사진. 치근이 약간 순측에 있다.

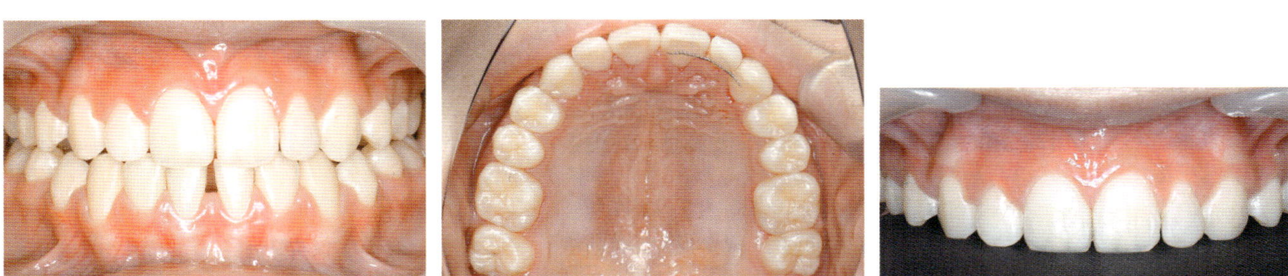

49-12~14. 보정 1년 후. 측방 치아는 교합되고 있고, #17, 27의 맹출도 확인할 수 있었다. 하악 정중도 맞았다. 하악 정중이개는 앞으로 경과 관찰이 필요하다.

너무 작은 전치

Case 50

치열 완성 후에 #12 왜소치의 처치

증례 개요 22세 여성. 학생. 앞니를 가지런히 하고 싶다는 주소로 내원했다.

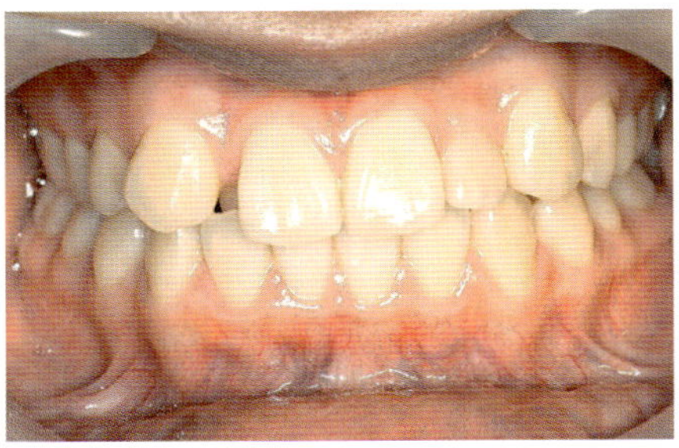
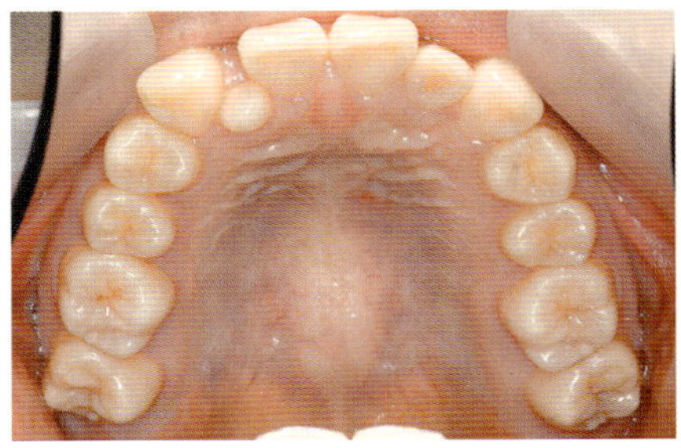
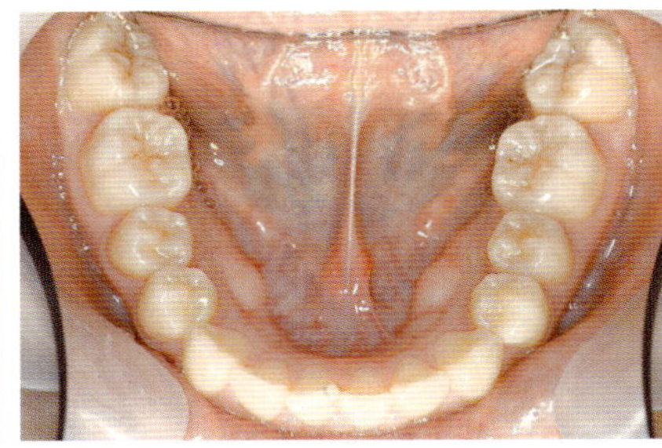
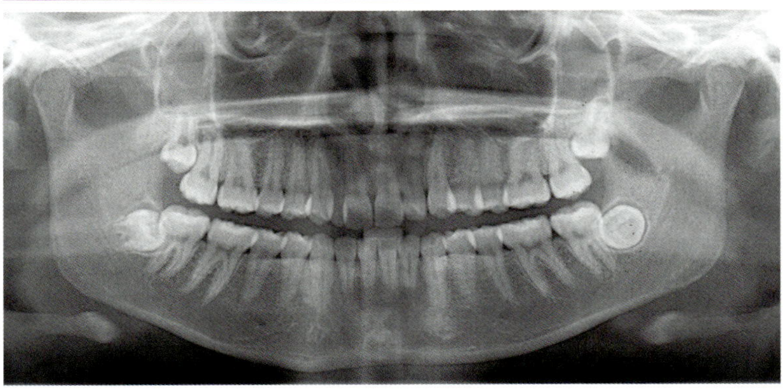

50-1~4. #12이 왜소치이고 설측 전위되어 있다.

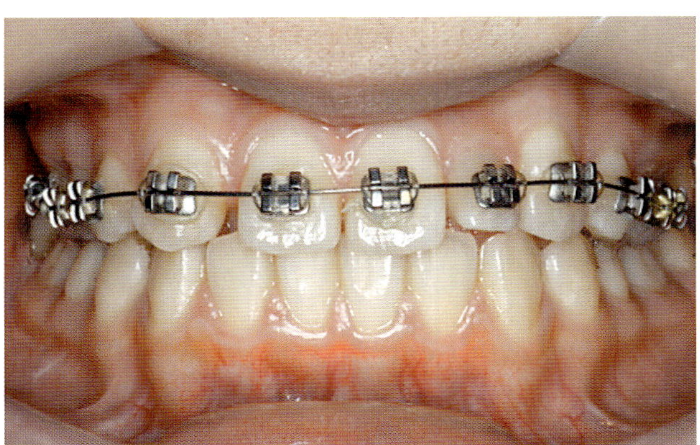

50-5. #17, 27, 38, 48 발치 후. 상악에만 브라켓 부착. #17과 #27을 발치한 이유는 #11과 #13 사이를 벌릴 때 #18과 #28 때문에 #17과 #27이 원심으로 이동할 수 없기 때문이다.

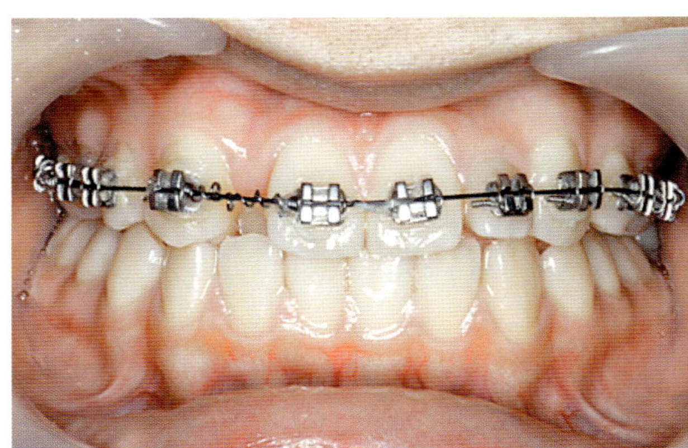

50-6. 2개월 후. 오픈 코일 스프링으로 #12의 공간 확보.

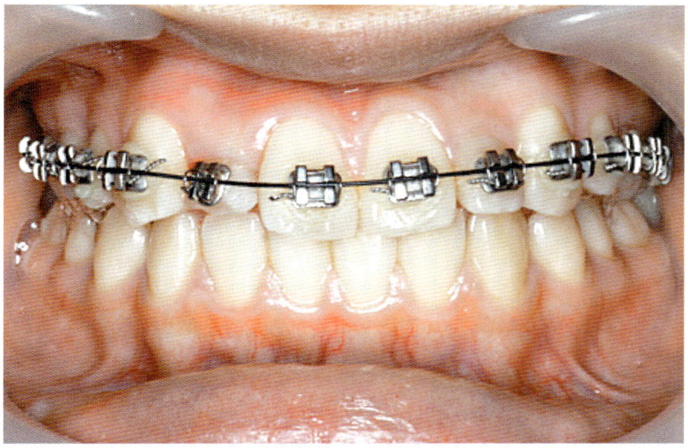

50-7. 4개월 후. #12은 왜소치이므로 #22의 크기를 참고하여 공간을 만든다.

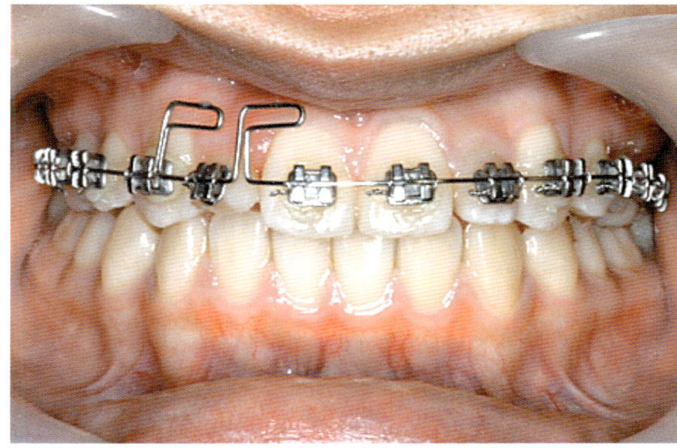

50-8. 8개월 후. #12의 labial root torque를 부여하기 위해 L 루프를 삽입했다.

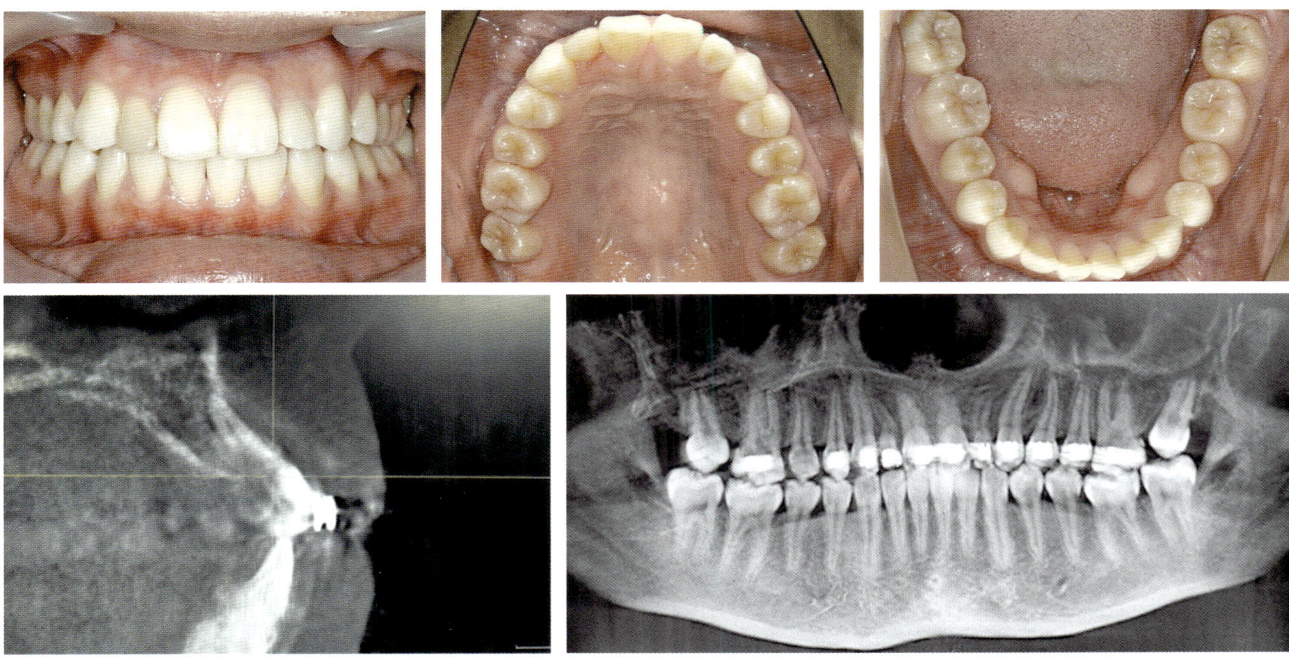

50-9~13. 14개월 후 브라켓을 제거하고, 왜소치는 복합레진으로 수복했다. 보정 7개월 후, #18과 #28의 맹출을 확인할 수 있다.

강의 ②

전치부 치축을 이해한다

보철치료를 동반하는 하악전돌의 치료는 교정과 전문의에게 맡기면 된다고 생각하기 쉽지만, 교정과 전문의는 보철치료의 장점을 어떻게 살리면 좋을지를 이해하지 못하는 경우가 대부분이다.

일반 임상의가 대처할 때는 먼저 치근의 상태를 확인하고 나서 시작한다. 뼈 안의 치근은 어떻게 되어 있을까? 먼저 교합의 분류부터 살펴보자.

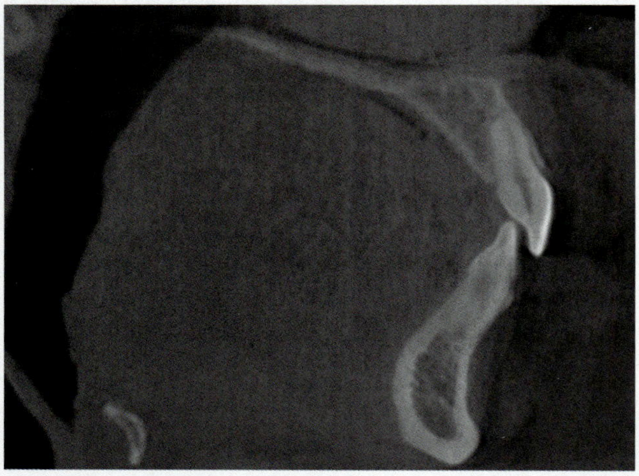

②-1. 1급 정상 교합(피개가 있는 정상 교합에서 전치 치근은 순측에 위치함).

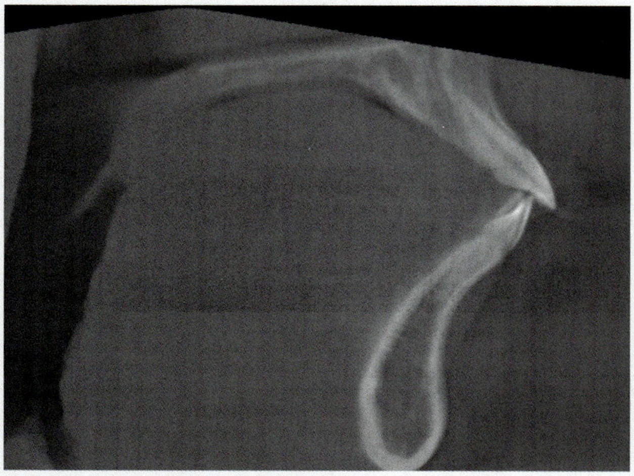

②-2. 1급 상·하악 치성 전돌.

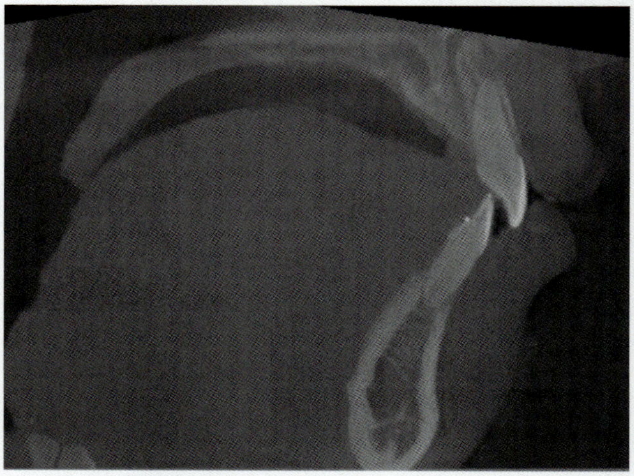

②-3. #14, 24, 34, 44 발치, 교정 종료 후.

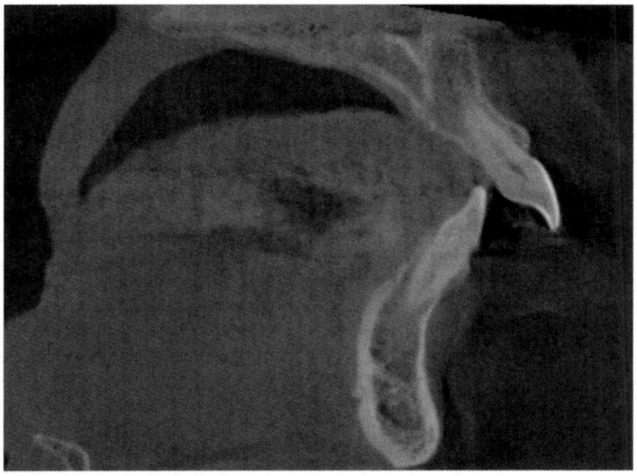

②-4. 2급 Ⅰ류.

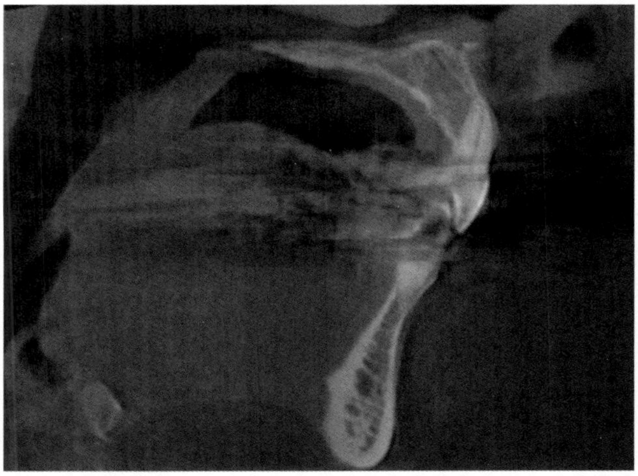

②-5. 2급 Ⅱ류.

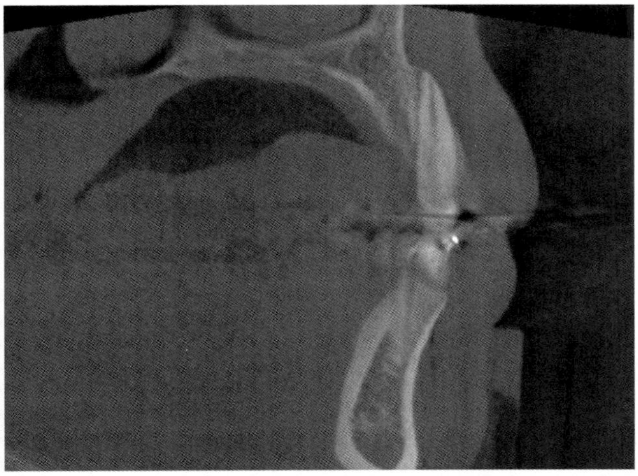

②-6. 교정치료 후 치근이 뼈 밖으로 나와 버렸다. 치근 흡수가 심하다.

②-1은 정상 교합의 치축이다.

②-2는 구치부는 1급이지만 상·하악 치성 전돌의 치축이다. 전방으로 돌출해 있는 것을 알 수 있다. ②-3은 ②-2의 교정치료 후(#14, 24, 34, 44의 발치)이다. 치축은 ②-1에 가까워져 있다.

2급은 하악이 후퇴되어 있지만, 상악 전치의 치축은 ②-4의 순측에서 ②-5의 설측까지 크게 다르다.

②-6은 치축을 세웠기 때문에 뼈 밖으로 치근이 나와 버린 상태이다. 치근이 신체 밖으로 나오지 않도록 생체는 치근 흡수로 대응하고 있다. 이러한 치근 흡수는 비발치 교정에서 치열궁을 확장하고 rect 와이어로 치축을 세우는 치료에서 일어나기 쉽다. 치근을 뼈 밖으로 내놓는 이동은 금기이다.

◆ 상악 전치는 경사 이동에 의해 순측에서 설측까지 넓은 범위의 이동을 할 수 있다.
(하악은 이동 범위가 좁아 무리하면 치은퇴축을 일으킬 수 있다.)
◆ 치근을 뼈 밖으로 내놓는 이동은 치근 흡수를 일으키므로 금기이다.

강의 ③

전치부 반대교합 환자에서 전치부 치축과 dual bite의 평가

전치부 반대교합 환자에서 일반 임상의가 다루어도 되는 적응증은 우측의 세 가지의 요건을 충족하는 경우이고, 이러한 요건을 충족하면 치료는 그다지 어렵지 않다.

1. 중심위(CR)로 guide 시 절단교합을 취할 수 있다.
2. 상악 전치의 치축이 upright 되어 있거나 설측 경사져 있다.
3. 전치부를 순측으로 flare 했을 때 치아 폭을 조정할 수 있다.

(참고 증례 1)은 상악의 치축을 볼 때 외과 교정을 하는 편이 좋다. ③-1, ③-2는 교합위이고 ③-3, ③-4는 중심위로 guide 시 절단교합을 얻을 수 있는 dual bite이다. 즉, 중심위에서는 ③-3과 같이 물리고, 어금니로 물면 하악을 전방으로 내밀어 ③-1과 같이 물리는 교합이다.

다시 말해서 올바른 악위는 ③-3, ③-4이다. 이 상태에서 전치의 이동을 생각해 보자. 상악 전치가 이미 순측 경사 되어 있으므로 이 이상은 순측으로 이동하기 어렵다.

따라서 교정과 전문의의 치료가 필요한 증례이다.

1. 절단교합을 취할 수 있다. → ○
2. 상악 전치의 치축이 서 있다. → ×
3. 치아 폭을 조정할 수 있다. → ×

(참고 증례 1)

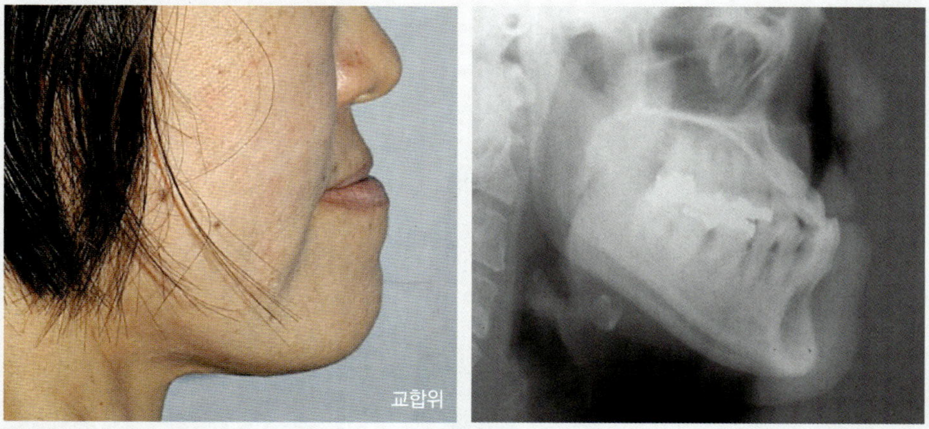

③-1, 2. 중심교합위. 상악 전치 치축은 순측 경사되어 있다.

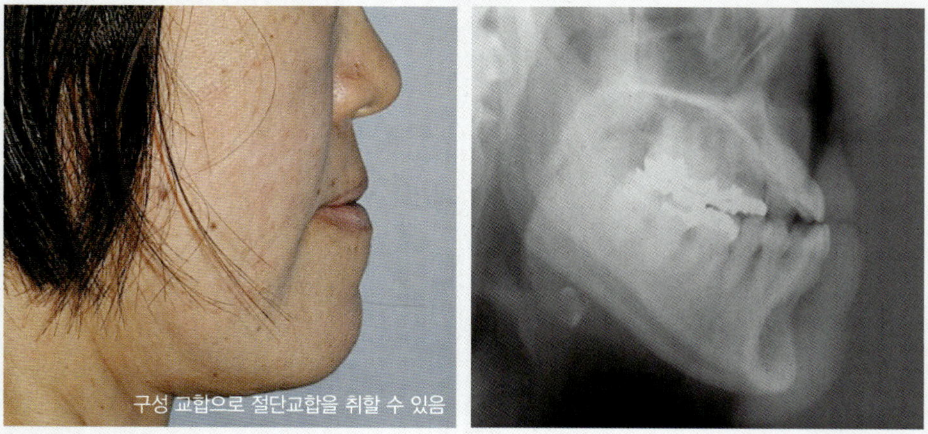

③-3, 4. 중심위로 guide 시 절단교합을 취할 수 있다. 상악 전치 치축은 순측 경사되어 있다.

(참고 증례 2)는 39세 여성이다.

1. 절단교합을 취할 수 있다. → ○
2. 상악 전치의 치축이 서 있다. → ○
3. 치아 폭을 조정할 수 있다. → ○

이로써 적응증으로 생각된다(치료의 자세한 사항은 지면 관계로 생략함).

(참고 증례 2)

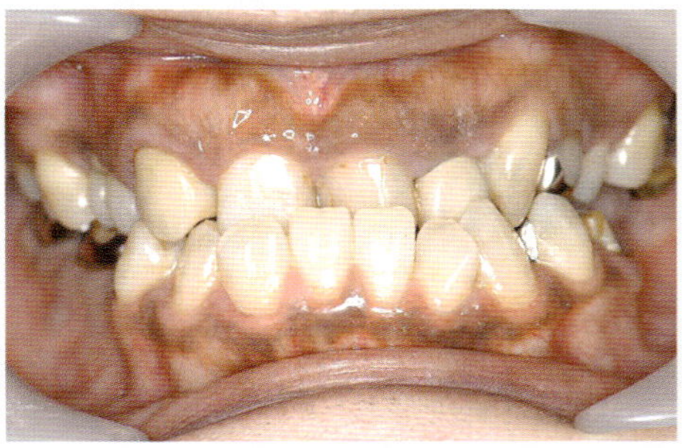
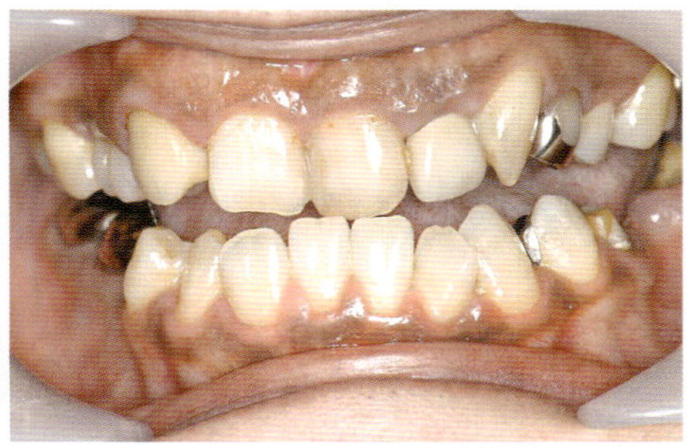
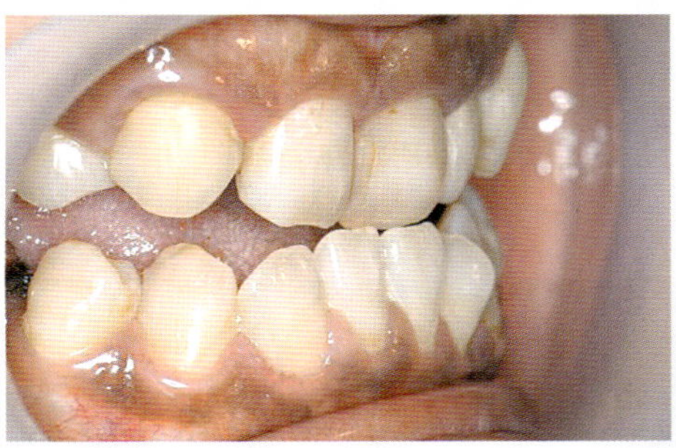
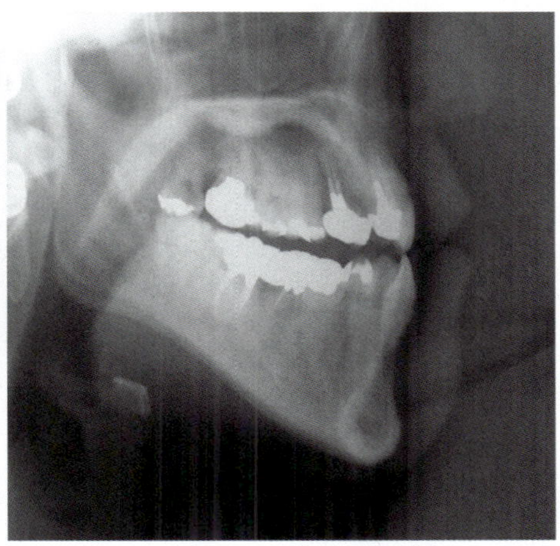

③-5~8. 치료 전. 상악 전치의 치축이 서 있다.

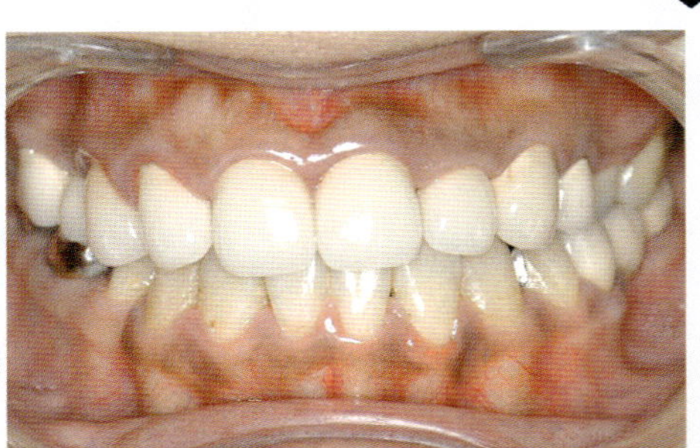
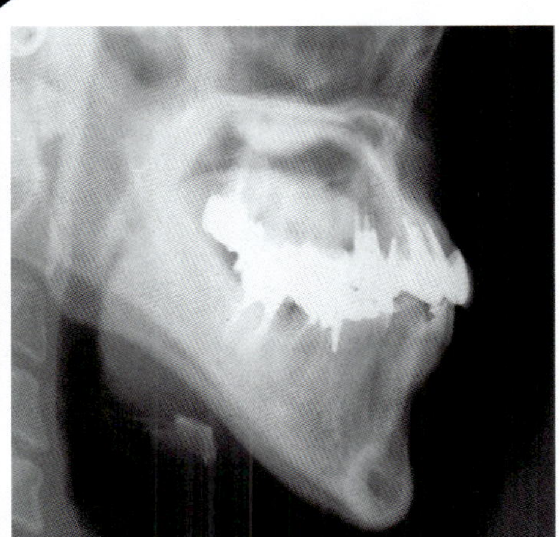

③-9, 10. 치료 후. 상악 전치의 치축이 순측 경사가 이루어졌다. 보철을 통해 치아 폭을 조정했다.

보철치료가 필요한 dual bite를 동반하는 전치부 반대교합

Case 51

치주질환을 동반하는 dual bite의 치주 보철

증례 개요 54세 여성. 무희. "위 앞니가 안으로 들어갔다. 아래 앞니는 흔들흔들. 보기 좋게 치료하고 싶다. 1년 후의 발표회까지 깨끗하게 치료하고 싶다"라는 주소로 내원.

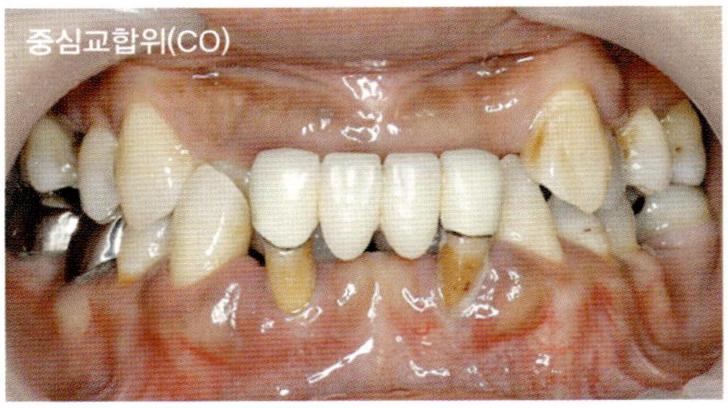

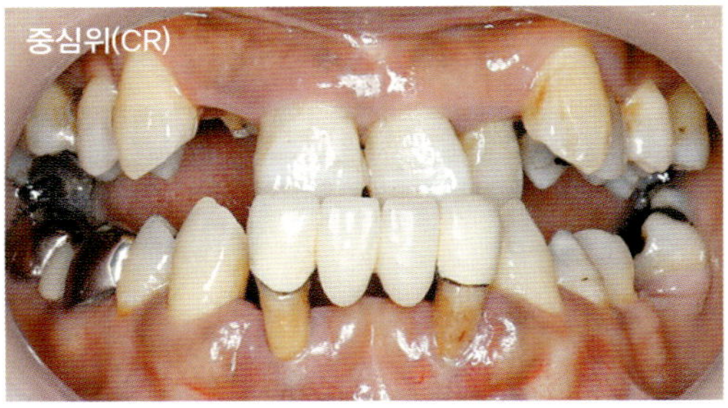

51-1, 2. 하악 브리지는 동요하고 순측으로 나와 있지만, CR guide 시 절단교합은 취할 수 있다.

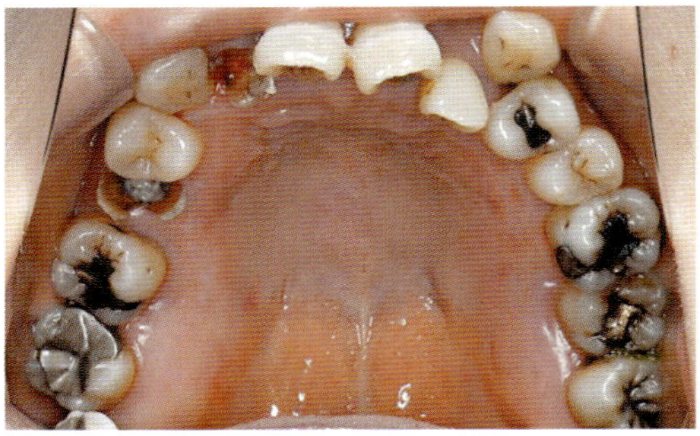

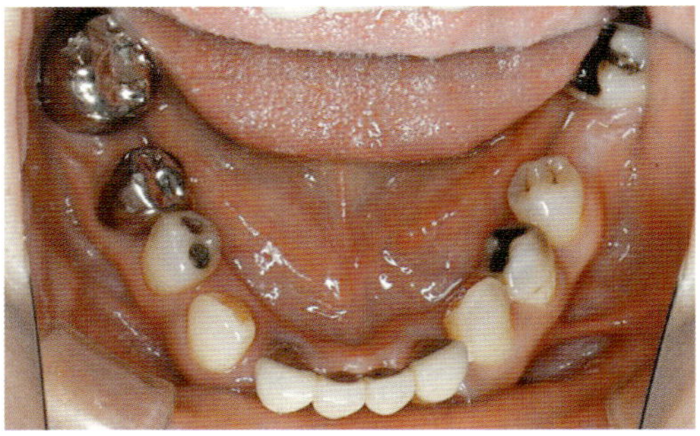

51-3, 4. 이 증례는 다음과 같다.

1. 절단교합을 취할 수 있다. → ○
2. 상악 전치 치축이 서 있다. → ○
3. 치아 폭을 조정할 수 있다. → ○

따라서 적응증이라고 판단했다.

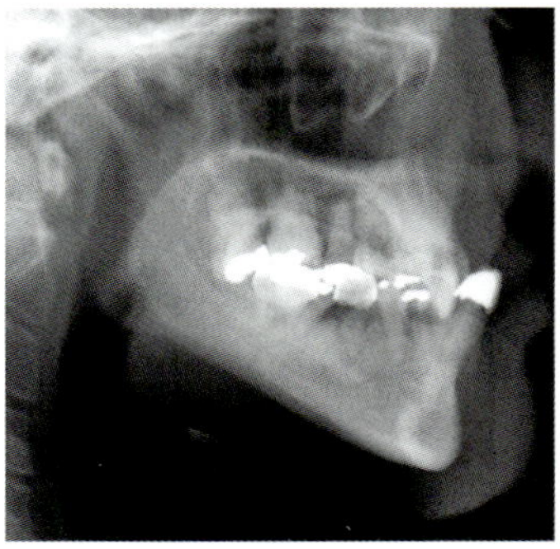

51-5. 상악 전치 치축은 서 있다.

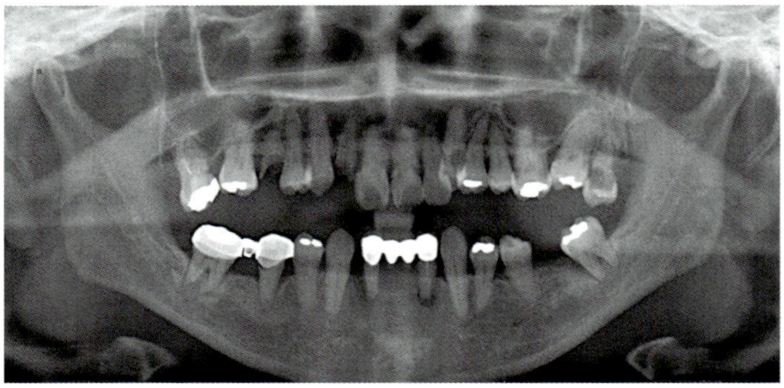

51-6. #32, 42은 동요도 3이므로 발치하고 #㊸·42·41·31·32·㉝의 provisional 브리지 장착했다. 치주치료 후 #12, 23은 치은연하 우식이 있어 정출을 통해 치조골의 레벨을 내린 후 발치 여부를 결정하기로 했다.

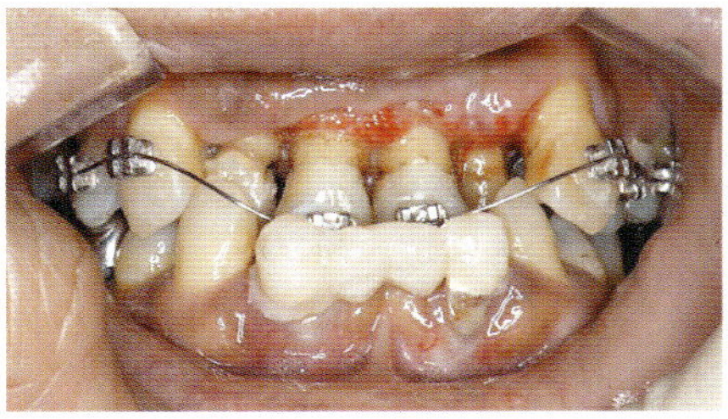

51-7. 초진 1주 후. 치은연하 우식 때문에 APF를 시행한 후. 상악만 브라켓을 장착하고 레벨링. #15은 발치.

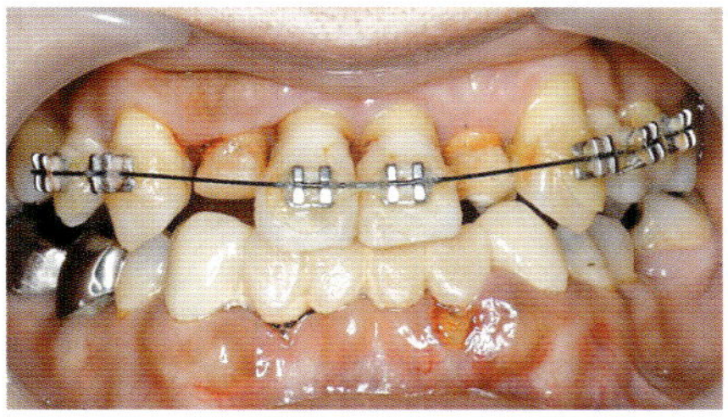

51-8. 3개월 후. 전치부 피개가 개선되어 #⑬·12·⑪·㉑·22·㉓에 provisional 브리지를 제작하고 #12, 22은 정출을 도모하기로 했다.

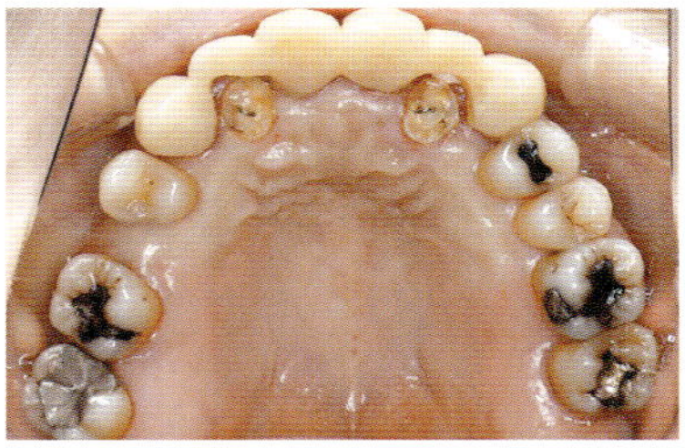

51-9. 4개월 후. 브라켓을 제거하고 #⑬·12·⑪·㉑·22·㉓에 provisional 브리지 장착. #12, 22은 교정이식을 위한 정출 시작.

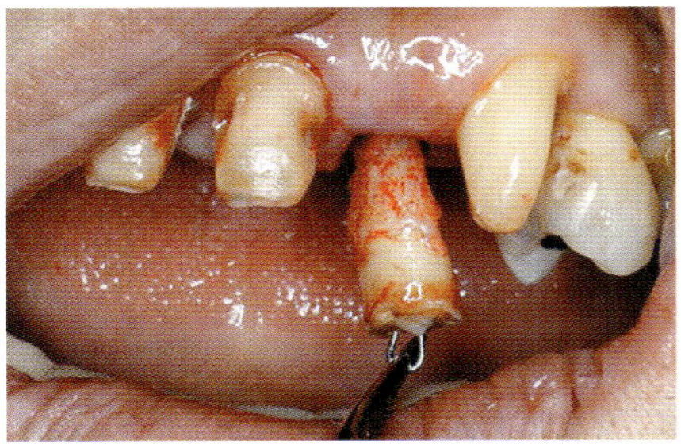

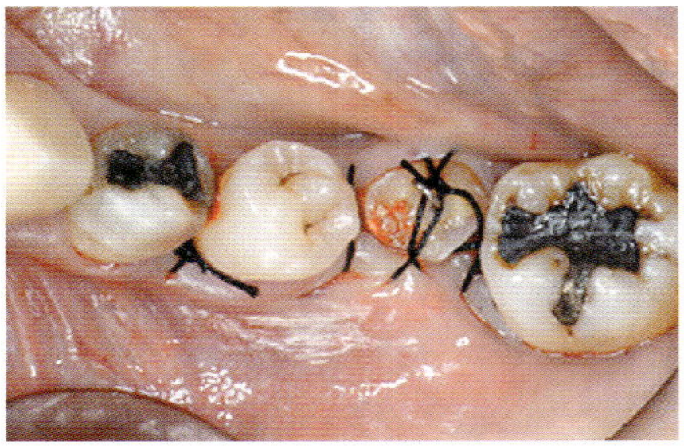

51-10, 11. 5개월 후. #22을 #36 부위에 이식. #37은 발치 예정이었지만, 환자의 동의를 얻을 수 없어 재생 요법 후에 보존.

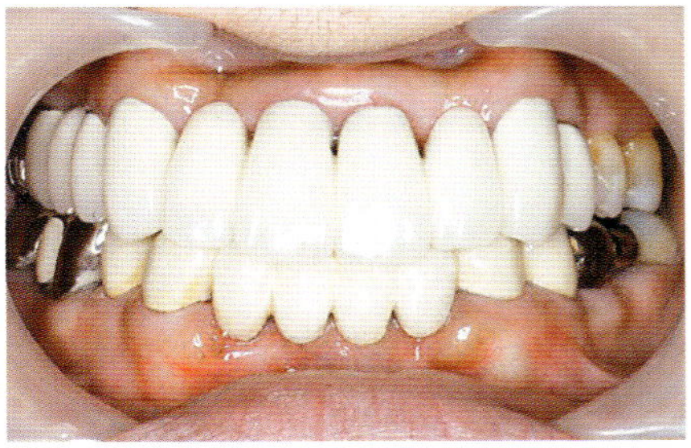

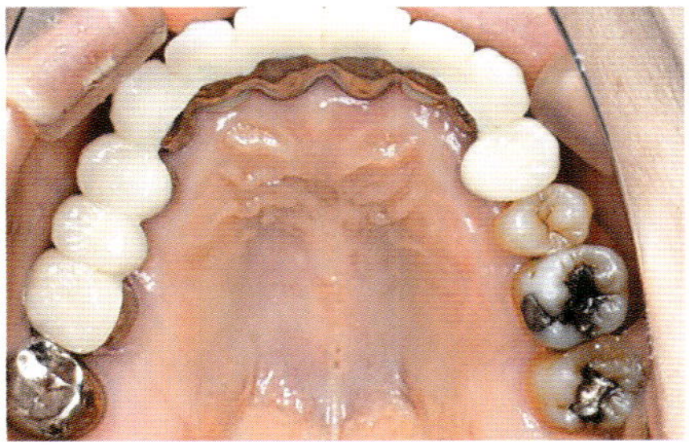

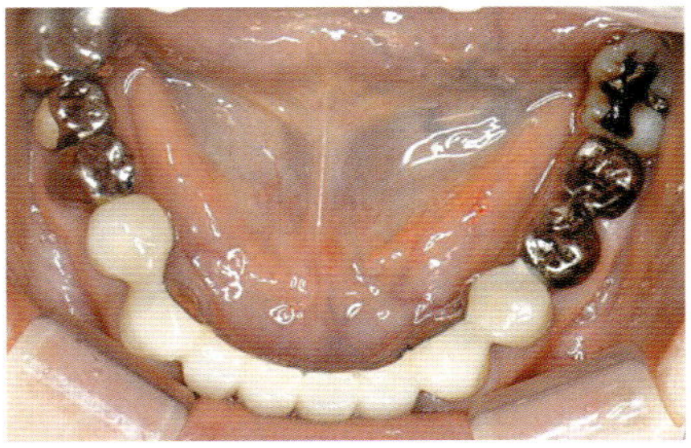

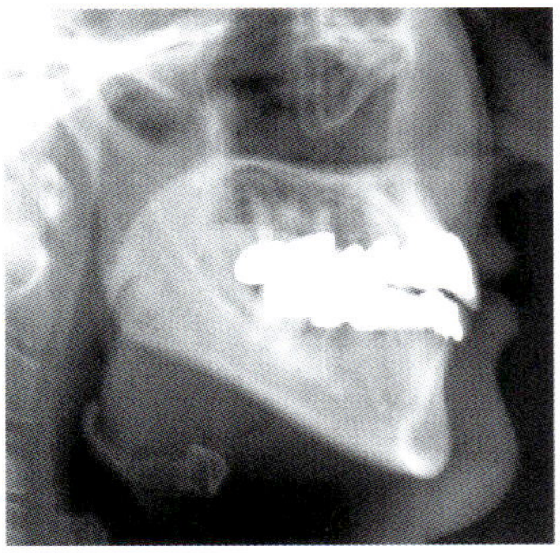

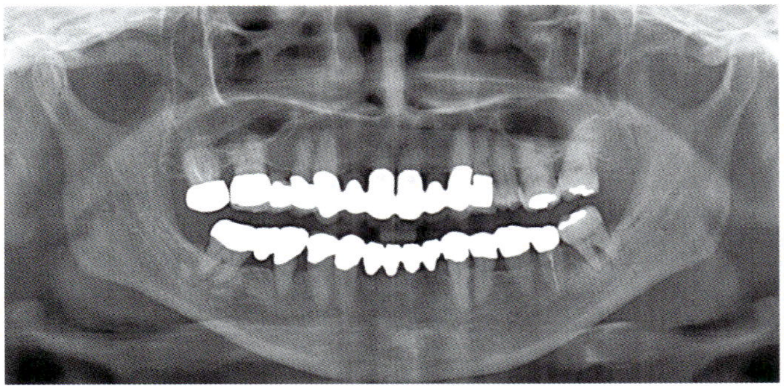

51-12~16. 11개월 후. #⑰의 크라운과 #⑯·15·⑭·⑬·12·⑪·㉑·22·㉓·㉔의 브리지, #㊼·46·㊺의 브리지, #㊹·㊸·42·41·31·32·㉝·㉞·㉟·㊱의 브리지를 합착. 연결된 보철물이므로 유지장치도 된다.

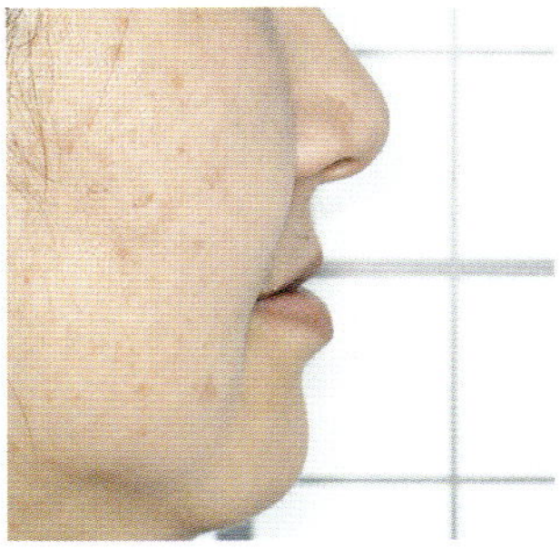

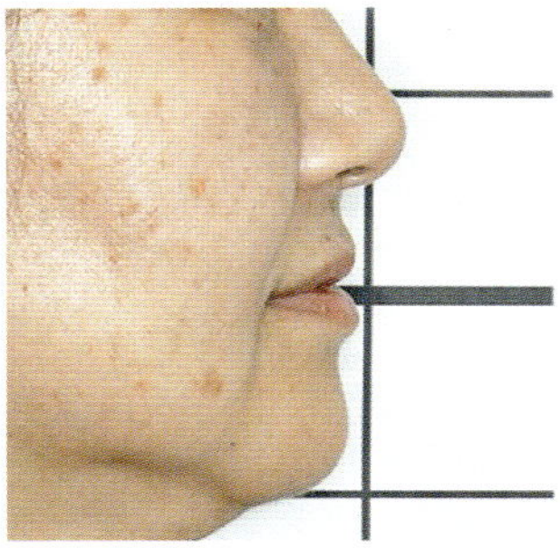

51-17~18. 치료 전(왼쪽)과 치료 후(오른쪽)의 측모.

보철치료가 필요한 dual bite를 동반하는 전치부 반대교합

Case 52

교정치료만으로는 해결 안 된다던 하악전돌

증례 개요

55세 여성. 간호사. 오랜 세월 반대 교합의 얼굴에 콤플렉스를 가지고 있어 교정과 전문의와 상담했는데, 악교정수술을 동반한 교정치료를 해야 한다는 이야기를 듣고 단념. #21의 전장관 탈락으로 재제작을 희망해 내원.

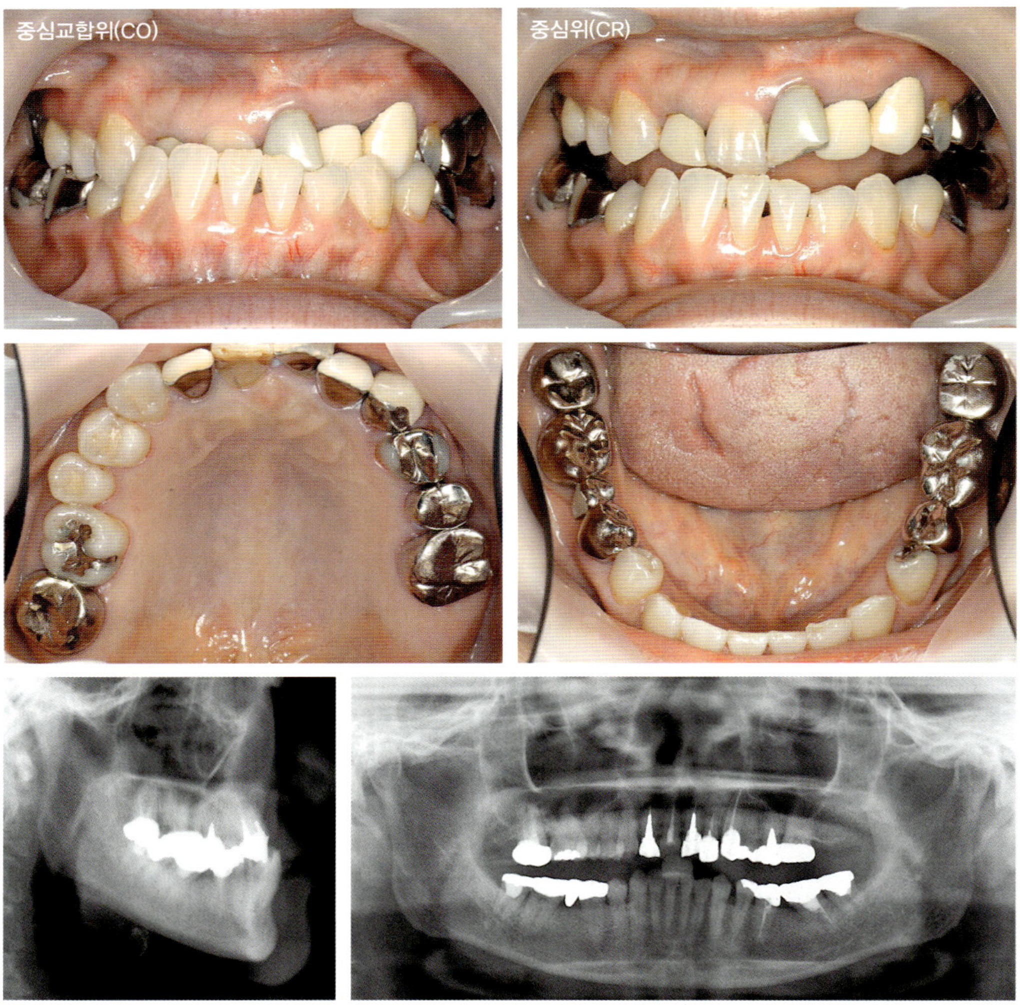

52-1~6. 초진 당시.

1. 절단교합을 취할 수 있다. → ○
2. 상악 전치 치축이 서 있다. → ○
3. 치아 폭을 조정할 수 있다. → ○

이상으로부터 적응증이라고 판단했다.

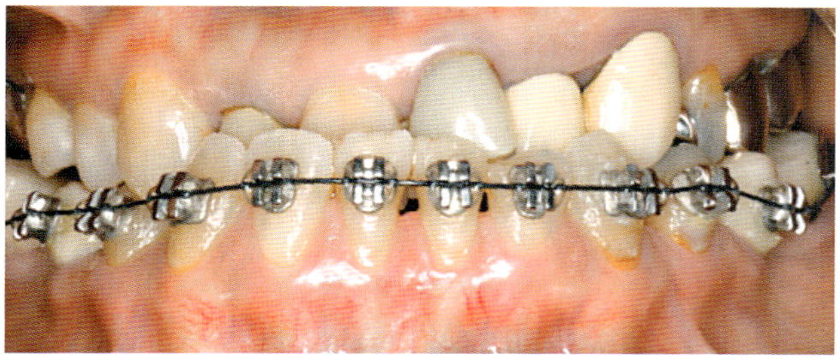

52-7. 하악 구치 브리지를 제거하고 provisional 크라운으로 치환한 후, 하악 먼저 레벨링.

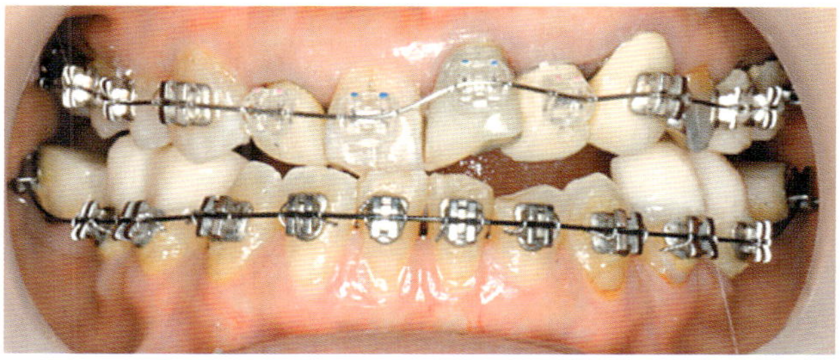

52-8. 2개월 후. 하악 좌·우 제1, 2소구치에 레진을 올려 구치부를 교합 거상하고 상악의 레벨링 시작.

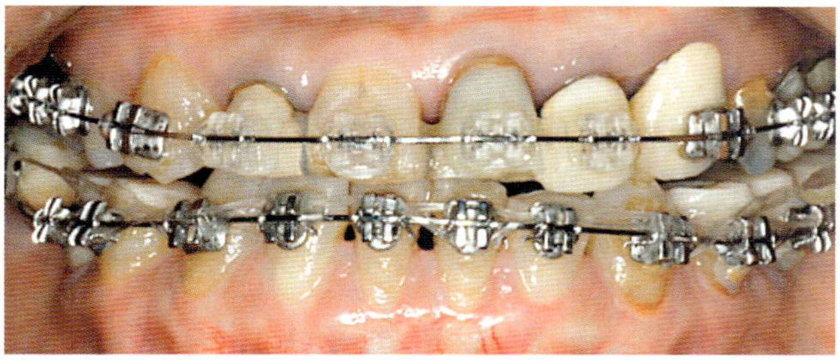

52-9. 9개월 후. 피개의 개선이 보였으므로 교합 거상 양만큼의 레진을 삭제하고 고경을 조정하여 보철 공간 확보.

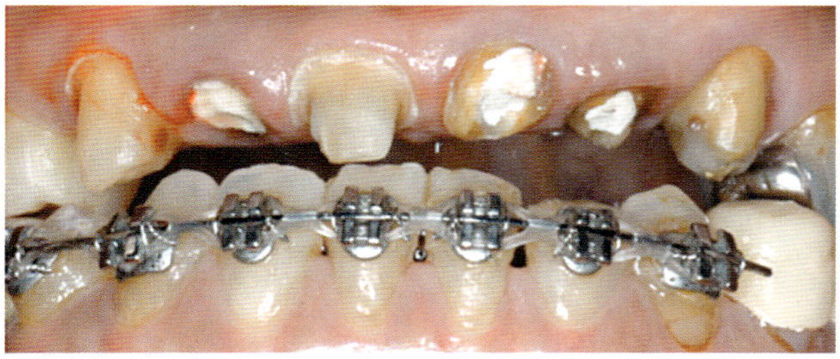

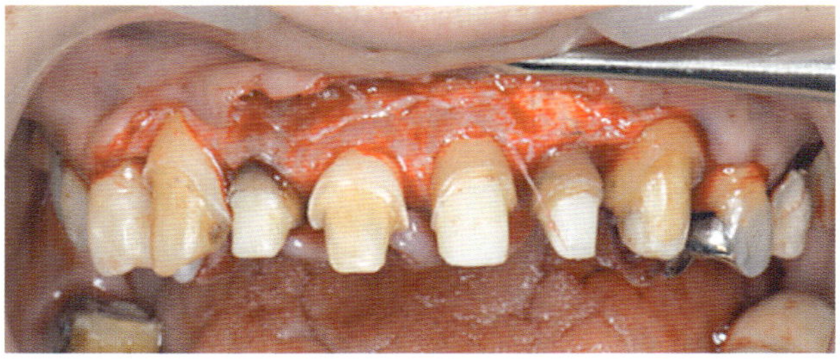

52-10, 11. 12개월 후. 브라켓을 제거하고 보철 공간을 확보하기 위해 치조골의 외과적 처치 시행.

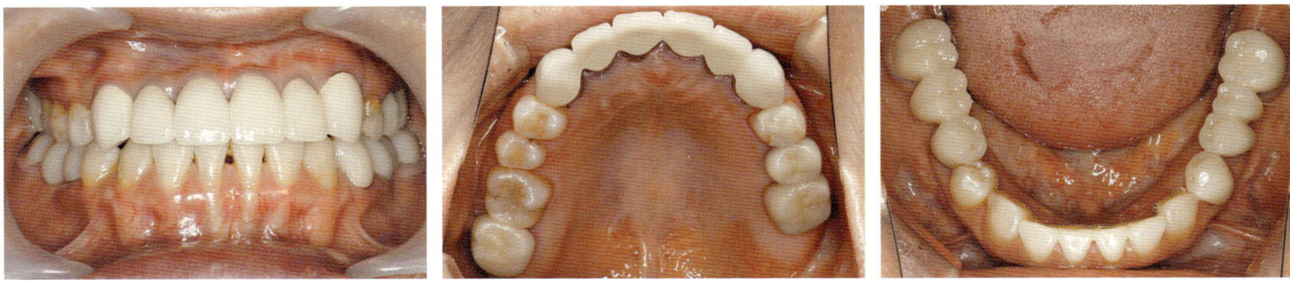

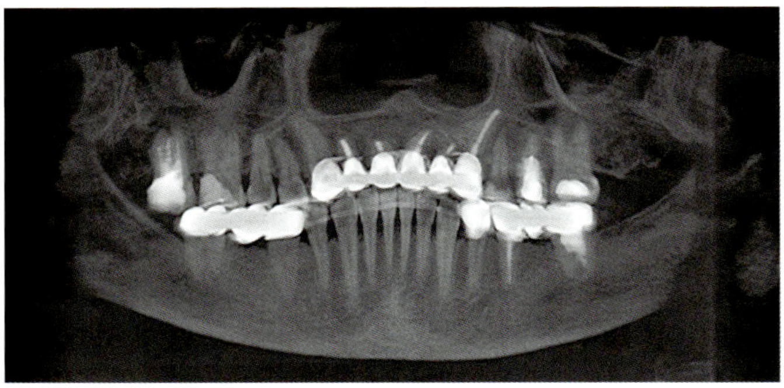

52-12~15. #13~23의 연결 크라운, 하악 좌·우측 브리지의 재제작. 전치부 피개의 개선과 함께 근심 경사져 있었던 구치부 치근을 upright 시키고 안정된 교합을 획득했다.

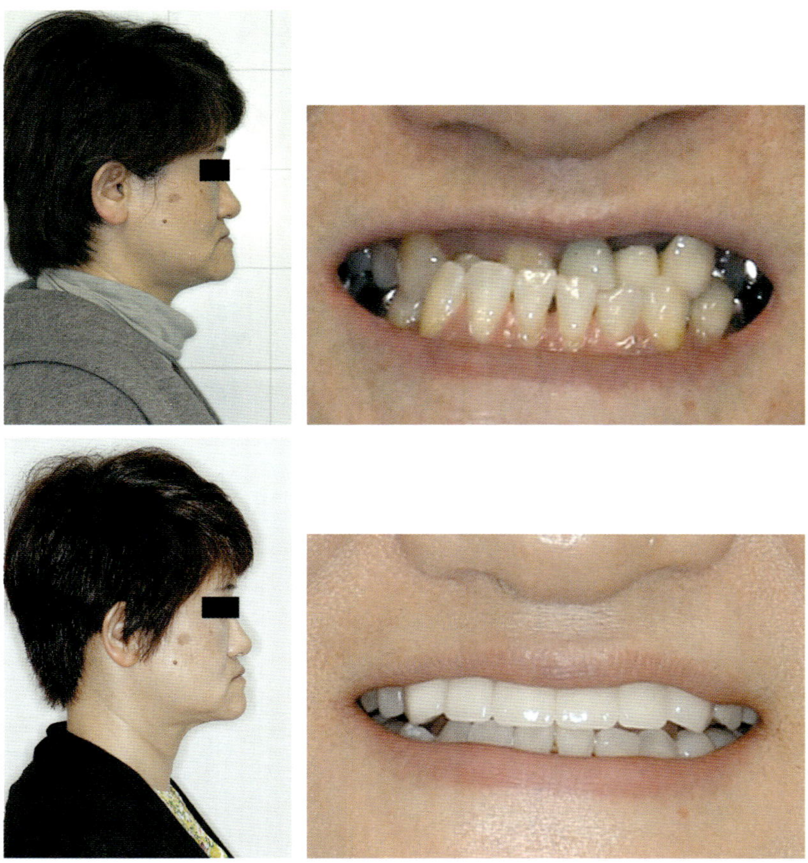

52-16~19. 치료 전(위)과 치료 후(아래).

보철치료가 필요한 dual bite를 동반하는 전치부 반대교합

Case 53

어려운 dual bite와 대책

증례 개요 51세 남성. 타 치과의 소개로 "치아를 가지런하게 치료하고 싶다"라는 주소로 내원했다.

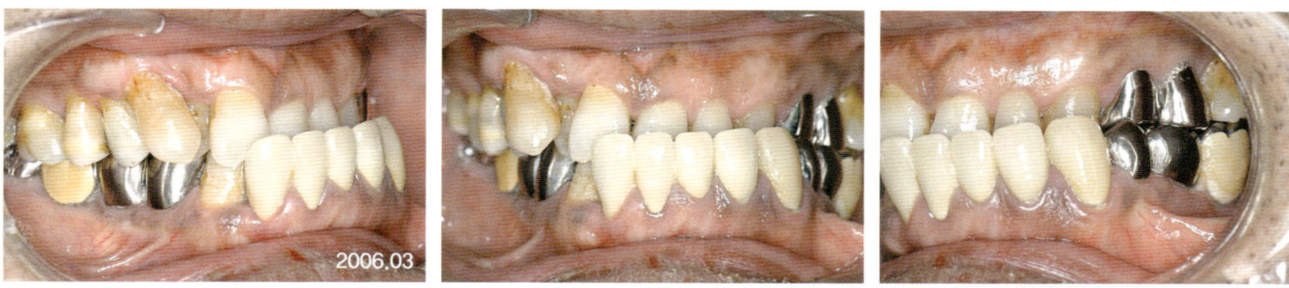

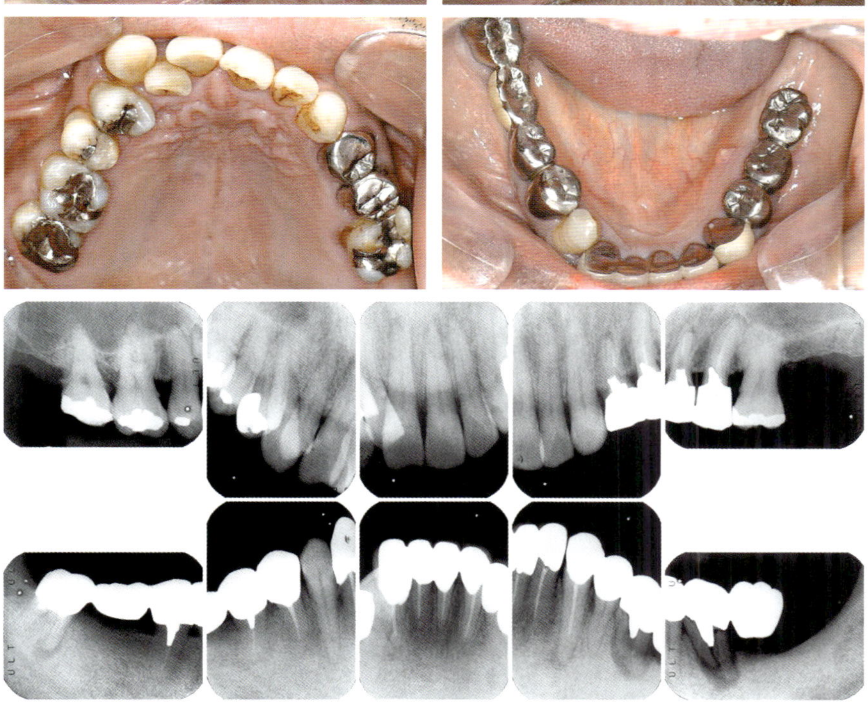

53-1~6. 초진 시.
언뜻 보면 3급 증례 같지만, 절단교합을 취할 수 있다. 따라서 절단교합위 혹은 중심위에서 세팔로를 촬영한다. 중심교합위(CO) 상태로 세팔로를 촬영하면 악위가 다르므로 의미가 없다.

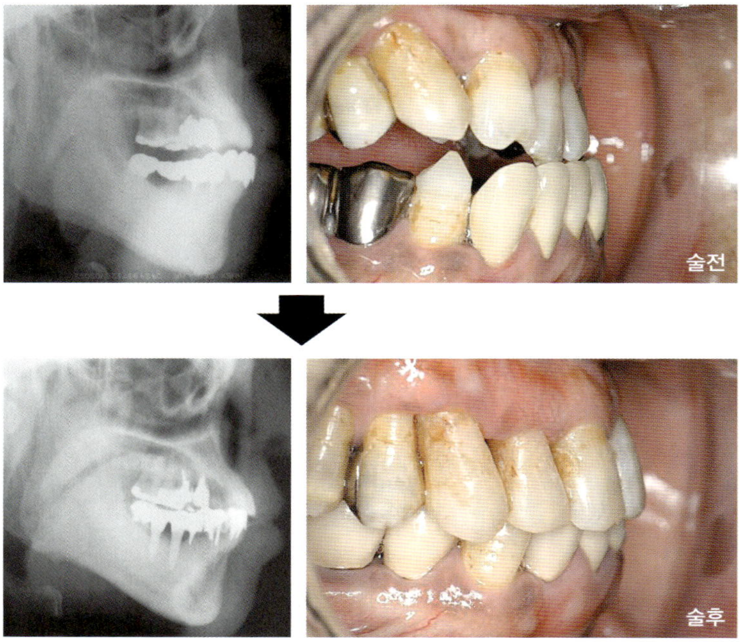

53-7~10. 이 증례의 진단은 다음과 같다.

1. 절단교합을 취할 수 있다. → ○
2. 상악 전치 치축이 서 있다. → △
3. 전치부에서 치아 폭을 조정할 수 있다. → ×

따라서 이 증례의 치료는 간단하지 않다는 것을 알 수 있다. 절단교합을 취할 때 구치부가 2급이므로 구치부의 1급 관계를 획득해야 한다. 또한 구치부 결손과 치근 파절로 치료가 더 어려운 상태이다. 치료기간은 교정치료로 1년, 보철(임플란트)로 1년, 총 2년이 걸렸다(전악 교정의 자세한 사항은 지면 관계로 생략함).

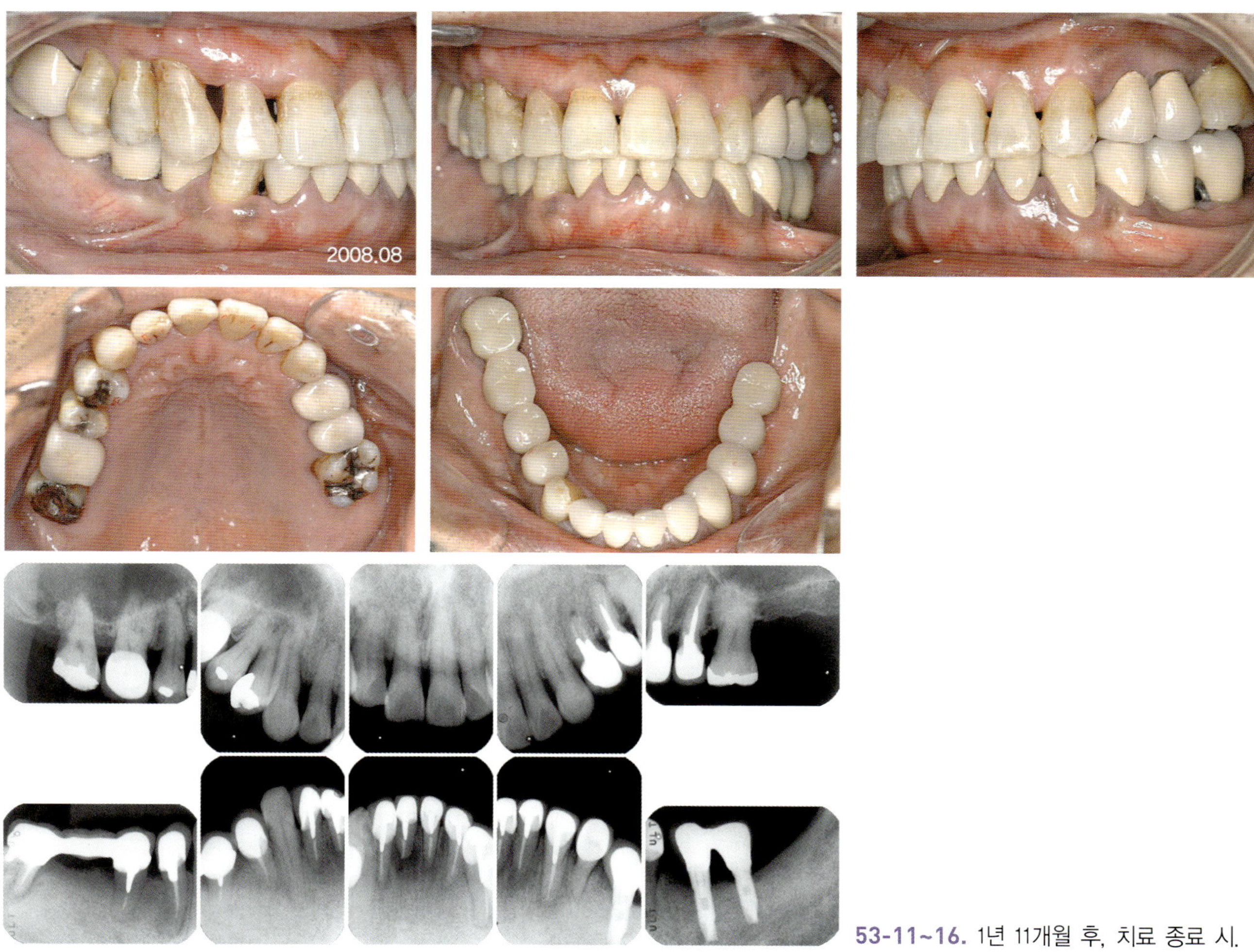

53-11~16. 1년 11개월 후, 치료 종료 시.

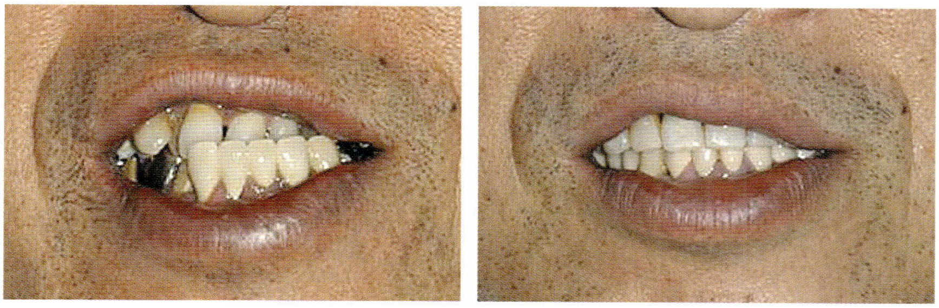

53-17, 18. 치료 전 및 치료 후 비교.

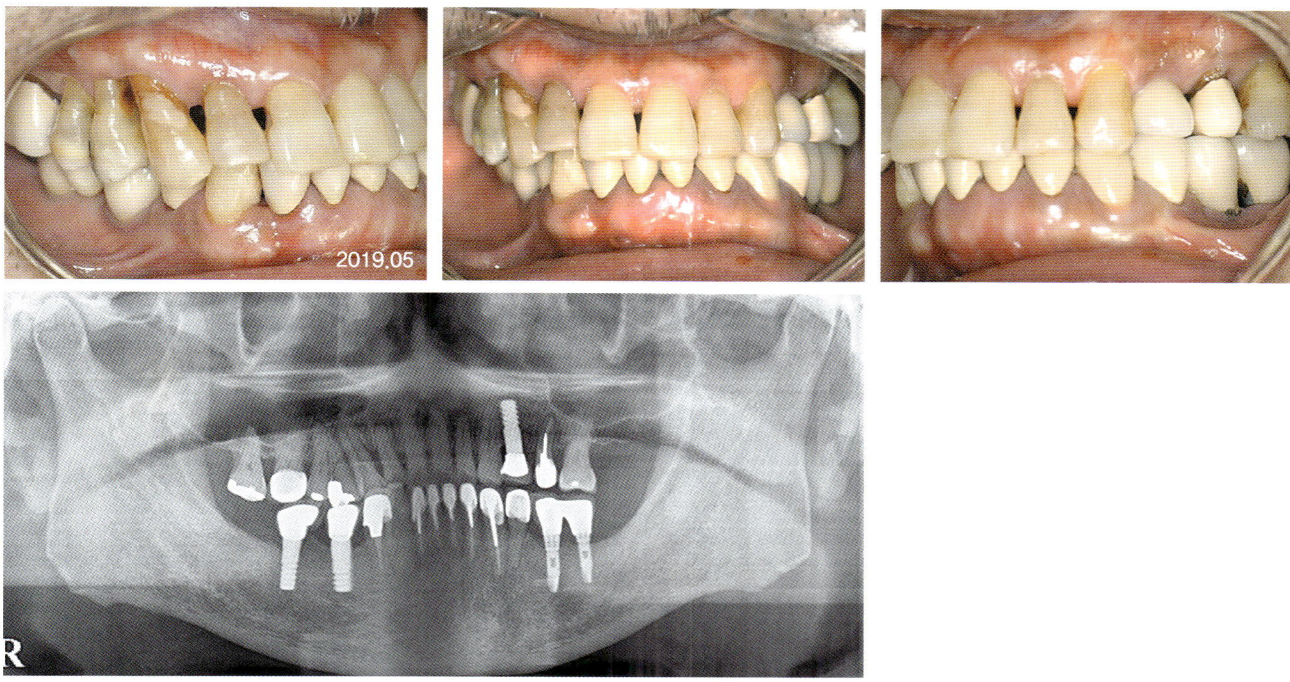

53-19~22. 초진 13년 2개월 후. 근관치료된 치아의 치근 파절 때문에 임플란트로 치환되었다.
2010년 10월(#24을 치근 파절로 발치 후 같은 부위에 임플란트 식립), 2011년 6월(#47을 치근 파절로 발치 후 #46 부위에 임플란트 식립), 2017년 7월(#45을 치근 파절로 발치 후 같은 부위에 임플란트 식립).

(교정과 전문의와의 연계)

이 환자는 필자(Hayashi) 동창생의 소개로 내원했다. 소개해 주신 분은 고 Tetsuo Kimura(木村鉄生) 선생님(교정과 전문의)과 Kazuko Arao(荒尾和子) 선생님(일반 임상의)이다. 이에 비추어 보면 교정과 전문의와 일반 임상의는 연계해서 협진할 수 있을 것 같아도 잘되지 않는 것이 현실이다. 그럼 어떻게 하면 될까?

그 판단을 위한 조건으로 다음의 세 가지를 충족하는 증례는 어느 정도의 교정치료를 할 수 있는 일반 임상의라면 해결할 수 있다. 그리고 많은 환자는 이 조건에 들어맞는다.

1. 절단교합을 취할 수 있다.
2. 상악 전치의 치축이 서 있다.
3. 상악 전치의 폭을 조정할 수 있다.

위의 조건을 만족하지 않을 때는 이 책을 참고하여 교정과 전문의와 상담하는 것이 좋다고 생각한다.

Part 6 보철용 임플란트를 이용한 교정치료

임플란트를 식립할 때 전처치로서 교정치료를 시행하는 일이 자주 있다. 그러나 결손치가 많고 붕괴가 심해지면, 잔존치가 적기 때문에 교정치료가 어려워진다.

그래서 먼저 임플란트를 식립하면 교합의 지지를 얻는 것과 동시에 교정치료의 앵커로 사용할 수 있다. 임플란트를 교정치료의 앵커로 간주하면 교정치료가 쉬워져 어려운 치료가 매우 단순해진다. 이 개념으로 더욱 많은 치아를 남길 수 있게 되었다.

앵커로 사용한 임플란트를 그 후의 보철치료 속에 활용한다는 발상은 지금까지의 난관을 단번에 뛰어넘을 수 있게 해 준다(→Case 54~57).

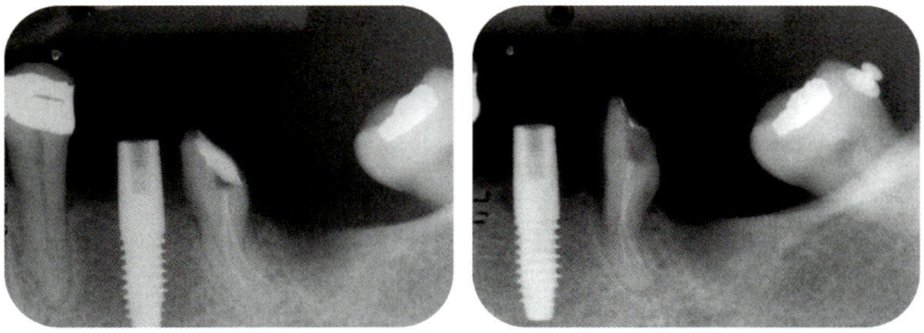

'Case 57'에서

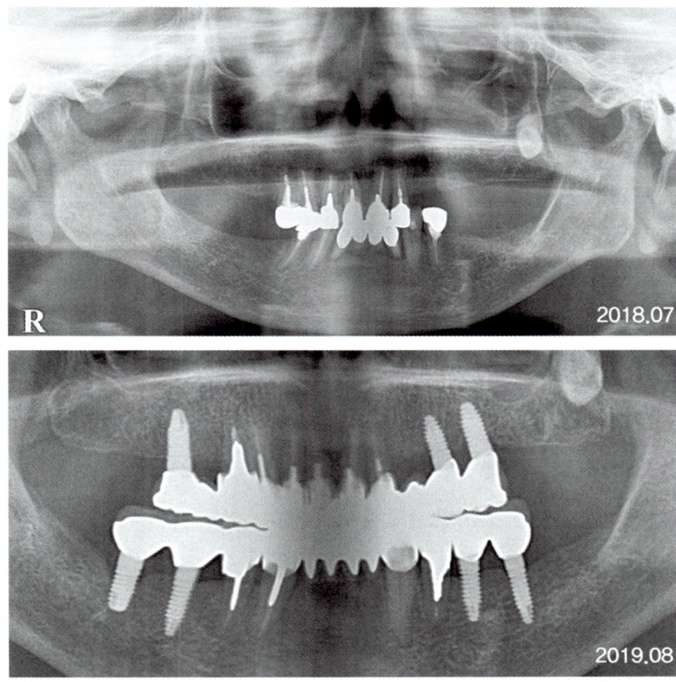

'Case 56'에서

Case 54

구치부의 교합 획득에 이식을 이용한 장기 경과(참고 증례)

증례 개요 55세 여성. "틀니를 만들었지만 사용하지 않는다. 틀니는 쓰고 싶지 않다"라는 주소로 내원했다.

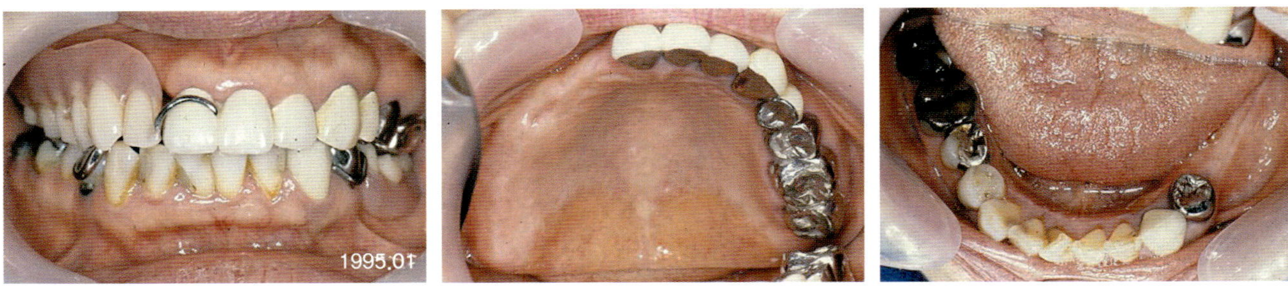

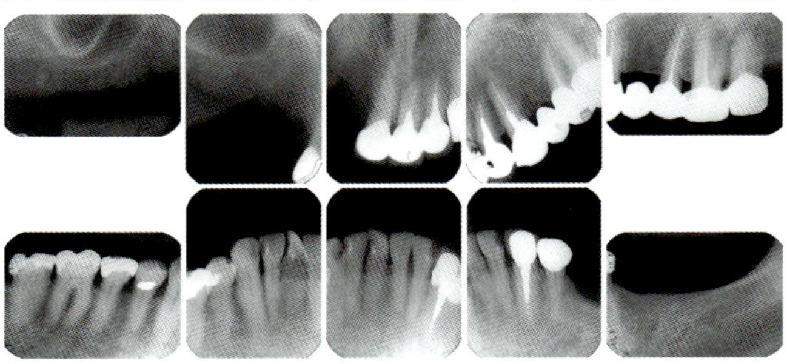

54-1~4. 엇갈린 교합이므로 구치부에서 교합 지지를 획득해야 한다.

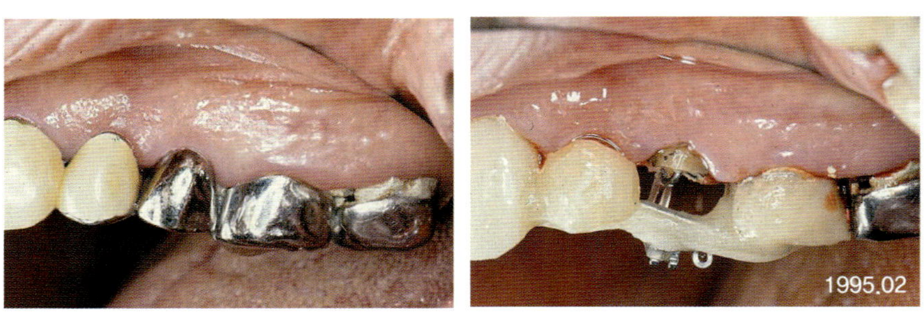

54-5, 6. #25의 크라운을 제거하고 정출시켰다.

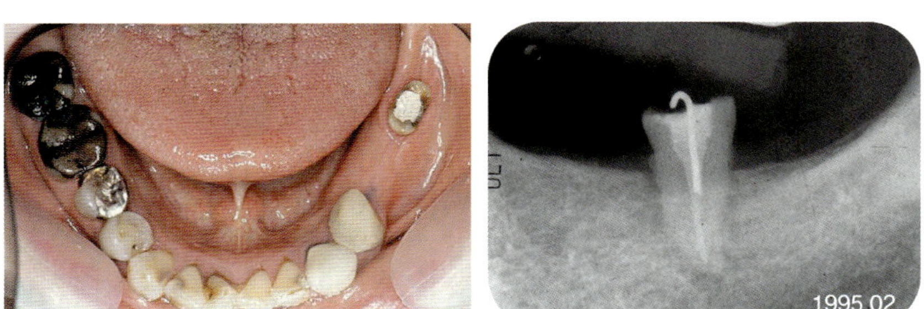

54-7, 8. 정출 약 1개월 후, #25을 #37 부위에 이식.

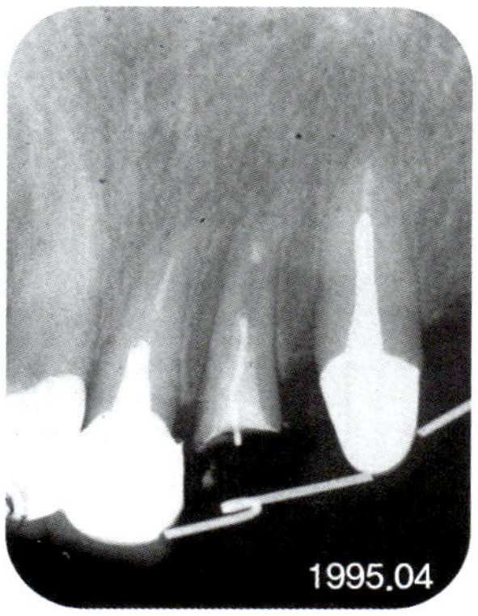

54-9. #22을 #14 부위에 교정 이식하기 위해 정출 시작.

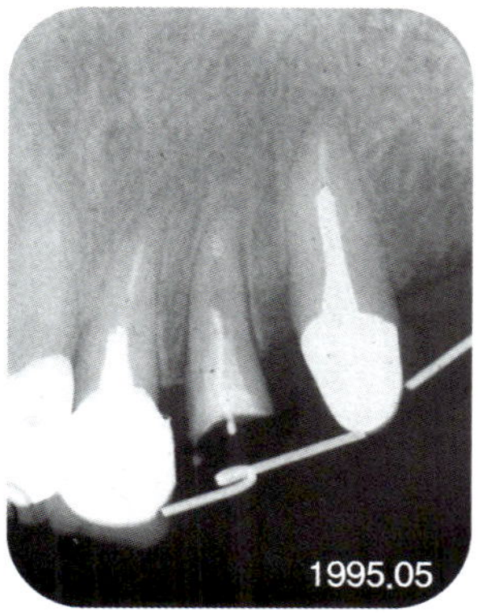

54-10. 정출되어 핀셋으로도 상·하로 움직이게 되었으므로 이식 결정.

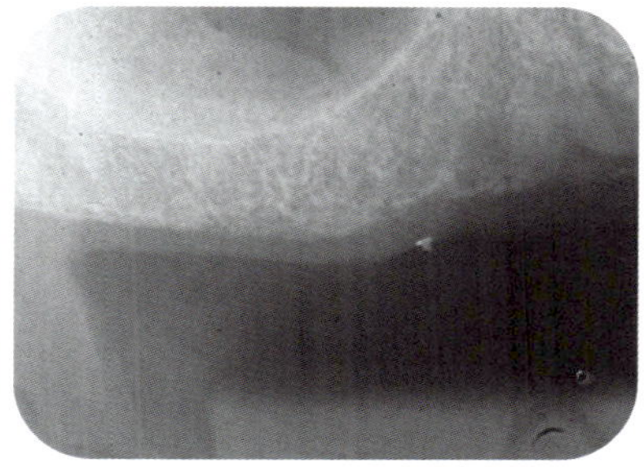

54-11. 비타펙스로 이식 부위 확인.

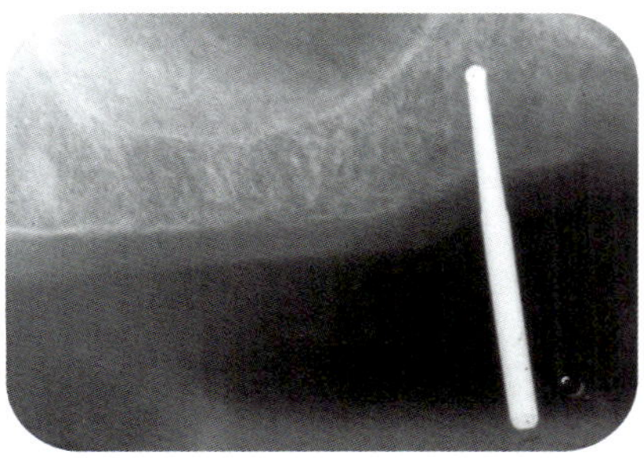

54-12. 버로 깊이를 확인해 상악동에 이르지 않도록 했다.

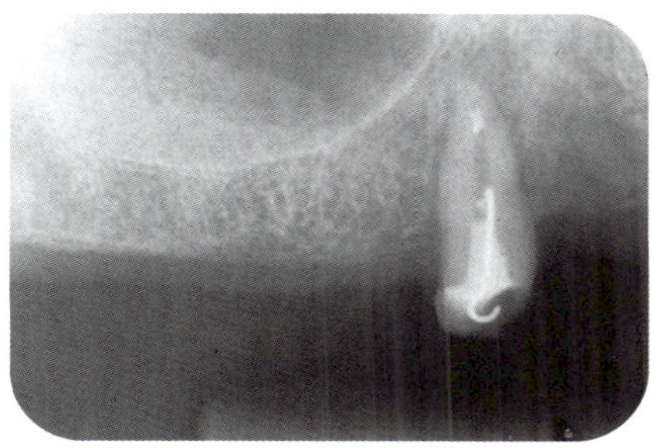

54-13. 이식 시.

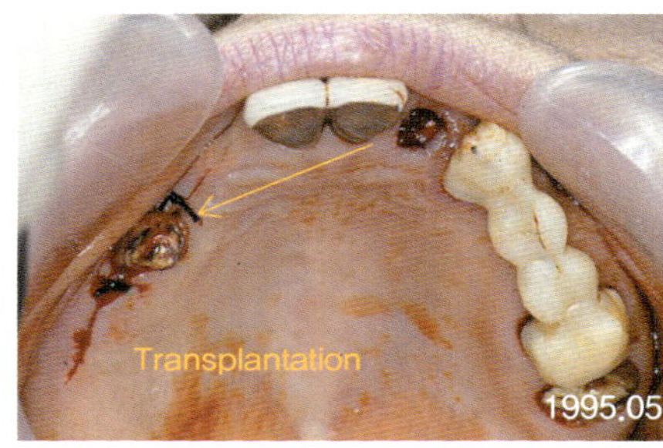

54-14. #22을 #14 부위에 이식했다.

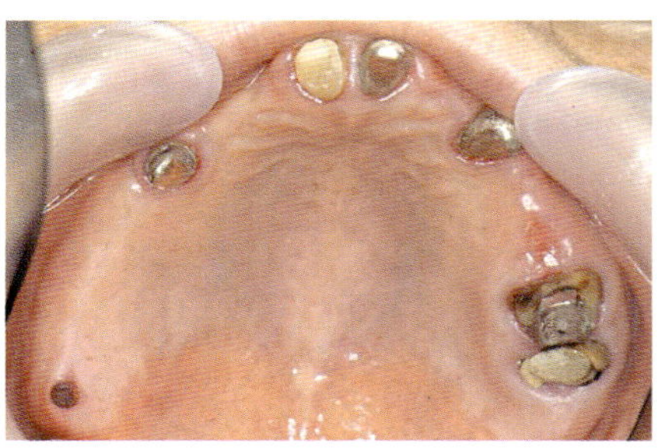

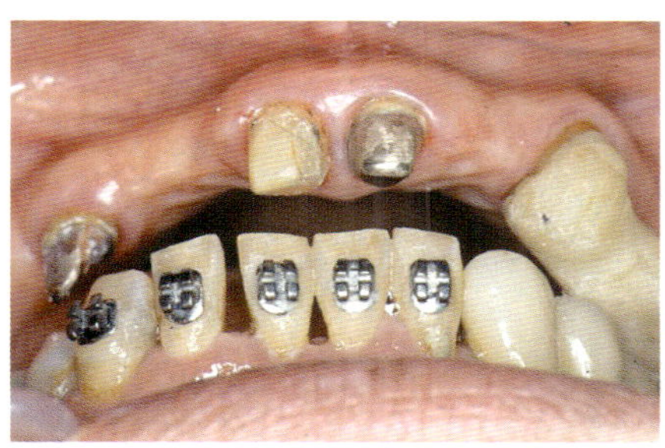

54-15, 16. 구치부의 붕괴로 전치부가 전돌되어 있다. 따라서 상악 우측에 앵커로서 임플란트를 식립했다.

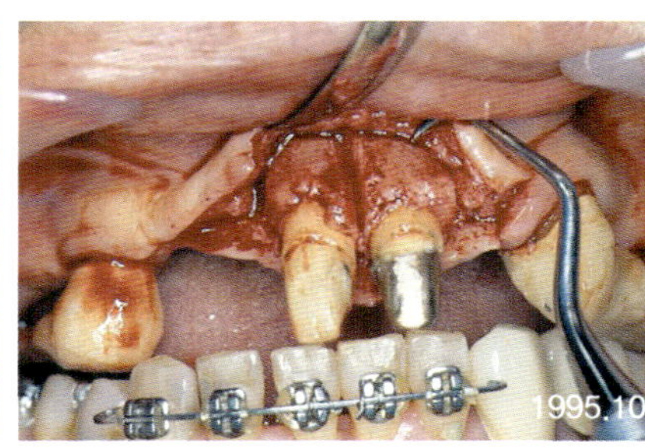

54-17. 전치부가 움직이기 쉬워지도록 골절단술(corticotomy)을 시행했다.

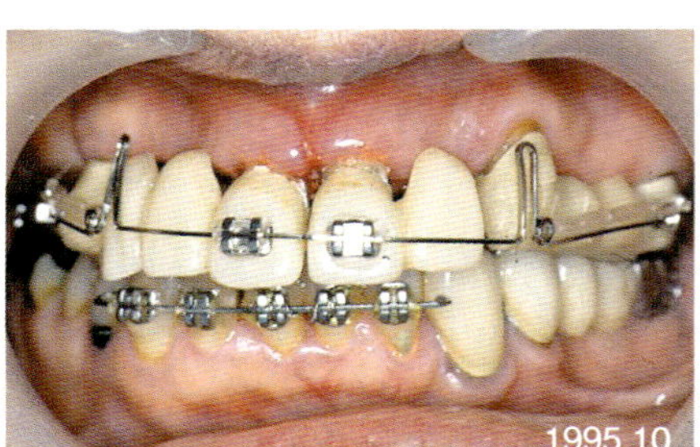

54-18. #11, 21을 설측 경사 이동한다.

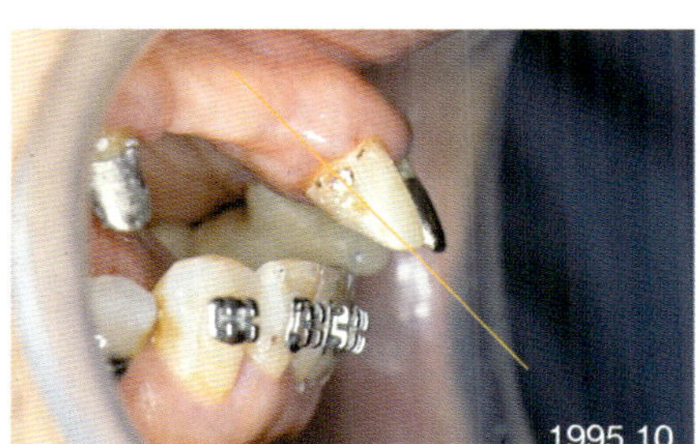

54-19. 이동 전 상악 중절치의 치축 각도.

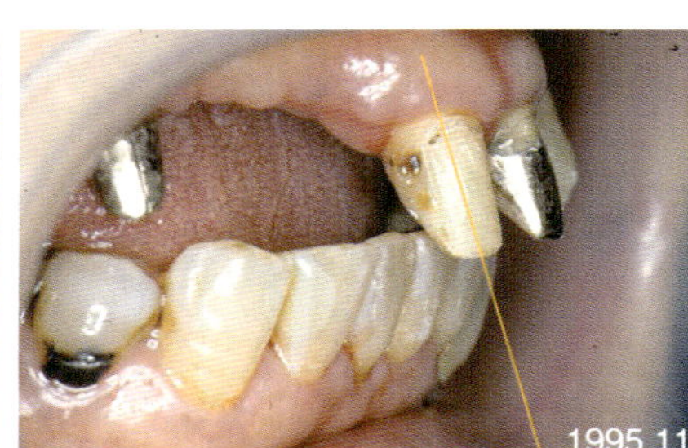

54-20. 이동 1개월 후. 이동 기간은 1주일이었다.

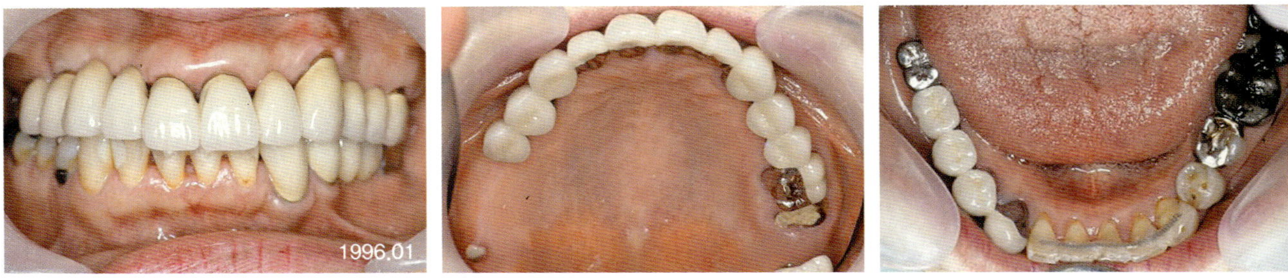

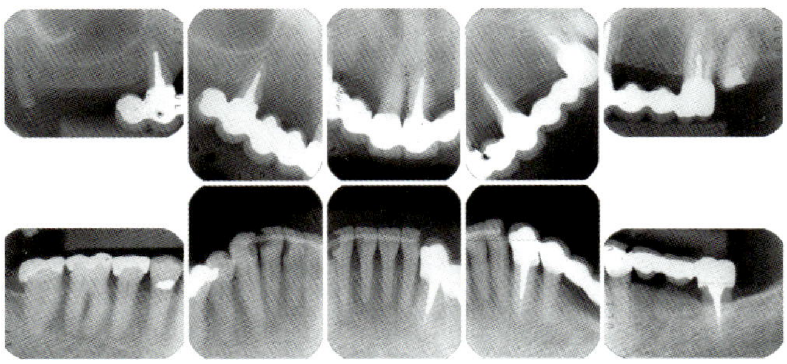

54-21~24. 보철 종료 시.

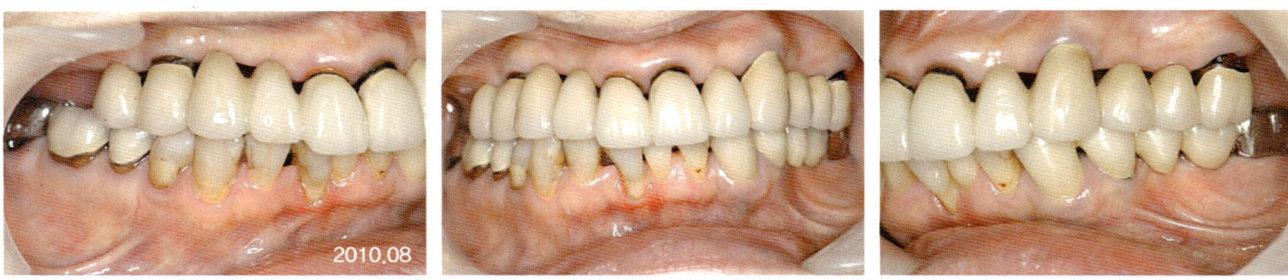

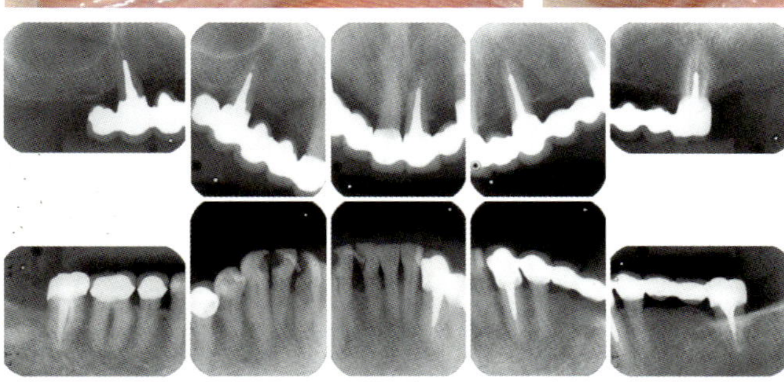

54-25~28. 초진 15년 후, 보철 종료 14년 후. 양호한 경과를 보이고 있다.

이 증례의 치료는 아주 어려웠다. 구치부 교합을 회복하기 위해 2개 치아를 교정 이식했다. 또한 전치부의 전돌을 치료하기 위해 #14의 이식 치아를 앵커로 사용하기에는 불충분하므로 임플란트를 앵커로 사용했다. 또한 corticotomy까지 했다. 아직 치아가 남아 있어서 할 수 있었던 치료이지만, 더 적으면 어떻게 대응해야 좋을까?

이 고민을 해소해 주는 것이 보철용 임플란트이다. 교합지지를 회복하고, 앵커로도 이용할 수 있는 보철용 임플란트를 사용하지 않을 이유는 없다. 치료의 간소화에도 도움이 된다.

현재 보철용 임플란트는 일반적으로 이용되는 치료이다. 그러나 과거에는 불확실한 시대가 있었다. 이 증례는 24년 전의 치료로, 아직 임플란트 치료가 확립되지 않았던 무렵의 증례이다. 판 모양의 것, 버튼식, 세라믹에 사파이어… 다양한 소재나 형태의 제품이 있었다. 이 증례에는 사파이어 임플란트를 사용했지만 현재는 이미 사라져 버리고 없다. 결과적으로 티타늄 합금·나사형만이 살아남았는데, 이 결과에 이를 때까지는 많은 실패가 전개되고 있었다. 당시는 필자(Hayashi)가 임플란트 치료를 하는 일은 절대 없을 것이라고 생각했었다.

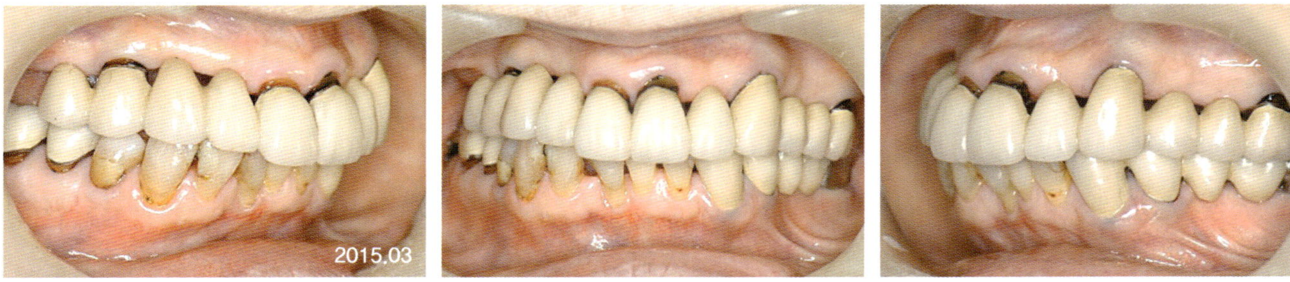

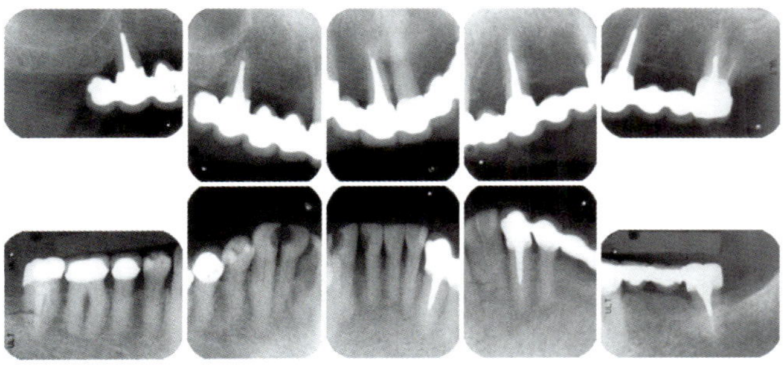

54-29~32. 초진 20년 후. 양호한 경과를 보이고 있다.

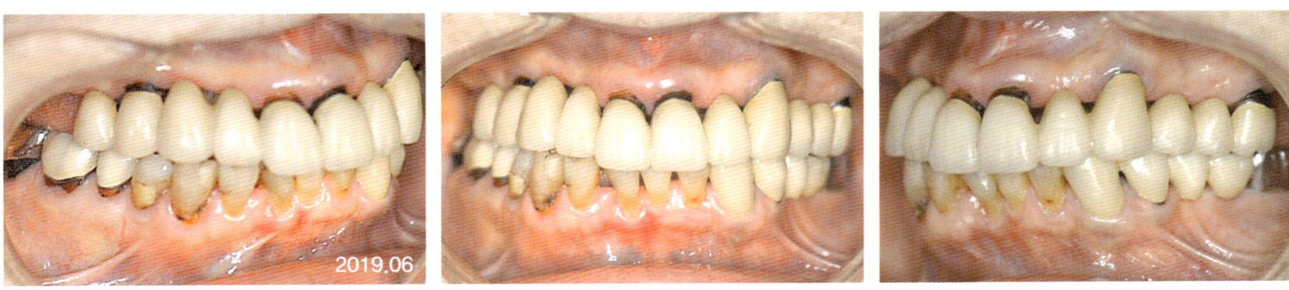

54-33~35. 초진 24년 후. 양호한 경과를 보이고 있다. #11, 21은 치근우식에 이환되려고 하여 글라스 아이오노머 시멘트로 충전했다.

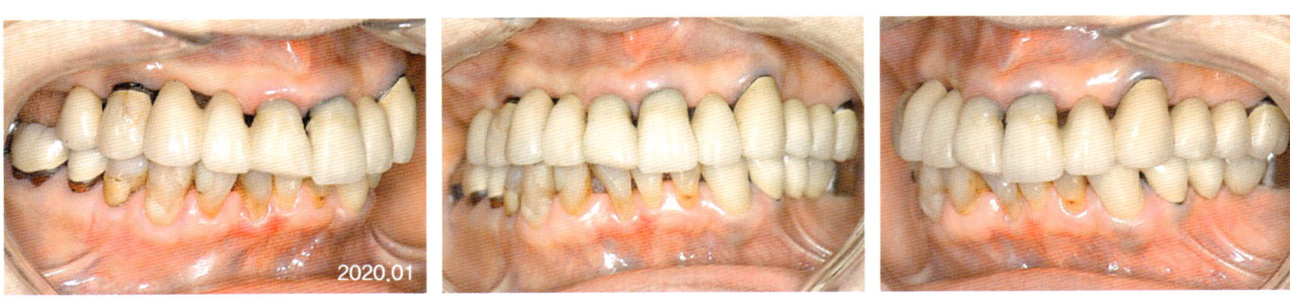

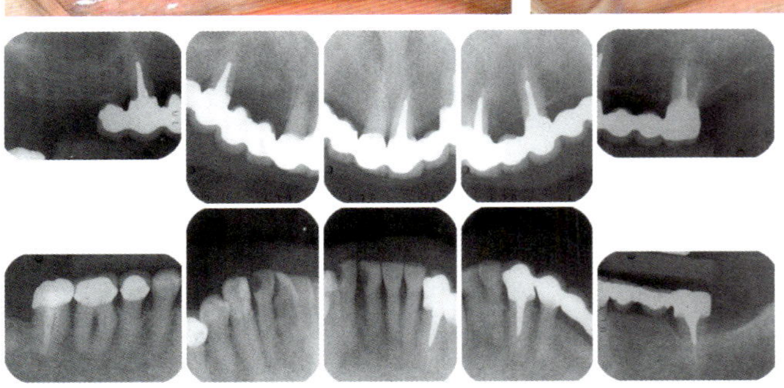

54-36~39. 초진 25년 후, 보철 종료 후 24년(80세). #11의 도재가 깨졌다. 이전 연도의 정기 검사 후 넘어져 골절되었을 때 전치를 부딪혔다고 한다. 방사선사진에서는 문제가 없는 것 같다.

Case 55

엇갈린 교합으로 야기된 전돌 증례

증례 개요 73세 여성. "잘 씹을 수 없다. 치과의원에서 치료를 받았지만 전혀 낫지 않았다"라는 주소로 내원했다. 구치부의 상실과 함께 전치부 전돌이 야기된 엇갈린 교합이다.

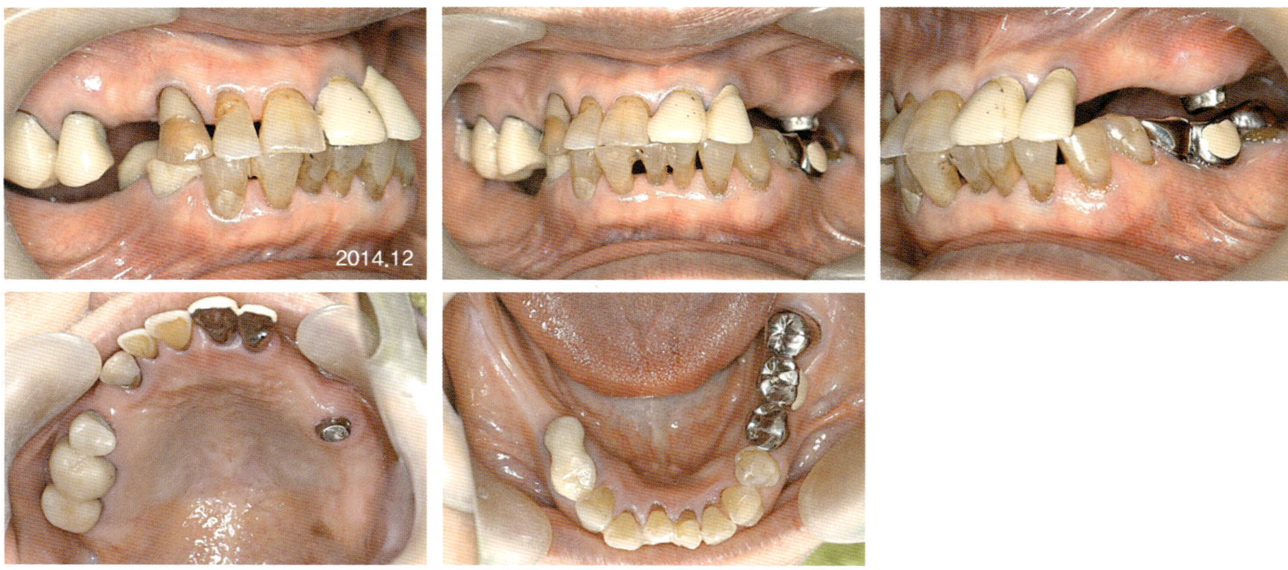

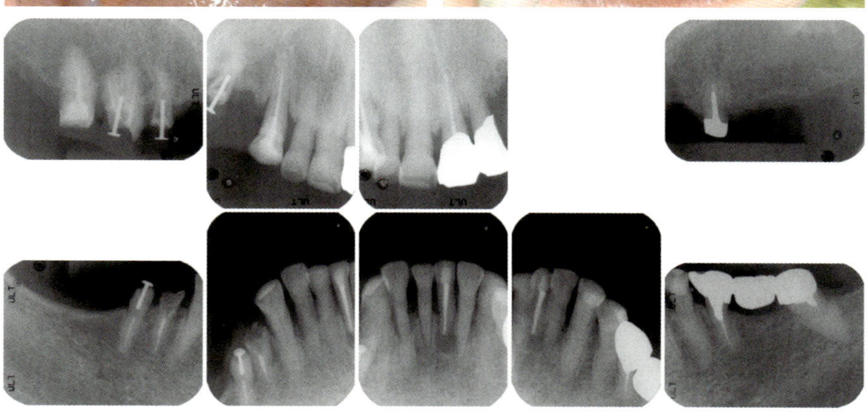

55-1~6. 엇갈린 교합 때문에 전치가 전돌해 있다. 의치는 만들었지만 사용하지 않고 있다.

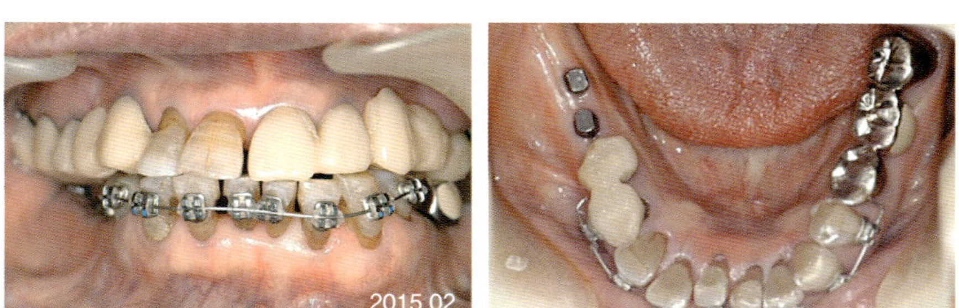

55-7~8. 2015년 1월에 #46, 47 부위에 임플란트 식립. 2월에 하악 전치를 disking 하고 교정 시작.

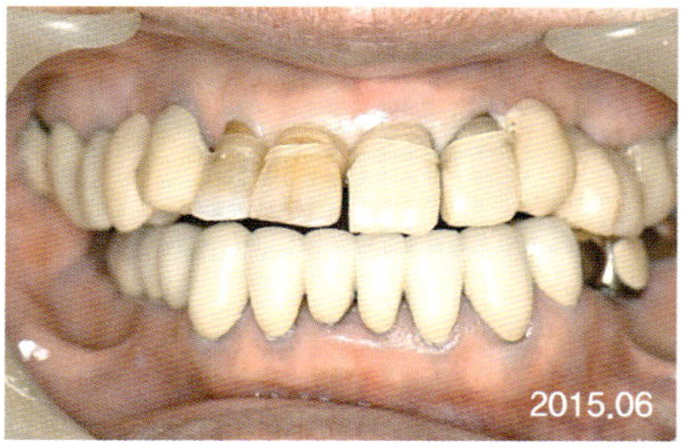

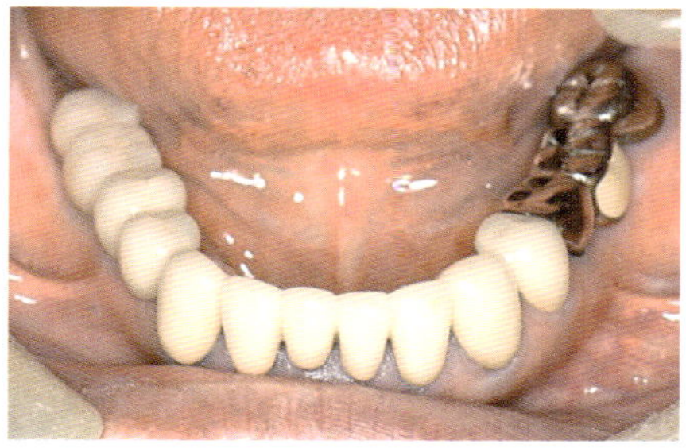
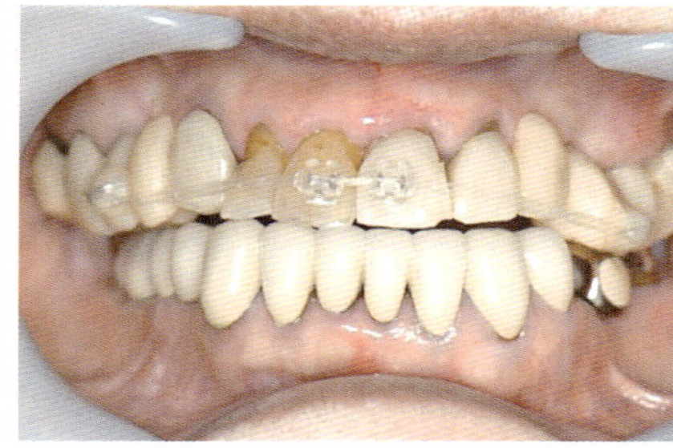

55-9, 10. 하악 교정치료 종료 후 #㊼·㊻·㊺·44·㊸·㊷·㊶·㉛·㉜·㉝·㉞ 브리지 합착. #46, 47 부위 임플란트 보철물은 합착하지 않고 가공치 위에 얹혀만 있을 뿐인 설계이다.

55-11. #12~22은 disking 하면서 파워체인을 사용해 설측 경사 이동을 도모했다.

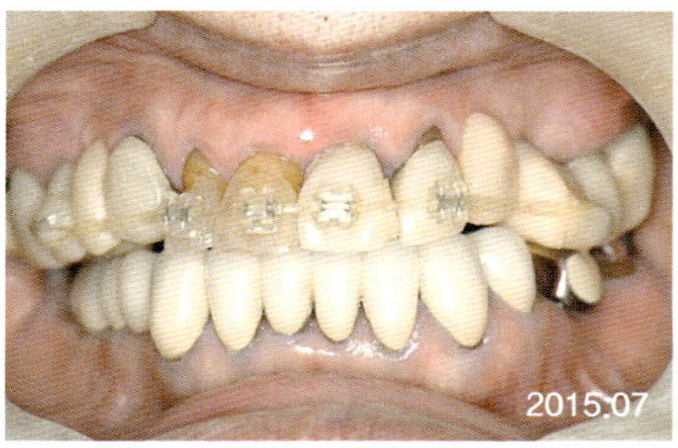

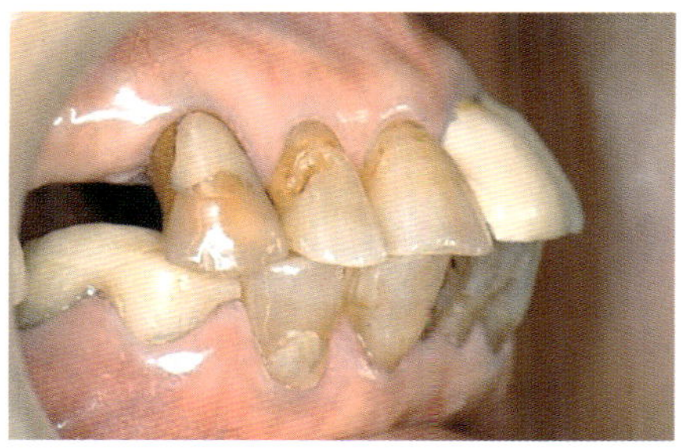
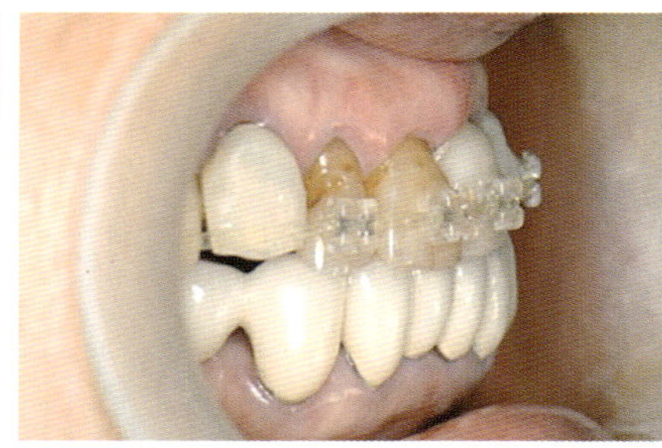

55-12. 약 1개월 반 후. 이동이 끝났을 때.

55-13, 14. 교정치료 전·후. 전돌이 개선되었다.

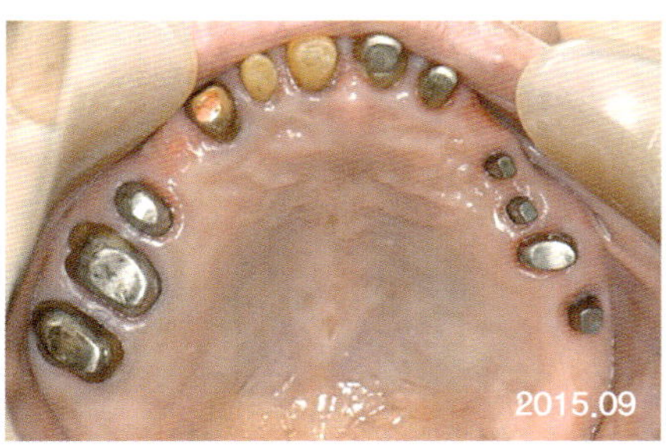

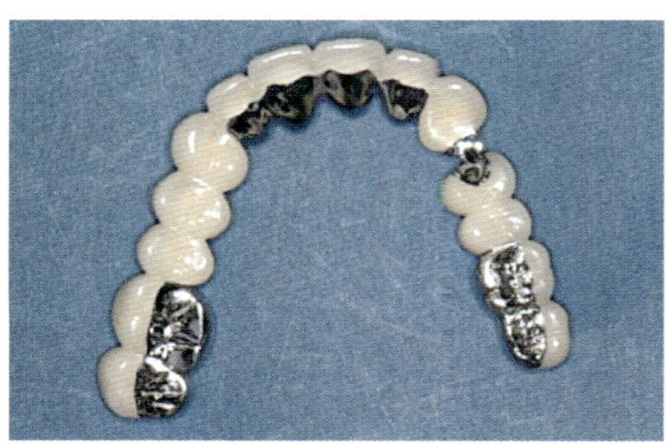

55-15, 16. #⑰·⑯·⑮·14·⑬·⑫·⑪·㉑·㉒·23의 브리지와 #24~27의 연결 크라운은 Key & Key-way로 연결되어 있다. 치아의 움직임과 임플란트의 움직임이 다르기 때문이다.

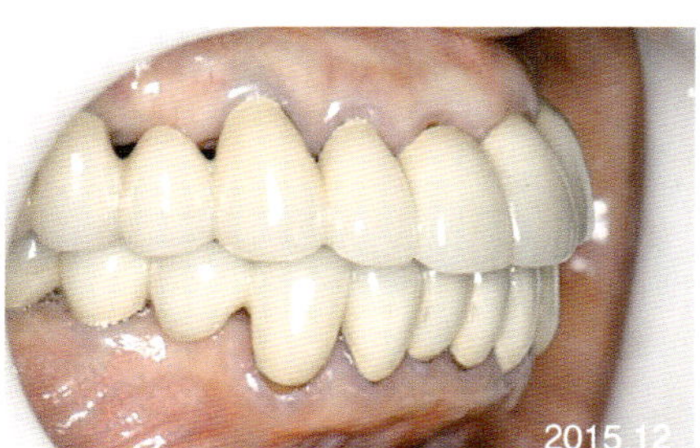

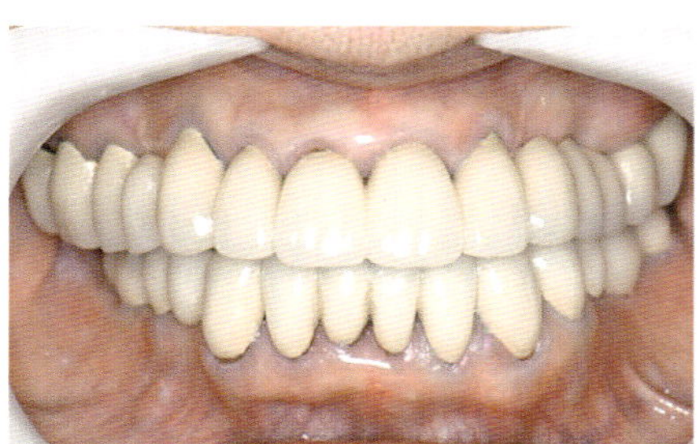
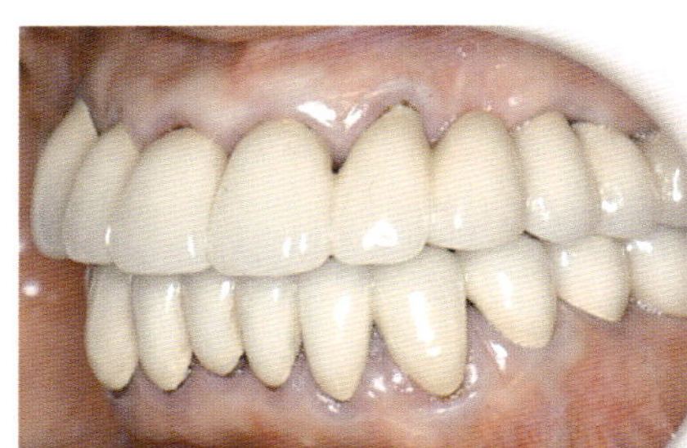
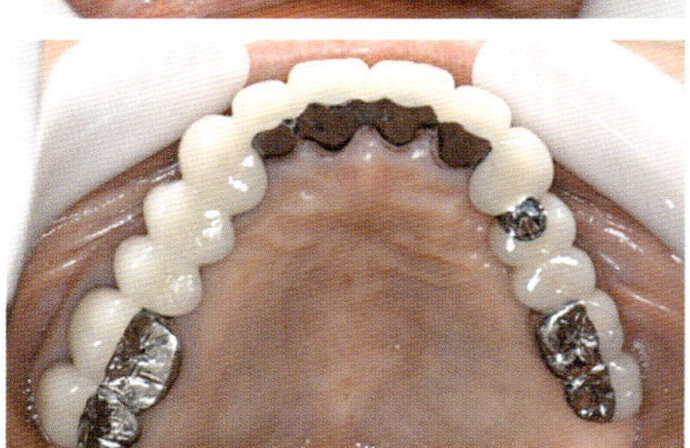
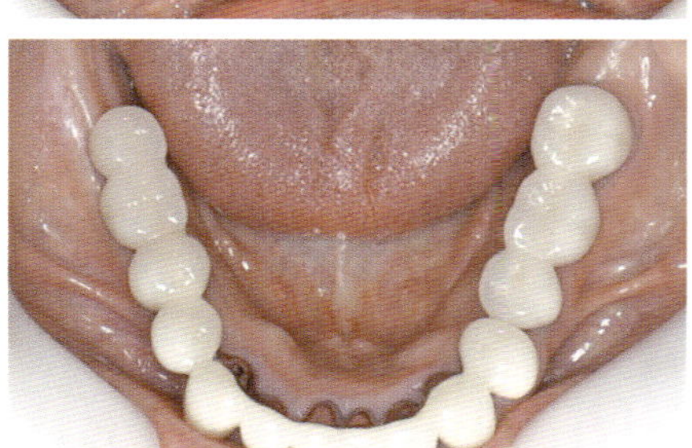

55-17~21. 치료 종료 시. 구치부 결손으로 인해 교합이 붕괴된 증례에서 임플란트를 이용해 구치부의 교합을 회복할 수 있었으며 전치부 교정을 쉽게 할 수 있었다. 상·하악의 브리지는 교정 후의 relapse를 막는 고정식 유지장치이기도 하다.

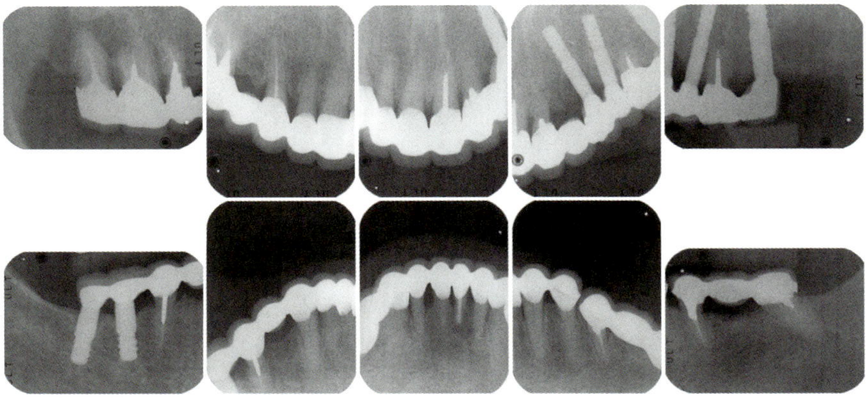

55-22. 초진 1년 후, 보철 종료 시.

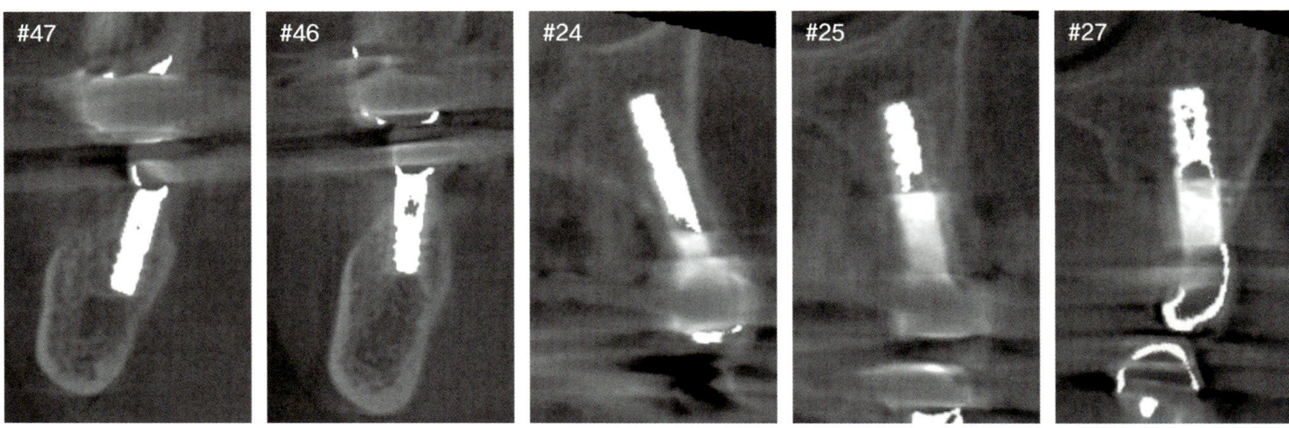

55-23~27. CT에 의한 임플란트 상태의 평가.

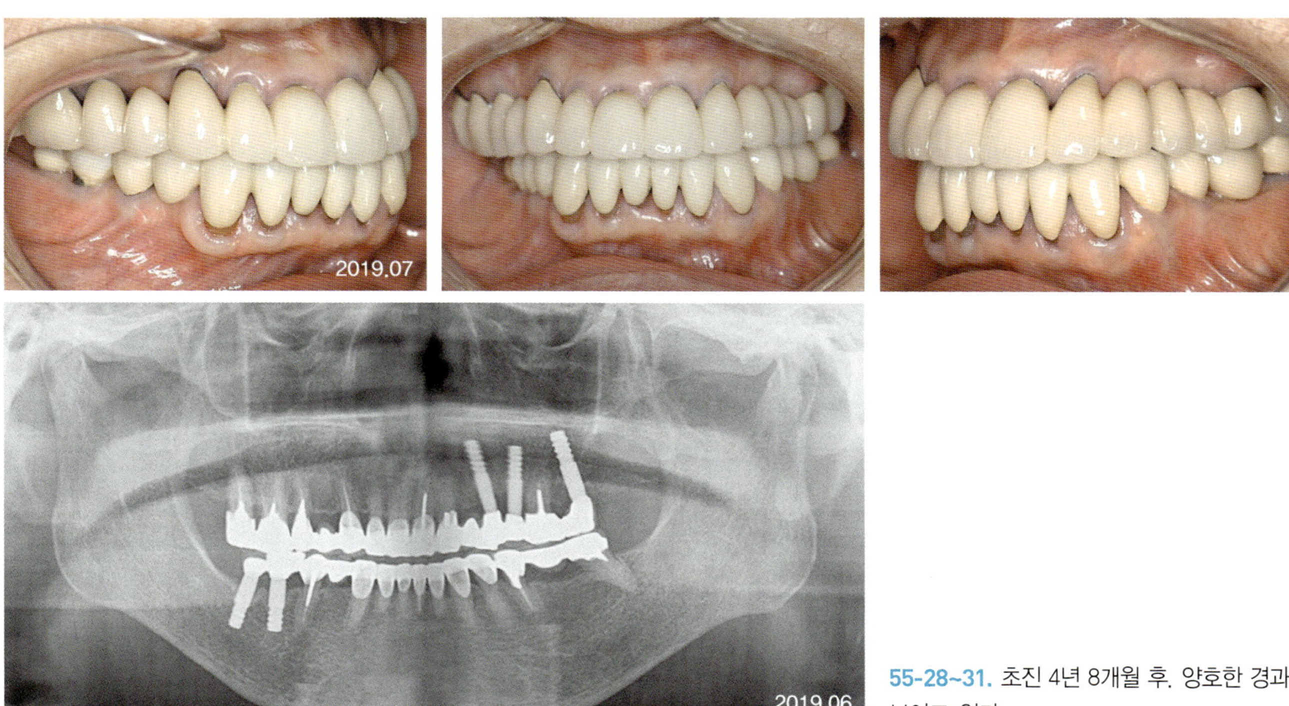

55-28~31. 초진 4년 8개월 후, 양호한 경과를 보이고 있다.

Case 56

구치부 scissors bite 때문에 엇갈린 교합이 된 증례

증례 개요 74세 여성. "치아를 치료하고 싶다. 치과의원 4곳을 돌아다녔지만 총의치를 권유받았다. 뭔가 방법이 있지 않을까하여 방문하였다"라고 했다.

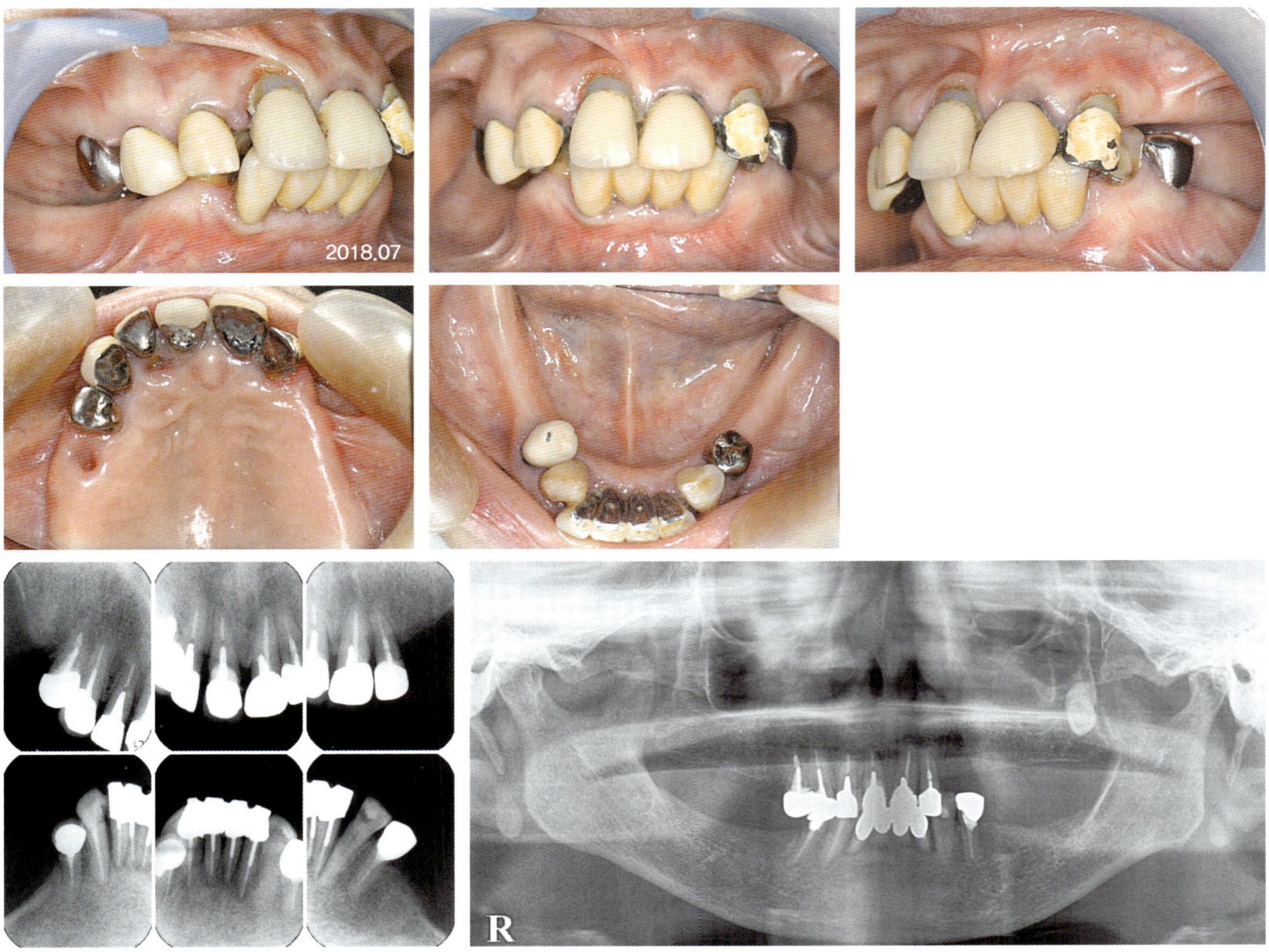

56-1~7. 구치부 교합이 붕괴되어 있고, 상악 전치는 flare out 되어 있다. 하악 4전치는 근첨 근처까지 골흡수가 일어나 발치. #44은 근심 설측으로 경사되어 있고 하악 우측은 scissors bite이다. 구치부의 교합을 임플란트로 회복하고, 전돌된 전치를 설측 이동 후 보철하기로 했다.

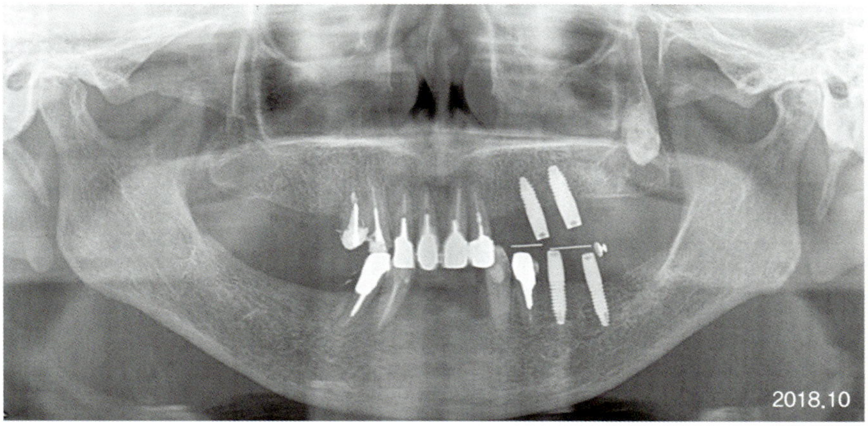

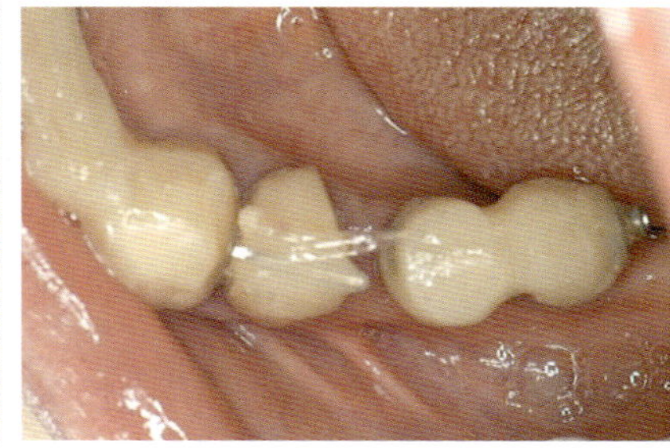

56-8, 9. #24, 25, 35, 36에 임플란트를 식립하여 교합 지지를 획득했다. #33과 #34 사이가 좁아 치간칫솔을 넣기 어려우므로 #34의 원심 경사 이동을 시행했다.

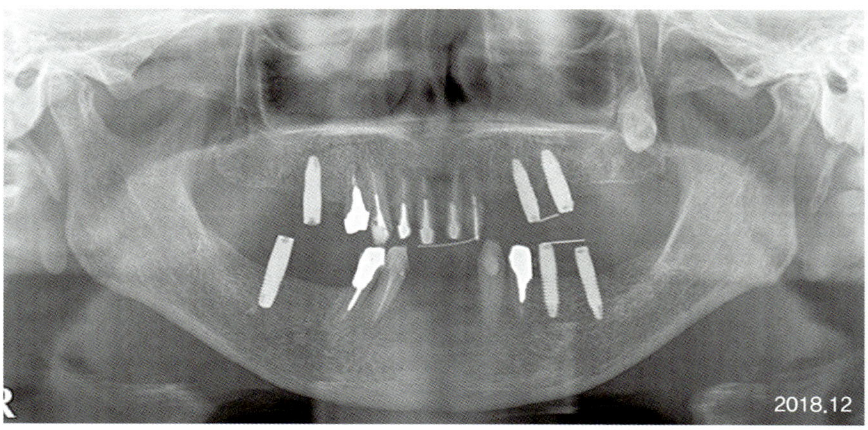

56-10. 좌측에 이어 우측도 마찬가지로 #16 부위와 #46 부위에 임플란트 식립. #16 임플란트를 앵커로 #14의 원심 경사 이동을 시행했다.

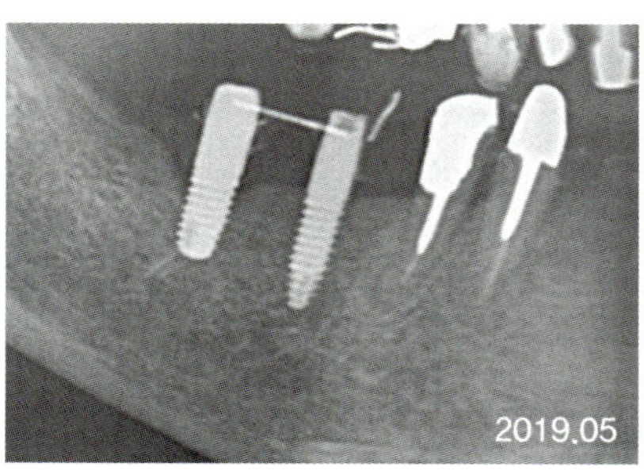

56-11. #46 부위 임플란트는 잘 생착하지 않은 것 같은 방사선 투과상이 관찰된다. #45 부위에 임플란트 추가 식립.

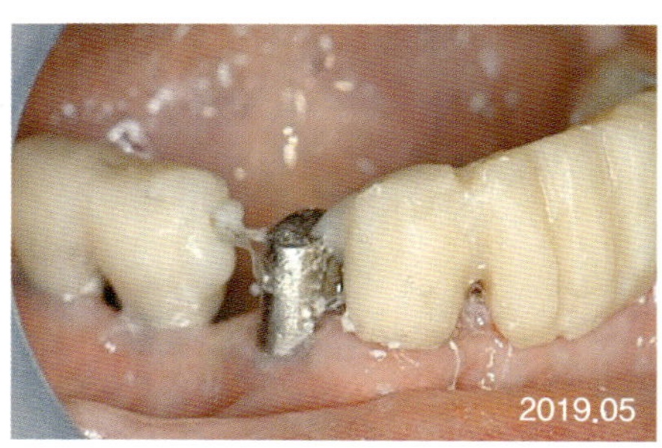

56-12. #45 임플란트를 앵커로 #44을 원심 협측으로 경사 이동시켰다.

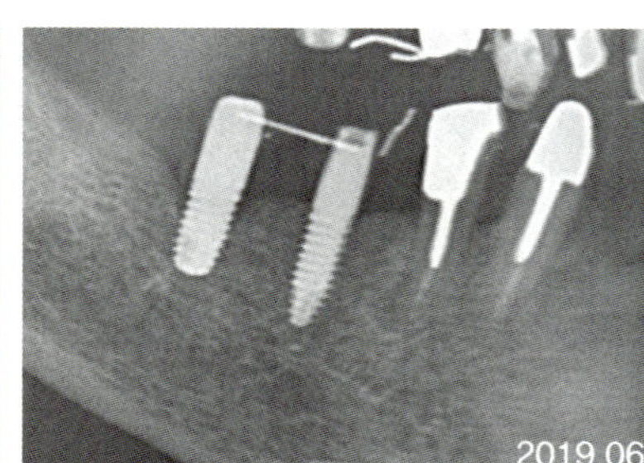

56-13. 1개월 후, #44의 이동 완료 시.

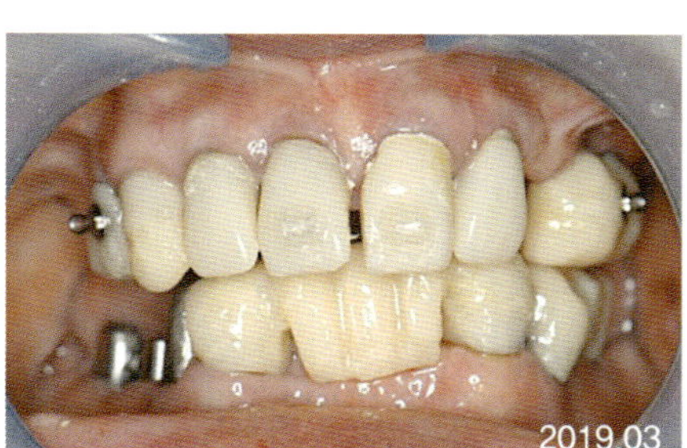

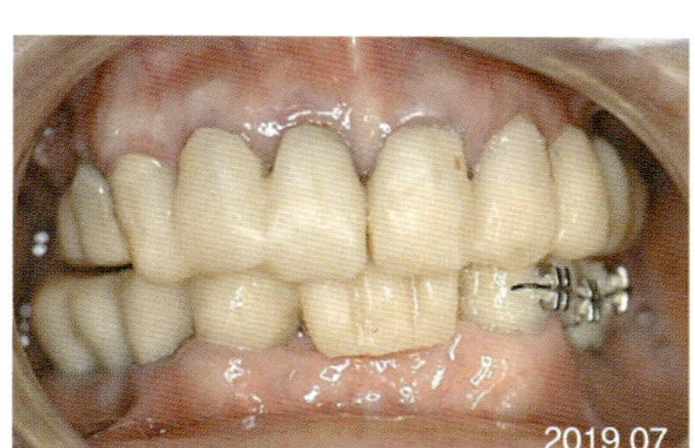

56-14. 임플란트로 구치부의 교합지지 회복 후 전돌된 전치의 설측 이동이 가능했다.
56-15. 약 3개월 후. 이동 완료 시.

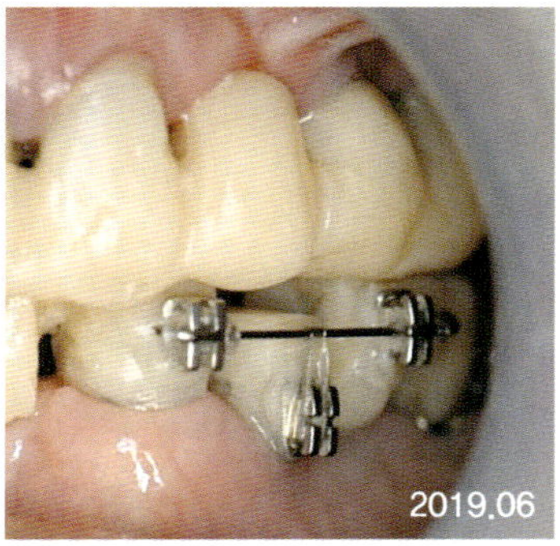

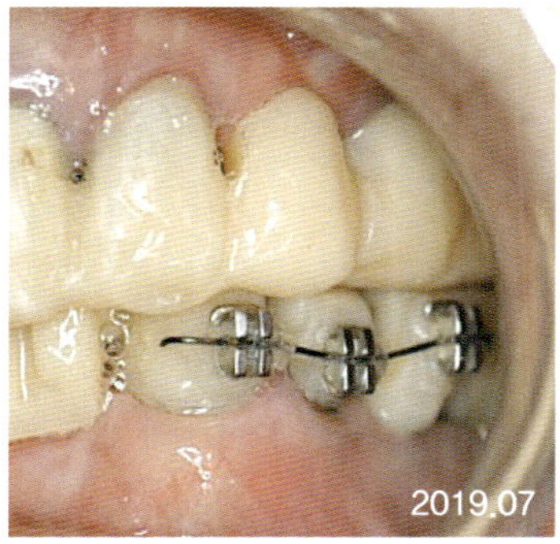

56-16. #34은 치은이 퇴축해 있으므로 치은선을 가지런히 맞추기 위해 정출을 시행했다.
56-17. 약 2주 후. 치은선이 가지런해졌다.

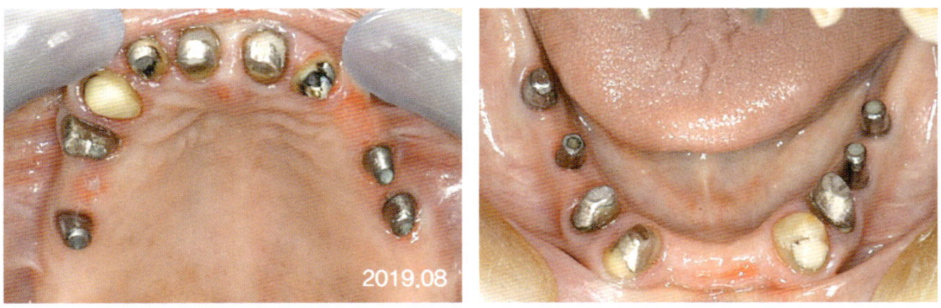

56-18, 19. 보철을 합착할 때의 잔존치 상태. 상악에는 6개, 하악에는 4개의 치아가 남아 있다.

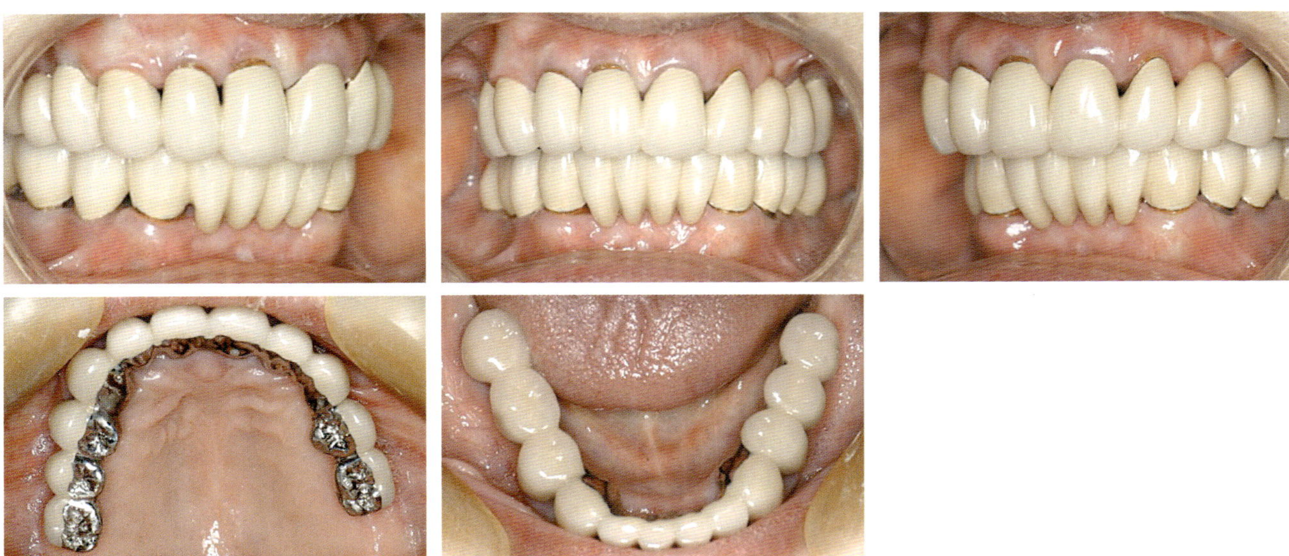

56-20~24. 약 1년에 걸치는 치료 종료 시. #⑯·15·⑭·⑬·⑫·⑪·㉑·㉒·23의 브리지와 #24, 25 부위의 임플란트 보철물은 Key & key-way로 연결되어 있다. #16 임플란트 보철물은 시멘트로 합착하지 않고 연장된 브리지의 가공치를 지지하도록 했다. 하악은 좌·우측 모두 연장 브리지이므로 연장 가공치를 임플란트가 지지하는 설계이다. 임플란트가 연장 브리지의 약점을 보충하는 것과 동시에 임플란트에는 없는 치근막이라는 센서를 얻는 구조이다. 또한 브리지는 보철 처치일 뿐만 아니라 교정 후의 유지장치이기도 하다.

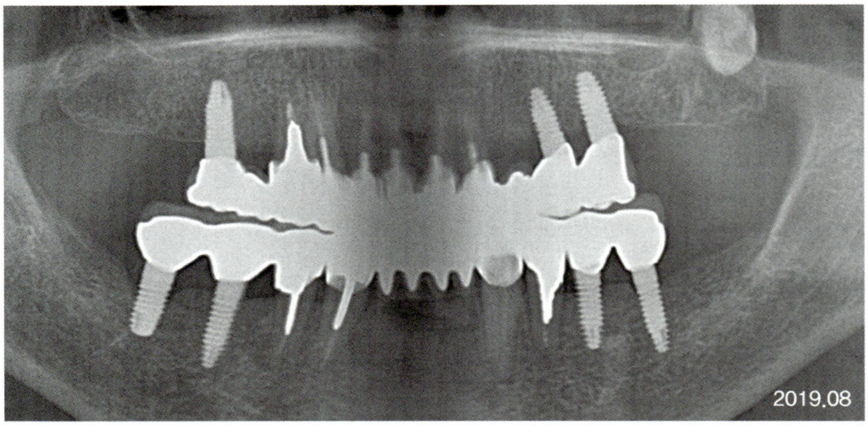

56-25. 치료 종료 시. #46 부위의 임플란트에는 접시 모양의 골흡수가 보이지만 사용할 수 있을 때까지 사용하기로 했다. 문제가 생겼을 때 제거하면 된다고 생각한다.

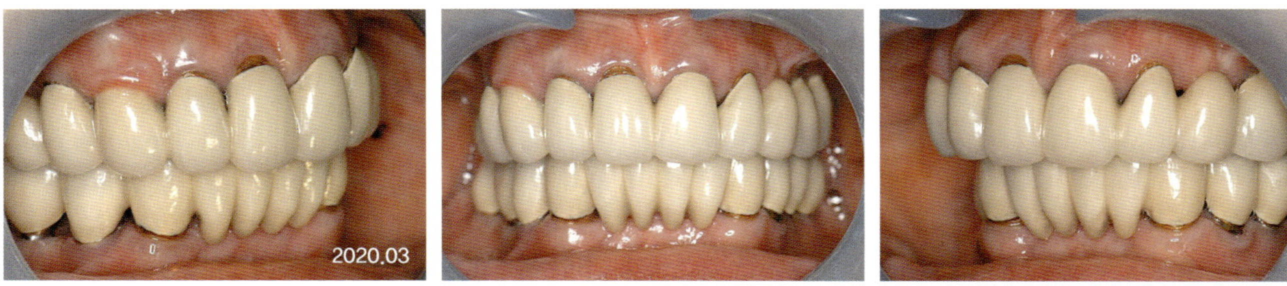

56-26~28. 치료 종료 후 7개월.

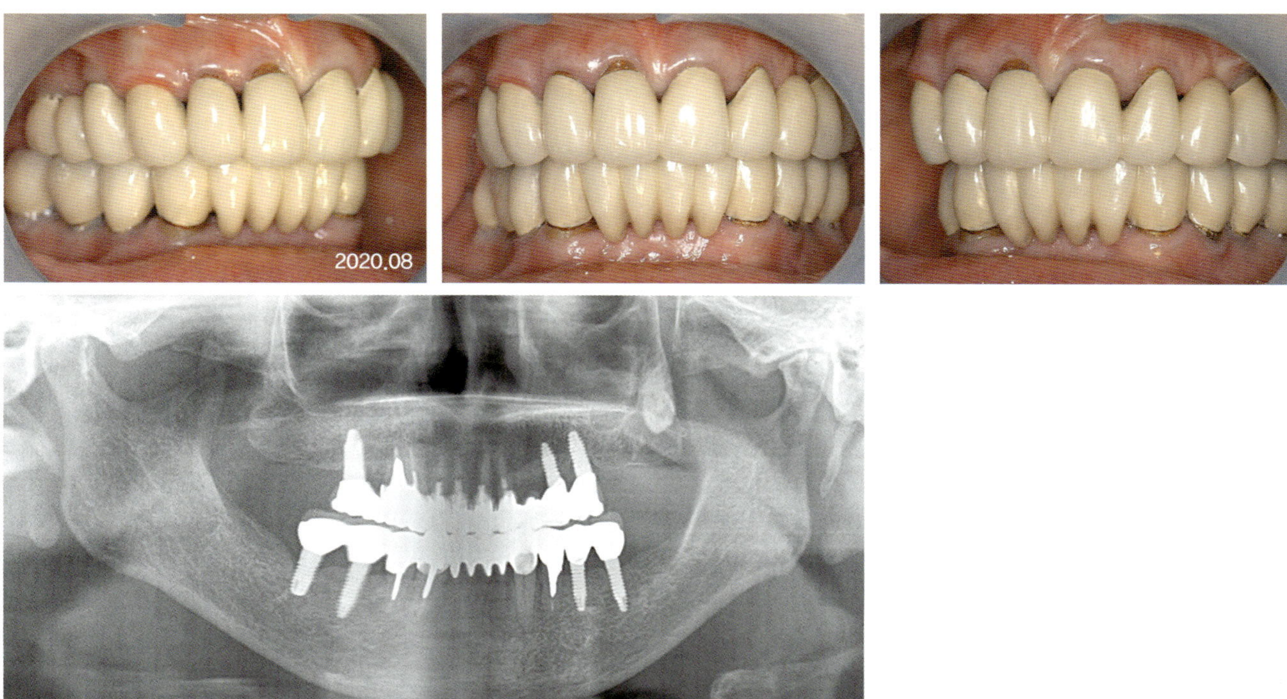

56-29~32. 치료 종료 1년 후.

Case 57

구치부가 붕괴한 심한 치주질환 증례

증례 개요 60세 여성. "치아를 뽑고 싶지 않다. 틀니를 만들었지만 끼고 있을 수 없다"라는 주소로 내원했다. 언뜻 보면 치아가 남아 있는 것처럼 보이지만, 보존 불가능한 치아를 접착 레진으로 고정한 상태이다.

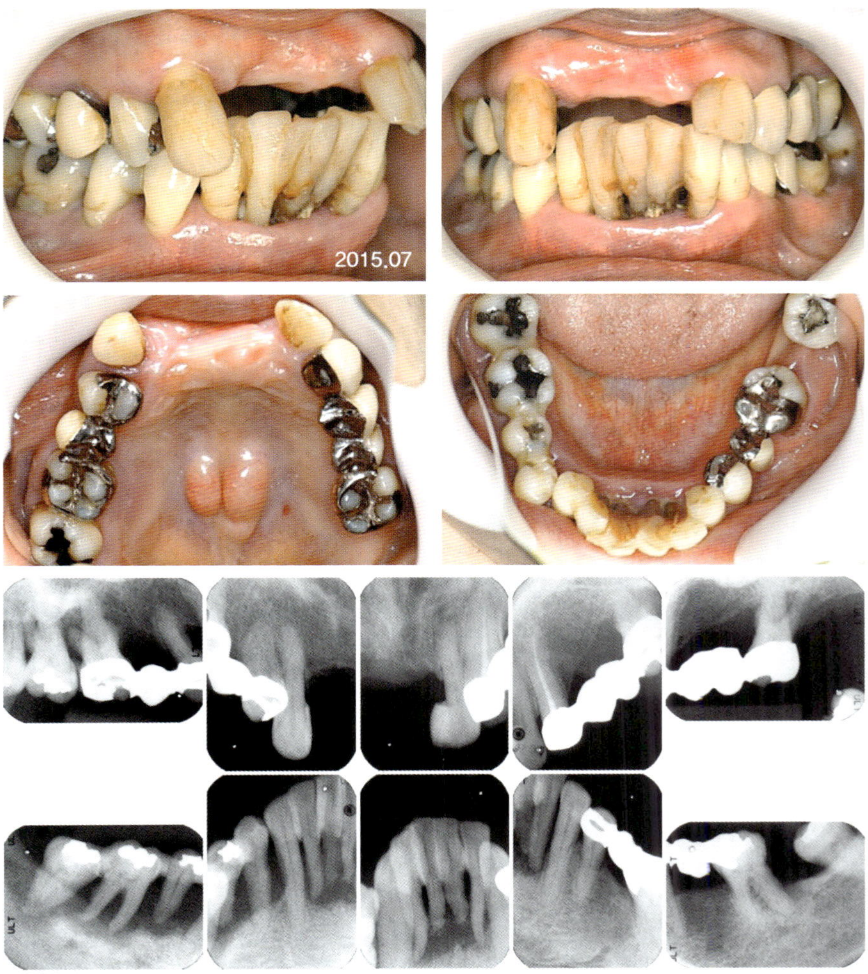

57-1~6. 초진 시. 구강 내에는 다수 치아가 남아 있는 것처럼 보이지만, 방사선사진을 보면 남길 수 있는 치아는 #13, 14, 22, 23, 33, 34, 36(근심 치근), 43, 44뿐이었다. 구치부는 근심 경사되고 전치는 전돌되어 있었다(57-34 참조). 치료 순서는 (1) 구치부 교합의 회복, (2) 전치부의 설측 경사 이동, 그리고 (3) 치주 보철이다.

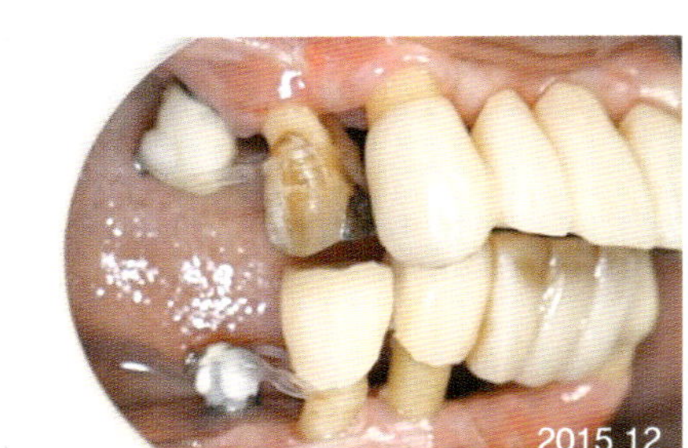

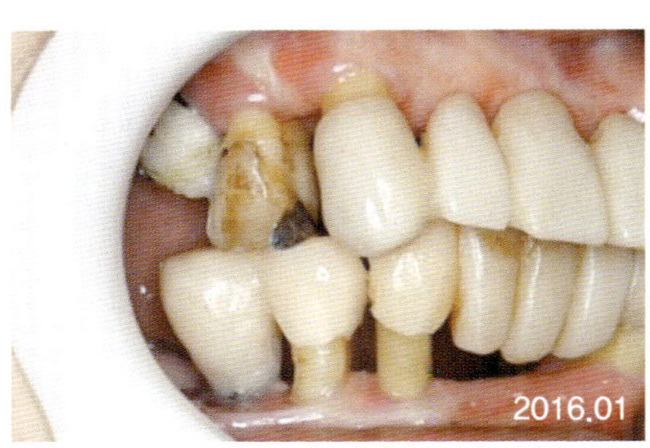

57-7. #16, 17, 45, 46, 47을 발치 후, #15 부위와 #45 부위에 임플란트 식립. 임플란트를 앵커로 #14, 44의 원심 경사 이동을 시행하고 있다.
57-8. #44은 동요가 있어 이동에 2주일이 걸렸지만, #14은 이동에 2개월이 걸렸다. 이동 후에는 임플란트와 연결해 임시 치아로 보정을 했고 교합의 획득을 겸했다.

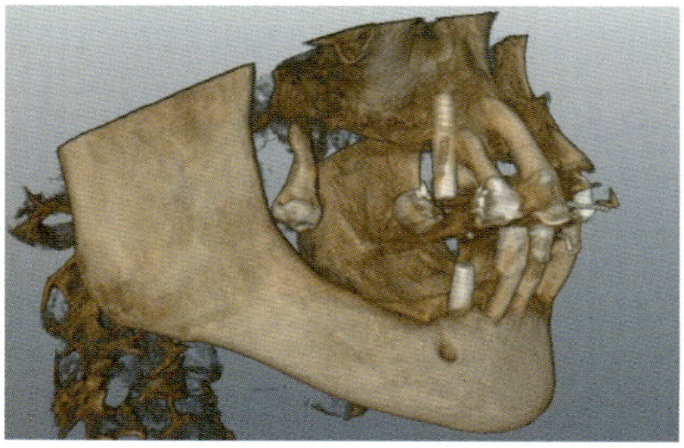

57-9. #14, 44의 이동 전.

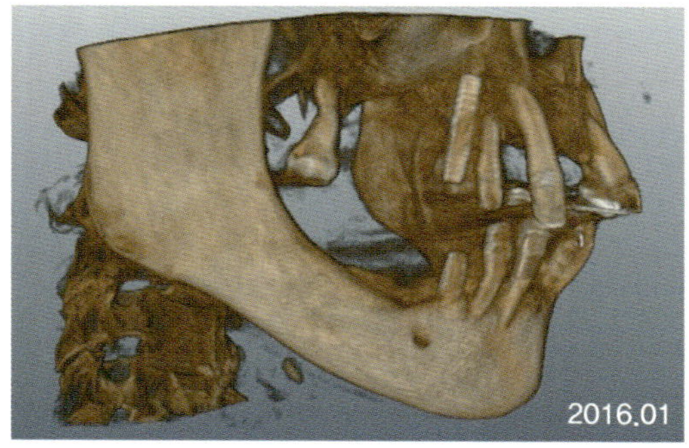

57-10. #14, 44의 이동 후. Upright 되었다.

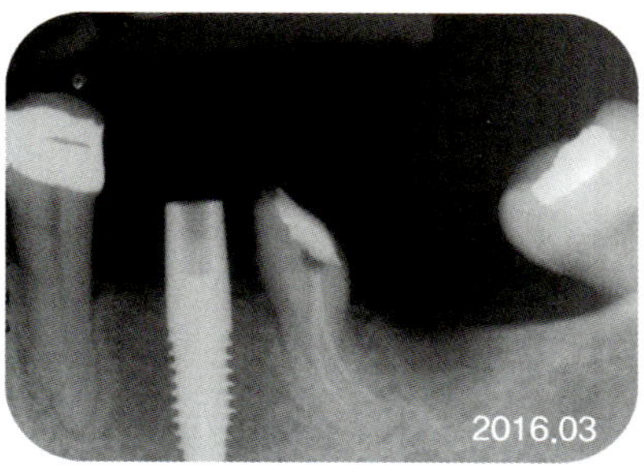

57-11. #36은 원심 치근만 발거했다.

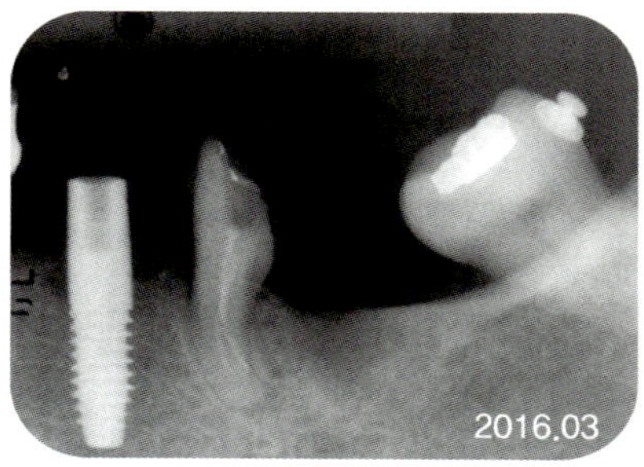

57-12. #38을 앵커로 #36 근심 치근을 원심 경사 이동시키고 있다.

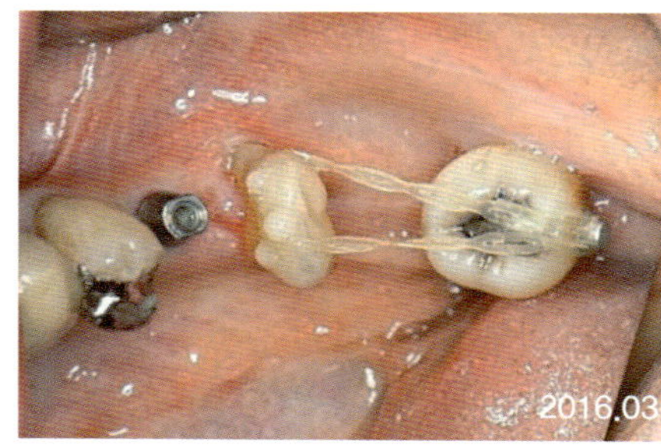

57-13. #38에 metal button을 부착하고, #36 근심 치근의 근심에 레진 훅을 만들어 파워체인으로 치아 이동을 시행했다.

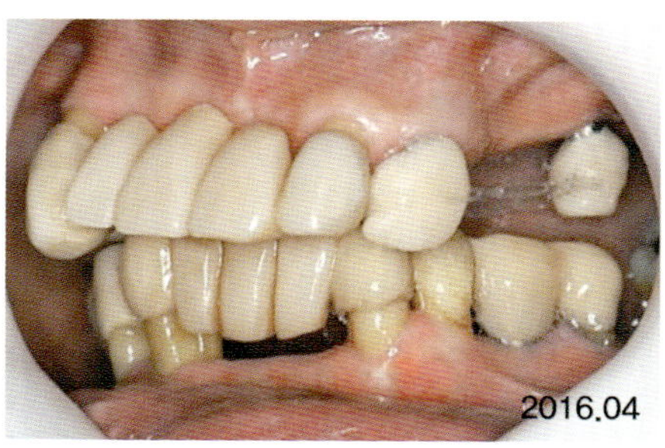

57-14. #26 부위에 임플란트를 식립하여 앵커로 #23의 원심 경사 이동을 시행했다.

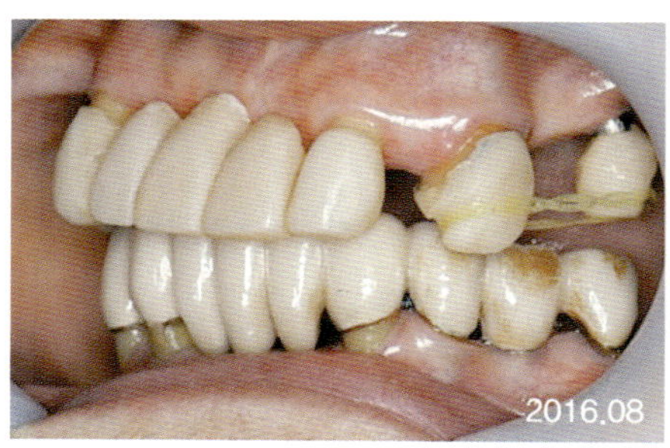

57-15. 이동 시작 3개월 후. 이동 종료. #㉓·24·25·㉖ 임시 브리지 장착.

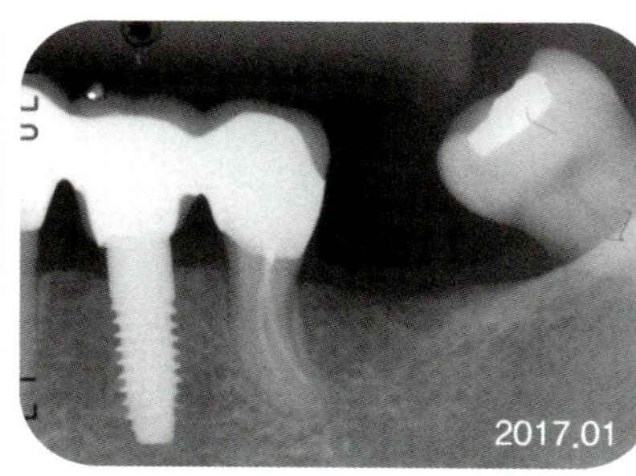

57-16. #㊺·㊹·㊸·42·41·31·32·㉝·㉞·㉟·㊱ 브리지 합착. 임플란트에는 가공치가 얹혀만 있을 뿐이다.

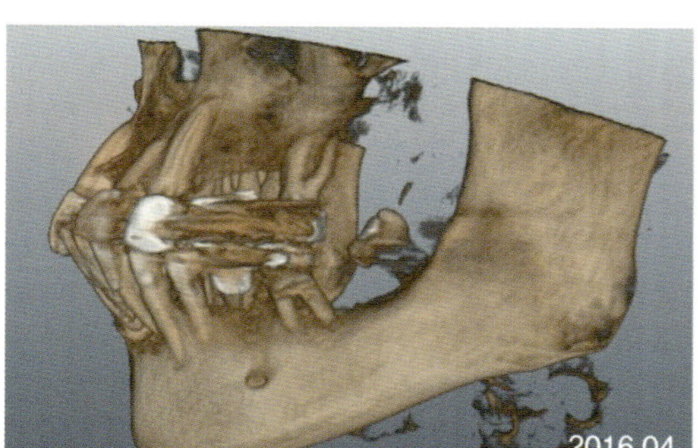

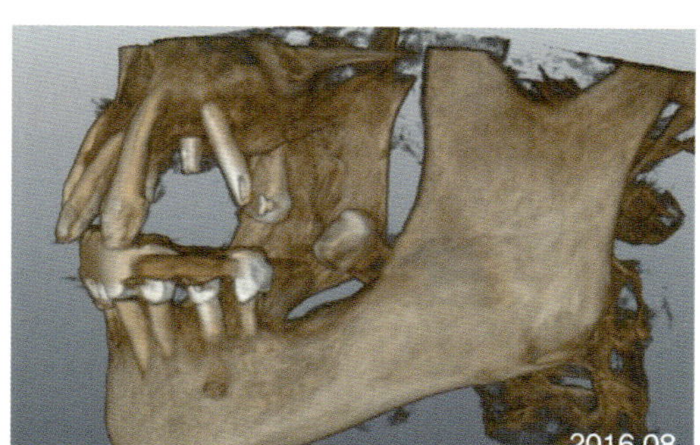

57-17, 18. #23의 이동 전·후.

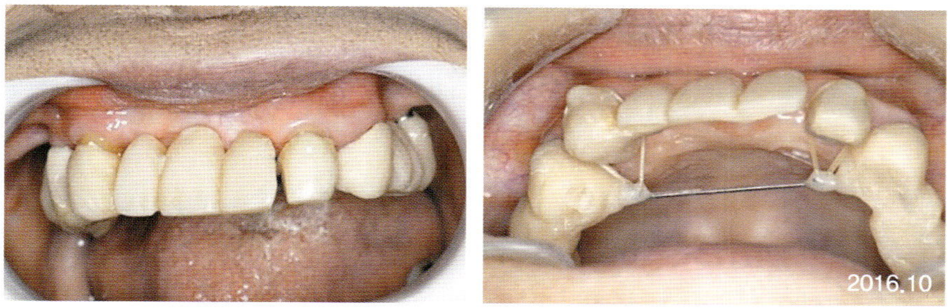

57-19, 20. 구치부의 교합지지가 획득되었으므로, #13, 22의 설측 경사 이동을 시행했다. 설측에 두꺼운 와이어를 부착해 고무줄로 견인했다.

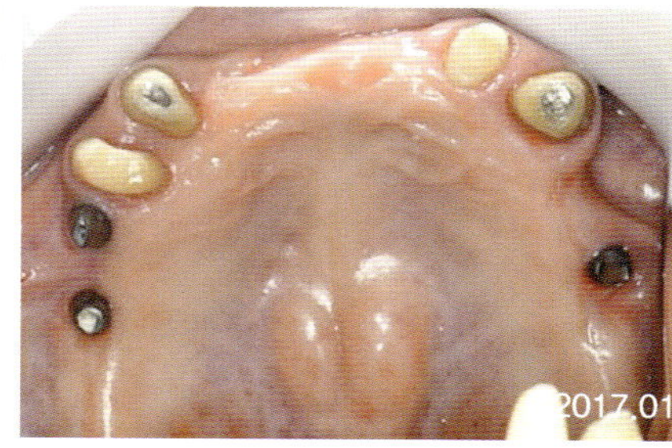

57-21. #22은 1개월, #13은 3개월에 이동 종료. 치주 보철을 제작한다.

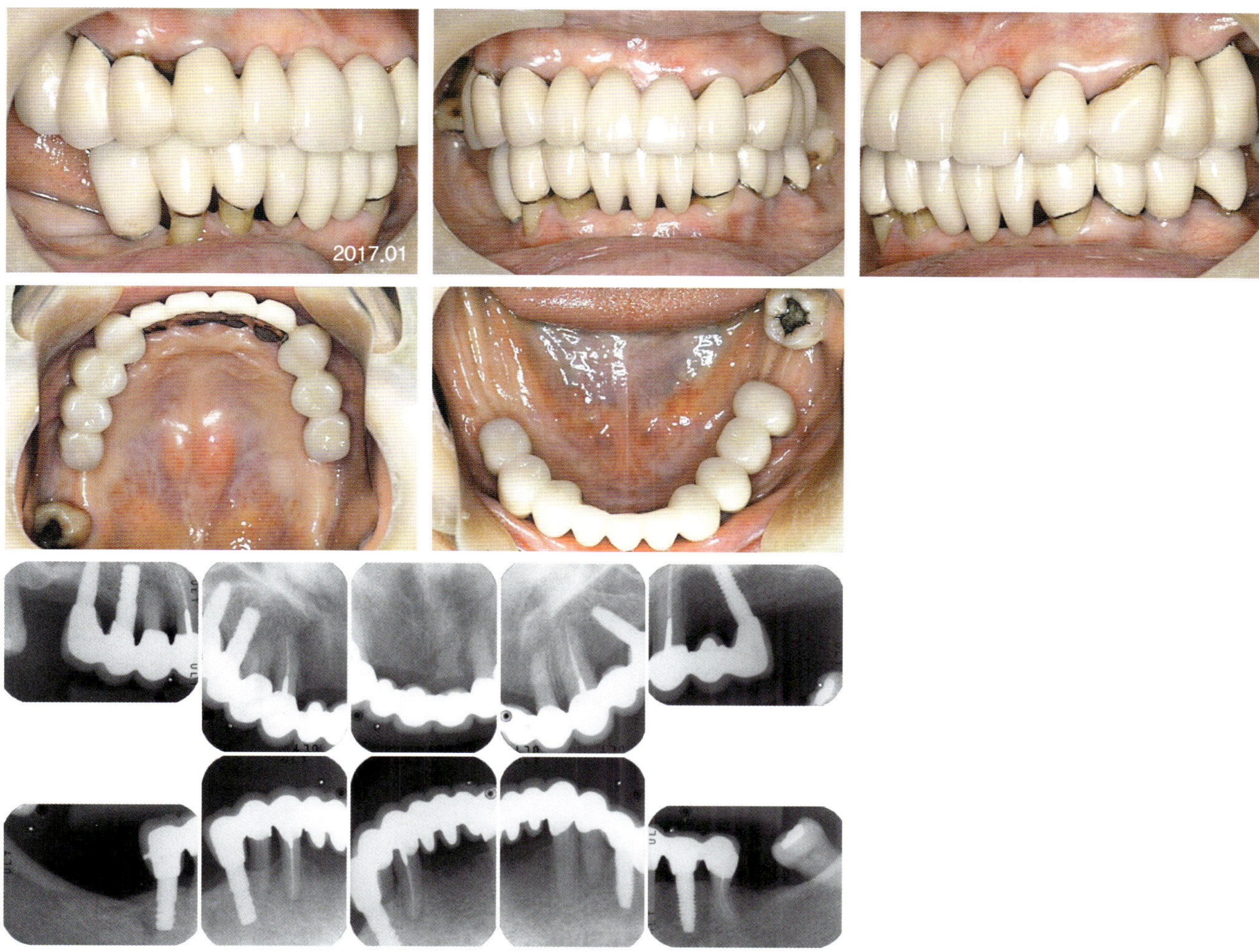

57-22~27. 2016년 6월에 #㊺·㊹·㊸·42·41·31·32·㉝·㉞·㉟·㊱ 브리지 합착, 2017년 1월에 #⑯·⑮·⑭·⑬·12·11·21·㉒·㉓·24·25·㉖ 브리지 합착. 이 증례도 브리지의 가공치가 임플란트에 얹혀져 있을 뿐 합착하지 않았다. 치주 보철의 약점인 연장 가공치 부위를 임플란트가 지지보완해 주고 있다.

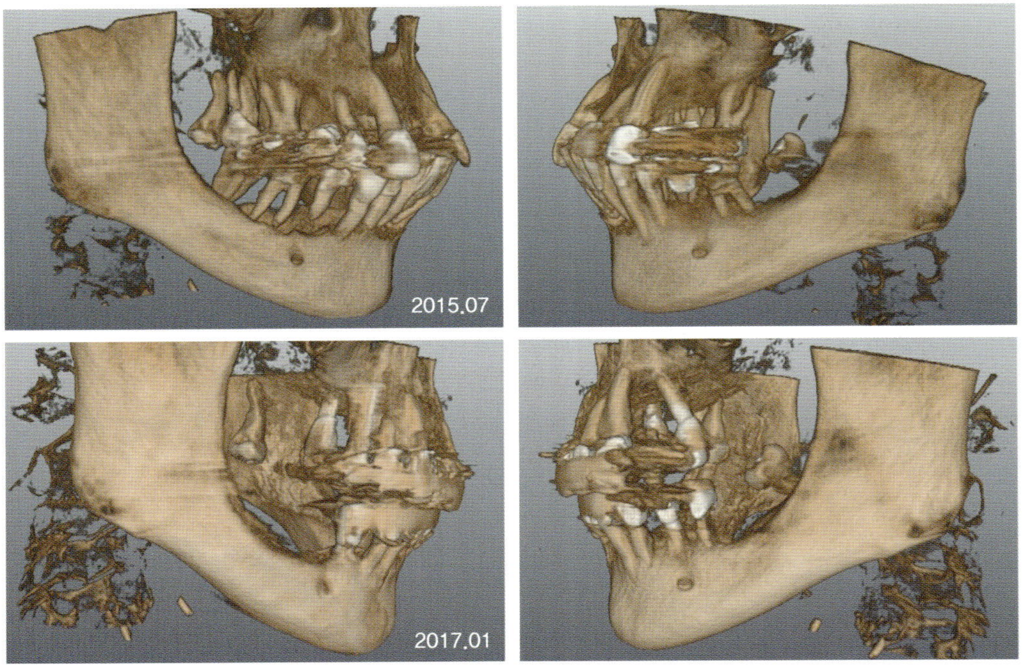

57-28~31. 치료 전과 치료 후의 CT 사진. 근심 경사되어 있었던 구치부 치아가 upright 되었다.

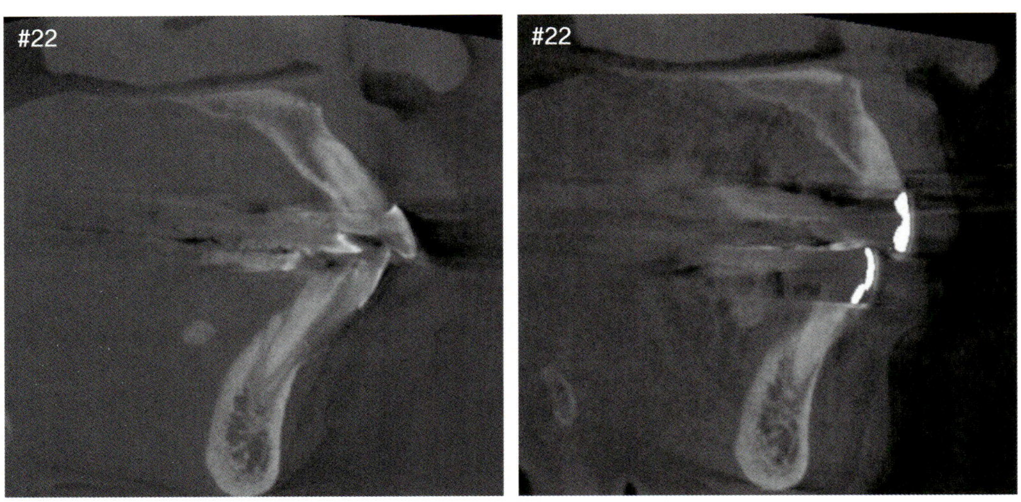

57-32, 33. #22 부위의 교정 전·후 비교. 설측으로 경사 이동된 것을 볼 수 있다.

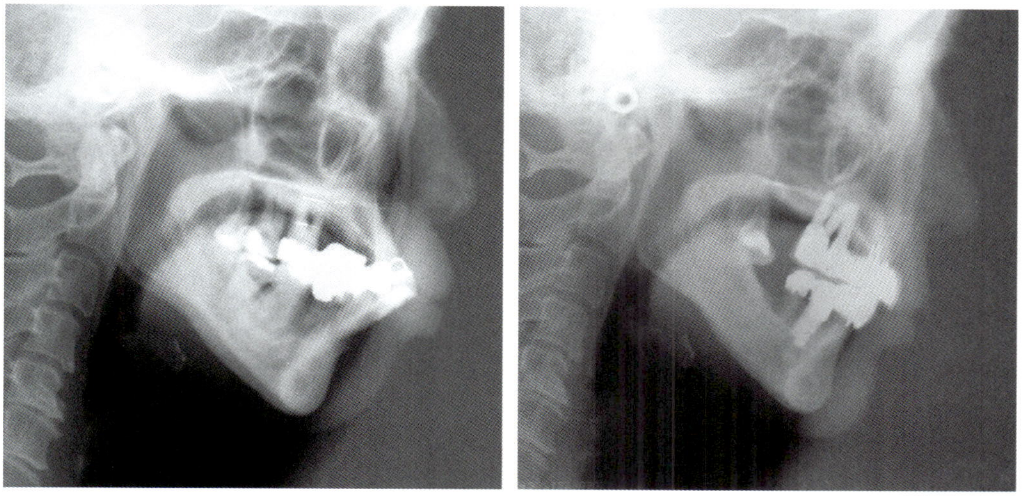

57-34, 35. 세팔로상에서는 입가의 전돌이 시정되어 측모가 개선된 것을 볼 수 있다.

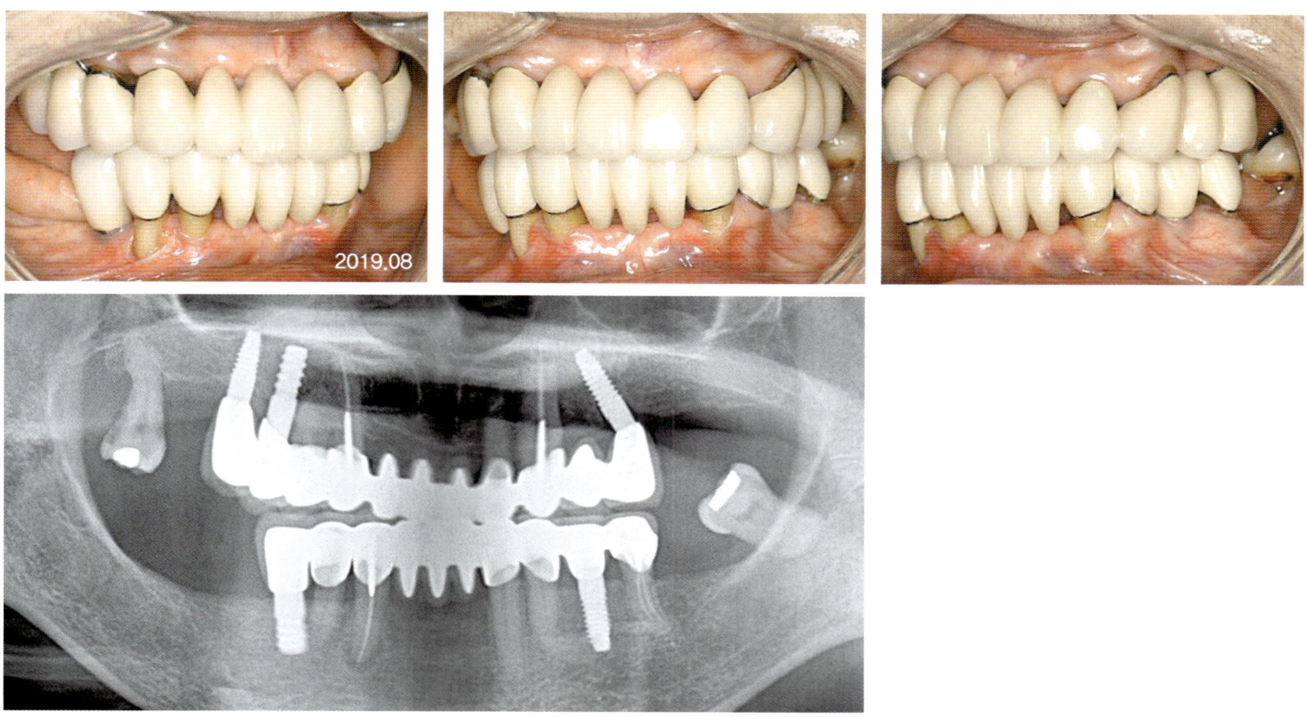

57-36~39. 초진 4년 1개월 후. 보철 종료 2년 7개월 후. 매우 양호한 상태를 유지하고 있다. 처음에는 과묵한 환자였는데 현재는 정기 검진을 기대하고 있는 것 같다.